人体屏障与药物临床应用

主编　赵志刚　江　涛

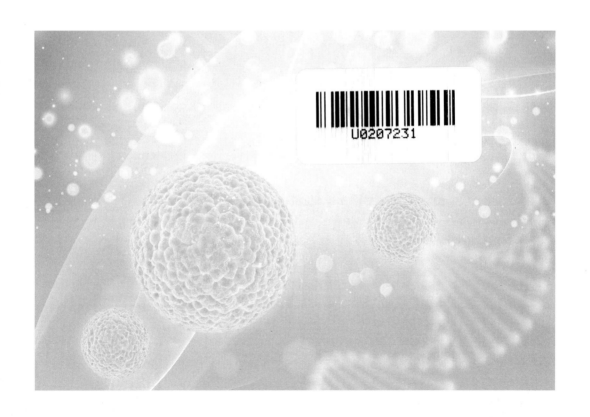

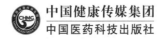

中国健康传媒集团
中国医药科技出版社

内 容 提 要

人体屏障构成了严密的防御体系，在体内具有重要的生理功能。了解人体屏障的功能和结构，无论是对分析疾病的发生、转化还是对指导临床用药都有很深刻的意义。本书从血脑屏障、血胎盘屏障、血眼屏障、血肝胆屏障、血胰屏障、血睾屏障、血淋巴屏障、皮肤屏障等方面进行了详细的阐述，内容包括各屏障的组织结构、通透性和影响因素、生理与病理、调节、药物应用及模型的建立等。

本书适用于临床医师、药师及相关人员参考使用。

图书在版编目（CIP）数据

人体屏障与药物临床应用 / 赵志刚，江涛主编 . —北京：中国医药科技出版社，2022.11

ISBN 978-7-5214-3487-3

Ⅰ . ①人… Ⅱ . ①赵… ②江… Ⅲ . ①临床药学—研究 Ⅳ . ① R97

中国版本图书馆 CIP 数据核字（2022）第 203615 号

策划编辑　于海平　**责任编辑**　吴思思　张　睿
美术编辑　陈君杞　**版式设计**　也　在

出版　**中国健康传媒集团** | 中国医药科技出版社
地址　北京市海淀区文慧园北路甲 22 号
邮编　100082
电话　发行：010-62227427　邮购：010-62236938
网址　www.cmstp.com
规格　787×1092mm $\frac{1}{16}$
印张　22 $\frac{1}{2}$
字数　466 千字
版次　2022 年 11 月第 1 版
印次　2022 年 11 月第 1 次印刷
印刷　三河市万龙印装有限公司
经销　全国各地新华书店
书号　ISBN 978-7-5214-3487-3
定价　**100.00 元**

获取新书信息、投稿、为图书纠错，请扫码联系我们。

编委会

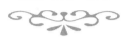

序

《"健康中国 2030"规划纲要》明确提出把健康融入所有政策。健康是促进人的全面发展的必然要求，是经济社会发展的基础条件，是民族昌盛和国家富强的重要标志，也是广大人民群众的共同追求。达到健康这一目标，人们首先需要培养健康的生活方式，发现疾病及时治疗，药物治疗无疑是治疗疾病最主要的手段之一。

药物的本源是治疗患者疾病，恢复患者机体形态及功能，提高患者生活质量，使他们能尽快回归社会，恢复个人正常的生活、工作和学习。但用药如用兵，精准用药，保障患者用药安全，是医师和药师用药的目标。要达到这一目标，首先要考虑的是药物与人体各屏障之间的关系，因为药物在到达病灶部位前，首先要克服的是人体的各组织屏障，正确认识药物与屏障，对于疾病的治愈有重要意义。

往往被大家所忽略的，是人体屏障与药物之间的作用对药物不良反应、疗效的影响。另外，医师和药师对人体屏障和疾病关系的理解不足也影响药物治疗效果。

首都医科大学北京天坛医院赵志刚主任药师、江涛主任医师组织全国药学和临床医学两个领域的学者编写《人体屏障与药物临床应用》，阐述药物与人体屏障的关系，并通过理论结合实践论证药物与人体屏障关系的临床问题。这部著作不仅为临床医师、药师合理用药提供重要的理论基础和实践参考，同时也为培养药学、医学人才提供一部很好的参考书。

赵继宗

中国科学院院士
国家神经系统疾病临床医学研究中心主任
首都医科大学神经外科学院院长
首都医科大学附属北京天坛医院神经外科教授
2022 年 4 月 12 日

前　言

现代医学研究指出，人类在长期与自然界作斗争的过程中，人体以精确的调节能力和强有力的防御机能，保持着人体与内外环境之间的动态平衡，形成了完美的人体屏障功能，防止病菌入侵、促进营养吸收。

人体内的屏障能维持组织细胞微环境的稳定，使之发挥正常的功能，具有保护、防御、免疫等功能，而任何导致屏障破坏的因素必然会引发疾病。

在人体屏障中，既包括生活在自然环境中的生物体与外界环境的天然屏障，如皮肤屏障；也有在人体内部各器官之间的屏障，如血脑屏障、血胎盘屏障、血睾屏障等。由于各器官的功能不同，因而对内环境因素的要求也不一样，各器官在人体内部靠各自特异性的屏障相互隔开以形成各自所需的环境状态，从而体现其不同的生理功能。研究发现，从疾病的发生到药物的疗效，与人体屏障都有着密切的关系。

人体内、外部的屏障各有特点，并且有特定的生物学功能。了解人体屏障的功能和结构，对于分析疾病的发生和转化有一定的意义，更重要的是，通过研究人体各屏障和药物之间的关系以及人体各屏障在不同的生理、病理状态下与药物的关系，可为临床精准用药提供依据，减轻患者的用药负担。截至目前，还没有一本专门介绍药物与人体屏障的专业书籍面世，为了帮助临床医师和药师了解人体屏障的作用，同时为临床合理用药提供理论依据，特编撰本书。

本书共分为九章，前八章分别对血脑屏障、血胎盘屏障、血眼屏障、血肝胆屏障、血胰屏障、血睾屏障、血淋巴屏障、皮肤屏障进行了详细的阐述，主要包括各屏障的组织结构、通透性和影响因素、生理与病理、调节、药物应用及屏障模型的建立等内容。

微透析技术以透析原理为基础，可从组织、器官和体液中连续动态取样，具有微创、活体、实时、在线检测等突出特点，现已被广泛应用于人体组织各种病理、生理现象的探索性试验和体内生理物质的监测。在本书的最后，我们加入了微透析技术在人体屏障学中的应用一章，详细介绍了微透析技术在人体各屏障中的应用实例，以期为临床研究提供参考。

本书是为临床医师、药师和临床方向研究生编写的，目的是培养研究生的临床技能、临床思维，为临床医师、药师合理用药提供参考，让临床医师和药师在工作中有据可依。

《人体屏障与药物临床应用》的 48 名编者，均是来自全国知名医院的神经外科、普外科、神经内科、妇产科、泌尿外科、临床药学等方面的专家。为了保持编写风格的统一，在本书编写前及过程中召开了多次编委会，统一编写思想、格式体例、文献来源。

本书的编写得到了北京市科学技术协会的大力支持，在此表示衷心的感谢！同时感谢所有编者对书稿内容不辞辛苦的反复推敲，修订。特别要感谢中国科学院赵继宗院士在百忙之中为本书作序！

在本书编写的过程中，我们一直本着认真负责和精益求精的工作态度，但由于经验和水平所限，书中还存在不少缺点和不足，恳请广大读者不吝赐教，以便再版时修改完善。

编　者

2022 年 6 月 30 日

目 录|

第一章　血脑屏障

第一节　血脑屏障的概述 …………………………………………………… 2

第二节　血脑屏障的组织结构基础 ………………………………………… 6

第三节　血脑屏障的生理和病理 …………………………………………… 24

第四节　血脑屏障的调节 …………………………………………………… 29

第五节　血脑屏障模型的建立 ……………………………………………… 41

第六节　血脑屏障与药物应用 ……………………………………………… 55

第七节　血脑屏障与中医药应用 …………………………………………… 59

第二章　血胎盘屏障

第一节　胎盘屏障的概述 …………………………………………………… 62

第二节　胎盘屏障的组织结构 ……………………………………………… 62

第三节　胎盘屏障通透性及影响因素 ……………………………………… 69

第四节　胎盘屏障的生理与病理 …………………………………………… 75

第五节　胎盘屏障的调节 …………………………………………………… 82

第六节　胎盘屏障与药物应用 ……………………………………………… 87

第七节　胎盘屏障与中医药应用 …………………………………………… 126

第八节　胎盘屏障模型的构建 ……………………………………………… 129

第九节　妊娠常见合并疾病用药选择 ……………………………………… 136

第三章　血眼屏障

第一节　血眼屏障的概述 …………………………………………………… 144

第二节 血眼屏障的组织结构 …………………………………… 144

第三节 血眼屏障通透性及影响因素 …………………………… 147

第四节 血眼屏障的生理与病理 ………………………………… 150

第五节 血眼屏障与药物应用 …………………………………… 154

第四章 血肝胆屏障

第一节 血肝胆屏障的概述 ……………………………………… 158

第二节 血肝胆屏障的结构和组成部分 ………………………… 158

第三节 血肝胆屏障的生理作用 ………………………………… 161

第四节 血肝胆屏障在肝脏疾病中的作用 ……………………… 164

第五节 药物性肝损伤与血肝胆屏障 …………………………… 169

第五章 血胰屏障

第一节 胰腺的组织结构和功能 ………………………………… 174

第二节 血胰屏障的生理学意义 ………………………………… 181

第三节 血胰屏障的病理与临床 ………………………………… 182

第四节 血胰屏障通透性测定及影响通透性因素 ……………… 187

第五节 血胰屏障与中医药应用 ………………………………… 188

第六节 血胰屏障与药物应用 …………………………………… 189

第六章 皮肤屏障

第一节 皮肤屏障的定义 ………………………………………… 196

第二节 皮肤屏障的组织结构 …………………………………… 198

第三节 皮肤屏障通透性测定及影响通透性因素 ……………… 202

第四节 皮肤屏障的生理与病理 ………………………………… 205

第五节 皮肤屏障的调节 ………………………………………… 210

第六节 皮肤屏障模型的建立 …………………………………… 215

第七节 皮肤屏障与药物应用 …………………………………… 223

第七章 血淋巴屏障

第一节 血淋巴屏障的起源 ……………………………………… 234

第二节 淋巴系统 ………………………………………………… 234

第三节　微循环的超微结构与功能 ……………………………… 237

第四节　淋巴管前通路与血淋巴屏障的研究方法 …………… 240

第五节　血淋巴屏障的通透性 …………………………………… 241

第六节　肝脏的血淋巴屏障 ……………………………………… 242

第七节　肿瘤与血淋巴屏障 ……………………………………… 243

第八节　抗菌药物与血淋巴屏障 ………………………………… 244

第八章　血睾屏障

第一节　血睾屏障的定义与历史 ………………………………… 248

第二节　血睾屏障的组织结构 …………………………………… 250

第三节　血睾屏障的生理生化特性 ……………………………… 254

第四节　血睾屏障通透性测定及影响通透性因素 …………… 256

第五节　血睾屏障的生理学意义 ………………………………… 260

第六节　血睾屏障的病理与临床 ………………………………… 263

第七节　血睾屏障在临床诊断上的意义 ……………………… 268

第八节　血睾屏障在临床治疗上的意义 ……………………… 276

第九章　微透析技术在人体屏障学中的应用

第一节　微透析技术的简介 ……………………………………… 282

第二节　微透析技术定量方法 …………………………………… 289

第三节　微透析技术的取样分析 ………………………………… 298

第四节　微透析技术在血脑屏障研究中的应用 …………… 309

第五节　微透析技术在血眼屏障研究中的应用 …………… 320

第六节　微透析技术在皮肤屏障研究中的应用 …………… 328

第七节　微透析技术在血胰屏障研究中的应用 …………… 337

第八节　微透析技术在肿瘤中的应用 ………………………… 342

第九节　微透析技术在其他屏障中的应用 ………………… 348

第一章

血脑屏障

第一节　血脑屏障的概述

第二节　血脑屏障的组织结构基础

第三节　血脑屏障的生理和病理

第四节　血脑屏障的调节

第五节　血脑屏障模型的建立

第六节　血脑屏障与药物应用

第七节　血脑屏障与中医药应用

第一节　血脑屏障的概述

脑是人类的感觉和行为高级中枢，它仅占人体重量的 2%，却消耗着 20% 的能量。为了保证大脑的能量供给、微环境的稳定和动态平衡，维持脑的代谢，脑血管分布错综复杂，形成了一个特殊的屏障系统，即血脑屏障（blood brain barrier，BBB）。血脑屏障主要组成结构模式图见图 1-1。

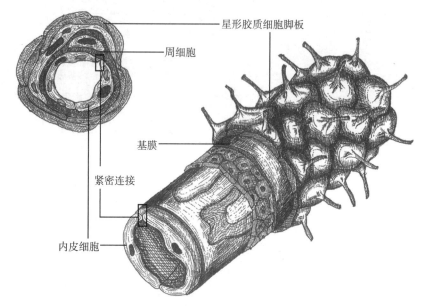

图 1-1　血脑屏障主要组成结构模式图

一、血脑屏障的缘起

20 世纪初德国科学家 Paul Ehrlich 和他的同伴 Edwin E. Goldmann 在经血液给动物灌注染料时，观察到脑组织未被成功染色的实验现象，并且如果将相同的染料注入到脑脊液中，也将会出现同样的效果。由此，他们引出了血脑屏障这一概念。"血脑屏障"一词具体是 Lewandowsky 创造的，他观察到神经毒性化合物只有在直接应用于大脑时才会导致神经元细胞死亡，而在全身注射到血管系统时则不会[1]。

1913 年，Goldmann 报道了两个经典实验结果：第一个实验是在兔静脉内注入台盼蓝后，全身其他组织都被蓝染，但中枢神经系统除脉络丛外未被染色，且动物无中毒症状；第二个实验是将台盼蓝直接注入兔的蛛网膜下腔，动物发生惊厥而死亡，且脑组织全部呈深蓝色。因而 Goldmann 认为在体内存在一种屏障，能阻止台盼蓝由血流进入中枢神经系统，并将此屏障定位于脉络丛。他对屏障定位的这一不正确说法，使当时的学术界普遍相信血脑间的物质交换完全是经过脑脊液的。根据这种假设，Sterm 等进行了大量的研究，测定注入血管中的物质在脑和脑脊液中分布的情况，发现不能由血液入脑的物质如碘化物、亚铁氰酸盐、水杨酸盐和肾上腺素等，也不出现于脑脊液中；而那些可由血入脑的物质如溴化物、硫氰酸盐、马钱子碱、吗啡、阿托品和胆盐等，也可在脑脊液中发现。他们相信，脑脊液是中枢神经系统理想的营养液，并推想很多物质之所以不能入脑，是由于存在一种保护性屏障之故，并称此种屏障为血脑脊液屏障[1-2]。

1933 年 Walter 通过动物实验和临床观察发现，给病人或动物静脉注入溴化物或其他药物后，分别测定血浆和脑脊液中药物的含量，并利用通透商（perme-ability quotient）来分析结果得出，注入的药物在血液、脑脊液和脑中的分布呈现巨大差异，有些药物由血入脑比由血入脑脊液更快，而另一些药物则恰恰相反。故此推断血液与脑间的通透性屏障有三种：①血脑屏障（blood brain barrier，BBB）：由脑毛细血管壁与软膜—胶质膜所构成；②血脑脊液屏障［blood cerebrospinal fluid（liquor）barrier，BLB］：位于脉络丛和软膜；③脑脊液脑屏障［cerebrospinal fluid（liquor）brain barrier，LBB］：位于脑表面的软膜和脑室的室管膜。脑脊液循环模式图见图 1-2。

这种观点得到了 Friedmann 等后续研究者的支持。他发现血脑屏障和血脑脊液屏障对各种染料和电荷的通透性不同，血脑屏障对碱性染料、带阳性电荷或无电荷的物质有较大的通透性，而血脑脊液屏障则对酸性染料或带阴性电荷的物质的通透性较大，从而证明血脑屏障和血脑脊液屏障的存在。与此同时，Friedmann 指出，在血脑间的物质交换，是血液与中枢神经系统之间直接进

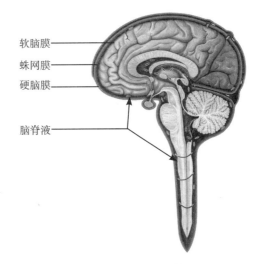

软脑膜
蛛网膜
硬脑膜

脑脊液

图 1-2　脑脊液循环模式图

行的，脑脊液并没有起到显著的作用，把血脑屏障定位于脉络丛是无根据的。虽然 Friedmann 的电化学理论即"物质的电荷是透过血脑屏障的唯一条件"不被大众认可，但他认为"血脑屏障是独立系统"的观点则得到了支持[2]。

后期研究证明，当静脉注射同位素标记的钠、钾等元素，它们透过血脑屏障比透过血脑脊液屏障的速度慢；在稳定状态时，这些物质在脑中的浓度也较脑脊液中低。而碘、碳酸盐、尿素、硫脲、蔗糖等在血－脑间平衡的速度比在脑－脑脊液间快，因而有理由认为血脑屏障与血脑脊液屏障不相同。血脑屏障的定位在血脑界面，而血脑脊液屏障是在脉络丛，包括其覆盖的上皮。这两个部位的超微结构也有很大差别，脑毛细血管内皮细胞没有环形窗孔，细胞间以紧密连接的形式互相连接，基膜完整而连续，基膜外有神经胶质细胞足板形成的胶质膜，毛细血管外无结

缩组织间隙；而脉络丛的毛细血管则缺乏这些特征。这种结构的差别，也表明血脑屏障与血脑脊液屏障不相同[2]。

Shain 的实验表明，钠离子、碘离子、硫氰酸盐、正磷酸盐、某些氨基酸等在脑组织的含量与脑脊液有差别，脑脊液与脑界面的超微结构也与血脑屏障、血脑脊液屏障不相同。这些都支持脑脊液 – 脑间屏障的存在，但它的屏障效率比血脑屏障和血脑脊液屏障低。

Davson 虽然也同意血脑屏障的含义只限于脑实质毛细血管与脑细胞外液间的物质交换，但他主张血与脑间的总交换应当包括以血液为一方，脑脊液、脑和脊髓组织为另一方的物质交换。它取决于：①脑毛细血管血液与细胞外液之间的交换。以及脑组织的细胞外液与其周围神经、神经胶质细胞间的交换。②脉络丛毛细血管血液与脑脊液间通过脉络丛上皮和基膜进行的交换；脑脊液与脑组织之间通过室管膜上皮、软膜和贴附于它内面的胶质细胞层（即软膜 – 胶质膜）进行交换。③硬膜毛细血管的血液与硬膜组织之间、硬膜组织同它接触的脑脊液之间；脑脊液通过软膜和神经胶质膜同它接触的脑组织进行交换。上述三方面交换位点的重要性随注入物质的不同而异，但第三方面不是重要的屏障[2-6]。

二、血脑屏障的生物学特性

随着研究技术的改进和对细胞膜性质认识的深化，发现血脑界面对物质的交换，不但表现为机械的阻挡作用，而且与交换物质的物理化学性质有重要关系。例如脂溶性大的物质比较容易透过细胞膜入脑，电离的物质则易滞留于水相环境而不易透过血脑屏障。通过细胞间连接的研究发现，毛细血管内皮细胞间的紧密连接能有效地阻挡辣根过氧化酶、镧等示踪剂的透过。在所有具有屏障作用的部位，毛细血管内皮细胞之间都是以紧密连接的方式互相联系，共同形成连续的闭锁带，这就有效地阻挡了物质经界面的细胞间扩散，因而形成如下观点：由大脑毛细血管、脉络丛、蛛网膜下腔、覆盖在蛛网膜下腔的蛛网膜以及在周围神经的神经内膜的血管和神经束膜是血脑屏障的重要解剖学基础。因为紧密连接是有效的扩散性屏障，这种细胞膜就决定了血脑屏障大部分的通透性，使脂溶性物质容易透过细胞膜而很快在血脑间达到平衡，而非脂溶性物质和大颗粒蛋白不能经细胞膜扩散，由血到脑远较由血到其他组织慢，由此产生血脑间的连续界面是统一的屏障系统这种观点。

通过细胞化学的研究发现，脑毛细血管细胞膜上的酶系统在调节某些物质的通透性也具有不可忽视的作用。例如 γ- 氨基丁酸在透过细胞膜时，受到脑毛细血管细胞膜上的 α- 酮戊二酸氨基转移酶的脱氨作用，形成丁酸，失去 γ- 氨基丁酸的作用；左旋多巴在通过脑毛细血管时受到芳香族氨基脱羧酶（aromatic amino acid decarboxylase）的脱羧作用而变成多巴胺，后者又受到单胺氧化酶的作用而失活。因此，酶屏障也可以是形成血脑屏障的重要组成部分。

通过对细胞膜物质转运过程的观察发现，细胞膜的主动转运和易化扩散对某些特异代谢物质，如葡萄糖、氨基酸等亲水疏脂物质透过血脑屏障也起到重要作用。这就比较恰当地解释了这类物质透过血脑屏障不受分子大小、浓度梯度、脂溶性、离解常数、能量供应等因素限制的问题[2]。而某些有机阴离子在血 – 脑间存在浓度梯度，并不一定是血脑屏障的限制作用，而可能是脉络丛上皮细胞由脑脊液到血的主动转运过程所致，因此血脑屏障细胞膜系统正、反方向的主动转运过程也是形成血脑屏障的重要组成部分。

三、神经血管单位学说

Abbott 和 NeuWelt 等为了更为明确地诠释血脑屏障的结构和功能，引入了神经血管单位（neurovascular unit，NVU）这一概念。Zlokovic 等认为，血液 – 中枢神经系统间存在表面积达 $12cm^2$ 的界面，仅微血管就占脑体积的 30%，那么血脑屏障在生理功能中就被赋予一个远远超出屏障功能的作用，更代表在血液和脑组织之间存在一种动态的双向介质功能，即可接收来自周围的信号，以介导中枢神经系统的变化，反之可接受来自神经组织和液体的刺激，向血液循环发出信号产生调节作用。内皮细胞、周细胞、星形胶质细胞和基底膜是构成血脑屏障的核心成分，而 NVU 这一词还涵盖了除血脑屏障核心成分外的外周细胞类型，如小胶质细胞和神经元等细胞在血脑屏障中的调节作用。总言之，NVU 这一概念不仅可解释血脑屏障的屏障性功能，还可以表明血脑屏障在神经系统组织和血液组织间动态的、全面的物质交互行为和信息介导等功能[7-10]。

参考文献

［1］Michael Bradbury. The Concept of a Blood-Brain Barrier［J］. A Wiley-Interscience，1979：1-8.

［2］孔昭，黄如训. 血脑屏障［M］. 北京：人民卫生出版社，1984：1-10.

［3］Daneman R，Prat A. The blood-brain barrier［J］. Cold Spring Harb Perspect Biol，2015，7（1）：32-34.

［4］Blanchette M，Daneman R. Formation and maintenance of the BBB［J］. Mech Dev，2015，138：8-16.

［5］Langen UH，Ayloo S，Gu C. Development and Cell Biology of the Blood-Brain Barrier［J］. Annu Rev Cell Dev Biol，2019，35：591-613.

［6］Reese TS，Karnovsky MJ. Fine structural localization of a blood-brain barrier toexogenous peroxidase［J］. J Cell Biol，1967，34：207-17.

［7］Abbott NJ，Lane NJ，Bundgaard M. The blood-brain interface in invertebrates［J］. Ann N Y Acad Sci，1986，481：20-42.

［8］Pittock SJ，Vincent A. Introduction to autoimmune neurology［J］. Handb Clin

Neurol, 2016, 133: 3-14.

[9] Clardy SL. Autoimmune Neurology[J]. Semin Neurol, 2018, 38: 265-266.

[10] Iadecola C. The Neurovascular Unit Coming of Age: A Journey through Neurovascular Coupling in Health and Disease[J]. Neuron, 2017, 96(1): 17-42.

第二节　血脑屏障的组织结构基础

因为血脑屏障（BBB）的组织结构特点是屏障概念的重要物质基础，所以详细地分析血液与脑组织之间的各种结构特点，包括脑毛细血管内皮细胞膜及其细胞间结构、基膜、神经胶质膜等各个有关成分的特点，才能有助于更好地了解BBB[1]。本章将从发育生物学的角度就BBB的组织发生予以分析，同时从功能角度即从神经血管单位视角对BBB的细胞成分、非细胞成分、细胞间连接和脑毛细血管结构等方面展开论述。

一、BBB 的组织发生

在 Wislocki 的豚鼠胚胎实验和 Grntoft 等研究兔及人的胎儿实验中，早期的示踪剂注射研究表明存在胚胎 BBB[2-3]。但近一个世纪以来，医学界和科学界一直坚信 BBB 在胚胎或围产期动物中不起作用。这种观点之所以盛行，是因为人们公然无视早期的研究。在过去的30年里，方法学和技术的进步使研究人员能够对这一过时的教条认识再次提出质疑，并坚定地确立了存在功能雏形 BBB 的观点。

1. 早期胚胎 BBB 研究面临的难题

在动物模型中检测屏障功能的最原始和普遍的方法是在血流中注射示踪剂，并检查示踪剂漏入脑实质（血管外组织）的情况。在成人中，示踪剂注射是相当简单的，但是这种方法在胚胎中遇到了以下四大挑战：

（1）从子宫取出胚胎会对胚胎的存活和脑组织的健康产生不利影响，并会改变血液循环；

（2）特别是在早期胚胎发生过程中，很难建立一个进入血流的切入点；

（3）较低的血容量要求使用较低的示踪量，以避免血压的大幅度变化；

（4）发育中的大脑新形成的毛细血管比成人的毛细血管更脆弱，更容易爆裂。

正是因为研究胚胎 BBB 有关的技术困难，导致在相当一段时间内对发育中的胚胎 BBB 的研究一直处于停滞不前的尴尬状态[4]。

2. 后期胚胎 BBB 研究新技术的呈现

除了经典的注射示踪剂技术外，还经常使用其他三种研究工具来研究胚胎发生过程中屏障特性的发展。首先，用电镜观察内皮细胞的超微结构；第二，应用免疫组织化学方法检测 BBB 特异性标记物的表达；第三，测定脑实质的血清蛋白中内毒素的存在。这些方法并没有取代上述的功能测试，但为其功能测试提供了辅助证据[4]。

在这些先前研究的基础上，Ben-Zvi 等人也发明了一种高度灵敏和准确的注射方法，即通过胚胎肝脏注射。肝脏血管具有高度的渗透性，能够非常快地吸收示踪剂进入血液循环。此外，肝脏通过防止血压波动成功地缓冲了注射，并允许胚胎心脏控制示踪剂在大脑血管中的自然灌注。因此向肝内注入小体积高荧光强度的新染料，并通过荧光和共聚焦微孔技术能够检测出空间分辨率很高的示踪剂。通过这一新的方法，我们能够在胚胎早期测试屏障功能，并发现大部分 BBB 在 E13.5 之前就有功能了，而大脑皮层 BBB 在 E15.5 时开始发挥作用[5]。

3. BBB 组织发生的时空特性

首先，Dziegielewska 等人在胎羊体内静脉注射阿西恩蓝，发现了胚胎 BBB 成熟的过程[6]。接下来 Risau 等人在小鼠胚胎心内注射辣根过氧化物酶（HRP），5 分钟后用光镜检查通透性。这项研究揭示了从 E13 到 E16 血管通透性降低的变化，而功能障碍发生在 E16[7]。类似的研究，如 Bauer 等人通过脐静脉注射 HRP 和胰蛋白酶 BLEU，测试 BBB 在小鼠胚胎中的发育，并得出结论："BBB 是在 CNS 发育过程中很早就建立起来的，可能在血管内新生过程中"[8]。在 2010 年，Daneman 等人经心脏灌注示踪剂，证明大多数大鼠 BBB 功能在 E15[9]。

Ben 等人发现胚胎 BBB 是以尾端波的形式发展，即后脑 BBB 首先起作用，然后是中脑，最后是前脑。即使在皮层原生质体内，BBB 发育也存在明显的腹侧至背内侧型。BBB 与中枢神经系统（CNS）发展的时间相关性可能暗示因果关系。也有相关文献报道，称神经导管对血管发生起诱导信号的作用[5]。

4. BBB 与生物进化

虽然现存的所有脊椎动物都有发育良好的致密 BBB，但也有证据显示无脊椎动物血液和神经组织之间存在屏障结构，因其紧密性的高度变异性，并非所有的无脊椎动物都具有功能性的 BBB[4]。Abbott 等人研究发现，无脊椎动物和脊椎动物的 BBB 发育存在差异性，无脊椎动物具有胶质性的 BBB，而脊椎动物中以内皮源性 BBB 占主导地位[10]。Liebner 等研究学者认为，哺乳动物中枢神经系统的乏血管 BBB 区域，仍有一些原始胶质屏障的痕迹，如视网膜色素上皮、脉络丛、室周围器官中的膜细胞和下丘脑 - 垂体系统中的垂体细胞等[11]。

5. BBB 发生的超微结构变化

直到 20 世纪 60 年代晚期，哺乳动物 BBB 的结构才被确定。Reese 和 Karnovsky 等首次在超微结构水平证明，大分子示踪剂 HRP 显示小鼠脑毛细血管内皮细胞对其构成了屏障。该屏障由质膜和内皮细胞胞体及相邻细胞间的紧密连接组成，而构成 BBB 的大脑内皮细胞呈现出复杂的紧密连接和胞质缺少胞饮小泡等特点。电镜实验显示，紧密连接呈现出相邻细胞的间隙被封闭，毗邻的细胞膜也相应发生融合。冰冻蚀刻法实验得出，紧密连接为在顶端表面呈现出围绕细胞的线索状网络结构。紧密连接的网状结构器复杂性与高跨内皮细胞电阻特性和细胞旁途径低通透性相关[12]。

胚胎形成过程中，内皮细胞在侵入中枢神经系统时，BBB 开始形成。在星形胶质细胞产生 1 周前，周细胞即已募集到萌芽的 CNS 血管周围，从而有效促进 BBB 成熟以及实现星形胶质细胞极性调节。研究证实，周细胞至少借助两种方式作用于 BBB：一者通过调控脑内皮细胞的 BBB 特异基因表达模式；二者可以通过诱导 CNS 血管周围的星形胶质细胞足突的极化。脑微血管内皮细胞（BMECs）与周细胞共培养的体外研究显示，周细胞能有效加固 BBB 的通透性，维持血管的完整性和促使血脑屏障发育成熟。当周细胞有缺陷时，可导致脑血管形态发生异常变化，内皮畸形率和通透性增加。周细胞缺失的小鼠 BBB 对水和一系列小分子和大分子示踪剂的通透性升高，并经由内皮细胞的转胞吞作用发生。与 ACS 源性因子不同，周细胞似乎对 BBB 的黏着连接（adherens junction，AJ）和紧密连接（tight junction，TJ）的成熟没有影响，因为周细胞缺失的小鼠发育出正常 BBB 的 TJ 结构，但却呈现出 BBB 渗漏增加，究其原因是增加了 CNS 内皮细胞的小泡运输。因此，周细胞可能抑制了 BBB 内皮细胞的囊泡转运。这一观点被最近一项研究再次证实，该研究发现 BBB 脂质转运蛋白 MFSD2A 在 CNS 内皮细胞被内皮 – 周细胞相互作用而产生特异性诱导，有效地抑制 CNS 内皮细胞的转胞吞功能，进而促进 BBB 成熟。这一研究结果提示，周细胞对于神经血管单位中内皮细胞完整性和胶质细胞功能以及 BBB 调控具有关键作用。

在透射电镜下观察小鼠不同发育阶段脑组织超微结构，可见出生 1 天、14 天、28 天、42 天鼠脑组织 BBB 逐步发育，构成 BBB 的毛细血管内皮细胞、内皮细胞间的 TJ、基膜、周细胞、星形胶质细胞突起（胶质膜）等超微结构不断发生变化。毛细血管内皮细胞：内皮细胞厚，胞质丰富，可见大小相近的吞饮小泡、粗面内质网、线粒体、高尔基复合体、核糖体；内皮细胞间紧密连接处腔面细胞边缘相互重叠。基膜：围绕毛细血管周围，在不同发育阶段，其厚度、电子密度不均。胶质膜：星形胶质细胞突起末端膨大成脚板，贴附于毛细血管外周，形成胶质膜。周细胞：紧贴血管内皮细胞，胞质丰富，基膜环绕其外周。神经元：粗面内质网及核糖体发达，线粒体、高尔基复合体丰富，细胞核大，核仁明显。

出生后不同天数小鼠 BBB 特点：① 1 天小鼠 BBB 特点：新生小鼠脑组织内微血管壁厚，管腔不规则，腔面有许多宽窄不一的绒毛样内皮褶；未见完整基膜，仅见到围绕毛细血管周围，呈不连续、厚度和电子密度不均的基膜样物质；贴附于毛细血管外周的，除星形胶质细胞突起，亦见神经元与胶质细胞的胞体。② 14 天小鼠 BBB 特点：毛细血管内皮细胞变扁，胞质略有减少，核异染色质丰富，扭曲呈波浪状；血管外基膜密度较低，但清晰、连续。③ 28 天小鼠 BBB 特点：内皮细胞扁，毛细血管腔大、不规则，基膜清晰完整、电子密度高，贴附于毛细血管外周的是脚板（星形胶质细胞突起末端膨大），形成胶质膜。④ 42 天小鼠 BBB 特点：BBB 进一步发育，内皮细胞胞质少，基膜厚，且密度高，星形胶质细胞的胞体远离毛细血管，基膜周围是胶质膜，围绕了毛细血管外周约 80%。

人胎脑毛细血管的发生发展：毛细血管管腔从大（11μm）至小（8μm）、管壁从厚变薄。血管内皮细胞质逐渐增多，细胞间 TJ 由短变长、迂曲，但中间始终有裂隙存在；内皮细胞中的细胞器从胎基过渡到成熟，质膜小泡从大变小；此外周细胞突逐渐增多，基底膜改变在 5~7 个月时变化大，7 月后趋向稳定[4, 12, 13]。

二、血脑屏障的主要细胞成分

血脑屏障（blood brain barrier，BBB）主要由紧密连接蛋白相连的内皮细胞、星形胶质细胞终足、基底膜以及周细胞等组成。血管内皮细胞是血管壁的核心结构元素，血管内皮细胞由血管间连接并紧密封闭，是血脑屏障最为关键性的结构。周细胞是屏障诱导的关键，而星形胶质细胞在屏障成熟和维持中起主要作用[4, 14]。

1. 内皮细胞

内皮细胞被认为是 BBB 的组织学基础，因为它们形成并紧密封闭了所有脑血管的管壁，从而在血液和脑实质之间建立了一个物理性的结构屏障。其中，内皮细胞的细胞间连接是 BBB 的关键。脑微血管内皮细胞（brain microvascular endothilial cells，BMECs）是 BBB 的基本骨架和关键结构，与外周血管内皮细胞比较，BMECs 之间通过细胞最顶部的蛋白分子复合体结构—紧密连接和位于紧密连接（TJ）下端的黏附连接组成的连接复合体相连。

BBB 的内皮细胞与其他组织的内皮细胞有明显的不同，其无窗口结构、含胞饮细胞极少，而其他器官中的这种胞饮泡具有使血浆蛋白穿过毛细血管的功能。同时收缩蛋白也很少，主动转运的能力也降低。已有文献报道，在周围没有星形胶质细胞存在的情况下，来自两栖类的脑毛细血管仍然具有高电阻。

脑毛细血管内皮细胞含有大量线粒体，可氧化许多物质，线粒体产生的 ATP 提供能量，以泵除脑组织中的离子和有机分子，并分泌脑脊液。相邻的内皮细胞之间主要靠 TJ 蛋白紧密相连，包括跨膜蛋白（claudins, occludin）、骨架蛋白（actin filament）、紧密连接蛋白（zonula accludens-1，ZO-1），其中跨膜蛋白 Claudins 家族和 Occludin 家族是两个最重要的成员。该结构构成了 BBB 的第一层结构。沃顿氏胶源性间充质干细胞（WJ-MSC）在迁移的过程中，通过扰乱人脐静脉内皮细胞（HUVEC）CD144 的表达来改变内皮细胞间连接的分布，从而改变内皮间隙，增加内皮细胞间屏障的通透性[1, 4, 13]。

2. 星形胶质细胞

星形胶质细胞的末端是构成 BBB 的第三层结构，星形胶质细胞的粗大末端凸起形成紧密附着于 BBB 内皮细胞和基底膜的终足，相邻的星形胶质细胞终足之间有裂缝并且间断，只包绕 85% 左右的血管表面，通过与内皮细胞以及基底膜的相互作用起到对 BBB 的保护作用。

星形胶质细胞是大脑中最丰富的细胞类型，具有多种功能。它们对 BBB 功能的影响是通过对血管周围伸出的端足（脚板）来实现的，其覆盖了大约99%的神经血管[15]。在星形胶质细胞末端，脚板通过与基底膜的相互作用而锚定在基底膜外侧的细胞外基质[16]。足端的极化性质是由膜内粒子（OAP）的阵列进一步决定的[17]。就与内皮细胞的相互作用而言，因没有建立直接的细胞间接触，星形胶质细胞对内皮屏障特性的影响只能由可溶性因子介导，这与周细胞形成对比。体外研究发现，无论是将内皮细胞与星形胶质细胞共同培养，还是用星形胶质细胞条件培养基在单目细胞中培养内皮细胞，都可以提高连接的紧密性，转运蛋白和代谢酶共同增强BBB的表型[18-24]。在胚胎发育后期，BBB成熟时，直至成年，星形胶质细胞分泌血管生成素–1、载脂蛋白E、血管紧张素Ⅱ等，借助信号通路，主要通过上调TJ蛋白来保证脑血管的完整性[25-28]。有相关研究发现，软脑膜微血管与星形胶质细胞端足缺乏密切联系，但仍表现出一些BBB特征。本书作者认为，这一方面强调了BBB内皮细胞自身的屏障特性，但其从另一方面来说，很有可能是胶质细胞产生可溶性因子（在这个水平上）在增强内皮细胞BBB表型方面有重要作用[4]。

3. 周细胞

周细胞属于血管的平滑肌系，是构成BBB的重要部分，在维持BBB的完整性中发挥至关重要的作用，帮助维持脑内环境稳态。周细胞能够参与新生毛细血管的形成，并且分泌合成基底膜的主要成分，包括蛋白聚糖。

周细胞，因其沿脑血管外壁包裹复杂的突起网络而得名，人体的周细胞在神经血管表面总覆盖率可达40%。周细胞完全嵌入在基底膜中，虽然直接的细胞间相互作用是由栓–插座紧密连接、间隙连接和黏附斑块连接，但与内皮细胞在物理上呈分离状态。最近研究发现谷氨酸诱导前列腺素E2和一氧化氮释放，这导致其积极放松周细胞扩张毛细血管。Hill等人指出，周细胞被认为是屏障形成和血管稳定的关键因素[29]。

在胚胎发育过程中，表达血小板源性生长因子受体β（PDGFR-β）的周细胞被PDGF-β分泌的血管内皮细胞所吸收，周细胞与内皮细胞之间的紧密物理联系是通过转化生长因子β（TGF-β）双向信号介导N–钙黏素（N-cadherin）的嗜同性相互作用及其受体TGF-βR2来实现的。周细胞–内皮细胞相互作用促进周细胞增殖和存活[30]并启动分泌基底膜成分和基质重塑[31, 32]。周细胞沉积特定的蛋白多糖和弹性蛋白，介导血管生成的终止[33]，都强调了周细胞在不同发育阶段所处的重要性。周细胞影响内皮紧密连接的形成，降低内皮细胞的跨细胞活性，增强P–糖蛋白外排活性，下调白细胞黏附分子对发育中神经血管的影响[34, 35, 30]。

在屏障形成之外，BBB的整个生命周期都需要周细胞来维持。血管通透性随周细胞覆盖率的降低而增加，部分原因是对内皮细胞转运功能的调节[35-37, 5]。星形胶质终足对脑血管的适当调节也是由周细胞介导的[35]。此外，NVU的其他成分包括神经元、免疫细胞和基底膜，也受到周细胞一定的影响作用[14]。

三、脑屏障的非细胞成分—基膜

基膜，被视为神经血管单位 NVU 的细胞外部分，是 BBB 的一个高度动态的组成部分，由一个复杂的 ECM 组成。基底膜的主要成分为 IV 型胶原、层粘连蛋白、尼达根和过氧化物酶，辅之以纤维连接蛋白、聚集蛋白抗原、骨连接蛋白和糖胺聚糖[31]。从结构的角度来看，基底膜锚定细胞的位置支持 BBB 的完整性，同时基膜参与调节细胞间的通讯联系。就内皮细胞而言，基膜介导连接蛋白的重新分布和转运蛋白的极化表达。在成熟的 NVU 中，周细胞完全嵌入在基膜中（图 1-3）。最近的一项研究表明，基底膜星形胶质细胞衍生层粘连蛋白的丢失是周膜细胞的一种触发因素，BBB 会从支持性休息状态转化为 BBB 破坏稳定的激活表型。

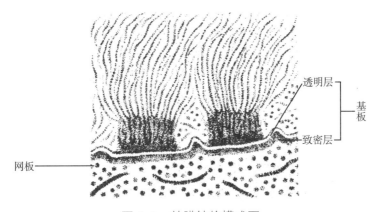

图 1-3 基膜结构模式图

在电镜下，基膜是微纤维形成的网状骨架，中间充以无定形质（amorphous matrix）的网状层。应用阴离子铁蛋白示踪剂的研究表明，基膜本身可能具有一定的负电荷。围绕在血管周围间隙的脑大血管的基膜，有高度抵抗冷冻性坏死（cold-induced necrose）和阻止外渗的血细胞扩散到脑实质的作用。哺乳动物的脑毛细血管和小静脉起始段的基膜是厚约 70~100nm 的连续层，密切地包绕着这些小血管，并附着于血管周围的神经胶质或神经成分，使毛细血管外周不留间隙，这些基膜曾被认为在血 – 脑界面起到某些屏障功能。在基膜上发现有核苷磷酸酶（nucleoside phosphatase）、非特异性胆碱酯酶的活性，可起到酶屏障的作用，也支持了基膜具有屏障功能的观点。当应用胶原酶破坏基膜的胶原后，脑脊液中的羟脯氨酸浓度增加也提示与血脑屏障有关。故可把它当作血 – 脑间的第二道屏障。

在肌肉和脑的脉络丛、极后区的毛细血管基膜不能限制铁蛋白、过氧化酶或镧的透过。正在生长的动物的脑毛细血管缺乏基膜，但也能限制示踪物透入，在原始的脊椎动物如八目鳗、鳗鱼和鲨鱼的基膜厚达 150nm，但不能限制蔗糖、菊粉、铁蛋白、HRP 等示踪剂通过。当静脉注入 HRP、铁蛋白、胶质二氧化钛后，示踪物不是在基膜处受阻，而是在内皮细胞及紧密连接处受阻。至于脑毛细血管基膜的核苷酸酶活性，有人认为是易化转运的表现而不是屏障的证据。因此，认为脑毛细血管的基膜并非重要的通透性屏障。

基膜是由不同的胞外基质分子类型构成，靠内皮细胞、周细胞和星形胶质细胞合作产生和维持基底膜结构。基底膜上有结构蛋白（胶原和弹性蛋白），特化蛋白（纤连蛋白和层粘连蛋白）和蛋白聚糖。基底膜还包括细胞的基质黏附受体，当基底膜被破坏时能够改变内皮细胞的细胞骨架，从而影响紧密连接蛋白和血脑屏障的完整性。已有文献报道，基质金属蛋白酶（matrix metalloproteinase，MMP）能够破坏基底膜，这导致紧密连接蛋白的破坏进而影响血脑屏障完整性[4]。

四、其他细胞对 BBB 的影响

无论是从 BBB 的功能和生物发育的过程以及 BBB 存在的意义上来讲，BBB 并非是孤立存在的。机体在健康状态下，BBB 为神经元活动和功能实现提供一个最为理想的内环境，同时在疾病状态下免疫细胞等也同 BBB 共同参与到疾病的发生、发展和转归中，所以若从广义的角度去全面动态地解释 BBB，BBB 既包含了 NVU 学说中的核心元素如内皮细胞、星形胶质细胞终足、基底膜以及周细胞等，同时也应该包含相关的非核心元素如神经元、小胶质细胞、血管周围巨噬细胞和外周免疫细胞等。

1. 神经元对 BBB 的调节

BBB 的主要任务是为神经元提供理想的内环境和微环境。因此，从这一意义上来讲，神经元必须被认为是 NVU 不可分割的一部分。当神经元的能量需求发生变化时，它们需要能够向脑血管发出信号。为了调节脑血流，存在正负反馈机制，伴随着 BBB 底物传递的调整，这一过程被称为神经血管耦合[38]。神经血管偶联的一个相关机制是星形胶质细胞过程或内皮管的直接神经支配，其中包括 5- 羟色胺能（Serotoninergic），去甲肾上腺素能（Noradrenergic）、胆碱能和 γ- 氨基丁酸能（GABA-ergic）神经元[39-41]。例如，电刺激肾上腺素能神经元后，发现溶质在 BBB 上的转运率增加，这些神经元与 BBB 的内皮细胞密切接触[42, 40]。神经元也可以通过星形胶质细胞或周细胞作为中介间接向脑血管发出信号。例如，体外神经元放电刺激星形胶质细胞分泌组胺和 ATP，这反过来会导致葡萄糖转运蛋白 -1（GLUT-1）活性的增加，最终导致更多的葡萄糖通过内皮细胞的传递[38]。神经递质谷氨酸对神经元活动的释放导致周细胞放松，从而根据当前需要调节脑血流。

神经血管耦合机制学说解释了神经元能分泌多种因子调节 BBB 的通透性。也有研究显示，神经活动的升高会导致脑部血管的扩张及局部血流量的增加；同时也会通过释放 ATP 等促进星形胶质细胞或血管内皮细胞释放和激活 MMP，下调血液中胰岛素样生长因子 -1（IGF-1）与胰岛素样生长因子结合蛋白（IGFBP）的结合，从而促进游离的 IGF-1 通过胞吞转运跨过 BBB 进入脑内脊髓，第五腰椎处感觉神经元的兴奋可增强脊髓背部血管内皮细胞上的 IL-6 信号通路活动，使 CCL20 的表达和释放增多，从而招募更多的 Th17 细胞，促进 Th17 细胞跨过 BBB 进入神经组织。在糖尿病早期小鼠中，视网膜神经节细胞释放的轴突导向因子 3A（semaphorin 3A，Sema 3A）显著增多，与血管内皮细胞上的神经纤毛蛋白 –1（neuropilin–1，NP–1）受体结合后，激活下游信号通路，磷酸化血管内皮钙黏蛋白（VE-cadherin），促进 VE-cadherin 组成的黏附连接解聚，导致血管视网膜屏障的破坏，血浆渗入到视网膜中，最终引起失明。

2. 小胶质细胞对 BBB 的调节

小胶质细胞是中枢神经系统的主要天然免疫效应细胞，其起源和功能必须与大脑中的其他吞噬细胞明确区分[43]。血管周围的巨噬细胞和浸润的单核细胞都是骨髓来源的，而小胶质细胞起源于卵黄囊，在脑血管化发生之前很早就植入中枢神经系统[44]。一旦血管内皮生长因子（VEGF）介导的血管发芽，小胶质细胞通过促进突起内皮细胞的融合来帮助形成复杂的血管网络[45]。在成人大脑中，小胶质细胞的一项工作是监测中枢神经系统病理变化。在病理条件下，小胶质细胞形态迅速变化，细胞体积大、突起短。

就 BBB 而言，小胶质细胞通过释放活性氧和细胞因子来激活内皮细胞，如白细胞介素 –1α（IL-1α）/IL-1β、IL-6 和肿瘤坏死因子 –α[46-47]。与血管内皮细胞共培养的小胶质细胞被脂多糖（LPS）激活后，产生活性氧自由基（reactive oxygen species，ROS），抑制血管内皮细胞中紧密连接蛋白和转运体的表达，导致血管内皮细胞两侧的电阻抗下降。小胶质细胞被激活后，还可释放 TNF-α、IFN-γ、IL-1β 等炎症因子，促进血管内皮细胞上白细胞黏附分子的表达，促进淋巴细胞向脑内侵入。此外，激活的小胶质细胞会释放 MMP，降解基底膜，改变紧密连接蛋白的表达和分布，从而影响 BBB 的功能。但小胶质细胞是否也能以 BBB 修复的方式发挥作用，至今仍不清楚。

3. 血管周围巨噬细胞 & 外周免疫细胞对 BBB 的影响

血管周围巨噬细胞位于毛细血管后小静脉的血管周围，因此被夹在 NVU 中。由于免疫细胞浸润主要发生在毛细血管后小静脉的水平[48]，血管周围巨噬细胞位于中枢神经系统的入口。这使它们能够调节免疫细胞进入脑实质，这是神经炎症疾病的关键一步。血管周围巨噬细胞是血液来源的吞噬细胞，在健康条件下以低水平表达主要组织相容性复合物Ⅱ类分子（MHC Ⅱ）。炎症导致这些细胞从血液中补充到血管周围，并且它们会上调 MHC Ⅱ类的表达和共同刺激分子[49]。因此，它们起到抗原提呈细胞的作用，并能激活已到达血管周围空间的淋巴细胞[50-51]。通过这种方法，血管周围巨噬细胞决定是否允许淋巴细胞（可能是自身反应性的）来打破胶质细胞的界限并进一步进入神经组织。

血液中循环的免疫细胞在 NVU 的所有成员中占据了一个特殊的位置，因为它们并不总是与 BBB 相关联。在中枢神经系统的健康状态下，未受刺激的 BBB 内皮不支持与白细胞的黏附作用，也不发生外渗[52]。当炎症内皮细胞被血液中的炎症因子从"外部"或从"内部"激活时，NVU 的成分释放炎症介质。除了部分丧失连接完整性增加血管通透性外，内皮细胞的激活导致细胞黏附分子的升高，从而从周围吸收免疫细胞和内皮细胞释放的细胞因子和趋化因子，进一步引起细胞浸润[49]。外周免疫细胞 BBB 起着积极的中介作用，而不是血脑界面上的被动屏障。

五、血脑屏障的细胞间连接

细胞间连接是细胞膜特化而形成的结构，它对细胞间的机械粘连，信息传递和离子及小分子的通透性都有重要作用，因而直接影响到细胞的代谢、生长、分化和细胞间的协调活动。毛细血管内皮细胞间的连接对其通透性也具明显的生理作用，故对 BBB 具有重要意义。

形态学上，各种细胞间的连接有多种形式，脊椎动物的细胞间连接大致可分为两大类：第一类是相邻细胞膜间的直接接触，包括紧密连接和裂隙连接；第二类是相邻细胞膜间有 150~350Å 的间隙，其间含电子致密性类蛋白质，包括粘合斑、粘合带、筋膜状粘合、突触、神经 – 肌肉接头等，现将与 BBB 有关的几种连接分述如下：

1. 紧密连接（tight junction，TJ）

紧密连接（TJ）或称闭锁小带，是相邻细胞膜间互相融合，形成密切的接触。紧密连接模式图见图 1-4。

紧密连接位于细胞侧面顶部，呈间断性拉链状融合，起连接和封闭作用。

（1）形态学结构　在电镜下，紧密连接在胞质膜的外带处互相融合，很多这种嵴状物排列成行，在切面上形成绑鞋带样的结构。

紧密连接是上皮细胞间连接的重要结合方式，一些没有极性的细胞，一旦

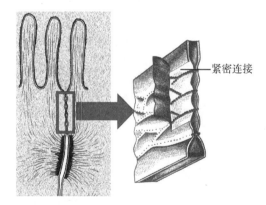

紧密连接

图 1-4　紧密连接模式图

除去其表面的组织，则游离面的细胞很快地互相连续而形成紧密连接结构。

紧密连接的结构相当稳定。一般的机械张力不能使其分离，钙螯合剂、蛋白分解酶等也不能使之分解。钙螯合剂加胶原酶才可使之分离。紧密连接的结构有赖于互相连接细胞的代谢和结构的完整性。

（2）紧密连接的电、化学特性　紧密连接具有封闭细胞间隙，限制溶质分子扩散作用，使紧密连接的两边建立起浓度梯度。[据测定跨紧密连接电阻的结果提出紧密连接有"漏"（leaky）与"不漏"之分，将紧密连接分为五种类型]：①极漏型，电阻 5Ω，只有 1~2 条纤维束，如哺乳动物肾的近曲小管；②漏型，电阻约 70Ω，有 1~6 条纤维束，厚度约 0.1~0.8μm，如两栖类蝾螈肾的近曲小管；③中

间型，电阻 300Ω 以上，有 4~7 条纤维束，深度约 0.25~0.75μm，如在鼠的空肠；④中间到紧密型（intermediate to tight），有 4~7 条纤维束，深度约 0.1~0.2μm，如鼠肾的远曲小管；⑤极紧密型，电阻约 1000~2000Ω，有 5~14 条纤维束，深度约 0.3~1.1μm，如见于鼠胃、蛙的膀胱等。人类大脑皮质毛细血管内皮细胞间的紧密连接属于极紧密型，有 10 条以上的纤维束。

（3）紧密连接的生理功能 主要起屏障和粘连作用，它与脑毛细血管内皮细胞膜共同组成血脑间交换的第一道屏障。

屏障性功能在具有紧密连接的细胞群中，可以相当地保持细胞群的内环境成分的稳定，使之较少受到外环境的影响。紧密连接在维持边界细胞的极性状态也有重要意义。在正常体温下，细胞膜是呈半液体状态，很多嵌入蛋白可以沿着细胞膜表面扩散，称为膜的扩散运动，但这种扩散运动不能超越紧密连接处的细胞膜，这样在边界细胞游离面的镶嵌膜蛋白只能在游离面的范围内扩散，不会向基底面胞膜扩散；而基底面胞膜的蛋白也不会扩散到游离面。如果没有这种屏障作用，边界细胞就很难保持其极性状态，而使物质转运的方向混乱。紧密连接在细胞间的机械粘连上也具有重要作用。在外力作用下，它可将局部张力分散到整个组织，缓冲外力对组织的损伤。有人看到紧密连接有两类纤维束结构：一类是松弛联系的网状纤维束，它可经受拉、压的作用，使组织适应紧张性改变。此类紧密连接多见于胃黏膜细胞和蟾蜍大肠吸收细胞间的连接。另一类是均匀交叉的网状纤维束，它可使组织在正常或紧张状态下保持基本形态特征，如小肠吸收细胞间和食管纤毛细胞间的紧密连接。

（4）紧密连接的蛋白组成 紧密连接（TJ）作为 BBB 的结构和基础由复杂的蛋白组成，主要包括跨膜蛋白、胞质附着蛋白和细胞骨架蛋白三大类。

跨膜蛋白又包括咬合蛋白（occludin）、闭合蛋白（claudin）和连接黏附分子（junctional adhesive molecule，JAM）三种完整的膜蛋白；咬合蛋白是第一个从 TJ 中分离出来的完整的膜蛋白。Occludin 是 TJ 的主要结构蛋白，是 TJ 保持 BBB 完整性的重要因素之一[53]。闭合蛋白是 TJ 复合物的主要构成成分，参与维持 TJ 的选择渗透性和细胞极化[54]。在脑微血管循环内皮系统中，claudin3 和 claudin5 表达丰富，有观察认为 claudin5 是构成 BBB 的主要跨膜蛋白[55]。在非血脑屏障内皮细胞中，TJ 只与脂质外膜联系，而 claudin 蛋白在 BBB 脂质内膜与外膜的表达都明显[56]。JAM1 是在跨膜蛋白中介导细胞与细胞或细胞与基质之间互相结合的一类分子，JAM1 的表达可直接影响 TJ 功能。

胞质附着蛋白，属于膜相关鸟苷酸激酶 MAGUK（membrane-associated guanylate kinase homologs）家族成员[57-58]，有三种，即闭合小环蛋白 ZO-1、ZO-2 和 ZO-3。其中 ZO-1 的表达水平明显降低时，BBB 受到破坏。

而纤维状肌动蛋白 F-actin 是一种重要的细胞骨架蛋白[59-60]。它是一种中等大小的蛋白质，由 375 个氨基酸残基组成，由高度保守的基因编码。肌动蛋白的多聚体形成肌动蛋白丝，称为纤维状肌动蛋白[60]。

2. 缝隙连接

缝隙连接（gap junction）也称缝管连接。缝隙连接模式图见图1-5。镧等细胞外示踪剂浸染时可见到两细胞膜间的裂隙中有很多六角形的管状结构或颗粒结构的轮廓，因而又称缝管连接。颗粒呈六角形排列，称膨胀性排列。应用负性染料检查表明裂隙连接的六角形亚单位中间有亲水性通道。

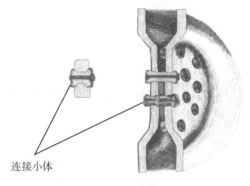

连接小体

图1-5　缝隙连接模式图

相邻细胞质膜上有2nm的小管相连，实现相邻细胞间小分子物质交换和信息传递。

电镜影像复原法显示，这些亚单位形状如前述的细胞间膜通道。应用胰蛋白酶将六角形亚单位分离后作聚丙烯胺胶胶电泳分析，此六角形亚单位主要是由一种结合素的单纯蛋白所构成，其分子量约18000，六角形亚单位的通道宽度约为15~20Å。通道呈弯曲形，通道壁可能带有负电荷。但大于4nm的分子不能透过，故缝隙连接仍有一定程度的屏障作用。

缝隙连接是低电阻通路，动作电位可经它双向传播，但传导速度和幅度有所衰减。提示电信号可经缝隙连接传播，而使兴奋组织发生同步活动，所以，缝隙连接也是细胞间电偶联的通路[1]。

缝隙连接的形成甚快，应用体外细胞培养和细胞间电阻测定表明，在小动脉的上皮细胞间、神经胶质细胞间、室管膜细胞间都有缝隙连接存在，故在BBB中也是不容忽视的结构。

3. 粘合斑

粘合斑（macula adherens）或桥粒（desmosome）也称黏着连接（adherence junction，AJ）是由相互平行的两相邻细胞膜所构成，中间隔着与细胞外隙相通的250~350Å间隙，其中充以纤维质。图1-6为桥粒结构模式图。在高倍电镜下，常见到连接细胞膜的外表面有高电子密度的斑块，每个斑块都通过低电子密度的带与细胞膜相连，在胞质内又有微丝或微纤维与接头的斑块相粘合。在心肌闰盘，这些微纤维束常与Z线相连接。有证据表明微丝是由纤维性肌纤蛋

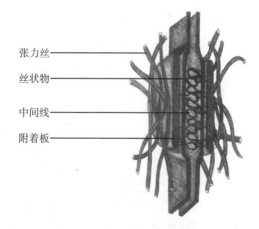

张力丝

丝状物

中间线

附着板

图1-6　桥粒结构模式图

白所构成。

粘合斑的基质中央有一抗蚀刻的薄片，由 60~70Å 的小颗粒组成，并有小嵴与相邻的胞质膜连接，即横桥存在。粘合斑是组织中各个细胞骨架系统之间的扣状粘结物，在细胞间的粘合中具有重要作用，可经受相当强的机械张力。有保护细胞免受过度变形和损伤的作用[1]。

同粘合斑类似结构和功能的还有粘合小带和筋膜状粘合，前者呈连续带状围绕柱状上皮细胞的顶部，后者是一种间断的薄片状连接，见于心肌的闰盘，是心肌端-端连接的重要结构，在脑膜也有这种连接存在。

4. 连接复合体

连接复合体（junction complex）是指上皮细胞侧面相邻细胞间同时有几种连接形式，一般由腔面到基底层连接的排列依次为闭锁小带、粘连小带和粘合斑，共同将相邻细胞连接起来。存在于通透性较大的毛细血管内皮细胞间的连接复合体，其闭锁带很少或缺如，故此类连接复合体只有粘连带和粘合斑，因此具有这类连接复合体的毛细血管通透性较大，脉络丛毛细血管即以此种连接复合体互相连接[1]。

六、脑毛细血管结构的其他特点

在中枢神经系统毛细血管的结构特征，是最内层由血管内皮细胞以 TJ 的方式形成一层连续的细胞膜层。这一层具有一般胞质膜的特性。内皮细胞间的 TJ 可阻挡 2nm 以上物质透过。在这层内皮细胞的外面，包绕着一层连续的基膜，再外层有胶质细胞突形成的足板覆盖。在脑的小静脉和小动脉的结构基本也是如此，但在内皮细胞与基膜之间还有一层平滑肌层。位于中枢神经系统以外的毛细血管内皮细胞，是以连接复合体的形式互相连接，紧密连接的成分较少，因而存在较大的裂隙，可以让较大的分子透过。故与脑毛细血管有较大的差别。当应用氢氧化镧、微氧化酶、HRP、铁蛋白等示踪剂注入血流时，可见到这些物质受阻于细胞间的紧密连接处。如将这些物质注入脑脊液或脑中，则见这些示踪剂扩散到毛细血管内皮细胞的非腔面，并受阻于紧密连接处，不能进入毛细血管中，由此提示毛细血管内皮细胞及其细胞间的 TJ 结成的细胞层是阻止这些示踪剂的形态学基础。但 TJ 并不能阻止离子的通过。脑毛细血管除有 TJ、无 20~40Å 的血管外间隙外，还有以下的特性：

1. 脑毛细血管独特的酶系统

已证实的脑毛细血管内皮细胞的酶有：二磷酸吡啶核苷限二磷酸酶、乳酸脱氢酶、三磷酸腺苷酶酸原有酶（ATP 酶）、多巴脱羧酶、钾-钠依赖式 ATP 酶、单胺氧化酶、二磷酸肌苷酸酶、丁酰胆碱酯酶、胆碱酯酶、α-酮戊二酸氨基转移酶、羧基酯酶、γ-谷氨戊脂转肽酶等。其中很多酶都与 BBB 的机制有关。例如，多巴脱羧酶和单胺氧化酶阻止多巴胺入脑，从而影响帕金森氏病的治疗，具有重要的临床意义；其他如 α-酮戊二酸氨基转移酶、ATP 酶在细胞膜的转运过程中也起到重要作用。

2. 低水平的小泡转运

在肌肉或其他器官的毛细血管内皮细胞可见有吞饮小泡，并通过它的入胞和出胞作用而使大颗粒分子通过毛细血管内皮细胞转运，而脑毛细血管则缺乏或很少有吞饮小泡。有时偶然见到一些小泡也只限于小动脉的某些节段。曾有计算，毛细血管腔面的细胞膜每平方微米在脑的小泡数只有 5 个，而膈肌有 59 个，心肌则有 67 个。可见在正常情况下，脑毛细血管内皮细胞的吞饮小泡含量较少。只有在某些病理条件下，如放射线照射后才见吞饮小泡显著增加，并起到某些转运作用。

3. 含较少的收缩蛋白

在正常情况下，非神经组织的毛细血管内皮细胞常可做阿米巴样运动和改变其相对位置，在炎症反应时，内皮细胞可强烈收缩使细胞间隙增大，导致血管的通透性增大。据悉这些毛细血管内皮细胞中含有类似平滑肌的肌纤凝蛋白成分，当受到组胺刺激时，这些蛋白可促使内皮细胞收缩，使细胞间隙增宽，最后导致通透性增加，正常脑毛细血管内皮细胞相当稳定，对组胺、5- 羟色胺、去甲肾上腺素等刺激并不引起通透性改变，这可能主要是它缺少收缩蛋白不能使细胞收缩所致。

七、脑毛细血管周围的结构特点

BBB 在整个中枢神经系统呈不均匀分布。在一些部位 BBB 的效能较好，而在另一些部位则可缺乏屏障功能。这些区域包括极后区、正中隆起、松果体、后联合下器官、垂体后叶、脉络丛等几个部分。

1. 极后区（area postrema，AP）

AP 位于延脑闩部的两侧，呈 V 形，含有丰富血管，缺乏 BBB 的室周器官。它位于延髓背侧第四脑室底下端与中央管的移行处，横切面上呈尖向腹侧的倒三角形，与孤束核相邻。孤束核是接受味觉和内脏感觉的初级感觉站，与 AP 存在神经通路相联系。极后区可接受来自血液和脑脊液的化学信息，且直接与丘脑下部的内侧区相联系。极后区为呕吐的化学感受器触发区。神经炎症性病变累及 AP，出现顽固性恶心、呕吐和呃逆的临床综合征（极后区综合征，APCS），是视神经脊髓炎谱系疾病（NMOSD）的特征之一[61-62]。

2. 正中隆起

正中隆起位于下丘脑，与漏头突、漏斗柄的细胞学结构相同，功能特征相似，共同参与形成神经垂体。其血管结构与 AP 的类似，缺乏屏障功能，它与垂体的门脉系统很接近，具有雄激素类和 ACTH 的感受器，其血管通透性大能有效地感受血中激素的水平，以提供反馈性信号，使之有效地控制血中激素的水平，从而及时调节内分泌功能的平衡。但邻近于正中隆起的室管膜细胞也是以紧密连接的方式互相结合。因此，由血管进入正中隆起的示踪剂也不能进入脑脊液中[63, 1]。

3. 松果体

位于第三脑室上方，具有分泌的功能。其毛细血管的结构特征也如 AP 一样，内皮细胞有小窗孔、毛细血管外间隙等无屏障区域的结构特征。松果体形态模式见图 1-7。松果体分泌褪黑激素、5- 甲氧色氨醇、血管加压素等激素。此部位的血管通透性较大，有利于分泌的激素较易进入血液循环[64, 1, 63]。

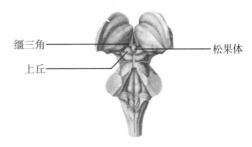

缰三角 —— 松果体
上丘

图 1-7 松果体形态模式图

4. 后联合下器官

后联合下器官位于后联合下部的一个很小区域，此部位的血管结构也类似于其他无屏障功能的部位。此处对水的摄入、调节体内水的平衡有重要作用[1, 64]。

5. 脉络丛

在脑室壁，有一些室管膜细胞特化为顶端分泌的上皮细胞，并与其邻近的血管一起突入脑室腔，形成绒毛样悬浮在脑脊液中，即为脉络丛。室管膜和覆盖其上的软膜合称为脉络组织，脉络组织内陷线称为脉络裂。

在电子显微镜下，可见脉络丛分为三层。①脉络丛上皮层：位于脑室的表面，由单层立方上皮细胞互相连接而成。这种由室管膜细胞特化的上皮细胞游离面具有很多微绒毛，很像肾近曲小管的上皮细胞，其侧面和基底间发出很多互相交叉的胞浆突，在接近顶端的部位，细胞间以紧密连接的方式互相连接，形成紧密的闭锁小带，因而具有限制示踪物质由血液进入脑脊液的功能。整个特化的脉络丛上皮细胞都有丰富的线粒体和颗粒，提示这些细胞具有分泌功能。②基膜层：位于上皮层下，这层基膜与脑的其余部分相连续。③薄的结缔组织间隙层：含有散在的软膜细胞、小的不规则胶原纤维束和很多毛细血管。这些脉络丛的毛细血管内皮细胞有很多小窗孔，细胞间以连接复合体的方式互相连接，这种连接使细胞间有较大的裂隙。因此，血浆内物质，包括血浆蛋白可比较容易地透过毛细血管壁而进入结缔组织间隙。但这些物质受到第一层脉络丛上皮细胞层的紧密连接的阻挡，不能进入脑室的脑脊液中。尽管脉络丛毛细血管的通透性很大，可让蛋白透过。但脑脊液中只含极少量的蛋白。因此，脉络丛是血 – 脑脊液间交换的重要屏障。是血脑脊液屏障的结构基础。同时，脉络丛上皮又是由脑脊液逆浓差转运葡萄糖入血的部位，主动地从血中将水排入脑脊液中的主要场所。脉络丛也具有酶屏障的作用[1, 63, 64]。

参考文献

[1] 孔昭，黄如训. 血脑屏障 [M]. 北京：人民卫生出版社，1984：11-50.

[2] Wislocki GB. Experimental studies on fetal absorption. I. The vitality stainedfetus [J]. Contrib Embryol, 1920, 11：45-60.

［3］ Gröntoft O. Intracranial haemorrhage and blood brain barrier problems in the newborn: a pathologico-anatomical and experimental investigation［J］. Acta Pathol Microbiol Scand Suppl［J］. 1954, 100: 8-109.

［4］ Hagan N, Ben-Zvi A. The molecular, cellular, and morphological components of blood-brain barrier development during embryogenesis［J］. Semin Cell Dev Biol, 2015, 38: 7-15.

［5］ Ben-Zvi A, Lacoste B, Kur E, et al. Mfsd2a is critical for the formation and function of the blood-brain barrier［J］. Nature, 2014, 22: 507-511.

［6］ Dziegielewska KM, Evans CAN, Malinowska DH, et al. Studies of the development of brain barrier systems to lipidinsoluble molecules in fetal sheep［J］. J Physiol, 1979, 292 (1): 207-231.

［7］ Risau W, Hallmann R, Albrecht U. Differentiation dependent expression of proteins in brain endothelium during development of the blood brain barrier. Dev Biol［J］. 1986, 117 (2): 537-545.

［8］ Bauer H, Sonnleitner U, Lamet-schwandtner A, et al. Ontogenic expression of the erythroid type glucose transporter (Glut1) in the telencephalon of the mouse: correlation to the tightening of the blood-brain barrier［J］. Brain Res Dev Brain Res, 1995, 86 (1-2): 317-325.

［9］ Daneman R, Agalliu D, Zhou L, et al. Wnt/b-catenin signaling is required for CNS, but not non-CNS, angiogenesis［J］. Proc Natl AcadSci U S A, 2009, 106: 641-646.

［10］ Bundgaard M, Abbott NJ. All vertebrates started out with a glial blood-brain barrier 4-500 million years ago［J］. Glia, 2008, 56(7): 699-708.

［11］ Liebner S, Corada M, Bangsow T, et al. Wnt/beta-catenin signaling controls development of the blood-brain barrier［J］. J Cell Biol, 2008, 183: 409-417.

［12］ Reese TS, Karnovsky MJ. Fine structural localization of a blood-brain barrier to exogenous peroxidase［J］. J Cell Biol, 1967, 34(1): 207-217.

［13］ 许兵，张俞，杜久林. 血脑屏障研究进展［J］. 生理学报，2016, 68(3): 306-322.

［14］ Obermeier B, Daneman R, Ransohoff RM. Development, maintenance and disruption of the blood-brain barrier［J］. Nat Med, 2013, 19(12): 1584-1596.

［15］ Mathiisen TM, Lehre KP, Danbolt NC, et al. The perivascular astroglial sheath provides a complete covering of the brain microvessels: an electron microscopic 3D reconstruction［J］. Glia, 2010, 58(9): 1094-1103.

［16］ Talts JF, Andac Z, Gohring W, et al. Binding of the G domains of laminin［alpha］1 and［alpha］2 chains and perlecan to heparin, sulfatides,［alpha］-dystroglycan and several extracellular matrix proteins［J］. EMBO J, 1999, 18(4): 863-870.

［17］ Landis DMD, Reese TS. Arrays of particles in freeze fractured astrocytic membranes［J］.

J Cell Biol. 1974, 60（1）: 316-320.

［18］Hayashi Y, Nomura M, Yamagishi S, et al. Induction of various blood-brain barrier properties in non-neural endothelial cells by close apposition to co-cultured astrocytes ［J］. Glia, 1997, 19（1）: 13-26.

［19］Sun D, Lytle C, O'Donnell ME. IL-6 secreted byastroglial cells regulates Na-K-Cl cotransport in brain microvessel endothelial cells［J］. Am J Physiol, 1997, 272（6）: C1829-C1835.

［20］Igarashi Y, Utsumi H, Chiba H, et al. Glial cell line derived neurotrophic factor induces barrier function of endothelial cells forming the blood-brain barrier［J］. Bio chem Bio phys Res Commun, 1999, 261（1）: 108-112.

［21］Sobue K, Yamamoto N, Yoneda K, et al. Induction of blood-brain barrier properties in immortalized bovine brain endothelial cells by astrocytic factors［J］. Neurosci Res, 1999, 35（2）: 155-164.

［22］McAllister MS, Krizanac-Bengez L, Macchia F, et al. Mechanisms of glucose transport at the blood-brain barrier: an in vitro study［J］. Brain Res, 2001, 904（1）: 20-30.

［23］Lee SW, Kim WJ, Choi YK, et al. SSeCKS regulates angiogenesis and tight junction formation in blood-brain barrier［J］. Nat Med, 2003, 9（7）: 900-906.

［24］Colgan OC, Collins NT, Ferguson G, et al. Influence of basolateral condition on the regulation of brain microvascular endothelial tight junction properties and barrier function［J］. Brain Res, 2008, 1193: 84-92.

［25］Hafezi-Moghadam A, Thomas KL, Wagner DD. ApoEdeficiency leads to a progressive age-dependent blood-brain barrier leakage［J］. Am J Physiol Cell Physiol, 2007, 292（4）: C1256-C1262.

［26］Wosik K, Cayrol R, Dodelet-Devillers A, et al. Angiotensin II controls occludin function and is required for blood brain barrier maintenance: relevance to multiplsclerosis［J］. J Neurosci. 2007, 27（34）: 9032-9042.

［27］Alvarez JI, Dodelet-Devillers A, Kebir H, et al. The Hedgehog pathway promotes blood-brain barrier integrity and CNS immune quiescence. Science［J］. 2011, 334（6063）: 1727-1731.

［28］Bell RD, Winkler EA, Singh I, et al. ApolipoproteinE controls cerebrovascular integrity via cyclophilin A［J］. Nature, 2012, 485（7399）: 512-516.

［29］Hill J, Rom S, Ramirez SH, et al. Emerging roles of pericytes in the regulation of the neurovascular unit in health and disease［J］. J Neuroimmune Pharmacol, 2014, 9（5）: 591-605.

［30］Daneman R, Zhou L, Kebede AA, et al. Pericytes are required for blood-brain barrier integrity during embryogenesis［J］. Nature, 2010, 468（7323）: 562-566.

[31] Hallmann R, Horn N, Selg M, et al. Expression and function of laminins in the embryonic and mature vasculature [J]. Physiol Rev, 2005, 85 (3): 979–1000.

[32] Stratman AN, Malotte KM, Mahan RD, et al. Pericyte recruitment during vasculogenic tube assembly stimulates endothelial basement membrane matrix formation. Blood [J]. 2009, 114 (24): 5091–5101.

[33] Dore-Duffy P. Pericytes: pluripotent cells of the blood brain barrier [J]. Curr Pharm Des, 2008, 14 (16): 1581–1593.

[34] Dohgu S, Takata F, Yamauchi A, et al. Brain pericytes contribute to the induction and up-regulation of blood-brain barrier functions through transforming growth factor-beta production [J]. Brain Res, 2005, 1038 (2): 208–215.

[35] Armulik A, Genove G, Mae M, et al. Pericytes regulatethe blood-brain barrier [J]. Nature, 2010, 468 (7323): 557–561.

[36] Lindblom P, Gerhardt H, Liebner S, et al. Endothelial PDGF-B retention is required for proper investment of pericytes in the microvessel wall [J]. Genes Dev, 2003, 17 (15): 1835–1840.

[37] Tallquist MD, French WJ, Soriano P. Additive effects of PDGF receptor b signaling pathways in vascular smooth muscle cell development [J]. PLoS Biol, 2003, 1 (2): e52.

[38] Leybaert L. Neurobarrier coupling in the brain: a partner of neurovascular and neurometabolic coupling? [J]. J Cereb Blood Flow Metab, 2005, 25 (1): 2–16.

[39] Cohen Z, Bonvento G, Lacombe P, et al. Serotonin in the regulation of brain microcirculation [J]. Prog Neurobiol, 1996, 50 (4): 335–362.

[40] Cohen Z, Molinatti G, Hamel E. Astroglial and vascular interactions of noradrenaline terminals in the rat cerebral cortex [J]. J Cereb Blood Flow Metab, 1997, 17 (8): 894–904.

[41] Vaucher E, Tong XK, Cholet N, et al. GABA neurons provide a rich input to microvessels but not nitric oxideneurons in the rat cerebral cortex: a means for direct regulation of local cerebral blood flow [J]. J Comp Neurol, 2000, 421 (2): 161–171.

[42] Sarmento A, Borges N, Lima D. Influence of electrical stimulation of locus coeruleus on the rat blood-brain barrier permeability to sodium fluorescein [J]. Acta Neurochir (Wien), 1994, 127 (3-4): 215–219.

[43] Ransohoff RM, Cardona AE. The myeloid cells of thecentral nervous system parenchyma [J]. Nature, 2010, 468 (7321): 253–262.

[44] Ginhoux F, Greter M, Leboeuf M, et al. Fate mapping analysis reveals that adult microglia derive from primitive macrophages [J]. Science, 2010, 330 (6005): 841–845.

[45] Fantin A, Vieira JM, Gestri G, et al. Influence of electrical stimulation of locus coeruleus on the rat blood-brain barrier permeability to sodium fluorescein [J]. Blood, 2010, 116

（ 5 ）: 829-840.

［46］Hanisch UK. Microglia as a source and target of cytokines ［ J ］. Glia, 2002, 40（ 2 ）: 140-155.

［47］Carrano A, Hoozemans JJ, Vies SM, et al. Amyloid beta induces oxidative stress-mediated blood-brain barrier changes in capillary amyloid angiopathy ［ J ］. Antioxid Redox Signal, 2011, 15（ 5 ）: 1167-1178.

［48］Bechmann I, Galea I, Perry VH. What is the blood-brain barrier（ not ）? ［ J ］. Trends Immunol, 2007, 28（ 1 ）: 5-11.

［49］Engelhardt B, Ransohoff RM. Capture, crawl, cross: the T cell code to breach the blood-brain barriers［ J ］. Trends Immunol, 2012, 33（ 12 ）: 579-589.

［50］Bartholomaus I, Kawakami N, Odoardi F, et al. Effector T cell interactions with meningeal vascular structures in nascent autoimmune CNS lesions［ J ］. Nature, 2009, 462（ 7269 ）: 94-98.

［51］Mues M, Bartholomaus I, Thestrup T, et al. Real-time in vivo analysis of T cell activation in the central nervous system using a genetically encoded calcium indicator［ J ］. Nat Med, 2013, 19（ 6 ）: 778-783.

［52］Piccio L, Rossi B, Scarpini E, et al. Molecular mechanisms involved in lymphocyte recruitment in inflamed brain microvessels: critical roles for P-selecting Glycoprotein ligand-1 and heterotrimeric G（ i ）-linked receptors［ J ］. J Immunol, 2002, 168（ 4 ）: 1940-1949.

［53］王静娥, 田国萍, 周进, 等. 大鼠脑缺血时紧密连接相关蛋白 occludin 和 claudin-5 表达的变化［ J ］. 解剖科学进展, 2010, 16（ 2 ）: 149-152.

［54］Fontijn RD, Volger OL, Fledderus JO, et al. SOX-18 controls endothelial-specific claudin-5 gene expression and barrier function ［ J ］. Am J Physiol Heart Circ Physiol, 2008, 294（ 2 ）: 891-900.

［55］Morita K, Sasaki H, Furuse M, et al. Endothelial claudin: claudin-5/TMVCF constitutes tight junction strands in endothelial cells［ J ］. J Cell Biol, 1999, 147（ 1 ）: 185-194.

［56］雷军. 紧密连接蛋白 claudin 的研究进展 ［ J ］. 泸州医学院学报, 2009, 32（ 6 ）: 655-657.

［57］Fanning AS, Jameson BJ, Jesaitis LA, et al. The tight junction protein ZO-1 establishes a link between the transmembrane protein occludin and the actin cytoskeleton ［ J ］. J Biol Chem, 1998, 273（ 45 ）: 29745-29753.

［58］Fanning AS, Ma TY, Anderson JM. Isolation and functional characterization of the actin binding region in the tight junction protein ZO-1 ［ J ］. FASEB J, 2002, 16（ 13 ）: 1835-1837.

［59］潘晓玉, 王波. 紧密连接蛋白 claudins 与肿瘤的研究进展 ［ J ］. 国际病理科学与

临床杂志, 2006, 26 (2): 113–115.

[60] 廖华宁, 汪宁, 王艳. 紧密连接蛋白与血脑屏障 [J]. 安徽医药, 2012, 16 (3): 377–378.

[61] Camara-Lemarroy CR, Burton JM. Area postrema syndrome: A short history of a pearl in demyelinating diseases [J]. MultScler, 2019, 25 (3): 325–329.

[62] DE Souza TFS. A concise historical perspective of the area postrema structure and function [J]. Arq Neuro-psiquiat, 2020, 78 (2): 121–123.

[63] 王忠诚. 王忠诚神经外科学 [M]. 武汉: 湖北科学技术出版社, 2015: 3–60.

[64] 王玮, 赵小贞. 中枢神经功能解剖学 [M]. 北京: 科学出版社, 2020: 10–80.

第三节　血脑屏障的生理和病理

脑微血管由内皮细胞和周细胞构成，星形胶质细胞足突包绕毛细血管外周，覆盖其95%~99%的表面。人们原以为星形胶质细胞足突构成了血脑屏障（blood brain barrier, BBB），但是电子显微镜研究证实，内皮细胞是构成BBB的关键解剖成分。脑微血管内皮细胞的功能和形态特点是：细胞膜上无孔，细胞间隙有闭锁小带，细胞吞饮泡很少，细胞内含有丰富的酶系统但缺乏收缩蛋白。内皮细胞这一独特的解剖结构限制了水溶性物质被动扩散透过血管壁，而脑组织新陈代谢所需的许多物质则必须经选择性转运通过BBB。内皮细胞特殊的转运系统将血液中的必需氨基酸、肽类和供能物质提供给脑组织，并助其排除代谢产物[1]。星形胶质细胞可调控内皮细胞的屏障功能。但在病理情况下，可引起内皮细胞通透性发生变化。

一、BBB 的物质转运

由于BBB的存在，进出脑的物质必须通过构成BBB的内皮细胞。内皮细胞的血管腔面和背血管腔面均拥有诸多物质转运所需的受体、载体和酶系统。物质透过BBB主要有4条途径：小分子直接经细胞间隙扩散、脂溶性分子的融膜扩散、特异性受体介导的吞饮、特异性载体通道和酶系统的激活。不同物质有其特异的转运系统。

1. 脂溶性物质的弥散

脑组织和循环血液被一层大面积的内皮细胞构成的膜（180cm^2/g灰质）所分割。脂溶性气体如O_2和CO_2通过脑血流和大面积的血管壁进行充分的交换。与脂溶性高的物质（如丁醇）相比，BBB不允许脂溶性低的分子（如甘露醇）通过。BBB对许多物质的通透系数与这些物质的脂溶度即油–水比例系数呈正相关。例如，药物尼古丁和海洛因油–水比例系数较高，在一定范围内增加药物脂溶度就较易于进入脑组织。但是，葡萄糖和长春新碱却能够通过BBB，这是由于特殊的内皮转运和酶系统能增加或降低 BBB 的通透性。

2. BBB 的转运系统

大多数非脂溶性物质通过 BBB 需借助于特殊的运载系统。葡萄糖是脑组织唯一的能量来源，BBB 内皮细胞存在着己糖转运装置即同型葡萄糖转运装置（glucose transporter isotype-1，GLUT-1）是一个很好的例证。GLUT-1 与其他转运系统相似，由 492 个氨基酸组成，作用于屏障微血管两侧的内皮细胞膜。由于其转运为非耗能性过程，故不能逆浓度差运载葡萄糖[2]。人体缺乏 GLUT-1 表达，则会出现罕见的临床综合征，表现为精神衰退、癫痫和持续性的脑脊液葡萄糖水平过低（hypoglycorrhachia）。

氨基酸通过屏障内皮细胞主要依赖于三个不同的运载系统：L 系统、A 系统和 ASC 系统。这些运载工具表现出不同的运载方式和机制，以及对不同的同型氨基酸的优先选择。带有支链或环状侧链的大型中性氨基酸，如亮氨酸和缬氨酸主要通过 L 系统转运。L 系统是不依赖于 Na^+ 的主动转运系统，它存在于两侧（管腔和脑组织侧）内皮细胞膜。与葡萄糖的转运相同，大型中性氨基酸的转运也是顺着血液中的浓度梯度走向[3]。

甘氨酸和带有极性侧链的中性氨基酸（如丙氨酸和丝氨酸）由 A 系统转运。与 L 系统不同，A 系统是能量依赖性即 Na^+ 依赖性转运系统。

ASC 系统也是能量依赖性即 Na^+ 依赖性转运系统。与 L 系统不同的是，A 系统和 ASC 系统都位于脑组织侧的屏障内皮细胞膜表面。这种局限所在的重要生理意义是小型中性氨基酸可以通过 ASC 系统逆浓度梯度由脑组织进入血液循环。A 系统可以限定脊髓内的抑制性神经递质甘氨酸和脑内兴奋性神经递质谷氨酸的蓄积[4]。这两个转运系统所需要的能量和 Na^+ 交换是由 Na^+，K^+-ATP 酶所提供，此酶也存在于脑组织侧的屏障内皮细胞膜上。

另一类转运系统被认为存在于 BBB 微血管最为丰富处，属于跨膜转运蛋白家族的一员，它们最初被发现是由于其具有将多药耐药（multiple drug resistance，MDR）转送给肿瘤细胞的能力。BBB 的转运装置（例如 P- 糖蛋白）可影响许多抗癌化学治疗药物（如长春新碱、放线菌素 -D）以及免疫抑制剂环孢素进入脑组织。MDR 转运系统仅为 BBB 的微血管所表达，实验证明，在 BBB 上表达的 *Mdr* 基因，可保护脑组织不受循环血液中神经毒素的侵害。

3. 蛋白质的吞饮作用

蛋白质分子量较大，且具有极性，生理状态不能经细胞间隙透过 BBB，主要与脑微血管内皮细胞表面的特异受体结合激发内皮细胞吞饮实现转运。内皮细胞表面存在胰岛素受体[5]、转铁蛋白受体[6]、低密度脂蛋白受体[7]等，至于激发内皮细胞吞饮的途径尚待进一步研究。Friden[8] 用克隆化的转铁蛋白受体抗体与神经生长因子（NGF）结合，经抗体与内皮细胞表面受体结合激发内皮细胞吞饮这一复合物，实现 NGF 的跨膜转运进入脑内发挥其生物效应。研究进一步证实[9]，NGF 是经二硫键与抗体的赖氨酸结合，经这种技术转运的 NGF 对移植到眼前房的中缝核神经元有显著的促生长效应，而使用未结合的 NGF 却无促生长作用。Dehouck 发现脑胶质细胞能随血中的低密度脂蛋白（LDL）量的变化，通过负反馈调节机制分泌一种细胞因子（分子量 3,500kDa~14,000kDa）调节内皮细胞表面 LDL 受体的表达。由此提示内皮细胞表面参与转运的特异受体数量受配体的反馈调节。

4. 离子通道与离子交换

特殊离子通道和离子转运系统传递电解质通过 BBB。穿越 BBB 的体内和体外实验证实，屏障血管存在无选择性离子通道。有人提出管腔内侧存在 Na^+/H^+ 和 Cl^-/HCO_3^- 交换通道，但尚未得到证实。管腔外侧细胞膜存在浓度较高的 Na^+，K^+-ATP 酶，它以耗能的方式进行细胞内 Na^+ 和细胞外 K^+ 的交换[10]。通过管腔侧无选择性离子通道、脑组织侧 K^+ 通道和 Na^+，K^+-ATP 酶协同工作，以调节 Na^+ 的进入及 K^+ 的释放和再循环[11]。

二、脑信号对内皮细胞 BBB 特性的调控

导致内皮细胞显现血脑屏障性质的细胞和分子信号令人捉摸不定。脑的神经原基在发育过程中血管化很早，它来源于神经外血管丛的繁殖和植入。组成这些神经外周血管的内皮细胞具有窗孔（其半径为 3.4~4.5nm），因此也无 BBB 可言。但是随着血管向神经组织的植入（小鼠需要 2~4 天），窗孔消失。内皮细胞随后逐渐显现出 BBB 的所有特征。

屏障血管内皮细胞逐渐显现 BBB 特征的过程是由脑内围绕其周围的细胞发出的信号所调控的。换言之，BBB 的发生与发展是随着周围血管内皮细胞向脑组织内植入而逐渐形成的。导致 BBB 内皮形成的、来自脑实质信号的细胞来源和生物学特性尚不清楚，有人认为是来自环绕其周围的星形胶质细胞，来自 BBB 的体外实验观察支持这一观点。分离培养的屏障内皮细胞将迅速失去其血脑屏障的特性，而当重新植入中枢神经系统时将重新恢复其屏障特性。星形胶质细胞被认为在维护血脑屏障功能中起着特殊重要的作用，因为它紧贴于屏障内皮细胞管腔外侧的表面。星形胶质细胞和一磷酸腺苷的协同作用增加了屏障内皮细胞间紧密连接的复杂性[12]。

三、BBB 的功能障碍

许多病理情况与 BBB 功能的改变有关。很多脑肿瘤的血管 BBB 功能异常。浸润性小、恶性度低的星形细胞瘤的 BBB 功能接近正常 BBB 的特点。而恶性原发肿瘤（如恶性胶质瘤）以及脑转移瘤的血管则有过度的渗漏和缺乏正常 BBB 血管的特殊转运系统。血管通透性的异常导致组织间隙的水分潴留通常也与脑肿瘤有关。星形细胞与微血管之间相互作用的异常和肿瘤分泌物质可能是导致肿瘤内皮细胞功能异常的原因。血管内皮生长因子和（或）血管通透因子即为恶性胶质瘤过分繁殖和渗漏的原因。

BBB 功能改变的另一种情况见于细菌性脑膜炎。BBB 在正常情况下不允许抗生素如青霉素通过。细菌性脑膜炎、脓肿及其相关的感染反应可引起 BBB 部分的破坏。BBB 的破坏部分是感染性细胞因子或肿瘤坏死因子积累所致。BBB 功能障碍虽然使得神经感染症状加重，但它同时也可造成通过 BBB 去往脑内感染部位的抗生素水平增高。

病理情况下，由于内皮细胞酶系统活性的改变，血管活性物质将影响 BBB 的通透性。Cloughesy[13] 观察到白三烯 C4、缓激肽、组胺能选择性地开放被脑肿瘤影响的 BBB，使其通透性增加，加重脑水肿。但它们开放 BBB 的程度不同，缓激肽开放的 BBB 能让较大分子（如右旋糖酐）通过，白三烯 C4 开放的 BBB 仅能让小分子通过，这提示 BBB 的开放是经闭锁小带分开所致。白三烯 C4 的选择性作用与正常内皮细胞含有 γ- 谷氨酰转肽酶（γ-GTP）有关。缓激肽在高剂量时亦能使正常 BBB 开放，但低剂量时具有选择性，这种选择性与脑肿瘤的性质有关。Doctrow[14] 研究发现缓激肽是通过与内皮细胞膜上 B2 受体结合，引起细胞内游离 Ca^{2+} 浓度升高而产生作用，B2 受体激动剂 RMP-7 能选择性、可逆性、短暂性（20 秒）开放血脑肿瘤屏障。组胺开放 BBB 的作用 Cloughesy 与 Schilling[15] 观察的结果不一致，前者发现组胺有选择性，而且能被 H_2 受体拮抗剂西咪替丁阻断；而后者却发现组胺具有广泛开放 BBB 的作用，H_2 受体拮抗剂无阻断作用。

由于脑组织正常发育和功能的维护与 BBB 的解剖和生化特点以及特殊转运系统有关，屏障内皮蛋白基因的缺陷可导致遗传性脑功能障碍，有脑脊液葡萄糖水平过低综合征的患者出生时正常，但不久就会发生难以控制的癫痫，脑发育迟缓，精神衰退，同时伴有脑脊液葡萄糖水平降低。葡萄糖进入脑脊液是通过 GLUT-1，它也可见于红细胞。因此患者红细胞中的 GLUT-1 也大约降低 50%。这说明此综合征是由于 GLUT-1 基因表达减退而引起葡萄糖从血液向脑组织转运发生障碍，但该病的基因基础仍未完全确定。

四、总结

BBB 的内皮细胞具有无窗孔、表达转运体和受体系统等特征，从而控制物质选择性通透入脑，维持脑内环境稳态。覆盖内皮细胞周围的星形胶质细胞对 BBB 屏障功能具有促进形成和维持功能的作用。而病理刺激可损伤内皮细胞和星形胶质细胞，引起 BBB 屏障功能的改变和通透性的增加。因而了解 BBB 的调控机制以及病理因素与 BBB 的相互作用对于中枢神经系统疾病的治疗具有重要意义。

参考文献

[1] Thompson SE, Cavitt J, Audus KL. Leucine enkephalin effects on paracellular and transcellular permeation pathways across brain microvessel endothelial cell monolayers[J]. J Cardiovasc Pharmacol, 1994, 24(5): 818-825.

［2］Cornford EM, Hyman S, Landaw EM. Developmental modulation of blood-brain-barrier glucose transport in the rabbit［J］. Brain Res, 1994, 663（1）: 7-18.

［3］Banks WA, Kastin AJ. Peptide transport systems for opiates across the blood-brain barrier［J］. Am J Physiol, 1990, 259（1）: 1-10.

［4］Oldendorf WH. Stereospecificity of blood-brain barrier permeability to amino acids［J］. Am J Physiol, 1973, 224（4）: 967-968.

［5］Vorbrodt AW, Dobrogowska DH, Lossinsky AS. Ultrastructural study on the interaction of insulin-albumin-gold complex with mouse brain microvascular endothelial cells［J］. J Neurocytol, 1994, 23（3）: 201-208.

［6］Jefferier WA, Brandon MR, Junt SV, et al. Transferrin receptor on endothelium of brain capillaries［J］. Nature, 1984, 312（5990）: 162-163.

［7］Dehouck B, Dehouck MP, Fruchart JC, et al. Upregulation of the low density lipoprotein receptor at the blood-brain barrier: intercommunications between brain capillary endothelial cells and astrocytes［J］. J Cell Biol, 1994, 126（2）: 465-473.

［8］Friden PM. Receptor-mediated transport of therapeutics across the blood-brain barrier［J］. Neurosurgery, 1994, 35: 294-298.

［9］Friden PM, Walus LR, Watson P, et al. Blood-brain barrier penetration and in vivo activity of an NGF conjugate［J］. Science, 1993, 259: 373-377.

［10］Sánchez del Pino MM, Hawkins RA. Biochemical discrimination between luminal and abluminal enzyme and transport activities of the blood-brain barrier［J］. J Biol Chem, 1995, 270（25）: 14907-14912.

［11］Revest PA, Jones HC, Abbott NJ. Transendothelial electrical potential across pial vessels in anaesthetised rats: a study of ion permeability and transport at the blood-brain barrier［J］. Brain Res, 1994, 652（1）: 76-82.

［12］武士京, 陈世畯. 血脑屏障 - 解剖与生理［J］. 现代神经疾病杂志, 2003, 3（2）: 124-128.

［13］Cloughesy TF, Black KL. Pharmacological blood-brain barrier modification for selectivedrug delivery［J］. J Neurol Oncol, 1996, 26（2）: 125-132.

［14］Doctrow SR, Abelleiron SM, Curry LA, et al. The bradykinin analog RMP-7 increases intracellular free calcium levels in rat brain microvascular endothelial cells［J］. J Pharmacol Exp Ther, 1994, 271（1）: 229-239.

［15］Schilling L, Wahl M. Opening of the blood-brain barrier during cortical superfusion with histamine［J］. Brain Res, 1994, 653（1-2）: 289-296.

第四节 血脑屏障的调节

血脑屏障（blood brain barrier，BBB）不是一个静态的屏障，而是受多种信号调节，多种因素影响的动态选择性屏障。紧密连接（tight junction，TJ）和 P- 糖蛋白（P-glycoprotein，P-gp）是 BBB 的重要组成部分，限制物质经细胞旁和跨膜通透，因而 TJ 和 P-gp 的改变对于 BBB 的调节具有关键作用。

一、TJ 的调节

1. TJ 的分子构成

TJ 分子位于脑微血管内皮细胞的顶端，主要由膜蛋白 occludin、claudins 和连接黏附分子（junctional adhesion molecules，JAM）以及胞质辅助蛋白构成，像栅栏一样插在细胞之间，限制了细胞物质的侧向扩散，是保持 BBB 完整性最重要的分子结构。图 1-8 为脑微血管内皮细胞紧密连接示意图。缺乏 N- 末端和部分细胞外区域的 occludin 使反映 TJ 通透性的指标跨上皮细胞电阻（transepithelial electrical resistance，TEER）降低，说明 occludin 在 TJ 的聚合和维持 TJ 的屏障功能上发挥重要作用。Claudin 蛋白在结构上与 occludin 同样具有 4 个跨膜区域、2 个细胞外环和 2 个细胞内环，但二者之间没有任何相似的序列，其中 2 个细胞外环能与邻近内皮细胞上的 claudin 结合，形成 TJ 主要封闭结构；2 个细胞内环通过它们的羧基端能与紧密连接蛋白 1（zonula occludens 1，ZO-1）、ZO-2、ZO-3 结合。在内皮细胞上，

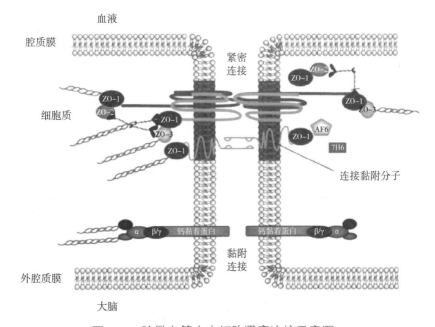

图 1-8 脑微血管内皮细胞紧密连接示意图

至少有 claudin-1、claudin-3、claudin-5 和 claudin-12 表达，其中 claudin-3 和 claudin-5 表达量较高。JAM 主要包括 JAM-1、JAM-2 和 JAM-3 蛋白，具有 1 个跨膜区域和 2 个类似于免疫球蛋白环状结构。JAM-1 和 JAM-3 主要表达在脑微血管内皮细胞，而 JAM-2 主要表达在淋巴器官的内皮细胞上。JAM-1 是参与 TJ 形成的重要膜蛋白，并且其胞质内区域能与 ZO-1 结合。胞质辅助蛋白主要包括 ZO-1、ZO-1、ZO-3、扣带蛋白（cingulin）与 AF6（ALL-1 fusion partner from chromosome 6，AF6），其中 ZO-1、ZO-2 羧基端与细胞骨架肌动蛋白交叉结合，能够将肌动蛋白 TJ 连接起来，形成 TJ 蛋白 -ZO- 肌动蛋白复合物，这样使信号可以在胞内细胞骨架和胞外连接蛋白之间进行通讯，从而调节 TJ 的屏障功能。此外，黏附连接（adherens junction，AJ）位于脑微血管内皮细胞基底面，由膜结合的钙黏着蛋白（cadherin）和胞质蛋白（α-catenin 和 β-catenin）组成，AJ 对于 TJ 具有定位和稳定作用。可见，occludin、claudins、JAM-1、ZO-1、ZO-2 等蛋白在 TJ 形成过程中具有重要作用[1]。

2. 细胞因子对 TJ 的调节

细胞因子可通过影响 TJ 蛋白复合物或与肌动蛋白细胞骨架的结合调节 TJ 的结构和细胞旁通透性。在外周组织液中 TNF-α 和 IFN-γ 影响 TJ 和 AJ 蛋白的分布，增加微血管内皮细胞的细胞旁通透性，血清中高水平 TNF-α 能下调 occludin 表达[2]。用 IFN-γ 处理人肠上皮细胞 T84 发现 TJ 蛋白 ZO-1 表达降低，ZO-2 和 occludin 分布发生改变，同时 T84 细胞顶部和 TJ 处的肌动蛋白遭到破坏，TEER 值降低，细胞旁通透性增加。Frese 等[3] 通过体内外研究表明 IFN-β 能够降低 BBB 通透性，并对多发性硬化症患者起到治疗作用，表明 IFN-β 具有促进和维持 BBB 作用。IL-17 能够下调 occludin 表达和干扰 ZO-1 表达及组装，并通过提高内皮细胞 CCL2、IL-6 和 CXCL8 分泌及活性氧（reactive oxygen species，ROS）产生等方式提高 BBB 通透性。此外，研究发现多发性硬化病人血清中 IL-21、IL-22 与 IL-23 参与 BBB 结构改变，转化生长因子（transforming growth factor β，TGF-β）可以增强人肠细胞 TJ 的屏障功能，表皮生长因子（epidermal growth factor，EGF）促进 TJ 的聚集，其他细胞因子如白细胞介素 IL-1、IL-4、IL-13、TGF-α 和血管内皮生长因子（vascular endothelial growth factor，VEGF）也可降低内皮细胞的屏障通透性。

3. ROS 和 MMP 对 BBB 通透性的调节

ROS 和基质金属蛋白酶（matrix metalloproteinase，MMP）等分子对 BBB 通透性具有重要调节作用。ROS 能引起 occludin 和 ZO-1 异常表达或者影响 occludin、claudin-5 和 ZO-1 蛋白磷酸化水平而改变 BBB 通透性，也能激活 Janus 激酶 - 信号转导子和转录活化因子（janus kinase-signal transducer and activator of transcription，JAK-STAT）信号通路，触发产生 TNF-α 和促进内皮细胞表达细胞间黏附因子 -1（intercellular adhesion molecule-1，ICAM-1）、血管细胞黏附因子 -1（vascular cell adhesion molecule-1，VACM-1）和血小板内皮细胞黏附分子 -1（platelet endothelial cell adhesion molecule-1，PECAM-1）从而促进免疫细胞通过 BBB。MMP 属于锌依

赖性肽链内切酶，外源性物质的侵入和炎性细胞因子都能引起 MMP 分泌，它的活性受其抑制剂基质金属蛋白酶组织抑制物（tissue inhibitors of MMPs, TIMP）所调节，活化的 MMP-2 和 MMP-9 能降解 TJ 蛋白来调节 BBB 通透性[4]。MMP-2 和 MMP-9 是脑部最为重要的两类分子，二者的抑制剂分别是 TIMP-2 和 TIMP-1，Chen 等[5] 给患急性肝功能衰竭小鼠脑内注射 TIMP-1 蛋白后，引起脑部的上表皮生长因子受体和 p38 丝裂原活化蛋白激酶的活性降低及恢复 occludin 蛋白的表达，从而降低 BBB 通透性。另外，研究显示过表达 TIMP-1 和 TIMP-2 能够降低 BBB 通透性，减少白细胞进入 CNS，这说明它们对 BBB 具有正向调节作用[6]。研究发现 HIV 的 Tat 蛋白能够引起 MMP-9 表达升高，导致粘连蛋白和 IV 型胶原蛋白降解，从而破坏 BBB。Penghua 等[7] 研究发现西尼罗河病毒（West Nile virus, WNV）感染小鼠模型中，脑部 MMP-9 表达升高并促进 WNV 通过 BBB 进入脑部，与正常小鼠相比，MMP-9$^{-/-}$ 小鼠抗 WNV 感染能力显著增强，脑部 WNV 和 IgG 显著减少，且 MMP-9$^{-/-}$ 小鼠的 BBB 较完好。因此，WNV 利用 MMP-9 打开 BBB 是该病毒的重要致病机制。

4. Ca^{2+}、PAI-1、tPA、uPA 对 TJ 的调节

细胞内外 Ca^{2+} 浓度升高或降低均可引起细胞间 TJ 破坏而影响 BBB 通透性[8]。对于细胞骨架来讲，Ca^{2+} 能够激活 Ca^{2+}/钙调蛋白依赖肌球蛋白轻链激酶（myosin light chain kinase，MLCK），MLCK 不仅能够磷酸化肌球蛋白轻链和促进肌动蛋白和肌球蛋白之间搭桥运动，引起细胞收缩而使胞间间隙形成，而且 MLCK 使 occludin 与 claudin-5 发生磷酸化而破坏 BBB 完整性。纤溶酶原激活物抑制剂（plasminogen activator inhibitor-1，PAI-1）属于丝氨酸蛋白酶抑制剂家族成员，主要来源于脑微血管内皮细胞、星形胶质细胞和周细胞，PAI-1 非组成性表达，可被某些因素诱导表达和分泌。PAI-1 是组织型纤溶酶原激活物（tissue plasminogen activator，tPA）和尿激酶纤溶酶原激活物（urokinase plasminogen activator，uPA）的主要抑制剂且调节它们的功能。由于 tPA 和 uPA 能够引起 BBB 破坏，所以 PAI-1 与 tPA、uPA 二者之间的调节关系是 BBB 发挥屏障作用的关键所在[9]。研究发现用 PAI-1 处理脑微血管内皮细胞引起单层细胞的 TEER 值升高和降低胞间通透性，进一步研究发现脑微血管内皮细胞与外周细胞共培养时可引起 PAI-1 与 TGF-β1 协同提高 BBB 屏障作用，其原因是 TGF-β1 能促进 PAI-1 表达所致。目前，很多研究表明 PAI-1 直接调节 TJ 蛋白的表达和磷酸化水平而提高 BBB 的屏障作用，所以 PAI-1 是一种重要的正向调节 BBB 分子。

5. 星形胶质细胞、周细胞与 BBB

星形胶质细胞和血管周细胞也参与紧密连接、BBB 形成和维持 BBB 结构与功能的完整性。星形胶质细胞通过血管周足与毛细血管内皮紧密连接，参与 BBB 的形成，星形胶质细胞产生的 TGF-β 可导致大脑内皮细胞的 tPA 表达水平下调[10]。更重要的是星形胶质细胞能合成多种因子，上调 ZO-1 和 occludin 表达，提高 TJ 结构稳定性而降低 BBB 通透性。Ralay 等[11] 研究发现在癫痫和脑水肿发病过程中白

蛋白能够激活星形胶质细胞的 p38 信号途径，促进 MMP-9 产生，引起 BBB 通透性增强。另外，周细胞参与控制内皮细胞的生长和迁移、维持脑微血管和 BBB 的完整性。Dohgu 等[12] 发现周细胞通过激活 TGF-β 受体途径增加内皮细胞 occludin、claudin 蛋白表达而增强 BBB 的屏障作用。Nakagawa 等[13] 研究发现被 HIV-1 感染的周细胞通过释放 IL-6 和其他可溶性因子，降低脑内皮细胞表达 occludin 和 ZO-1 蛋白，从而破坏 BBB 完整性。

6. 信号分子对 TJ 的调节

TJ 在调节 BBB 通透性过程中起到关键作用，在此过程中伴随细胞内很多信号分子参与，它们能触发磷酸化的级联式反应，导致 TJ 结构发生改变，进而影响 BBB 通透性。蛋白激酶 C（protein kinase C，PKC）可通过改变细胞间的连接、细胞基质蛋白间黏附和细胞骨架等形式调节 BBB 通透性。

Murakami 等[14] 研究证实 PKC 激活能引发 occludin 蛋白磷酸化，导致 AJ 降解，PKC 激活也可引发脑微血管内皮细胞肌动蛋白和 MLCK 磷酸化而改变细胞骨架，从而增强胞间通透性；同时，PKC 可激活下游分子 Rho 家族相关成员和丝裂原活化蛋白激酶（mitogen activated protein kinase，MAPK）相关分子以及 NO 信号通路，使它们共同参与 BBB 调节。蛋白激酶 A（protein kinase A，PKA）通过 cAMP 提高 claudin-5 表达，增大 TEER 值和降低细胞旁路途径通透性。另外，PKA 能够通过诱导 MLC 去磷酸化和 F-actin 降解及稳定细胞基质蛋白而维持 BBB 完整性[15]。蛋白激酶 G（protein kinase G，PKG）通过 cGMP 激活能够提高 NO 的产生和鸟苷酸环化酶活性，引起 BBB 通透性增强[16]。蛋白激酶 B（protein kinase B，PKB）也称为 Akt，PKB 被 PI3K 激活后，能引起 eNOS 活化和提高 NO 产生，导致血管舒张和提高其通透性[17]，并且 PKB/PI3K 信号途径可提高 ICAM-1 表达和降低 claudin-5 表达以及提高 ROS 产生，从而引发 BBB 通透性改变。

蛋白酪氨酸激酶（protein tyrosine kinase，PTK）分为受体型 PTK 和非受体型 PTK，受体型 PTK 结合相应配体后使丝氨酸/苏氨酸残基磷酸化，触发多种信号分子活化，包括 Ca^{2+}、NO、PKC 以及 MAPK，最后它们可相应引起 AJ、VE-cadherin 和 catenin 蛋白磷酸化以及 TJ 结构发生改变，导致内皮细胞通透性增强[18]。激酶 Src 家族（Src family of kinases，SFK）属于非受体型 PTK 成员，SFK 被炎性介质、活性氧和生长因子等激活后，使 MLCK 磷酸化，引起肌球蛋白和肌动蛋白交联桥形成，导致细胞骨架收缩和胞间隙增大[19]，同时 SFK 使 VE-cadherin 和 β-catenin 磷酸化，导致胞间 cadherin-actin 复合体降解，SFK 也可使黏着斑磷酸化和激活 MMP 而改变 TJ 结构。大量研究发现与 MAPK 相关信号通路 ERK1/2、JNK 和 p38 参与 TJ 的各种蛋白表达调控和改变 TJ 组成，Tai 等[20] 发现 JNK 和 p38 途径参与 occludin 蛋白表达降低。此外，G 蛋白家族包括异源三聚体 G 蛋白和小 GTP 酶家族，它们广泛参与 TJ 通透性调节，特别是 RhoGTP 酶，属于 GTP 酶家族成员，作用尤为重要。Yamamoto 等[21] 研究发现脑微血管内皮细胞在接触 HIV-1 感染单核细胞时，

RhoA/ROCK 通路直接导致 occludin 和 claudin-5 磷酸化，引起 TJ 降解。

综上所述，多种信号分子参与 BBB 调节，一些信号分子起到正向调节作用，另一些分子发挥负向调节作用，但是这些分子之间发生相互作用参与 BBB 调控机制尚不清楚，有待于进一步研究。

二、P-gp 的调节

1. P-gp 概述

P-gp 属 ABC（ATP binding cassette）转运蛋白超家族。人类 P-gp 的分子量为 170 kDa，由 1280 个氨基酸组成。它有两个串联重复序列 TMD1 和 TMD2，每个序列由 610 个氨基酸构成，它们的连接区是一条由 60 个氨基酸组成的多肽。在串联重复序列中，它们各自都存在包含有 6 个跨膜 α- 螺旋序列的疏水区和 1 个在细胞胞质侧的亲水核苷酸结合区。两个重复序列各自的 6 个跨膜环与药物结合和转运相关，核苷酸结合区与 ATP 结合/水解相关。两个 ATP 结合位点都能结合 ATP，但不能同时参与 ATP 的水解。P-gp 在许多人体器官上均有表达，诸如肝脏、肾脏、小肠、脑和睾丸。在脑中，P-gp 主要位于脑皮质血管细胞的腔膜面，通过主动地将进入脑中的物质转运回脑外的血管中，从而阻止亲脂类物质进入脑中，其底物大部分为药物、毒物等异生物质，但也转运一些内源性底物，如 β- 淀粉样蛋白、神经节苷脂等[22]。

2. 诱导 P-gp 的表达和转运功能的信号通路

（1）配体激活型核受体　孕烷 X 受体（Pregnane X receptor，PXR）是一种配体激活型核受体，它可被广泛的内源性和外源性物质激活。PXR 是一个在细胞核分子水平上调节异生物质转运的"调节长官"，可以调节很多外排转运蛋白[23]。PXR 广泛分布于肝脏、肾脏和肠的部分区域中，但由于脑微血管占脑体积分数不到 1%，因此在早先的实验中，PXR 并没有在大脑匀浆中检测到。Bauer 等[24]首先检测到 PXR 在脑中表达并通过核受体调节 BBB 中外排转运蛋白的表达，其中包括 P-gp。他们在体内和体外实验中发现给予大鼠 PXR 配体如地塞米松和孕烯醇酮 16α- 腈（PCN），或给予表达人类 PXR（hPXR）的转基因小鼠 hPXR 配体如利福平，都可上调 P-gp 在脑内的表达，增强对荧光标记的环孢素的转运功能。PXR 的 DNA 结合域是一个高度保守的序列，但配体结合域反之，因此在不同种属之间同一配体对其亲和力有明显差异，例如 PCN 是典型啮齿类动物 PXR 的配体，而不是人 hPXR 的配体；利福平是 hPXR 的高亲和性配体，而不是啮齿类动物 PXR 的高亲和性配体。然而，Akanuma 等[25]却未能检测出 PXR 在大鼠脑微血管的 mRNA 表达，推测可能是 PXR 在脑微血管内皮细胞表达的种属差异造成的，或者是 PXR 在脑微血管内皮细胞表达与年龄有关。

此外，与 PXR 相似，雄甾烷受体（constitutive androstane receptor，CAR）、芳香烃受体（arylhydrocarbon receptor，AhR）、糖皮质激素受体（glucocorticoid receptor，

GR）也可能参与 BBB 中 P-gp 的上调[26]。但 PXR、CAR 在人脑微血管和皮层的表达和所起作用的程度还存在争议，因为 Dauchy 等[27] 在癫痫和神经胶质瘤成年患者的皮质样本和微血管中没有检测到 PXR，而 CAR 的含量也微乎其微。令人鼓舞的是 AhR 的含量在人脑微血管和皮质中较多，且在脑微血管的含量是皮质的 2.7 倍。当然也有可能是癫痫和神经胶质瘤影响了配体激活型受体的 mRNA 在人脑内的含量。

（2）炎症与氧化应激　NF-κB 是参与基因转录的蛋白质分子，调控多种基因的表达，广泛分布于人体各组织细胞中，参与调控机体多种生命活动如：多药耐药性、炎症反应、免疫反应、细胞凋亡以及肿瘤发生与转移等。它可被多种应激偶联的信号（如细胞因子、缺氧、活性氧、热激、重金属）所激活，在细胞保护方面起到了重要作用，但同时又介导着细胞调节通路。对于血脑屏障，它可对抗由于缺血/再灌注损伤、中风及脑外伤造成的伤害[28]。Pan 等[29] 通过 NF-κB 基因敲除的小鼠 P-gp mRNA 和蛋白水平的分析发现，NF-κB 虽然不能改变自然状态下小鼠脑微血管 mdr1a 的水平，但可介导 LPS 诱导的 mdr1a mRNA 的增加，参与维持 P-gp 的外排转运功能。Bauer 等还发现给予内皮素 -1（endothelin-1，ET-1）或肿瘤坏死因子 -α（tumor necrosis factor α，TNF-α）的微血管段在 2~3 小时内时明显抑制 P-gp 的表达和转运功能，但随时间推移 P-gp 的表达及转运功能迅速激活，到 6 小时蛋白表达量和转运功能是对照组的两倍。研究发现，在 ET-1 或 TNF-α 长时间作用下，明显诱导 P-gp 的表达。增强其转运功能的机制可能是通过激活 NF-κB，从而诱导 P-gp 表达。而 2~3 小时内的短时程刺激，虽然与长时程刺激中间信号传导过程十分相似，但区别其一是长时程刺激不仅有 ETB 受体参与，也有 ETA 受体参与，而短时程刺激并没有发现 ETA 受体参与；其二是长时程刺激最终激活了 NF-κB 通路，而短时程并没有体现 NF-κB 的作用。实验表明对于脑微血管内皮细胞，通过 NF-κB 通路可以介导由氧化应激、HIV-TAT 蛋白、炎症等引起的 P-gp 表达的上调。但是 Nwaozuzu 等[30] 发现在 H_2O_2 诱导的 P-gp 表达中 NF-κB 似乎起消极作用，这可能由于 H_2O_2 直接抑制了 IκB 上游激酶或者加强了另一个位点的磷酸化从而抑制丝氨酸磷酸化，继而抑制了 NF-κB 通路，并且有文献报道随着 H_2O_2 的浓度、作用时间、细胞种类/模型等的不同其对 NF-κB 的作用也不同，同时可能通过其他机制如细胞外信号调节酶（ERK1/2）、应激激活蛋白激酶（SAPK）、转录因子如 PXR、c-Jun 或未经发现的某些机制诱导了 P-gp 的表达[31]。

柴油机排气微粒（diesel exhaust particles，DEPs）通过诱导氧化应激和促炎症信号通路上调 P-gp 的表达和转运功能。值得注意的是，该过程中细胞内 TNF-α 含量增加并激活了 TNF-R1，但其下游并没有通过 PKC、NF-κB 通路，而是激活了 TNF-R1，通过激活 JNK 激酶、c-Jun，进而影响 AP-1，而使 P-gp 的表达增加[32]。虽然 DEPs 激活了一氧化氮合酶（NOS），但并没有发现 NO 在通路中的作用。

缺乏谷胱甘肽（GSH）可以使 BBB 处于一个慢性氧化的应激状态，研究发现，缺乏 GSH 同样可以诱导 P-gp 上调[33]。然而 Wartenberg 等[34]却发现在肿瘤细胞中缺乏 GSH 可以下调 P-gp 表达。这可能与 GSH 在不同细胞中的缺乏程度有关。

氧化应激是一个复杂的进程，不仅对 P-gp 的调控存在复杂并有争议的结果，而且在对 NF-κB 的作用上也存在相似的争议性结果。氧化应激过程包括了活性氧、促炎细胞因子、炎症趋化因子、激酶、转录因子等多种因素的参与，它们在不同细胞、不同模型、不同浓度、不同作用时间、不同发展进程等都会有不同的差异，因而在不同的氧化应激类实验中出现了不同的结果，还有待将来实验的进一步解释完善。

（3）癫痫 癫痫通过增加大脑胞外谷氨酸盐含量，通过 N- 甲基 -D- 天冬氨酸受体（N-methyl-D-aspartic acid receptor，NMDA receptor）和环氧化酶 -2（cyclooxygenase-2，COX-2）而增加 P-gp 的表达和活性[35]。虽然很多抗癫痫药可有效控制癫痫发作，但仍有一部分病人对抗癫痫药不敏感。抗癫痫药的作用机制不尽相同，但它们药代动力学的机制却有着共同之处。对于难治性癫痫，其机制之一与外排转运蛋白有关，如 P-gp 在 BBB 的过表达[36]。并且有研究发现癫痫可以诱导 BBB 中 P-gp 的表达，通过给予 P-gp 抑制剂如维拉帕米，减少了难治性癫痫的发作次数[37]。

（4）HIV HIV-1 tat 蛋白在体外可以诱导 P-gp 的表达，通过完整的脂筏和 Rho 信号通路上调 P-gp 基因水平的表达和转运功能。Langford 等[38]发现 HIV 血清阳性合并脑炎的病人，其脑微血管上表达的 P-gp 低于 HIV 血清阳性无脑炎的病人，但在星形胶质细胞和小胶质细胞却有明显增加。

3. 抑制 P-gp 的表达与转运功能的信号通路

（1）炎症与氧化应激 前面已述及当 Bauer 等[39]用 ET-1、TNF-α、脂多糖（lipopolysaccharide，LPS）进行短时程刺激后，P-gp 的表达以及转运功能明显下降，三种刺激因子最终共同作用于三种受体，依次为 ETB 受体、NOS、PKC 通路，抑制 P-gp 的功能和表达，此外 LPS 也可不通过 ETB 受体直接诱导 NOS 生成，且不受 PKC 抑制剂影响，而使 P-gp 的功能和表达降低。最近研究表明 PKC 的 β1 亚基对 LPS 诱导大鼠脑微血管 P-gp 功能和表达的降低具有重要作用，将来或许可以作为降低 P-gp 表达和功能的靶点。

Goralski 等[40]在体实验也得到了与 Bauer 等相似的结果。对于单纯的炎症因子刺激，其对脑内 P-gp 的调节是先降低后升高的趋势。虽然在他们实验中，长时程 P-gp 表达相对对照组的增加量没有统计学意义，但分析其图表数据发现增加的趋势一致。

（2）血管内皮生长因子（vascular endothelial growth factor，VEGF） VEGF 通过 flk-1 受体和 Src 激酶信号通路也可快速、可逆地抑制 P-gp 的表达和功能。其机制可能与 VEGF 使 P-gp 从毛细血管腔面的细胞膜移除有关，而这可能是 Src 激酶对小窝蛋白 -1 磷酸化造成细胞内化或者使 P-gp 的构象发生变化所致，尚需今后实验进一步探讨[41]。需要注意的是，PKC β1 亚基途径造成的 P-gp 表达和转运功能降低的机制并不是通过 P-gp 从膜移除所致。

（3）阿尔茨海默症（alzheimer's disease，AD） AD 是一种常见的以进行性认知障碍和记忆损害为主要临床特征的神经退行性疾病，以过度磷酸化的 Tau 蛋白造成的神经元纤维缠结（neurofibrillary tangles，NFT）、神经炎性斑块（neuritic plaque，NP）、β 淀粉样肽（β-amyloid peptide，Aβ）沉积形成的老年斑、神经元大量缺失为主要病理特征。近年研究发现，Aβ 的分泌过程是产生 AD 的触发因素，而 Tau 蛋白是导致神经退行性病变的重要继发因素。Kuhnke 等发现 P-gp 可以介导 β 淀粉样肽的外流，并且研究发现在老年人群中 Aβ 与 P-gp 的含量呈负相关[42]。但是 Yamada 等[43]并没有发现维拉帕米这一 P-gp 抑制剂在对 ^{125}I-Aβ$_{(1-40)}$ 的摄取上有明显作用。推测这可能与各自所用细胞的 P-gp 的表达量不同有关。尽管 P-gp 对 Aβ 的作用大小尚存在争论，但 P-gp 确实对 Aβ 进入 BBB 起着一定的作用，这也可能将是未来 AD 治疗的一个潜在靶点。

（4）帕金森病（parkinson's disease，PD） 临床数据发现，BBB 中 P-gp 的功能在 PD 早期时并没有明显下降，但在疾病进程后期发现其功能有明显降低[44]。但是随后大样本量的 PET 研究并没有重复出先前的结果，推测 P-gp 的损伤在 PD 进程中可能并不起主要作用[45]。

不同疾病情况下 P-gp 活性变化见表 1-1。

表1-1　不同疾病状况下PET法测定的P-gp活性

疾病条件		对 P-gp 活性的影响
阿尔茨海默症	↓	[^{11}C]－维拉帕米结合力增加 23%[46]
帕金森病	↑	PD 早期[^{11}C]－维拉帕米在脑血管中分布无明显变化[47]
		PD 早期[^{11}C]－维拉帕米摄取降低[48]
	↓	PD 晚期[^{11}C]－维拉帕米社区增加[48]
	↓	[^{11}C]－维拉帕米脑摄取增加 18%[49]
癫痫	↑	与无发作病人相比，耐药病人[^{11}C]－维拉帕米的转运速率常数减少 16%[50]
精神分裂症	↑	[^{11}C]－维拉帕米脑摄取减少 30%[51]
抑郁	↑	[^{11}C]－维拉帕米在额叶前部的摄取减少 31%[52]
衰老	↓	老年人[^{11}C]－维拉帕米分布容积减少 30%[53]
	↓	老年人[^{11}C]－维拉帕米分布容积减少 61%[54]
	↓	男性为主的老年人[^{11}C]－维拉帕米增加 18%~38%[55]
	↓	老年人[^{11}C]－维拉帕米增加 18%~38%[56]

三、结语

BBB 将血液和中枢神经系统隔开，其中紧密连接和 P-gp 表达是 BBB 的重要特征，阻碍细胞旁运输和跨膜运输，防止有害物质进入脑内，维持神经元正常功能。BBB 可受多种因素调控，疾病状态如脑损伤、中风、感染可引起 BBB 通透性增加，加重病情进展。同时 BBB 存在阻碍了大多数药物的通透，影响神经系统药物疗效发挥。研究 BBB 的调控机制，从而可控性地关闭或开放 BBB 对于神经系统疾病的治疗及药物开发具有重要意义。

参考文献

[1] Filipa LC, Dora B, Maria AB. Looking at the blood-brain barrier: Molecular anatomy and possible investigation approaches[J]. Brain Res Rev, 2010, 64(2): 328-363.

[2] Wang W, Lv S, Zhou Y, et al. Tumor necrosis factor-α affects blood-brain barrier permeability in acetaminophen-induced acute liver failure[J]. Eur J GastroenterolHepatol, 2011, 23(7): 552-558.

[3] Muller M, Frese A, Nassenstein I, et al. Serum from interferon-β-1b-treated patients with early multiple sclerosis stabilizes the blood-brain barrier in vitro[J]. Mult Scler, 2012, 18(2): 236-239.

[4] Liu J, Jin X, Liu KJ, et al. Matrix metalloproteinase-2-mediated occludin degradation and caveolin-1-mediated claudin-5 redistributioncontribute to blood-brain barrier damage in early ischemic stroke stage[J]. J Neurosci, 2012, 32(9): 3044-3057.

[5] Chen F, Radisky ES, Das P, et al. TIMP-1 attenuates blood-brain barrier permeability in mice with acute liver failure[J]. J Cereb Blood Flow Metab, 2013, 33(7): 1041-1049.

[6] Lee WH, Warrington JP, Sonntag WE, et al. Irradiation alters MMP-2/TIMP-2 system and collagen type IV degradation in brain[J]. Int J Radiat Oncol Biol Phys, 2012, 82(5): 1559-1566.

[7] Penghua W, Jianfeng D, Fengwei B, et al. Matrix metalloproteinase9 facilitates West Nile virus entry into the brain[J]. J Virol, 2008, 82(18): 8978-8985.

[8] Brown RC, Davis TP. Calcium modulation of adherens and tight junction function: a potential mechanism for blood brain barrier disruption after stroke[J]. Stroke, 2002, 33(6): 1706-1711.

[9] Jin R, Yang G, Li G. Molecular insights and therapeutic targets for blood-brain barrier disruption in ischemic stroke: critical role of matrix metalloproteinases and tissue-type plasminogen activator[J]. Neurobiol Dis, 2010, 38(3): 376-385.

[10] Tran ND, Correale J, Schreiber SS, et al. Transforming growth factor-beta mediates astrocyte-specific regulation of brain endothelial anticoagulant factors[J]. Stroke, 1999,

30（8）：1671-1678.

［11］Ralay Ranaivo H, Hodge JN, Choi N, et al. Albumin induces upregulation of matrix metalloproteinase-9 in astrocytes via MAPK and reactive oxygen species-dependent pathways［J］. J Neuro inflammation, 2012, 9（1）: 1-12.

［12］Dohgu S, Takata F, Yamauchi A, et al. Brain pericytes contribute to the induction and up-regulation of blood-brain barrier functions through transforming growth factor-beta production［J］. Brain Res, 2005, 1038: 208-215.

［13］Nakagawa S, Castro V, Toborek M. Infection of human pericytes byHIV-1 disrupts the integrity of the blood-brain barrier［J］. J Cell Mol Med, 2012, 16（S1）: 2950-2957.

［14］Murakami T, Frey T, Lin C, et al. Protein kinase cβ phosphorylatesoccludin regulating tight junction trafficking in vascular endothelial growth factor-induced permeability in vivo［J］. Diabetes, 2012, 61（6）: 1573-1583.

［15］Weis SM. Vascular permeability in cardiovascular disease and cancer［J］. Curr Opin Hematol, 2008, 15: 243-249.

［16］González-Mariscal L, Tapia R, Chamorro D. Crosstalk of tight junction components with signaling pathways［J］. Biochim Biophys Acta, 2008, 1778（3）: 729-756.

［17］Vogel C, Bauer A, Wiesnet M, et al. Flt-1, but not Flk-1 mediates hyperperme ability through activation of the PI3-K/Akt pathway［J］. J Cell Physiol, 2007, 212（1）: 236-243.

［18］马金柱，王化磊，郑学星，等. 天然免疫屏障-血脑屏障调节的研究进展［J］. 细胞与分子免疫学杂志，2013，29（8）：885-888.

［19］Birukov KG, Csortos C, Marzilli L, et al. Differential regulation of alternatively spliced endothelial cell myosin light chain kinase isoforms by p60（Src）［J］. J Biol Chem, 2001, 276（11）: 8567-8573.

［2］Tai LM, Reddy PS, Lopez-Ramirez MA, et al. Polarized P-glycoprotein expression by the immortalised human brain endothelial cellline, hCMEC/D3, restricts apical-to-basolateral permeability torhodamine 123［J］. Brain Res, 2009, 1292: 14-24.

［21］Yamamoto M, Ramirez SH, Sato S, et al. Phosphorylation of claudin-5 and occludin by rhokinase in brain endothelial cells［J］. Am J Pathol, 2008, 172（2）: 521-533.

［22］王玉璘，王少峡，郭虹，等. 血脑屏障中P-糖蛋白的调节机制［J］. 中国药理学通报，2011，27（9）：1196-1200.

［23］Kliewer SA, Moore JT, Wade L, et al. An orphan nuclear receptor activated by pregnanes defines a novel steroid signaling pathway［J］. Cell, 1998, 92（1）: 73-82.

［24］Bauer B, Hartz AM, Fricker G, et al. Pregnane X receptor up-regulation of P-glycoprotein expression and transport function at the blood-brain barrier［J］. Mol Pharmacol, 2004, 66（3）: 413-419.

[25] Akanuma S, Hori S, Ohtsuki S, et al. Expression of nuclear receptor mRNA and liver X receptor–mediated regulation of ABC transporter A1 at rat blood–brain barrier [J]. Neurochem Int, 2008, 52（4–5）: 669–674.

[26] Wang X, Hawkins BT, Miller DS. Aryl hydrocarbon receptor–mediated up–regulation of ATP–driven xenobiotic efflux transporters at the blood–brain barrier [J]. FASEB J, 2011, 25（2）: 644–652.

[27] Dauchy S, Dutheil F, Weaver RJ, et al. ABC transporters, cytochromes P450 and their main transcription factors: expression at the human blood–brain barrier [J]. J Neurochem, 2008, 107（6）: 1518–1528.

[28] Bauer B, Hartz AM, Miller DS. Tumor necrosis factor α and endothelin–1 increase P–glycoprotein expression and transport activity at the blood–brain barrier [J]. Mol Pharmacol, 2007, 71（3）: 667–675.

[29] Pan W, Yu C, Hsuchou H, et al. The role of cerebral vascular NF–κB in LPS–induced inflammation differential regulation of efflux transporter and transporting cytokine receptors [J]. Cell Physiol Biochem, 2010, 25（6）: 623–630.

[30] Nwaozuzu OM, Sellers LA, Barrand MA. Signalling pathways influencing basal and H2O2–induced P–glycoprotein expression in endothelial cells derived from the blood–brain barrier [J]. J Neurochem, 2003, 87（4）: 1043–1051.

[31] Oliveira–Marques V, Marinho HS, Cyrne L, et al. Role of hydrogen peroxide in NF–κB activation: from inducer to modulator. Antioxid Redox Signal [J]. 2009, 11（9）: 2223–2243.

[32] Hartz AM, Bauer B, Block ML, et al. Diesel exhaust particles induce oxidative stress, proinflammatory signaling, and P–glycoprotein up–regulation at the blood–brain barrier [J]. FASEB J. 2008, 22（8）: 2723–2733.

[33] Wu J, Ji H, Wang YY, et al. Glutathione depletion upregulates P–glycoprotein expression at the blood–brain barrier in rats [J]. J Pharm Pharmacol, 2009, 61（6）: 819–824.

[34] Wartenberg M, Ling FC, Schallenberg M, et al. Down–regulation of intrinsic P–glycoprotein expression in multicellular prostate tumor spheroids by reactive oxygen species [J]. J Biol Chem, 2001, 276（20）: 17420–17428.

[35] Bauer B, Hartz AM, Pekcec A, et al. Seizure–induced up–regulation of P–glycoprotein at the blood–brain barrier through glutamate and cyclooxygenase–2 signaling [J]. Mol Pharmacol, 2008, 73（5）: 1444–1453.

[36] Dombrowski SM, Desai SY, Marroni M, et al. Overexpression of multiple drug resistance genes in endothelial cells from patients with refractory epilepsy [J]. Epilepsia, 2001, 42（12）: 1501–1506.

[37] Schmitt FC, Dehnicke C, Merschhemke M, et al. Verapamil attenuates the malignant

treatment course in recurrent status epilepticus [J]. Epilepsy Behav, 2010, 17 (4): 565–568.

[38] Langford D, Grigorian A, Hurford R, et al. Altered P–glycoprotein expression in AIDS patients with HIV encephalitis [J]. J Neuropathol Exp Neurol, 2004, 63 (10): 1038–1047.

[39] Hartz AM, Bauer B, Fricker G, et al. Rapid modulation of P–glycoprotein–mediated transport at the blood–brain barrier by tumor necrosis factor–α and lipopolysaccharide [J]. Mol Pharmacol, 2006, 69 (2): 462–470.

[40] Goralski KB, Hartmann G, Piquette–Miller M, et al. Downregulation of mdr1a expression in the brain and liver during CNS inflammation alters the in vivo disposition of digoxin [J] . Br J Pharmacol, 2003, 139 (1): 35–48.

[41] Hawkins BT, Sykes DB, Miller DS. Rapid, reversible modulation of blood–brain barrier P–glycoprotein transport activity by vascular endothelial growth factor [J]. J Neurosci, 2010, 30 (4): 1417–1425.

[42] Vogelgesang S, Cascorbi I, Schroeder E, et al. Deposition of Alzheimer's β–amyloid is inversely correlated with P–glycoprotein expression in the brains of elderly non–demented humans [J]. Pharmacogenetics, 2002, 12 (7): 535–541.

[43] Yamada K, Hashimoto T, Yabuki C, et al. The low density lipoprotein receptor–related protein 1 mediates uptake of amyloid βpeptides in an in vitro model of the blood–brain barrier cells [J]. J Biol Chem, 2008, 283 (50): 34554–34562.

[44] Bartels AL, Willemsen AT, Kortekaas R, et al. Decreased blood–brain barrier P–glycoprotein function in the progression of Parkinson's disease, PSP and MSA [J]. J Neural Transm, 2008, 115: 1001–1009.

[45] Kannan P, John C, Zoghbi SS, et al. Imaging the function of P–glycoprotein with radiotracers: pharmacokinetics and in vivo applications [J]. Clin Pharmacol Ther, 2009, 86 (4): 368–377.

[46] van Assema DM, Lubberink M, Bauer M, et al. Blood–brain barrier P–glycoprotein function in Alzheimer's disease [J]. Brain, 2012, 135 (1): 181–189.

[47] Bartels AL, Berckel BN, Lubberink M, et al. Blood–brain barrier P–glycoprotein function is not impaired in early Parkinson's disease [J]. Parkinson & related disorders, 2008, 14 (6): 505–508.

[48] Bartels AL, Willemsen AT, Kortekaas R, et al. Decreased blood–brain barrier P–glycoprotein function in the progression of Parkinson's disease, PSP and MSA [J]. Journal of Neural Transmission, 2008, 115: 1001–1009.

[49] Kortekaas R, Lennders KL, Oostrom JC, et al. Blood–brain barrier dysfunction in parkinsonian midbrain in vivo [J]. Annals of neurology, 2005, 57 (2): 176–179.

[50] Feldmann M, Asselin MC, Liu J, et al. P-glycoprotein expression and function in patients with temporal lobe epilepsy: a case control study[J]. Lancet neurology, 2013, 12: 777-785.

[51] Klerk OL, Willemsen AT, Bosker FJ, et al. Regional increase in P-glycoprotein function in the blood-brain barrier of patients with chronic schizophrenia: a PET study with[(11C)] verapamil as a probe for P-glycoprotein function[J]. Psychiatry research, 2010, 183(2): 151-156.

[52] Klerk OL, Willemsen AT, Roosink M, et al. Locally increased P-glycoprotein function in major depression: a PET study with[(11C)] verapamil as a probe for P-glycoprotein function in the blood-brain barrier[J]. The international journal of neuropsychopharmacology, 2009, 12: 895-904.

[53] Bauer M, Karch R, Neumann F, et al. Age dependency of cerebral P-gp function measured with (R)-[(11C)] verapamil and PET[J]. European journal of clinical pharmacology, 2009, 65(9): 941-946.

[54] Bartels AL, Kortekaas R, Bart J, et al. Blood-brain barrier P-glycoprotein function decreases in specific brain regions with aging: a possible role in progressive neurodegeneration[J]. Neurobiology of Aging, 2009, 30: 1818-1824.

[55] van Assema DM, Lubberink M, Boellaard R, et al. P-glycoprotein function at the blood-brain barrier: effects on age and gender[J]. Molecular imaging and biology, 2012, 14: 771-776.

[56] Toornvliet R, Berckel BN, Luurtsema G, et al. Effect of age on functional P-glycoprotein in the blood-brain barrier measured by use of (R)-[(11C)] verapamil and positron emission tomography[J]. Clinical pharmacology and therapeutics, 2006, 79: 540-548.

第五节 血脑屏障模型的建立

1885 年 Ehvich 发现，在动物静脉中注射苯胺染料使动物的各脏器着色而脑中无此现象，由此提出血脑屏障（blood brain barrier，BBB）理论。1909 年 Golmann 反其道而行之，结果发现脑内的细胞着色而各器官无着色现象，进一步证实了 BBB 的存在。BBB 是由脑微血管内皮细胞（brain microvascular endothelial cells，BMECs）、星形胶质细胞及周细胞组成的动态生理结构，选择性地调控物质运输以维持中枢神经内环境稳态。BMECs 以紧密连接为主要结构特征，无窗口结构，缺少质膜小泡，并表达多种转运体、受体及酶，保护大脑不被血液内的微生物及有毒物质侵害。星形胶质细胞和周细胞则维持 BMECs 的屏障特性[1]。很多脑内疾病如神经退行性疾病、卒中、脑瘤及外伤等可引起 BBB 的破坏，而大多数药物无法顺利通透 BBB。因而建立 BBB 体内外模型研究药物的 BBB 通透性、转运机制以及疾病条件下 BBB 的损伤，对于指导中枢神经系统药物开发及疾病治疗具有重要意义。

一、BBB 体外模型的建立

从 20 世纪 70 年代国外开始尝试建立体外 BBB 模型。最初建立的是脑微血管碎段的组织模型，后来在细胞培养的基础上建立了 BMECs 单层培养模型，与此同时发展了更接近机体内环境的 BMECs 与星形胶质细胞共培养模型及三维动态模型。静态和动态 BBB 体外模型示意图见图 1-9。一个理想的 BBB 体外模型应包括 BBB 的关键特征：①具有高跨内皮细胞电阻（trans-epithelial electric resistance，TEER）；②内皮细胞的流体切应力；③表达正常生理条件下酶、受体及转运体；④对物质通透的高选择性[2]。

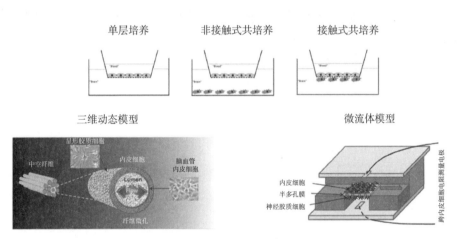

图 1-9　静态和动态 BBB 体外模型示意图

1. 脑微血管碎段模型

20 世纪 70 年代，Brendel 采用微孔滤过法分离出具有代谢和转运体活性的脑微血管碎段，为研究药物转运、了解内皮细胞的极性及 BBB 特性提供了简便有效的方法。但脑微血管碎段存活时间较短，药物从近腔侧转运到微血管途径与实际情况相反，因此不能充分评估跨细胞运输及能量代谢途径，不适宜 BBB 通透性筛选研究[3]。

2. 原代 BMECs 模型

（1）单层培养模型　原代 BMECs 单层培养是一种简单常用的 BBB 模型。以跨膜小室（transwell）为平台，将大鼠、小鼠、猪、牛及人的 BMECs 接种于微孔性的聚碳酸酯膜（polycarbonate，PC）或聚对苯二甲酸乙酯膜（polyethylene terephthalate，PET）上培养成单层。由于牛、猪和人的脑组织取材难度较大，且人的健康脑组织来源少，而大鼠来源丰富，具有多种病理模型，因而是常用的取材对象。该模型采用孔径为 0.4μm 的微孔膜将细胞分隔开，保证小分子和特异性生长因子能从中进行交换，同时阻止相邻室内的细胞相互迁移。微孔膜侧模拟血管管腔侧，而细胞小室外侧模拟脑实质一侧。

体外培养所得到的单层 BMECs 在形态学上与体内 BBB 非常相似，相差显微镜观察呈多角形或"铺路石"状，电镜观察具有内皮细胞间紧密连接、极少胞饮囊泡、没有透明斑、缺乏窗孔通道结构等特征。BMECs 表达特异性生化酶及标志物如 γ- 谷氨酰胺转肽酶、碱性磷酸酶及Ⅷ因子相关抗原。此外该模型功能研究显示无论主动转运或被动扩散过程都与体内相似。

BMECs 培养的关键是分离和纯化。通常采用机械分散或酶消化将微血管与其他组织分离，并将杂细胞、鞘磷脂、细胞碎片等通过离心方法分离出去。而成纤维细胞、软脑膜细胞、平滑肌细胞的混杂可通过仔细剥除脑膜和大血管而减少。由于外基底膜细胞和平滑肌细胞的生长需要血小板衍化生长因子（platelet-derived growth factor，PDGF），因而制备无 PDGF 成分的血清用于培养，有利于 BMECs 的纯化。此外由于 BMECs 高表达 P- 糖蛋白（P-glycoprotein，P-gp），在培养液中加入 P-gp 底物嘌呤霉素（puromycin），可选择性地促进 BMECs 的生长同时杀死其他污染细胞。

（2）共培养模型 单层培养的 BMECs 在培养中会逐渐丧失 BBB 特性，加入其他细胞尤其是星形胶质细胞能更好模拟体内环境，保留其特性。BMECs- 星形胶质细胞共培养模型中两种细胞的相互作用能增强前者胞间的紧密连接和转运体表达，诱导细胞极性的产生，促进其表型更接近体内状态。BMECs 和星形胶质细胞并不直接接触，可用含有 0.4μm 孔径微孔膜的多室系统将两种细胞分隔开，从而产生一个 2~3nm 的间隙。将细胞分别接种在作为共培养载体的微孔膜两侧，允许细胞间相互作用但不会直接接触。在该模型中，将内皮细胞接种在 Transwell 微孔膜上方，星形胶质细胞接种在膜的下方或小室底部贴壁接种。研究表明，单层模型中内皮细胞 TEER 较低，而共培养模型能观察到高 TEER 和低渗透性的分子示踪剂，诱导内皮细胞 γ- 谷氨酰胺转肽酶和碱性磷酸酶表达。

周细胞在 BBB 形成和功能维持中同样起到重要作用，BMECs- 周细胞共培养模型与 BMECs- 星形胶质细胞共培养相似，发现其增强 BMECs 的紧密连接表达和功能活性。BMECs- 周细胞 - 星形胶质细胞共培养模型是将 3 种细胞同时接种在 Transwell 培养池中，BMEC 接种在微孔膜上方，周细胞在膜下方贴膜接种，星形胶质细胞在培养池底部贴壁接种。Nakagawa 等采用大鼠 BMECs、星形胶质细胞和周细胞，发现不同共培养模型的 TEER 值明显不同：三元共培养＞周细胞二元培养＞胶质细胞二元培养＞BMEC 单培养，以 19 个具有不同化学结构和药理活性的上市药物为对象，发现三元共培养模型可区分被动扩散和外排转运，且体外实验与小鼠体内实验的相关性较好（$R^2=0.89$）。

此外 BMECs 还可与神经元或其他细胞进行共培养。神经元能够诱导内皮细胞表达 BBB 相关酶和紧密连接蛋白，还能在 BMECs- 周细胞共培养模型中明显减少蔗糖渗透量。而巨噬细胞与内皮细胞共培养能提高 TEER 值。目前国内已成功建立了包括神经胶质细胞、BMECs 和海马神经元 3 种细胞的共培养模型，应用于药物研发和毒性筛选。

Colgan 等发现，体外模型中从基底室去除血清能更好地模拟生理 BBB。向培养基中补加氢化可的松可增加细胞单层紧密连接性，调控紧密连接蛋白表达。相比于皮质酮或氢化可的松的单层 BMECs，加入糖皮质激素或嘌呤霉素其模型的 TEER 更高，且嘌呤霉素的效果优于糖皮质激素。此外采用星形胶质细胞条件培养液，在体系中加入 cAMP、环磷酸腺苷类似物 CPT-cAMP 或磷酸二酯酶抑制剂 RO-20-1724 可增强模型的屏障特性。

标准的 BBB 模型采用 Transwell 小室作为细胞基板，而相比于天然基底膜，Transwell 膜厚、少孔、不能降解及异物等缺点会导致细胞 - 细胞接触/黏附及可溶性信号分子扩散能力降低。Bischel 等研究出一种新型细胞基板 - 电纺明胶"生物纸"膜，可调整纤维直径及孔隙大小，减少对实验带来的影响[4]。

3. 永生化细胞模型

永生化细胞是已知增殖效果好、能保留亲本重要形态、特性及功能的细胞，它避免了原代细胞提取过程的繁琐步骤，排除了其他杂细胞的污染。常用于体外 BBB 模型建立的永生化细胞株包括：大鼠 RBE4、RBE4.B、TR-BBB、GPTN、RBEC1；小鼠 bEnd3、bEnd5、MBEC4、TM-BBB、cEND；人 SV-HCEC、hCMEC/D3 等。

（1）GPTN 通过 GP8.3 大鼠内皮细胞转染和克隆而获得。GPTN 细胞株保持原代内皮细胞的形态，并高表达 P-gp。

（2）RBEC1 保留典型的内皮细胞标志物如转铁蛋白、Ⅷ因子相关抗原、γ- 谷氨酰胺转肽酶和低密度脂蛋白受体，主要用于内源性和外源性单羧酸在脑内通透性的研究。

（3）RBE4 是一种常用的永生化细胞株，取自大鼠，几乎表达所有血管内皮细胞的特征标志物和胶质细胞诱导下的内皮细胞表型，主要用于神经内分泌因子和药物转运机制的研究。

（4）MBEC 取材于小鼠 BMEC，共包括 9 个细胞克隆，MBEC4 具有血管内皮细胞形态并且表达 γ- 谷氨酰胺转肽酶和碱性磷酸酶，P-gp 表达水平受培养的细胞外基质的影响，也表达钠依赖性谷胱甘肽（GSH）转运体和有机离子转运体。

（5）SV-HCEC 来源于人脑，表达Ⅷ因子相关抗原，吸收低密度脂蛋白，存在转铁蛋白介导的胞饮，选择性地表达标志性酶，如 γ- 谷氨酰胺转肽酶、碱性磷酸酶和 GSH，但 TEER 仅为 $40\Omega \cdot cm^2$。

（6）hCMEC/D3 能够表达细胞色素 P450（cytochrome P450，CYP450）、P-gp、乳腺癌耐药蛋白（breast cancer resistance protein，BCRP）、多药耐药相关蛋白等多种三磷酸腺苷结合盒蛋白（ATP binding cassette transporters，ABC）转运体及溶质转运蛋白（solute carrier family，SLC），但该模型的渗透性较高，TEER 值仅为

30~50Ω·cm^2，不宜进行通透性筛选试验，多通过细胞摄取试验研究生理或病理条件下BBB的转运机制[5]。

来源于非脑部组织的细胞系如人结肠癌细胞（CaCo-2）和马丁达比犬肾上皮细胞（MDCK）易培养，可形成紧密且重现的屏障，用于药物的BBB通透性研究。KulKarni等采用CaCo-2和MDCK细胞为体外模型，系统考察了荧光聚苯乙烯纳米粒子（PS NPs）的粒径及D-α-生育酚聚乙二醇琥珀酸脂（TPGS）表面修饰对细胞摄取的影响，结合大鼠体内试验表明，粒径为100nm和200nm的TPGS-PS NPs有潜力递送药物通过胃肠道屏障和BBB。MDCK稳定转染子MDCK-MDR1能很好地模拟BBB部分性质，呈现BBB形态学、酶及抗原的相应特征，并高表达P-gp，可用于P-gp转运研究。来自美国国立卫生研究院和荷兰癌症研究所的数据显示，多个药物在MDCK-MDR1细胞的外排率（基底侧到顶侧转运/顶侧到基底侧转运）与体内试验的外排率（P-gp基因敲除小鼠和野生型小鼠的药物脑/血分配系数$K_{\text{p, brain}}$比值）有良好的相关性，R^2分别为0.813和0.513。体外MDCK-MDR1细胞模型已被认为是一种能定性预测化合物脑分布和区分化合物跨膜转运机制的有效工具。此外将来源于人脐静脉内皮细胞的ECV304与分离纯化的大鼠星形胶质细胞共培养建立的BBB体外模型中，ECV304在星形胶质细胞的诱导下呈现出较高密度紧密连接，胞质内细胞器丰满、吞饮小泡少、线粒体多、渗透性低、γ-谷氨酰胺转肽酶活性强，表现出良好的BBB特征。然而，这些细胞与脑内皮细胞的形态、连接蛋白、转运体的表达及分布均有明显不同，在筛选中枢神经系统药物时特别注意[6]。原代细胞和永生细胞系的BBB模型通透性相关数据见表1-2。

表1-2 原代细胞和永生化细胞系的BBB模型通透性相关数据

模型类型	参考文献	跨膜电阻（Ω·cm^2）	渗透系数（10^{-6}cm·s）	体内外相关性
牛脑微血管内皮细胞	7	未确定	蔗糖 ≈ 85	R^2 ≈ 0.72
牛脑微血管内皮细胞 + 星形胶质细胞条件培养液 +cAMP	8	625 ± 82	未确定	未确定
牛脑微血管内皮细胞 + 大鼠星形胶质细胞/星形胶质细胞条件培养液	9	352~857	荧光素钠 ≈ 6.0	未确定
牛脑微血管内皮细胞 + 大鼠C6胶质瘤细胞	10	≈ 2100	未确定	未确定
牛脑微血管内皮细胞 + 无血清培养基 + 大鼠C6胶质瘤细胞 + 氢化可的松	11	689 ± 53	蔗糖 ≈ 5	未确定
牛脑微血管内皮细胞 + 大鼠星形胶质细胞 + 地塞米松 +cAMP	12	1638 ± 256	甘露醇 ≈ 0.48	未确定
小鼠脑微血管内皮细胞	13	未确定	右旋糖酐 ≈ 2.2	未确定
小鼠脑微血管内皮细胞 + 大鼠C6胶质瘤细胞	14	307 ± 15	荧光素钠 ≈ 30	未确定
小鼠脑微血管内皮细胞 + 小鼠星形胶质细胞	15	778 ± 15	蔗糖 ≈ 4.5	未确定

模型类型	参考文献	跨膜电阻（$\Omega \cdot cm^2$）	渗透系数（$10^{-6}cm \cdot s$）	体内外相关性
小鼠脑微血管内皮细胞＋氢化可的松＋无血清培养基	16	≈ 200	未确定	未确定
小鼠脑微血管内皮细胞＋大鼠星形胶质细胞	17	≈ 200	荧光素钠 ≈ 3.5	$R^2 \approx 0.96$
小鼠脑微血管内皮细胞＋嘌呤霉素＋小鼠星形胶质细胞＋20% 胎牛血清	18	≈ 200	荧光素钠 ≈ 1.25	未确定
猪脑微血管内皮细胞＋无血清＋氢化可的松	19	＞ 600	蔗糖 ≈ 0.34	未确定
猪脑微血管内皮细胞＋无血清＋大鼠 C6 胶质瘤细胞＋氢化可的松	20	834 ± 136	蔗糖 ≈ 1.6	未确定
猪脑微血管内皮细胞＋猪星形胶质细胞	21	139 ± 16	未确定	未确定
猪脑微血管内皮细胞＋大鼠星形胶质细胞	22	1112 ± 43	蔗糖 ≈ 0.19	未确定
猪脑微血管内皮细胞＋CTX–TNA2 大鼠星形胶质细胞系＋氢化可的松 ＋cAMP	23	1700~2100	荧光黄 ≈ 2.92	未确定
猪脑微血管内皮细胞＋嘌呤霉素＋牛血清＋氢化可的松 ＋cAMP＋大鼠星形胶质细胞	24	779 ± 19	蔗糖 ≈ 5.7	未确定
大鼠脑微血管内皮细胞＋大鼠星形胶质细胞 ＋cAMP	25	300~500	荧光素钠 ≈ 4.2	未确定
大鼠脑微血管内皮细胞＋大鼠星形胶质细胞＋内皮细胞生长因子＋血清	26	438 ± 75	未确定	未确定
大鼠脑微血管内皮细胞＋嘌呤霉素＋氢化可的松＋大鼠星形胶质细胞	27	≈ 500	荧光素钠 ≈ 0.75	未确定
大鼠脑微血管内皮细胞＋嘌呤霉素＋大鼠星形胶质细胞	28	220~300	蔗糖 ≈ 1.86	未确定
大鼠脑微血管内皮细胞＋嘌呤霉素＋大鼠神经祖细胞	29	70~120	荧光素钠 ≈ 5.5	未确定
大鼠脑微血管内皮细胞＋嘌呤霉素＋大鼠星形胶质细胞＋周细胞＋氢化可的松 ＋cAMP	30	354 ± 15	荧光素钠 ≈ 3.9	$R^2 \approx 0.89$
大鼠脑微血管内皮细胞＋嘌呤霉素＋大鼠星形胶质细胞＋氢化可的松 ＋cAMP	31	＞ 600	未确定	未确定
大鼠脑微血管内皮细胞＋嘌呤霉素＋大鼠星形胶质细胞＋EBM–2/EGM–2 培养液	32	529 ± 14	荧光黄 ≈ 2.9	未确定
t–BBEC–117＋大鼠星形胶质细胞条件培养液	33	未确定	L– 葡萄糖 ≈ 1.2	未确定
bEnd3＋大鼠 C6 胶质瘤细胞 ＋cAMP	34	≈ 130	蔗糖 ≈ 16	未确定
bEnd3＋大鼠 C6 胶质瘤细胞	20	≈ 66	蔗糖 ≈ 19.4	未确定
bEnd3＋大鼠 C6 胶质瘤细胞条件培养液	35	≈ 121	蔗糖 ≈ 9	未确定
bEnd5	13	未确定	右旋糖酐 ≈ 41	未确定
cEnd＋2% 血清＋氢化可的松	36	≈ 800	未确定	未确定
MCE4	37	40~50	菊粉 ≈ 22.5	未确定
TM–BBB1–5	38	105~118	甘露醇 ≈ 139	未确定

续表

模型类型	参考文献	跨膜电阻（ $\Omega \cdot cm^2$ ）	渗透系数（ $10^{-6}cm \cdot s$ ）	体内外相关性
PBMEC/C1-2+ 大鼠 C6 胶质瘤细胞条件培养液 +cAMP	39	≈ 300	蔗糖 ≈ 5.6	未确定
PBMEC/C1-2+ 纤连蛋白 + 大鼠 C6 胶质瘤细胞条件培养液	40	101 ± 4	地西泮 ≈ 31	未确定
GPNT+ 嘌呤霉素	41	≈ 66	蔗糖 ≈ 66	未确定
RBE4+ 大鼠星形胶质细胞 +2% 胎牛血清	42	未确定	蔗糖 ≈ 11	未确定
SV-ARBEC+ 大鼠星形胶质细胞系	37	50~70	蔗糖 ≈ 16	未确定
TR-BBB13	43	99~109	未确定	未确定
CaCo-2	19	> 600	蔗糖 ≈ 0.46	未确定
长春碱诱导的 CaCo-2	44	2012 ± 347	荧光素钠 ≈ 0.47	未确定
ECV304+ 大鼠 C6 胶质瘤细胞 +10% 胎牛血清	45	120-175	蔗糖 ≈ 0.13	未确定
ECV304+ 大鼠 C6 胶质瘤细胞	37	≈ 100	蔗糖 ≈ 8.1	未确定
ECV304+ 大鼠 C6 胶质瘤细胞条件培养液	46	150 ± 32	右旋糖酐 ≈ 1.98	未确定
ECV304+ 大鼠 C6 胶质瘤细胞条件培养液 +cAMP	47	≈ 110	蔗糖 ≈ 11.3	未确定
MDCK-MDR1	37	120~140	蔗糖 ≈ 8.1	$R^2 ≈ 0.37$

4. 干细胞来源的 BBB 模型

由于种属差异和人 BMEC 的来源匮乏，采用干细胞构建的人 BBB 体外模型将有极为广阔的应用前景。Cecchelli 等[48]将来源于脐带血的造血干细胞分化为内皮细胞，与周细胞共培养后诱导产生 BBB 特性，多个重要的 ABC 转运体和 SLC 转运体均有表达，模型的重现性与稳定性良好，与研究的 9 个化合物的体内外均有相关性（ $R^2=0.89$ ）。Lippmann 等[49]发现维生素 A 酸可增强人多功能干细胞分化的脑血管内皮细胞的 BBB 表型，与原代人脑周细胞和来源于人神经前体细胞的星形胶质细胞及神经元共培养，紧密连接显著改善，TEER 值高达 5000Ω · cm²。

5. 三维动态 BBB 体外模型

随着对流体切应力对血管内皮细胞信号通路影响的深入研究，人们发现流体切应力影响细胞分化和紧密连接，对 BBB 特征表型的维持至关重要。Janigro 等[50]设计了具有三维结构特征的 BBB 体外模型。模型由一个涂有介质的中空纤维管或支架构成，使 BMEC 与胶质细胞共培养，并且置于一个流动的环境内。在中空纤维装置的内侧种植 BMEC，并放置于流动的环境之下，而胶质细胞接种于管腔外侧。模拟细胞在体内生长的三维状态，利用一种人工的"毛细血管"即中空纤维来给体外培养的细胞提供物质条件。这一模型中的内皮细胞生存时间长（5 周），对胶质细胞因子可产生反应，限制物质通透，TEER 达到 580~1100Ω · cm²，蔗糖的通透量为 0.1×10⁻⁶/（cm · s）。但中空纤维管的尺寸异于微血管，为此 Prabhakarpandian 等[51]开发了基于微流体芯片的 BBB 体外模型，培养 RBE4 并用星形胶质细胞条件培养液灌流，实时监测硫氰酸荧光素葡聚糖的通透性，结果表明其 BBB 完整性明显优于静态模型，P-gp 的表达和功能良好。Tourovskaia 等[52]结合微流控芯片和组织工程技术模拟细胞的微环境，芯片工程室里采用包埋有人脑星形胶质细胞和周细胞的细胞外基质，使 hCMEC/D3 细胞沿预制形态的三维支架生长成管状组织结构，并用流体连续灌流，多个示踪剂的通透性实验表明模型的屏障功能完整。三维动态体外模型目前刚刚起步，技术要求高，暂时难以推广，但随着组织工程和材料技术的进步，将有巨大的发展前景。

6. 非细胞体外模型

细胞模型会受到细胞来源和培养条件的影响，因此可避开苛刻的细胞实验的平行人造膜渗透模型（parallel artificial membrane permeability assay，PAMPA）和固定化人工膜（immobilized artificial membrane，IAM）色谱法具有很大的发展潜力。PAMPA 将成膜材料溶于有机溶剂中，注入到多孔微滤膜上形成人工膜，用于预测药物的渗透能力。Di 等[53]采用猪脑极性类脂提取物溶解在正十二烷烃作为人工膜，测定了 37 个上市中枢神经系统药物的渗透率，并于 P-gp 饱和状况下将大鼠原位脑灌流法的结果进行拟合，两者相关性良好（R^2=0.47）。PAMPA 快速且低成本，可提供被动扩散信息，但不能准确预测有转运体参与的药物渗透率。为此，Mensch 等[54]将 PAMPA 法与血浆蛋白结合率、CaCo-2 细胞模型互补，有效改善了预测药物进入BBB 的准确性。IAM 色谱法采用固态相上的有序磷脂分子单层体系来模拟药物与生物膜相互作用过程。Grumetto 等[55]考察了 42 个结构差异较大的化合物，结果表明IAMC 法可用于预测酸、碱、两性及中性化合物的 BBB 通透性。不同类型 BBB 体外模型的优缺点见表 1-3。

表1-3 不同类型的BBB体外模型优缺点

模型	优点	缺点
平行人工膜	以被动扩散为基础，高通量筛选药物，耗资小，重现性好	缺少 BBB 相关转运体，不能预测主动转运
原代细胞培养	模拟在体状态，保持在体特征，具有较好的体内预测能力	取材不便，分离纯化繁琐，细胞批次间差异大
永生化内皮细胞系	来源稳定，代与代间具有均一性，增殖效果好，能保留亲本重要特征，成本低，效率高	维持转运体功能和酶活性具有一定的难度，TEER 值小，渗透率高，限制在通透性筛选中应用
MDCK-MDR1	易培养，屏障功能较高，能区分被动扩散和 P-gp 等介导的转运	与脑微血管内皮细胞的形态、连接蛋白、转运体的表达及分布均有明显差异
干细胞来源模型	分离纯化简便，有极高的选择通透性，转运体表达良好，稳定性好，重现性高，克服种属差异及人脑组织来源匮乏	与脑微血管内皮细胞相比，一些紧密连接蛋白、受体和转运体表达有差异
三维动态模型	流体产生的切应力使模型更接近体内生理状态，细胞单层的完整性更好	技术要求高，暂时难以推广，不适合药物的高通量筛选

二、BBB 体内研究方法

由于体内影响因素复杂，如药物浓度是否达到稳态、给药的途径和剂量、BBB上的外排转运体、药物是否在脑内代谢以及蛋白结合情况均影响药物的脑通透能力，因此有必要通过体内方法考察药物在脑内递送情况。常用的评价方法包括光学成像、脑组织匀浆法、微透析法及放射性标记法。

1. 光学成像

光学成像技术是指运用光化学原理，对药物或载药系统的脑分布进行定性评价，主要包括活体荧光成像（biofluorescence imaging，BFI）、荧光显微镜和电子显微镜。其中 BFI 一般用于考察整体动物内药物的动态分布，荧光显微镜和电子显微镜则是通过制备脑片进行离体观察。

为了观察药物在整体动物中的动态分布情况，首先用荧光标记药物，给药后采用 BFI 技术对活体小动物全身或离体组织器官的荧光强度进行检测。由于近红外区域（650~850nm）的荧光可以极大地降低生物体内物质和自体荧光的干扰，使脑中药物即使在浓度很低时也能显示出来，因此荧光标记首选近红外染料，如花菁类（Cy 系列）和 DIR。BFI 具有无创性、可多次重复在不同时间点检测、快速扫描成像等优点，减少个体间差异，但也存在荧光淬灭、生物体内相容性等问题有待于进一步解决。

微观成像主要是通过显微镜进行观察，包括荧光显微镜和电子显微镜。一般通过荧光显微镜进行观察时也需先用荧光染料如 BODIPY 类、荧光素类、罗丹明类和香豆素类等标记药物，给药后制成脑部切片进行观察。传统的荧光显微镜由于会出现多色标记时的荧光串色和样品荧光信号快速损失等问题，所以目前多采用激光共聚焦显微镜进行观察，此外电子显微镜也是常用的观察手段。微观成像技术可以观察药物在微观组织中的分布情况，但研究成本及个体差异较大，且取样及制样过程较为复杂，需要一定的技术性。

2. 脑组织匀浆法

荧光标记后会发生药物理化性质改变或探针脱落等情况，因此光学成像结果仅可作为药物脑分布的参考。药动学研究通过对不同时间点的脑组织和血浆中药物浓度进行测定，可定量评价药物的入脑情况。脑组织匀浆法一般过程如下：动物给药后，分别采集不同时间点的下列生物样品：①眼眶取血；②小脑延髓池穿刺取脑脊液；③生理盐水灌注后处死并采集脑组织的不同部位。将脑组织洗净、称重后匀浆，分别测定血浆、脑脊液及各脑组织中不同时间点的药物浓度。一般每个时间点需平行做多只动物。该法一般是在动物清醒状态下进行给药，实验结果比较接近实际用药时体内情况。但由于生物样品需要在处死动物后采集，每只动物只能得到一个时间点的药物浓度。为了获得一条完整的浓度 – 时间曲线，需要多只实验动物，而且动物间的个体差异会产生较大实验误差。此外，在穿刺取脑脊液时极易污染血液，所以需要一定的操作技能。

3.微透析法

微量透析法可用于研究脑内药物浓度变化，其基本原理是将透析探针埋植于需要考察的脑组织中，不断将生理溶液灌注到半透膜构成的探头进行微量透析，则透过 BBB 进入脑组织的药物可以穿过半透膜到生理溶液中。微透析法将灌流取样和透析技术相结合，可在组织损伤极小的情况下准确、动态地观察活体组织中待测物质的变化，适用于组织及深部脏器的生化和代谢研究。但其对仪器、灵敏度和操作要求均较高，并且该技术植入探针对脑组织有一定的损伤性，对急性实验影响比较大，同时亲脂性高的化合物通常不易被探针采集。

4.放射性标记法

PET 即正电子发射型计算机断层（positron emission tomography，PET），其原理是将正电子核素（多是人体固有元素）及其标记的具有携带生物信息的如氨基酸、脂肪、糖、核酸等生物活性物质作为示踪剂引入机体内，正电子核素在衰变过程中发射带正电荷的电子，与负电子相撞释放能量以两个光子的形式发出，最后落在探测器上加以记录，可得到人体内不同脏器的核素分布信息。目前 PET 技术已用于临床疾病诊断成像，同时还可用其标记药物从而追踪药物在体内的变化情况。PET 技术可以无创性地提供药物在体内的动态分布情况，且 PET 的波长比荧光长，可以探测体腔深部的病灶组织。但 PET 显像剂一般为半衰期短的核素，必须随需随做，因而目前研究成本较高，还未广泛应用[56, 57]。

三、总结

体外 BBB 模型对了解其在生理病理条件下功能及神经系统药物研发有着重要意义，可为探讨疾病的病因和发病机制提供帮助，对屏障的药物通透性提供一个定性和定量的评价工具。且在体外模型中，培养条件、模拟体内生理病理条件等实验条件均可人为控制改变，有利于对脑微血管表型相关调控等实验进行观察和操作。目前 BBB 体外模型各有优缺点，因而选择时应兼顾可行性、快速性、可靠性、成本、组织需求量及体内外相关性等多个方面。此外药物通过 BBB 是一个动态而复杂的过程，需要综合体外和体内动物实验等方法，评价脑组织对药物的摄取能力。

参考文献

[1] 张钧田，张庆柱，张永祥. 神经药理学 [M]. 北京：人民卫生出版社，2008.

[2] Booth R, Kin H. Characterization of a microfluidic in vitro model of the blood-brain barrier（μBBB）[J]. Lab Chip, 2012, 12（10）: 1784-1792.

[3] 秦雪晴，杨志宏，孙晓波. 血脑屏障体外模型的研究进展 [J]. 神经药理学报，2016, 6（1）: 25-34.

［4］聂子涵，李俊发，赵丽. 血脑屏障细胞体外培养模型研究进展［J］. 中国药学杂志，2018，53（3）：165-168.

［5］鲍欢，张志琳，包仕尧. 体外血脑屏障细胞模型的建立［J］. 国外医学脑血管疾病分册，2002，10（6）：473-475.

［6］张峻颖，刁劲夫，吕春林，等. 药物跨血脑屏障转运的体外模型及其研究进展［J］. 中国新药杂志，2015，24（21）：2453-2458.

［7］Pardridge WM, Triguero D, Yang J, et al. Comparison of in vitro and in vivo models of drug transcytosis through the blood-brain barrier［J］. J Pharmacol Exp Ther, 1990, 253（2）：884-891.

［8］Rubin LL, Hall DE, Porter S, et al. A cell culture model of the blood-brain barrier［J］. J Cell Biol, 1991, 115（6）：1725-1735.

［9］Gaillard PJ, Voorwinden LH, Nielsen JL, et al. Establishment and functional characterization of an in vitro model of the blood-brain barrier, comprising a coculture of brain capillary endothelial cells and astrocytes［J］. Eur J Pharm Sci, 2001, 12（3）：215-222.

［10］Zenker D, Begley D, Bratzke H, et al. Human blood-derived macrophages enhance barrier function of cultured primary bovine and human brain capillary endothelial cells［J］. J Physiol, 2003, 551（3）：1023-1032.

［11］Nakhlband A, Omidi Y. Barrier functionality of porcine and bovine brain capillary endothelial cells［J］. Bioimpacts, 2011, 1（3）：153-159.

［12］Helms HC, Waagepetersen HS, Nielsen CU, et al. Paracellular tightness and claudin-5 expression is increased in the BCEC/astrocyte blood-brain barrier model by increasing media buffer capacity during growth［J］. AAPS J, 2010, 12：759-770.

［13］Steiner O, Coisne C, Engelhardt B, et al. Comparison of immortalized bEnd5 and primary mouse brain microvascular endothelial cells as in vitro blood-brain barrier models for the study of T cell extravasation［J］. J Cere Blood Flow Metab, 2011, 31：315-327.

［14］Deli MA, Ábrahám CS, Niwa M, et al. N, N-diethyl-2-［4-（phenylmethyl）phenoxy］ethanamine increases the permeability of primary mouse cerebral endothelial cell monolayers［J］. Inflamn Res, 2003, 52：39-40.

［15］Hoyles L, Pontifex MG, Rodriguez-Ramiro I, et al. Regulation of blood-brain barrier integrity by microbiome-associated methylamines and cognition by trimethylamine N-oxide. Microbiome［J］. 2021, 9（1）：235.

［16］Weidenfeller C, Schrot S, Zozulya A, et al. Murine brain capillary endothelial cells exhibit improved properties under the influence of hydrocortisone［J］. Brain Res, 2005, 1053（1-2）：162-174.

［17］Shayan G, Choi YS, Shusta EV, et al. Murine in vitro model of the blood-brain barrier for evaluating drug transport [J]. Eur J Pharm Sci, 2011, 42 (1/2): 148-155.

[18] Wuest DM, Lee KH. Optimization of endothelial cell growth in murine in vitro blood-brain barrier model [J]. Biotechnol J, 2012, 7: 409-417.

[19] Lohmann C, Hüwel S, Galla HJ. Predicting blood-brain barrier permeability of drugs: evaluation of different in vitro assays [J]. J Drug Target, 2002, 5: 248-256.

[20] Smith M, Omidi Y, Gumbleton M. Primary porcine brain microvascular endothelial cells: biochemical and functional characterization as a model for drug transport and targeting [J]. J Drug Target, 2007, 15 (4): 253-268.

[21] Jeliazkova-Mecheva VV, Bobilya DJ. A porcine astrocyte/endothelial cell co-culture model of the blood-brain barrier [J]. Brain Res Brain Res Protoc, 2003, 12 (2): 91-98.

[22] Cohen-Kashi Malina K, Cooper J, Teichberg VI. Closing the gap between the in vivo and in vitro blood-brain barrier tightness [J]. Brain Res, 2009, 1284: 12-21.

[23] Cantrill CA, Skinner RA, Rothwell NJ, et al. An immortalized astrocyte cell line maintains the in vivo phenotype of primary porcine in vitro blood-brain barrier model [J]. Brain Res, 2012, 1479: 17-30.

[24] Patabendige A, Skinner RA, Abbott JA. Establishment of a simplified in vitro porcine blood-brain barrier model with high transendothelial electrical resistance [J]. Brain Res, 2013, 1521 (100): 1-15.

[25] Kis B, Deli MA, Kobayashi H, et al. Adrenomedullin regulates blood-brain barrier functions in vitro [J]. Neuroreport, 2001, 12 (18): 4139-4142.

[26] Demeuse P, Kerkhofs A, Struys-Ponsar C, et al. Compartmentalized coculture of rat brain endothelial cells and astrocytes: a syngenic model to study the blood-brain barrier [J]. J Neurosci Methods, 2002, 121: 21-31.

[27] Perrière N, Demeuse PH, Garcia E, et al. Puromycin-based purification of rat brain capillary endothelial cell cultures. Effect on the expression of blood-brain barrier-specific properties [J]. J Neurochem, 2005, 93 (2): 279-289.

[28] Garcia-Garcia E, Gil S, Andrieux K, et al. A relevant in vitro rat model for the evaluation of blood-brain barrier translocation of nanoparticles [J]. Cell Mol Life Sci, 2005, 62 (12): 1400-1408.

[29] Weidenfeller C, Svendsen CN, Shusta EV. Differentiation embryonic neural progenitor cells induce blood-brain barrier properties [J]. J Neurochem, 2007, 101: 555-565.

[30] Nakagawa S, Deli MA, Nakao S, et al. Pericytes from brain microvessels strengthen the barrier integrity in primary cultures of rat brain endothelial cells [J]. Cell Mol Neurobiol, 2007, 27 (6): 687-694.

[31] Abbott NJ, Dolman DEM, Drndarski S, et al. An improved in vitro blood-brain barrier model: rat brain endothelial cells co-cultured with astrocytes [J]. Astrocytes-Methods

and Protocols, Methods in Molecular Biology, 2012, 814: 415-430.

[32] Watson PM, Paterson JC, Thom G, et al. Modelling the endothelial blood-CNS barrier: a method for the production of robust in vitro models of the rat blood-brain barrier and blood-spinal cord barrier [J]. BMC Neurosci, 2013, 14 (1): 59.

[33] Sobue K, Yamamoto N, Yoneda K, et al. Induction of blood-brain barrier properties in immortalized bovine brain endothelial cells by astrocytic factors [J]. Neurosci Res, 1999, 35 (2): 155-164.

[34] Omidi Y, Campbell L, Barar J, et al. Evaluation of the immortalised mouse brain capillary endothelial cell line, bEnd3, as an in vitro blood-brain barrier model for drug uptake and transport studies [J]. Brain Res, 2003, 990 (1-2): 95-112.

[35] Yang T, Roder KE, Abbruscato TJ. Evaluation of bEnd5 cell line as an in vitro model for the blood-brain barrier under normal and hypoxic/aglycemic conditions [J]. J Pharm Sci, 2007, 96 (12): 3196-3213.

[36] Förster C, Silwedel C, Golenhofen N, et al. Occludin as direct target for glucocorticoid-induced improvement of blood-brain barrier properties in a murine in vitro system [J]. J Physiol, 2005, 565: 475-486.

[37] Garberg P, Ball M, Borg N, et al. In vitro models for the blood-brain barrier [J]. Toxicol In Vitro, 2005, 19: 299-334.

[38] Hosoya K, Tetsuka K, Nagase K, et al. Conditionally immortalized brain capillary endothelial cell lines established from a transgenic mouse harboring temperature-sensitive simian virus 40 large T-antigen gene [J]. AAPS Pharm Sci, 2000, 2 (3): 1-11.

[39] Bauer R, Lauer R, Linz B, et al. An in vitro model for blood brain barrier permeation [J]. Sci Pharm, 2002, 70: 317-324.

[40] Neuhaus W, Plattner VE, Wirth M, et al. A novel tool to characterize paracellular transport: the APTS-dextran ladder [J]. Pharm Res, 2006, 23: 1491-1501.

[41] Romero IA, Radewicz K, Jubin E, et al. Changes in cytoskeletal and tight junctional proteins correlate with decreased permeability induced by dexamethasone in cultured rat brain endothelial cells [J]. Neurosci Lett, 2003, 344 (2): 112-116.

[42] Blasig IE, Mertsch K, Haseloff RF. Nitronyl nitroxides, a novel group of protective agents against oxidative stress in endothelial cells forming the blood-brain barrier [J]. Neuropharmacology, 2002, 43 (6): 1006-1014.

[43] Hosoya KI, Takashima T, Tetsuka K, et al. mRNA expression and transport characterization of conditionally immortalized rat brain capillary endothelial cell lines: a new in vitro BBB model for drug targeting [J]. J Drug Target, 2000, 8 (6): 357-370.

[44] Hellinger É, Veszelka S, Tóth A, et al. Comparison of brain capillary endothelial cell based and epithelial cell based (MDCK-MDR1, Caco-2, and VB-Caco-2) surrogate

blood-brain barrier penetration models[J]. Eur J Pharm Biopharm, 2012, 82(2): 340-351.

[45] Youdin KA, Dobbie MS, Kuhnle G, et al. Interaction between flavonoids and the blood-brain barrier: in vitro studies[J]. J Neurochem, 2003, 85(1): 180-192.

[46] Neuhaus W, Plattner VE, Wirth M, et al. Validation of in vitro cell culture models of the blood-brain barrier: tightness characterization of two promising cell lines[J]. J Pharm Sci, 2008, 97(12): 5158-5175.

[47] Barar J, Gumbleton M, Asadi M, et al. Barrier functionality and transport machineries of human ECV304 cells[J]. Med Sci Monit, 2010, 16: 52-60.

[48] Romeo Cecchelli, Sezin Aday, Emmanuel Sevin, et al. A stable and reproducible human blood-brain barrier model derived from hematopoietic stem cells[J]. PLoS One, 2014, 9(6): 1-11.

[49] Ethan S Lippmann, Abraham Al-Ahmad, Samira M Azarin, et al. A retinoic acid-enhanced, multicellular human blood-brain barrier model derived from stem cell sources[J]. Sci Rep, 2014, 4: 4160.

[50] Janigro D, Leaman SM, Stanness RA. Dynamic modeling of the blood-brain barrier: a novel tool for studies of drug delivery to the brain[J]. Pharm Sci Technol Today, 1999, 2(1): 7-12.

[51] Prabhakarpandian B, Shen MC, Nichols JB, et al. SyM-BBB: a microfluidic blood-brain barrier model[J]. Lab Chip, 2013, 13: 1093-1101.

[52] Tourovskaia A, Fauver M, Kramer G, et al. Tissue-engineered microenviroment systems for modeling human vasculature[J]. Exp Bio Med(Maywood), 2014, 239(9): 1264-1271.

[53] Di L, Kerns EH, Bezar IF, et al. Comparison of blood-brain barrier permeability assays: in situ brain perfusion, MDR1-MDCK II and PAMPA-BBB[J]. J Pharm Sci, 2009, 98: 1980-1991.

[54] Mensch J, Jaroskova L, Sanderson W, et al. Application of PAMPA-models to predict BBB permeability including efflux ratio, plasma protein binding and physicochemical parameters[J]. Int J Pharm, 2010, 395: 182-197.

[55] Grumetto L, Russo G, Barbato F. Indexes of polar interactions between ionizable drugs and membrane phospholipids measured by IAM-HPLC: their relationships with data of blood-brain barrier passage[J]. Eur J Pharm Sci, 2014, 65: 139-146.

[56] 黄元, 陶言, 李瑞, 等. 中枢神经系统药物脑部递送体内评价方法[J]. 中国新药杂志, 2016, 25(9): 1013-1017.

[57] 姜波, 刘伟, 金晓玲, 等. 药物跨血脑屏障转运的实验模型研究进展[J]. 国际药学研究杂志, 2016, 43(4): 652-657.

第六节 血脑屏障与药物应用

一、血脑屏障与颅内抗感染药物应用

中枢神经系统感染一直都是神经外科面临的一大难题，尤其是在围手术期，患者一旦发生感染，将严重影响临床疗效与预后，甚至危及生命。虽然抗菌药物种类繁多，但由于 BBB 的存在，部分抗菌药物难以通过 BBB 进入中枢神经系统，影响抗菌效果。因此，研究抗菌药物透过 BBB 的能力，可以为中枢神经系统感染的治疗与预防提供重要的理论依据和用药指导[1]。

1. 影响药物透过 BBB 的因素

药物透过血脑屏障受药物的理化性质、药物的血浆蛋白结合率、血浆 – 脑脊液 pH 梯度、脑脊液的蛋白质浓度、脑脊液与血液间的渗透压等因素影响，主要表现为：药物的分子量越小、脂溶性越高、血浆中电离程度越小的药物，更容易透过BBB[2]；药物与血浆蛋白结合率越低，其透过 BBB 的能力就越高[3]；当脑膜炎发生时，脑脊液的 pH 值下降，使血浆 – 脑脊液 pH 梯度增加，可增加药物的通透率；当脑膜炎发生时，脑脊液中的蛋白质浓度升高，导致游离药物浓度降低，削弱其透过 BBB 的能力[4]；改变脑组织与血液间的渗透压，可以瞬时改变脑血管内皮细胞连接蛋白的分布，增大其 BBB 通透性[5]。

2. 各类抗菌药物透过 BBB 的能力

（1）β- 内酰胺类 β- 内酰胺类药物分子量约为 400Da，血浆蛋白结合率为 0%~95%，pKa 值为 2.75~4，呈弱酸性[6]。青霉素类药物对流感嗜血杆菌、脑膜炎奈瑟菌及肺炎链球菌引起的脑膜炎一直有很好的疗效，但耐药率也在逐年升高，故可以与 β- 内酰胺酶抑制剂联用以增强疗效[7]。

头孢菌素类药物中，一代、二代头孢菌素的血脑通透性较低。一代头孢菌素中头孢唑林在有炎症脑脊液中和无炎症脑脊液中都无法测出药物浓度[8]。二代头孢菌素中头孢呋辛透过 BBB 的能力较好，是唯一可以达到最低抑菌浓度（MIC）的药物[9]。三代头孢菌素中头孢曲松 BBB 透过率为 5%~15%[10]；头孢他啶难以透过正常的 BBB，只有当脑膜受损时，BBB 透过率才能达到 17%~30%[11]；四代头孢菌素中头孢吡肟可通过炎性 BBB，在无炎症时其 BBB 透过率为 10%~15%；五代头孢菌素中头孢洛林酯在有炎症时其 BBB 透过率可以达到 14%~15%[12]。

（2）氨基糖苷类 氨基糖苷类药物分子量约为 400，血浆蛋白结合率较低，具有亲水性，BBB 透过率很低，又具有耳、肾毒性，安全范围小，很难在脑脊液中达到有效抗菌浓度，因此很少用于中枢神经系统感染的治疗[13]。

（3）喹诺酮类 多数喹诺酮类药物分子量约为 300，血浆蛋白结合率较低，中度亲脂，在正常脑脊液和血浆中一般不解离。在脑膜无炎症时，喹诺酮类药物的 BBB 透过率远高于 β- 内酰胺类药物，如左氧氟沙星可以高达 71%；而在脑膜出现炎症时，它们的 BBB 透过率则更高[14]。但是，喹诺酮类药物存在明显的神经系统不良反应，发生率约为 2.9%，因此在中枢神经系统感染治疗中应当慎用[15]。

（4）糖肽类　糖肽类药物分子量较高（1400 以上），而 BBB 只允许分子量小于 400 的亲脂性药物通过[16]。糖肽类药物分子的血浆蛋白结合率范围为 50%（万古霉素）至 90%（替考拉宁）[17]，具有亲水性，因此糖肽类的 BBB 透过率较低。万古霉素不能迅速穿过正常 BBB 进入脑内，但在脑膜炎症时，万古霉素 BBB 透过率可以成倍增加，达到有效抑菌浓度[18-19]。因为万古霉素 BBB 透过率较低，因此如果致病菌对其他药物敏感（如青霉素、头孢菌素等）时，不推荐应用万古霉素[20]。

（5）噁唑烷酮类　利奈唑胺是第一个批准上市的噁唑烷酮类药物，主要用于治疗由耐药革兰阳性菌引起的感染性疾病。利奈唑胺极易透过 BBB，其 BBB 透过率高达 70%。虽然利奈唑胺仅为抑菌剂，但是其已成功应用于神经外科感染的治疗[21]。

二、血脑屏障与抗脑肿瘤药物应用

克服血脑屏障（BBB）一直是治疗胶质瘤（GBM）的一个长期的挑战。几个被证明对其他肿瘤有疗效的药物如帕唑帕尼、紫杉醇和多柔比星都因 BBB 的存在而限制了其在 GBM 的使用[22]。帕唑帕尼是一种口服血管内皮生长因子抑制剂，已被观察到对肾细胞癌、乳腺癌和肺癌有效，但由于无法透过 BBB，不能给 GBM 患者使用[23]。与帕唑帕尼类似，紫杉醇和多柔比星是其他癌症群体更常用的化疗药物，已被研究用于治疗 GBM，但由于 P- 糖蛋白等多药耐药蛋白的存在，效果不佳[24]。替莫唑胺（TMZ）是新一代烷化剂类化疗药物，易透过 BBB、服用方法简便、不良反应小等特点，为治疗恶性胶质瘤带来了突破[25]。

临床上目前应用如高渗溶液（甘露醇）、血管活性物质（缓激肽）、聚焦超声等方法来开放 BBB 中紧密连接的完整性，提高药物的 BBB 透过性和疗效。另一方面通过药物结构修饰、连接纳米粒载体给药系统等方式透过 BBB 发挥药物治疗效果[26-27]。

三、血脑屏障与抗癫痫药物应用

耐药性癫痫占癫痫病人的 30% 左右，临床上常见癫痫病人若对某种抗癫痫药物（AED）具有耐受性，对其他结构不同的 AED 往往也表现出耐药性。目前耐药性的根本原因还不清楚，可能包括药物进入中枢神经系统受限和药物作用靶点的丢失。对于前者，近来倍受关注的是能够从中枢神经系统主动排出药物的 P- 糖蛋白的过度表达[28]。

多数抗癫痫治疗药物都是亲脂性的。研究表明苯妥英、苯巴比妥、卡马西平、拉莫三嗪等药物是 P- 糖蛋白的底物，BBB 透过性高。长期应用 AEDs 也可能是导致 P-gp 表达上调的原因之一[29]。

参考文献

［1］范婷, 赵志刚. 抗菌药物透过血脑屏障的研究进展［J］. 中国现代医药杂志, 2018, 20 (5): 98-101.

［2］Pardridge WM. The blood-brain barrier: bottleneck in brain drug development［J］. NeuroRx, 2005, 2 (1): 3-14.

［3］van Tellingen O, Yetkin-Arik B, de Gooijer MC, et al. Overcoming the blood-brain tumor barrier for effective glioblastoma treatment［J］. Drug Resist Updat, 2015, 19: 1-12.

［4］黄佳, 白婕, 赵志刚. 抗菌药物血脑屏障通透能力概述［J］. 药品评价, 2012, 9 (35): 32-36.

［5］Bagchi S, Chhibber T, Lahooti B, et al. In-vitro blood-brain barrier models for drug screening and permeation studies: an overview［J］. Drug Des Devel Ther, 2019, 13: 3591-3605.

［6］Spector R. Nature and consequences of mammalian brain and CSF efflux transporters: four decades of progress［J］. J Neurochem, 2010, 112 (1): 13-23.

［7］Tan YC, Gill AK, Kim KS. Treatment strategies for central nervous system infections: an update［J］. Expert Opin Pharmacother, 2015, 16 (2): 187-203.

［8］Anlicoara R, Ferraz ÁA, P Coelho K, et al. Antibiotic prophylaxis in bariatric surgery with continuous infusion of cefazolin: determination of concentration in adipose tissue［J］. Obes Surg, 2014, 24 (9): 1487-1491.

［9］Navas L, King SM, Gold R. Initial therapy of bacterial meningitis with cefuroxime: Experience in 167 children［J］. Can J Infect Dis, 1992, 3 (4): 162-166.

［10］Di Paolo A, Gori G, Tascini C, et al. Clinical pharmacokinetics of antibacterials in cerebrospinal fluid［J］. Clin Pharma cokinet, 2013, 52 (7): 511-542.

［11］Shirley M. Ceftazidime-Avibactam: A Review in the Treatment of Serious Gram-Negative Bacterial Infections［J］. Drugs, 2018, 78 (6): 675-692.

［12］Kuriakose SS, Rabbat M, Gallagher JC. Ceftaroline CSF concentrations in a patient with ventriculoperitoneal shunt-related meningitis［J］. J Antimicrob Chemother, 2015, 70 (3): 953-954.

［13］Kumta N, Roberts JA, Lipman J, et al. A Systematic Review of Studies Reporting Antibiotic Pharmacokinetic Data in the Cerebrospinal Fluid of Critically Ill Patients with Uninflamed Meninges. Antimicrob Agents Chemother［J］. 2020, 65 (1): 1998-2000.

［14］Kessel L, Flesner P, Andresen J, et al. Antibiotic prevention of postcataract endophthalmitis: a systematic review and meta-analysis［J］. Acta Ophthalmol, 2015, 93 (4): 303-317.

［15］李发平, 王亚南. 氟喹诺酮类药物的不良反应及合理用药临床效果评价［J］. 数

理医药学杂志, 2020, 33（6）: 913-914.

［16］Jue TR, McDonald KL. The challenges associated with molecular targeted therapies for glioblastoma［J］. J Neurooncol, 2016, 127（3）: 427-434.

［17］Baquero F, Levin BR. Proximate and ultimate causes of the bactericidal action of antibiotics［J］. Nat Rev Microbiol, 2021, 19（2）: 123-132.

［18］Albanèse J, Léone M, Bruguerolle B, et al. Cerebrospinal fluid penetration and pharmacokinetics of vancomycin administered by continuous infusion to mechanically ventilated patients in an intensive care unit［J］. Antimicrob Agents Chemother, 2000, 44（5）: 1356-8.

［19］熊星华, 雷招宝, 贾东岗. 血脑屏障与抗菌药物的抗感染治疗［J］. 北方药学, 2010, 7（6）: 36-37.

［20］杜丽君, 石凯丽, 李春花, 等. 美洛培南联合万古霉素治疗小儿难治性细菌性脑膜炎疗效观察［J］. 中国药物与临床, 2014, 14（09）: 1276-1277.

［21］Beer R, Engelhardt KW, Pfausler B, et al. Pharmacokinetics of intravenous linezolid in cerebrospinal fluid and plasma in neurointensive care patients with staphylococcal ventriculitis associated with external ventricular drains［J］. Antimicrob Agents Chemother, 2007, 51（1）: 379-82.

［22］Guerra DAP, Paiva AE, Sena IFG, et al. Targeting glioblastoma-derived pericytes improves chemotherapeutic outcome［J］. Angiogenesis, 2018, 21（4）: 667-675.

［23］Mao H, Lebrun DG, Yang J, et al. Deregulated signaling pathways in glioblastoma multiforme: molecular mechanisms and therapeutic targets［J］. Cancer Invest, 2012, 30（1）: 48-56.

［24］Sardi I, Fantappiè O, Marca G, et al. Delivery of doxorubicin across the blood-brain barrier by ondansetron pretreatment: a study in vitro and in vivo［J］. Cancer Lett, 2014, 353（2）: 242-7.

［25］田海龙, 刘瑾, 朱正权, 等. 手术联合替莫唑胺治疗维族与汉族成人恶性胶质瘤的疗效观察［J］. 肿瘤防治研究, 2012, 39（1）: 116-117.

［26］张海红, 刘永飞, 杨慧. 抗肿瘤药物跨血脑屏障治疗胶质瘤的研究进展［J］. 中国药物经济学, 2018, 13（12）: 127-129.

［27］朱明微, 刘鹏飞, 陈耀东, 等. 通过开放血脑肿瘤屏障治疗胶质母细胞瘤［J］. 实用肿瘤杂志, 2020, 35（4）: 371-377.

［28］李国辉. 血脑屏障上 P- 糖蛋白与耐药性癫痫关系的研究进展［J］. 中国实用医药, 2014, 14: 252-254.

［29］Löscher W, Potschka H. Role of multidrug transporters in pharmacoresistance to antiepileptic drugs［J］. J Pharmacol Exp Ther, 2002, 301（1）: 7-14.

第七节 血脑屏障与中医药应用

冰片是一味传统中药，又称龙脑、2-莰醇。冰片脂溶性强、极易透过 BBB，可以促进药物透过 BBB。近年来大量实验发现，冰片可以促进抗肿瘤药物、抗菌药物等多种药物透过 BBB，而且冰片促进药物进入 BBB 的作用非常迅速。重要的是，冰片开放 BBB 的独特之处在于它是生理性的，并不会造成器质性损伤，待冰片浓度下降至阈浓度后大脑屏障结构与通透性又恢复至正常状态。因此，冰片在协同脑部药物吸收方面具有巨大的潜力[1]。

一、不同给药途径冰片 BBB 的透过率

表 1-4 所示为不同给药途径冰片 BBB 的透过率。

表1-4 不同给药途径冰片的BBB透过率

中药（成分）	单次剂量（mg）	研究对象	给药途径	正常生理状态下 BBB 透过率（%）	病理	病理状态下 BBB 透过率（%）
冰片[2]	30.0mg/kg	小鼠	i.v.	79.92%	—	—
冰片[3]	30.0mg/kg	小鼠	i.n.	60.25%	—	—
冰片[4]	30.0mg/kg	小鼠	p.o.	71.38%	—	—

二、冰片对其他药物 BBB 通透率的改变

表 1-5 列举了冰片对其他药物 BBB 通透率的改变。

表1-5 冰片对其他药物BBB通透率的影响

中药（成分）	单次剂量（mg/kg）	研究对象	给药途径	通透性被增加药物			
				名称	单次剂量（mg/kg）	给药途径	BBB 透过率增加（%）
冰片[3]	250	小鼠	i.g.	尼莫地平	2	i.v.	30.10%（AUC）
冰片[4]	400	小鼠	i.g.	天麻素	200	i.g.	26%（C_{max}） 108.84%（AUC）
冰片[5]	200	大鼠	i.g.	京尼平苷	300	i.v.	94.47%（C_{max}） 197.53%（AUC）
冰片[6]	600	小鼠	i.g.	利福平	182	i.g.	155%（C_{max}） 99.75%（AUC）
冰片[7]	300/600	大鼠	i.g.	贯叶金丝桃素	200	i.g.	76.92%~84.62%（C_{max}） 41.30%~42.75%（AUC）
冰片[8]	300	大鼠	i.g.	葛根素	62.5	i.v.	190.65%（AUC）

续表

中药 （成分）	单次剂量 （mg/kg）	研究 对象	给药 途径	通透性被增加药物			
				名称	单次剂量 （mg/kg）	给药 途径	BBB 透过率增加 （%）
冰片[8]	300	大鼠	i.g.	依达拉奉	3.75	i.v.	38.28%（AUC）
冰片[9]	30	大鼠	i.v.	山奈酚	25	i.v.	218.18%（C_{max}） 118.76%（AUC）
冰片[10]	186	大鼠	i.p.	美罗培南	208	i.p.	87.5%（C_{max}） 90.31%（AUC）

注：i.g.，灌胃（intragastrical）；i.n.，鼻内给药（intranasal）；i.p.，腹膜内注射（intraperitoneal）；i.v.，静脉注射（intravenous）。

参考文献

［1］陈忠坚，章媛，郑烨娇，等. 冰片促进药物透过血脑屏障作用的研究进展［J］. 中成药，2019，41（9）：2170-2173.

［2］Zhao JY, Lu Y, Du SY, et al. Comparative pharmacokinetic studies of borneol in mouse plasma and brain by different administrations［J］. J Zhejiang Univ Sci B, 2012, 13（12）: 990-996.

［3］Chun Wu, Qiongfeng Liao, Meicun Yao, et al. Effect of natural borneol on the pharmacokinetics and distribution of nimodipine in mice［J］. Eur J Drug Metab Pharmacokinet, 2014, 39（1）: 17-24.

［4］Zheng Cai, Shixiang Hou, Yuanbo Li, et al. Effect of borneol on the distribution of gastrodin to the brain in mice via oral administration［J］. J Drug Target, 2008, 16（2）: 178-184.

［5］董小平，阮鸣，喻斌，等. 不同剂量冰片对栀子苷在大鼠脑内浓度的影响［J］. 中草药，2012，43（7）：1366-1370.

［6］吴寿荣，程刚，贺云霞，等. 冰片对利福平在小鼠体内分布的影响［J］. 中国药学杂志，2004，39（4）：289-291.

［7］Bin Yu, Ming Ruan, Yong Sun, et al. Effect of borneol and electroacupuncture on the distribution of hyperforin in the rat brain［J］. Neural Regen Res, 2011, 6（24）: 1876-1882.

［8］Li Y, Wang L, Gao C, et al. Pharmacokinetic interaction between puerarin and edaravone, and effect of borneol on the brain distribution kinetics of puerarin in rats［J］. Journal of Pharmacy and Pharmacology, 2010, 62（3）: 360-367.

［9］Zhang Q, Wu D, Wu J, et al. Improved blood-brain barrier distribution: effect of borneol on the brain pharmacokinetics of kaempferol in rats by in vivo microdialysis sampling［J］. Journal of Ethnopharmacol, 2015, 162: 270-277.

［10］Hai-Li Xin, Xin-Rong He, Wei Li, et al. The effect of borneol on the concentration of meropenem in rat brain and blood［J］. Journal of Asian Natural Products Research, 2014, 16（6）: 648-657.

第二章

——————

血胎盘屏障

——————

第一节 胎盘屏障的概述

第二节 胎盘屏障的组织结构

第三节 胎盘屏障通透性及影响因素

第四节 胎盘屏障的生理与病理

第五节 胎盘屏障的调节

第六节 胎盘屏障与药物应用

第七节 胎盘屏障与中医药应用

第八节 胎盘屏障模型的构建

第九节 妊娠常见合并疾病用药选择

第一节　胎盘屏障的概述

胎盘（placenta）是由底蜕膜和丛密绒毛膜紧密结合而构成的一个圆盘结构，两侧分别连接着母体和胎儿。胎盘作为妊娠期人体的重要器官，具有内分泌和屏障功能[1]。

胎盘屏障（placental barrier），是胎儿血与母体血在胎盘内进行物质交换所通过的生物屏障，是由绒毛毛细血管内皮、薄层合体滋养层及两者的基膜构成[2]。胎盘屏障可防止母体内的外源物质，如药物分子等进入胎儿体内对胎儿造成不良影响，然而并非所有药物都不能透过胎盘屏障，某些药物进入胎儿体内可能影响胎儿发育[3]。

参考文献

［1］高英茂，徐昌芬，等. 组织学与胚胎学［M］. 北京：人民卫生出版社，2001：324-325.

［2］邹仲之. 组织学与胚胎学［M］. 北京：人民卫生出版社，2001：240-241.

［3］Levkovitz R，Zaretsky U，Gordon Z，et al. In vitro simulation of placental transport：part Ⅰ. Biological model of the placental barrier［J］. Placenta，2013，34（8）：699-707.

第二节　胎盘屏障的组织结构

一、胎盘屏障的生理结构

1. 胎盘的概述

胎盘（placenta）由胎儿部分的羊膜和叶状绒毛膜及母体部分的底蜕膜共同构成[1]。胎儿面被覆羊膜，呈灰白色，光滑半透明，脐带附于中央或稍偏，脐带动静脉从附着处分支向四周呈放射状分布达胎盘边缘，其分支穿过绒毛膜板，进入绒毛干及其分支。羊膜为一无血管薄层，继续向胎盘边缘延展覆盖绒毛膜的凹面，透过羊膜可见呈放射状走行的脐血管分支。母体面粗糙呈暗红色，为剥脱后的基蜕膜。足月胎儿的胎盘呈盘状，多为圆形或椭圆形，直径16~20cm，厚1~3cm，中央厚，边缘薄。中央部位厚约3cm，平均厚约2.5cm。重450~650g，重约足月儿体重的1/6，可受当时脐带重量和其中残留脐血量影响[1-5]。图2-1所示为胎盘示意图。

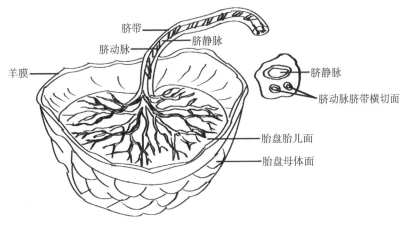

图 2-1 胎盘示意图

2. 胎盘的解剖结构

在胎盘垂直切面上，可见羊膜下方为绒毛膜的结缔组织，脐血管的分支走行其中。绒毛膜板发出 40~60 根绒毛干，绒毛干又发出许多细小绒毛，绒毛干末端以细胞滋养层壳固着于基蜕膜。脐血管的分支沿绒毛干进入绒毛内，形成毛细血管。绒毛干之间为绒毛间隙，有基蜕膜构成的短隔伸入其内，称胎盘隔（placental septum）。胎盘隔将胎盘分隔为 15~30 个胎盘小叶，每个小叶含 1~4 根绒毛干及其分支。在滋养细胞浸入子宫的过程中，子宫螺旋血管破裂，子宫螺旋动脉与子宫静脉的分支直接开口于绒毛间隙，故绒毛间隙内充满母体血液，游离绒毛悬浮于其中，母儿间物质交换在悬浮于母血的绒毛处进行[3-4]。图 2-2 为胎盘解剖结构示意图。

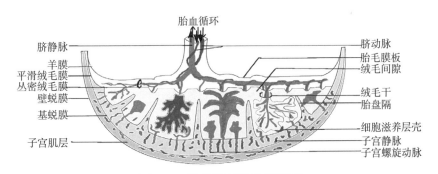

图 2-2 胎盘解剖结构示意图

3. 母胎血流引出胎盘屏障

胎盘内有母体和胎儿两套血液循环，两者的血液在各自的封闭管道内循环，互不相混，但可进行物质交换。妊娠足月胎盘绒毛表面积达 12~14m^2，相当于成人肠道总面积。因此，母儿之间交换面积巨大。母体动脉血从子宫螺旋动脉流入绒毛间隙，在此与绒毛内毛细血管的胎儿血进行物质交换后，由子宫静脉流入母体。胎儿体内含氧量低、代谢废物浓度高的静脉血液经脐动脉及其分支流入绒毛毛细血管，与绒毛间隙内的母体血进行物质交换后，又经脐静脉将含氧量高、营养丰富的血液带回胎儿体内保证胎儿生长发育。胎儿血和母血之间仅隔有一层很薄的结构，称为母胎界面（maternal-fetal interface）、胎盘屏障（placental barrier）或胎盘膜（placenta membrane）。营养物质、代谢物及抗体蛋白等可以选择性定向通过血胎屏障，而细菌及血细胞等则无法通过[3, 5]。

4. 胎盘屏障在不同时期的结构特点

在胎盘发育早期（1~4个月），胎盘膜较厚（约25μm），共由四层组织构成：①绒毛表面合体滋养层；②细胞滋养层及其基膜；③薄层绒毛结缔组织；④绒毛内毛细血管内皮及其基膜。第4个月后，合体滋养层变薄，绒毛的细胞滋养层及血管周围结缔组织逐渐消失，胎盘屏障明显变薄（约2μm），胎血与母血间仅隔以绒毛毛细血管内皮和薄层合体滋养层及两者的基膜，通透性增强，更有利于胎血与母血的物质交换[6]。

5. 胎盘的血供

在人与其他物种的比较研究中，胎盘作为胎儿的呼吸器官与肺相比存在着较大物种差异[7]。

胎盘的母体血供应主要来自子宫两侧的子宫动脉，由此发出弓形支平行进入子宫壁并垂直走向子宫内膜腔，并分支放射状动脉，其下一段分支呈螺旋状，故称螺旋动脉。后者通过基盘进入绒毛间隙，供应绒毛膜的血运，而绒毛处恰是母体与胎儿血循环相接之处，此时的血流极为缓慢，以利氧气和其他物质交换，随后经基盘回至母体静脉系统。在灵长类的研究证实绒毛部位由母体血直接浸浴并包含了胎儿血循环，称为绒毛膜受血胎盘，母体与胎儿间在此部位并无直接血液交汇，且这一部位也正是所谓"胎盘屏障"所在之处。

子宫胎盘的血液循环是一低阻力系统，这主要是因为螺旋动脉缺乏平滑肌而失去收缩能力，而达到极大的扩张。该低阻力循环系统类似于其他解剖学变异如动静脉瘘。当其开放时，心输出量与通过其流量成正比增加。孕期时，心输出量在早孕期间开始增加，接近足月时达高峰，待达到足月时将轻度减低。此种血流动力学改变与妊娠第五、第六周时的母体——胎盘血循环发生一致，螺旋动脉向基盘内的侵蚀也正在此时发生。胎盘内螺旋动脉完全覆盖时约为妊娠第20周。子宫血流足月时达峰值，约为500~700ml/min，而其中85%用于灌注胎盘。

母体用于维持到达绒毛间隙的适当压力梯度［约1.33~4kPa（10~30mmHg），动脉血压应不低于13.3kPa（100mmHg）］。子宫收缩可使绒毛膜间隙压力升至5.3kPa（40mmHg），从而使子宫和绒毛膜间隙血流减低。其对氧合的影响可被绒毛膜间血流所中和，类似于肺的功能残气量的缓冲作用。

在绵羊的最初研究提示，近足月的子宫血管极度扩张使其几乎没有自我调节能力。但随后的研究仍然提出局部血管调节的机制问题。这一点对于任何原因导致的低血压来说，都具有重要意义，因为当灌注压降低时（体位性低血压等）可导致绒毛膜血流量的减低[7]。

6. 胎盘血循环中的胎儿血运

　　胎儿血自两条脐动脉以 8~9.3kPa（60~70mmHg）的压力进入胎盘，分支灌注绒毛叶。较小的血管横贯绒毛膜盘突入绒毛间隙，并形成毛细血管网。血管跨越绒毛膜盘，在胎盘小叶部位终止，其血管壁并入三层胎儿组织结构即毛细血管内皮、绒毛膜间隙和滋养层细胞。胎盘小叶类似无叶树枝，其无数终止点为用于营养和废物交换的毛细血管部，此结构增加了绒小叶间的表面积，使利于物质交换。富含营养物质血液经微小静脉汇集成脐静脉，全部贯通于脐带之中。脐静脉的压力为 1.33~2.7kPa（10~20mmHg）。有研究表明，脐静脉血流可因脐带内脉动产生泵效应而促进其回流，达足月妊娠时其流量约为 120ml/（kg·min）。受孕 16 天后胎儿循环和绒毛膜开始发育，并在受孕后第 12 周完成[7]。

　　胎儿与胎盘的血循环并非无神经支配。否则将缺乏从低氧区域分流血液的神经调节方法。但是，在体外的研究提示，可能由类似于肺部低氧性肺血管收缩机制的局部调节机制来实现，即将单独的绒毛叶暴露于低氧环境时，胎儿血管显示收缩，当恢复正常氧浓度时，此状况则迅速恢复。表明胎儿有能力将低灌注压或低氧区域血流分流至较好的灌注和有氧区域。体外研究还证实，低氧环境可刺激有氧层的生长。图 2-3 为胎盘与胎儿血液循环示意图。

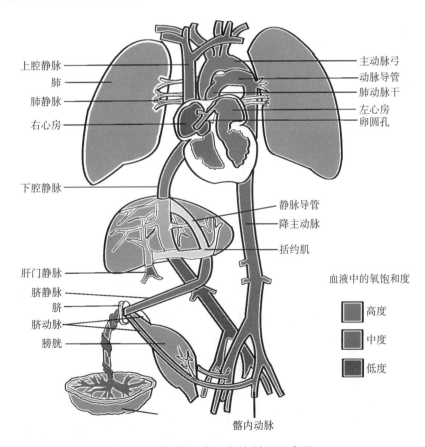

图 2-3　胎盘与胎儿血液循环示意图

二、胎盘屏障的病理结构

1. 前置胎盘

妊娠 28 周以后，胎盘位置低于胎先露部，附着在子宫下段、下缘达到或覆盖宫颈内口称为前置胎盘（placenta previa）。为妊娠晚期阴道流血最常见的原因，也是妊娠期严重并发症之一。国外发病率为 0.3%~0.5%，国内报道为 0.24%~1.57%[1]。

按胎盘下缘与宫颈内口的关系，将前置胎盘分为 4 类[1, 8]：完全性前置胎盘、部分性前置胎盘、边缘性前置胎盘、低置胎盘（图 2-4）。超声特点：胎盘位置较低，附着于子宫下段或覆盖子宫内口，胎先露至膀胱后壁或至骶骨岬的距离增大。

完全性前置胎盘（complete placenta previa）或称中央性前置胎盘（central placenta previa），超声特点：宫颈内口完全被胎盘组织覆盖。横切面时，宫颈上方全部为胎盘回声。

部分性前置胎盘（partial placenta previa）超声特点：宫颈内口被部分胎盘组织所覆盖。部分性前置胎盘只在宫颈口扩张后诊断。

边缘性前置胎盘（marginal placenta previa）超声特点：多切面扫查显示胎盘下缘达子宫颈口，但未超越宫颈内口，子宫颈内口无胎盘组织回声。

低置胎盘（low lying placenta）超声特点：胎盘附着于子宫下段，边缘距宫颈内口 < 2cm，接近但未抵达宫颈内口。

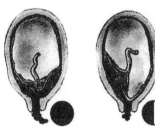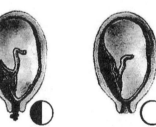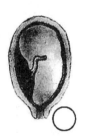

图 2-4　前置胎盘

（1）完全性前置胎盘；（2）部分性前置台盘；（3）边缘性前置胎盘；（4）低置胎盘

（来源：《妇产科学（第九版）》）

2. 胎盘早剥

胎盘早剥（placental abruption）指妊娠 20 周后正常位置的胎盘在胎儿娩出前，部分或全部从子宫壁剥离，发病率约为 1%。可能与血管病变（妊娠期高血压等）、机械性因素（腹部外伤等）、宫腔内压力骤减（未足月胎膜早破等）、其他因素（高龄多产等）。胎盘剥离面积小于 1/3 为轻型，大于为重型[9-10, 1]。

主要病理变化是底蜕膜出血，形成血肿，使该处胎盘从子宫壁分离。B 超下，胎盘剥离早期表现为：胎盘与子宫壁间见边缘粗糙、形态不规则的无回声区，其内可见散在斑点状回声，有时为条带状回声。随着时间的推移，胎盘后方呈不均质团块状高回声，该处胎盘胎儿面突向羊膜腔，CDFI 无明显血流信号。也可表现为胎盘异常增厚，呈不均匀高回声。凝血块突入羊膜腔，可形成羊膜腔内肿块，为重型胎盘早剥的声像。后期，胎盘剥离出血不多自行停止后，胎盘后血肿于数日后逐渐液化，内部呈无回声，与子宫壁分界清楚。血肿机化后，呈不均质高回声团，该处胎盘明显增厚，胎盘的胎儿面可向羊膜腔内膨出[1, 10]。

3. 胎盘植入

胎盘植入（placenta implantation）指胎盘组织不同程度地侵入子宫肌层的一组疾病。大多是因为蜕膜基底层缺乏，蜕膜部分或完全由疏松结缔组织替代。因此，子宫瘢痕、黏膜下肌瘤、子宫下段、残角子宫等部位易发生胎盘植入[10]。多发生于子宫前壁下段，常与子宫内膜创伤、子宫内膜发育不良等因素有关，前次剖宫产史以及前置胎盘为胎盘植入最常见的高危因素[11]。图 2-5 为胎盘植入示意图。

根据胎盘绒毛侵入子宫肌层深度分为：①胎盘粘连（placenta accreta）：绒毛组织仅黏附于子宫肌层表面；②胎盘植入：绒毛组织侵入子宫肌层深处；③穿透性胎盘植入（placenta percreta）：绒毛穿透子宫壁达到子宫浆膜层，甚至侵入宫外盆腔器官。依据植入面积分为完全性和部分性胎盘植入[11-12]。

影像学特点[13]：①产前超声示胎盘内多个不规则血管结构、胎盘后缺乏低回声带，局部子宫肌层变薄或缺失。产后者宫腔内仍见胎盘，局部肌层菲薄或无肌层回声，胎盘与子宫壁界限不清。胎盘粘连中最常见的超声表现为"清除区域丢失"（62.1%）和"桥接血管"（71.4%）；对于植入性胎盘，"清除区域缺失"（84.6%）和"胎盘下血管过度增生"（60%）更多见；穿透性胎盘最常见"胎盘腔隙"（82.4%）和"胎盘下血管过度增生"（54.5%）。②MRI 预测胎盘植入征象为：子宫凸向膀胱，胎盘内信号强度不均匀，T2 加权像存在胎盘内条索影，胎盘血液供应异常。预测敏感性为 82%（95%CI：77%~88%），特异性为 88%（95%CI：81%~94%）。③超过一半的胎盘植入发病的重要独立危险因素为前置胎盘。

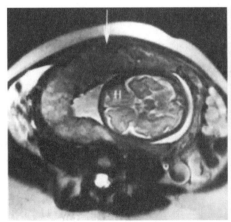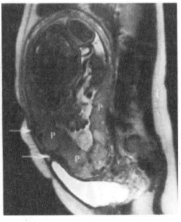

图 2-5 胎盘植入示意图

三、胎盘内部组织结构的病变

1. 胎盘局灶性无回声或低回声病变

胎盘中母体和胎儿循环相互作用，产生一些肉眼可见的病变，如绒毛膜下纤维蛋白沉积、绒毛间血栓形成、绒毛周围纤维蛋白沉积等，都是常见的。所有这些病变均含有数目不等的纤维蛋白和血，因此超声显示为低回声或无回声。

（1）绒毛周围纤维蛋白沉积　主因血液瘀滞和堆积。超声特点为：因病灶周围的绒毛膜被挤压，在超声下可见高回声边缘围绕这些病变。无临床意义。

（2）胎盘囊肿　超声扫查胎盘时，特别是在晚期妊娠阶段，表现为囊肿的绒毛膜下病变，大多数为良性，充满黏性物质。超声特点为：产前超声显示无回声区，呈圆形或椭圆形。多数直径5~10mm。位于胎盘组织内的囊肿为胎盘隔囊肿，位于胎盘胎儿面的囊肿称为绒毛膜下囊肿。临床意义极小，只有较大囊肿（＞4.5cm）可引起胎儿并发症[14]。

2. 胎盘钙化

随着孕周的增加，胎盘不断成熟和钙化。在妊娠37周前胎盘内很少看到显著钙化，但妊娠40周及以上，就有大约20%的胎盘有广泛钙化。根据绒毛膜板、胎盘实质、基底膜3个部分的改变，可分为四级：①0级，实质回声均匀，绒毛膜板无凹陷；②I级，实质内见细小光点，绒毛膜板波浪状；③Ⅱ级，不均光点和散在钙化，绒毛膜板切迹深入胎盘实质，但未达基底层；④Ⅲ级，大片不规则钙化伴声影，绒毛膜板凹陷深入基板并勾勒出胎盘母面绒毛小叶。

通常胎盘分级的超声表现和胎儿成熟度之间密切相关。在晚期妊娠仍表现为0级或I级，即意味着胎盘成熟障碍，这与胎儿宫内发育迟缓和（或）吸烟、慢性高血压、系统性红斑狼疮、糖尿病和其他血管病变有关。妊娠37周前的Ⅲ级即是胎盘过早老化[14]。

3. 胎盘梗死

胎盘梗死是一种由绒毛内血栓引起的血管病变，产前诊断率只有约10%。此病变常见且临床意义小，较小病变可能是生理性的。较大梗死可引起母胎血流供给障碍甚至因胎儿血液进入母体循环，有引发同种免疫的可能。新鲜梗死灶肉眼检查呈暗红色，质较硬。镜下表现为绒毛密集，绒毛间隙消失，绒毛血管明显充血。陈旧性梗死灶大体检查呈灰白色，镜下表现为"鬼影"绒毛。超声特点为：超声图像上可显示为数厘米大小，圆形，无回声[14]。

参考文献

[1] 谢幸，孔北华，段涛. 妇产科学（第9版）[M]. 北京：人民卫生出版社，2018：34-37，147-153.

[2] 常青，刘兴会，邓黎. 助产理论与实践 [M]. 北京：人民军医出版社，2015：

46-47.

［3］申社林，熊水香，叶常青. 正常人体结构［M］. 武汉：华中科技大学出版社，2016：277-279.

［4］段斐，任明姬. 组织学与胚胎学［M］. 北京：中国医药科技出版社，2016：193-194.

［5］张淑秋，王建新. 生物药剂学与药物动力学［M］. 北京：中国医药科技出版社，2016：112-114.

［6］王运登，胡殿宇. 解剖生理学［M］. 郑州：郑州大学出版社，2014：195-198.

［7］李仲廉，邓乃封. 妇产科麻醉学［M］. 天津：天津科学技术出版社，2001：260-264.

［8］李新. 妇产科疾病专家经典处方第2版［M］. 北京：人民军医出版社，2014：42.

［9］柳韦华，刘晓英，王爱华. 妇产科护理学［M］. 武汉：华中科技大学出版社，2017：119-120.

［10］侯秀昆. 超声医学高级医师进阶［M］. 北京：中国协和医科大学出版社，2016：392-394.

［11］中华医学会围产医学分会，中华医学会妇产科学分会产科学组. 胎盘植入诊治指南（2015）［J］. 中华妇产科杂志，2015，50（12）：970-972.

［12］朱方玉，漆洪波. 2018 FIGO 胎盘植入性疾病指南解读［J］. 中国实用妇科与产科杂志，2018，34（12）：1353-1359.

［13］全冠民，董江宁. 轻松学习生殖系统影像诊断［M］. 北京：人民军医出版社，2015：87.

［14］邓学东. 产前超声诊断与鉴别诊断［M］. 北京：人民军医出版社，2013：294-296.

第三节　胎盘屏障通透性及影响因素

胎盘是母胎间物质交换的重要通道，其特殊的屏障结构可使营养物质及抗体蛋白等母体内源性大分子选择性进入胎儿体内，将有害物质隔离，从而保证胎儿内环境的稳定。

一、胎盘转运的机制

胎盘转运包括如下几种机制：

1. 简单扩散

简单扩散是由浓度梯度和电荷梯度驱动的溶质被动转移，不需要载体，不消耗能量。物质通过质膜从高浓度扩散至低浓度，转运效率取决于分子特性。例如，呼吸性气体的亲脂性分子如 O_2、CO_2。简单扩散也是药物通过胎盘转运的主要方式。

与药物相对分子的大小、解离度及脂溶性关系密切。一般来说，分子量较小、脂溶性较高而解离度较低的药物较易通过胎盘。

2. 通道

这些蛋白在质膜上形成充满水的孔道，离子经这些孔道顺电化学梯度进行扩散。带电荷的亲水性非脂溶性物质可以经此途径转运。例如：水通道蛋白是一种用于转运水分子和其他小分子的通道。

3. 易化扩散

通过细胞膜上载体蛋白转运的方式。物质通过质膜从高浓度扩散至低浓度，需要载体蛋白，不消耗代谢能量。例如，葡萄糖是经易化 GLUT 转运蛋白转运的。

4. 主动转运

原发性主动转运利用 ATP 供能，逆梯度转运溶质，如 Na^+，K^+-ATP 酶和 $Ca^{2+}/$ATP 酶。继发性主动转运利用原发性主动转运系统在细胞两侧产生的浓度梯度进行转运，如 Na^+– 氨基酸协同转运和 Ca^{2+}/Na^+ 交换蛋白。已知人胎盘中存在转运 ATP 酶，包括位于微绒毛和基底膜上的 Na^+：K^+ 泵（Na^+，K^+-ATP 酶），以及位于基底膜上的高亲和力 $Ca^{2+}/$ATP 酶。

5. 外排蛋白

胎盘合胞体滋养层细胞中表达多种外排蛋白，多位于胎盘合胞体滋养层的刷状绒毛膜上（apical membrane，也称母体侧），如 ATP 结合盒转运体（ATP-binding cassette transporters，ABC）、P- 糖蛋白（P-glycoprotein，P-gp）、乳腺癌耐药蛋白（breast cancer resistance protein，BCRP）以及多药耐药相关蛋白（multidrug resistance-associated proteins，MRPs）。ABC 转运体的底物谱广，包括许多外源性化合物以及类固醇等内源性化合物，逆向转运透过血胎屏障的药物，保护胎儿免遭外源性物质的侵害。黄曲霉毒素 B1- 谷胱甘肽偶联物已经被证明是 ABCC/MRP 转运蛋白的底物。胎盘中还存在一组溶质运载转运体（solute carrier，SLC），主要包括有机阳离子转运体（organic cation transporters，OCTs）、有机阴离子转运体（organic anion transporters，OATs）、肉碱/有机阳离子转运体（carnitine/organic cation transporters，OCTNs）等。OCTN1 和 OCTN2 被发现位于合胞体滋养层的刷状绒毛膜上，可介导乙酰胆碱、左旋肉碱等物质的跨胎盘转运[1]。关于胎盘转运体，以及它们在人类胎盘中的作用，甚至定位的数据仍然有限，有待进一步研究。

6. 胞吞和胞吐作用

胞吞作用时，细胞外液包裹细胞外物质形成囊泡随胞膜凹陷进入细胞。胞吐与上述过程相反，即囊泡与细胞膜融合后排出其内容物。例如大分子蛋白质、免疫球蛋白等。

二、胎盘对物质的透过性

胎盘是母体和胎儿间物质交换的屏障。胎儿发育所需的各种物质包括氧气、水、电解质、葡萄糖、激素和抗体都必须通过胎盘进行转运，而胎儿的代谢废物如二氧化碳和尿素等也是通过胎盘清除回母体。

气体交换：O_2 和 CO_2 均是亲脂性分子，经简单扩散通过胎盘。胎盘对氧和二氧化碳具有较高的通透性，血流量是呼吸气体通过这一组织进行交换的限速步骤。气体分压和母胎血红蛋白对氧气亲和力的差异是决定交换速率的两个重要因素。一些疾病状态，如心功能不全、贫血、肺功能不全、子痫前期等，母血 PO_2 降低，胎儿获得 O_2 明显不足，容易发生胎儿宫内受限或胎儿窘迫。

葡萄糖转运：葡萄糖是胎儿氧化代谢的主要底物，以易化扩散方式通过胎盘。在妊娠晚期以前，胎盘本身不能产生足量的葡萄糖，必须摄取母体葡萄糖以合成糖原。GLUT 家族的成员可促进葡萄糖转运，目前在哺乳类体内发现的 5 种葡萄糖转运蛋白（GLU1-5）中，两种（GLU2 和 GLU3）存在于胎盘。正常妊娠处于胰岛素抵抗状态，以增加胎儿对葡萄糖的利用。妊娠合并糖尿病时，胰岛素抵抗加重，母体可能出现高血糖，导致胎儿高血糖[2]。

氨基酸转运：胎儿需依赖胎盘转运氨基酸来进行生长所需的蛋白质合成。氨基酸以需要消耗能量的逆浓度差的主动转运通过胎盘。滋养层细胞微绒毛膜和基底膜都存在氨基酸转运蛋白可以是钠依赖性的或非钠依赖性的，具体取决于离子底物的特性。ATP 生成抑制剂可以阻断氨基酸的跨胎盘转运。

胎盘在向胎儿转运氨基酸中起关键作用。其转运涉及 3 个步骤：①经微绒毛膜从母体循环摄取氨基酸；②经滋养细胞胞质转运；③以及跨基底膜转运至脐带循环。滋养层细胞内的氨基酸浓度比母体侧和胎儿侧血浆都高，因此氨基酸由母体血浆通过滋养层细胞微绒毛刷状缘向细胞内的转运是一个逆浓度差的主动转运过程，而由滋养层细胞基底膜向绒毛小叶间质的转运为扩散过程，但氨基酸由绒毛小叶间质向胎儿血浆的转运性质目前尚不清楚[3]。

脂类转运：脂类一般不能直接通过胎盘屏障，必须先在胎盘屏障中分解，进入胎儿体内再重新合成。胎盘可高效摄取脂肪和转运脂肪酸。胎盘的母体面存在水解甘油三酯的脂蛋白脂酶，可以将甘油三酯水解为甘油和游离脂肪酸，胎儿由母体获得的脂肪酸大部分来源于游离脂肪酸，转运到胎儿侧的游离脂肪酸迅速在肝合成甘油三酯，但甘油三酯本身既不能由母体侧向胎儿侧转运，也不能由胎儿侧向母体侧转运。

脂肪酸是胎儿发育的必需物质，既作为一种能量来源，也作为一些重要生物活性化合物的前体，如前列腺素和血栓素。脂肪酸是以简单扩散的形式从母体侧向胎儿侧转运，母体脂肪酸向胎儿血液转运的量取决于胎盘两侧的浓度差。维生素 A、维生素 D、维生素 E、维生素 K 等脂溶性维生素主要以简单扩散方式通过胎盘屏障。维生素 A 先以胡萝卜素的形式进入胚体，再转化成维生素 A。胎儿血中的水溶性维生素 B 和 C 浓度高于母血，故多以主动运输方式通过胎盘屏障。

蛋白质转运：除了免疫球蛋白 IgG 和视黄醇结合蛋白外，胎盘对其他蛋白质和大分子物质几乎不通透。受体介导的内吞过程是 IgG 通过胎盘进入胎儿体内的第一步。滋养层细胞的微绒毛膜存在 Fc 受体，可以识别 IgG 的 Cr2 区域。IgG 被滋养层细胞微绒毛膜内吞后，由基底膜通过出胞方式排出细胞，然后再由毛细血管的内皮细胞摄取。毛细血管内皮细胞对 IgG 的摄取也是通过 Fc 受体介导的内吞过程。

药物转运：药物通过胎盘屏障的方式和速度取决于药物的理化特性[4]。大多数药物以简单扩散通过胎盘，但也可能涉及上述胎盘转运的任何机制。质膜载体、生物转化酶和外排蛋白也可能发挥一定作用。通常脂溶性越大、离子化程度越低的药物越容易进入胎儿体内（如硫喷妥、磺胺类及多数生物碱等）；而脂溶性小、离子化程度高的药物（如琥珀酸胆碱、新斯的明等季铵盐）则难以透过血胎屏障。药物的血浆蛋白结合率也能影响胎盘中药物的透入。当药物在母体与血浆蛋白结合增多，游离型药物减少，进入胎儿药物则减少，如磺胺、巴比妥，反之可增多。

电解质转运：钾、钠和镁大部分以简单扩散方式通过胎盘屏障，但当母体缺钾时，钾的交换方式则为主动运输，以使胎儿体内保证正常钾浓度。钙、磷、碘、铁大都是以主动运输方式单方向地从母体血向胎儿血转运，以保证胎儿正常生长发育。

三、影响物质胎盘透过性的因素

影响胎盘物质转运的因素很多，包括物质因素如分子量大小、离子化程度、脂溶性和蛋白结合率；胎盘因素如胎盘结构功能、胎盘血流量、胎盘代谢、胎盘分泌的激素；母胎因素如胎儿对物质的需求以及母体因素如营养状况和疾病等[5]。另外，外排蛋白在胎盘中的表达并非一成不变，它们可能会随着胎儿的发育而变化，或受某些生理病理因素及药物的调控，从而影响转运体对物质的输送。

1.物质本身因素

（1）相对分子量　相对分子量小于 500 的物质较易通过胎盘，超过 1000，则通过的可能性很小。但某些分子量较大的物质如维生素、氨基酸等可通过主动转运等进入胎儿体内。

（2）药物的脂溶性和解离度　脂溶性高的药物易通过胎盘进入胎儿体内，如雌三醇及其脂溶性代谢物可迅速通过胎盘，若与葡萄糖醛酸结合成非脂溶性物质后则难以通过胎盘。脂溶性低的药物如季铵盐，筒箭毒碱等则难进入胎盘。

物质的解离度也可影响其通过胎盘的程度，因为药物的非解离部分脂溶性高，而解离时脂溶性低。酸性或碱性药的解离度又与体液的 pH 和药物本身的 pH 有密切关系。胎盘血液的 pH 较为恒定，因此，药物本身的 pKa 高低就成为能否通过胎盘屏障的决定性因素。例如，安替比林和硫喷妥钠在体液生理性 pH 时很少解离，故能迅速通过胎盘，而高 pKa 的有机碱和低 pKa 的有机酸在生理 pH 时多数解离，故难于通过胎盘。胎儿血 pH 通常较母血 pH 低 0.1~0.15，血 pH 间的梯度差对药物在胎盘两侧的转运和分布产生一定影响。

（3）蛋白结合率 药物与血浆蛋白结合后形成大分子物质，可妨碍药物通过胎盘。当药物在母体血浆中结合型增多时，则进入胎儿的药物减少，反之，母血中游离型药物浓度增加，则进入胎儿血中的药物可增多。

2. 胎盘因素

（1）胎盘的结构 妊娠 36 周前，人类胎盘的细胞数和交换表面积在不断增加，胎盘由生长期进入成熟期，直到妊娠足月。妊娠晚期胎盘物质交换的实际面积下降，但胎盘屏障厚度却变薄。妊娠晚期胎盘的结构变化，可以使羊的胎盘某些物质转运如葡萄糖增加约 5 倍。头孢唑林足月时的胎儿血清浓度约 2 倍于孕 5~12 周时的胎儿血清浓度。

（2）胎盘血流 妊娠晚期，母体血容量、心输出量、子宫/胎盘血流量增加了 35%~40%，而子宫/胎盘血流量可以达到心输出量的 25% 左右。此外子宫/胎盘血流也发生了重新分布，胎盘小叶的血流量占子宫/胎盘血流量的 90%，而子宫平滑肌和内膜的血流量只占其中很小一部分。妊娠期子宫/胎盘血流量的增加和血液重新分配，与胎盘分泌的一些激素息息相关。如雌激素通过促进胎盘血管的增生、胎盘一氧化氮的合成和肾素 – 血管紧张素 – 醛固酮的活性，扩张胎盘血管和增加血容量。胎盘和胎膜合成的前列环素、一氧化氮、CRH、尿皮素、心房钠尿肽、PTHrP 也在扩张胎盘血管中起着非常重要的作用。

（3）胎盘代谢 胎盘内存在着具有氧化、还原、水解和结合等反应的酶系统。其中以水解和还原反应最为活跃[6]。许多内源性和外源性活性物质如肾上腺素、去甲肾上腺素、组胺、5- 羟色胺、乙酸胆碱和多肽类激素如胰岛素、催产素、加压素和血管紧张素等均可经胎盘代谢。与硫酸结合的雌激素也能通过胎盘，但胎盘可水解雌激素的硫酸结合物，使雌激素易由胎盘转移至母体。

（4）胎盘激素 胎盘分泌的激素除了影响子宫/胎盘的血流量外，有些激素还直接影响营养物质的跨胎盘转运[7]。胎盘分泌的人胎盘生乳素（hPL）为诱导母体妊娠期物质代谢适应性变化的主要激素，hPL 除了诱导胰岛素的分泌外，还降低一些组织对胰岛素的敏感性。这样可以降低母体对葡萄糖的利用，保证胎儿对葡萄糖的需要，hPL 还促进母体脂肪组织的分解，以便能量不足时，为胎儿提供脂肪酸、酮体等。胎盘合成的乙酰胆碱的释放与氨基酸的主动转运相偶联，先兆子痫病人由于胎盘组织乙酰胆碱的释放减少，由母体侧向胎儿侧氨基酸转运大大减少。除了以上胎盘激素外，胎盘分泌的变异生长激素、瘦素和胰岛素样生长因子也都与胎儿的生长发育有关。

（5）胎盘循环动力学 母体循环：凡能影响子宫血流量和母血在胎盘中流量的因素均可影响药物的胎盘转运。例如，某些血管活性物质儿茶酚胺、血管紧张素 II 等可降低子宫血流量；低氧血症、低酸血症可减少母体胎盘血流量；先兆子痫和高血压可致子宫胎盘血流障碍，结果均可降低药物的胎盘转运。相反，继发于肾病综合征或肝炎的低蛋白血症，可使母体循环中游离型药物浓度增加而增加药物的胎盘转运。

胎儿循环：胎儿的循环状况也可明显影响药物的胎盘转运。任何能影响胎儿循环功能的因素都可显著地改变进入胎儿组织的药物浓度和进出胎儿循环的药物比率。例如，中枢抑制药可使胎儿心率减慢，血管阻力下降等，结果可改变药物的胎盘转运程度。

3. 胎儿因素及母体因素

（1）胎儿需求 随着胎儿在子宫内的迅速生长，对营养物质和氧气的需求迅速增加，迫使胎盘的物质转运量增加以满足胎儿的生长需求。双胞胎妊娠时，胎盘的物质转运量进一步增加。

（2）母体营养状态 动物实验发现，母体禁食时，母体和胎儿血液的葡萄糖水平都显著下降，母体血液葡萄糖浓度与胎儿血液的葡萄糖浓度的差值减小，葡萄糖的跨胎盘转运减少了近50.0%。禁食时由于母体酮体水平的增加，胎盘对酮体的转运增加。动物实验还发现，母体营养不良不仅通过减少营养物质的跨胎盘转运量和减少胎盘的血流量影响胎儿生长发育，而且还使胎盘的糖皮质激素代谢酶的表达和活性降低，导致母体糖皮质激素过多进入胎儿体内，抑制胎儿的生长发育。

（3）母体疾病 糖尿病孕妇的胎盘中，绒毛小叶增多，胎盘的物质交换表面积增加。由于糖尿病孕妇血糖水平一般高于正常值，因此葡萄糖的跨胎盘转运量也增加，胎儿血液的葡萄糖和胰岛素水平也因此相继增加。

孕妇原发性高血压和妊娠诱导的妊娠期高血压综合征、先兆子痫，由于子宫血管的挛缩，胎盘母体侧的血流量明显减少，胎盘也随之出现一些缺血性的结构变化，胎儿出现缺氧、缺乏营养物质等情况，因此经常发生宫内发育迟缓、死胎和新生儿死亡等。

4. 转运体表达

（1）生理病理因素 多种内源性因素以及妊娠时间可影响胎盘中转运体的表达。多项研究表明，妊娠早期胎盘中P-gp的表达量比足月高，胎盘中P-gp的mRNA及蛋白水平随妊娠进行而降低[8]。妊娠过程中这些转运体表达水平的变化可能与某些内源性因素有关，如母体血中的激素，或胎盘分泌的雌激素、糖皮质激素等。早期胎盘的血管网络还未完全形成，组织中氧含量较低，也可能影响转运体的表达。缺氧也会对胎盘中多种转运体的表达产生影响[9]。

（2）病理因素及药物 许多与妊娠相关的疾病及某些药物也会影响胎盘中转运体的表达。如：雌二醇可显著诱导人原代滋养细胞中MDR1和BCRP mRNA及蛋白表达，孕激素只对MDR1mRNA和蛋白产物P-gp的表达有诱导作用。

参考文献

[1] Tomi M, Nishimura T, Nakashima E. Mother-to-fetus transfer of antiviral drugs and the involvement of transporters at the placental barrier [J]. J Pharm Sci, 2011, 100: 3708-3718.

[2] Illsley NP1. Glucose transporters in the human placenta [J]. Placenta, 2000, 21 (1): 14–22.

[3] Kanai Y1, Endou H, et al. Functional properties of multispecific amino acid transporters and their implications to transporter-mediated toxicity [J]. J Toxicol Sci, 2003, 28 (1): 1–17.

[4] Vähäkangas K, Myllynen P. Drug transporters in the human blood-placental barrier [J]. Br J Pharmacol, 2009, 158 (3): 665–78.

[5] 孙谷韵, 吴晖, 张峻. 人类胎盘药物透过性实验的研究进展 [J]. 中国药理学与毒理学杂志, 2011, 25 (3): 327–329.

[6] Syme M, Paxton J, Keelan J. Drug transfer and metabolism by the human placenta [J]. Clin Pharma cokinet, 2004, 43: 487–514.

[7] Anthony RV1, Pratt SL, Liang R, et al. Placental-fetal hormonal interactions: impact on fetal growth [J]. J Anim Sci, 1995, 73 (6): 1861–1871.

[8] Sun M1, Kingdom J, Baczyk D, et al. Expression of the multidrug resistance P-glycoprotein, (ABCB1 glycoprotein) in the human placenta decreases with advancing gestation [J]. Placenta, 2006, 27: 602–609.

[9] Javam M, Audette MC, Iqbal M, et al. Effect of oxygen on multidrug resistance in term human placenta [J]. Placenta, 2014, 35: 324–330.

第四节 胎盘屏障的生理与病理

一、胎盘屏障的生理功能

胎盘作为母胎界面，是妊娠期间由胚膜和母体子宫内膜联合长成的器官，附着于子宫壁上并通过脐带和胎儿相连，具有多个重要作用：防止对胎儿的同种异体排斥反应，能够进行呼吸气体交换，运输营养物质，排泄胎儿代谢废物以及分泌肽类和甾体激素。

胎盘的生物屏障功能，使得母胎之间保持相对独立。通过胎儿胎盘循环、子宫胎盘循环及通过两个循环间的屏障所进行的物质交换，有赖于母体和胎儿两套循环系统的建立、适应及保持完整。胎盘有母体和胎儿两套血液循环，两者的血液在各自封闭管道内循环，互不混合，但可进行物质交换。母体动脉血携带氧及营养物质经子宫螺旋动脉开口流入绒毛间隙，经绒毛内毛细血管吸收后由脐静脉带入胎儿体内。胎儿体内的代谢物及二氧化碳则由脐动脉经绒毛内毛细血管排入绒毛间隙，再经子宫静脉开口回流入母体。物质交换时，胎儿血液和母体血液之间只隔了一层很薄的结构，称为胎盘膜或胎盘屏障（ placental barrier ）[1]。

营养物质、代谢物及抗体蛋白等可以选择性定向通过胎盘屏障，而细菌及血细胞等则无法通过，但某些病毒可能透过胎盘屏障[2]。在胎盘发育早期（1~4个月），胎盘屏障较厚（约25μm），共有4层组织构成：①绒毛表面合体滋养层；②细胞滋养层及其基膜；③绒毛中轴结缔组织；④绒毛内毛细血管内皮及其基膜。第4个月后，个体滋养层变薄，绒毛的细胞滋养层及血管周围结缔组织逐渐消失，胎盘屏障明显变薄（约2μm），通透性增强，从而显著提高母体与胎儿血液之间的物质交换速率。

1. 胎盘屏障的物质转运[3]

营养物质和溶质经胎盘有效转移是胎儿正常生长和发育的必需条件。胎盘特殊的屏障结构可使营养物质及抗体蛋白等母体内源性大分子选择性进入胎儿体内，而将有害物质隔离，从而保证胎儿内环境的稳定。胎盘合体滋养细胞层是母体血流和胎儿间营养及气体交换的主要场所。简单扩散是由浓度梯度和电荷梯度驱动的溶质被动转移。所有溶质通过扩散来转移，但其相对的转运效率取决于分子特性。例如，诸如呼吸性气体的亲脂性分子很容易通过简单扩散来进行交换。氧和二氧化碳分子均是亲脂性分子，经简单扩散通过胎盘。胎盘屏障对氧和二氧化碳具有较高的通透性，因此，血流量是呼吸气体通过这一组织进行交换的限速步骤。气体分压和母胎血红蛋白对氧气亲和力的差异是决定交换速率的两个重要因素。

2. 胎盘屏障的转运系统

（1）跨细胞转运　这一类型的转运需利用合体滋养细胞的微绒毛或基底膜上的转运蛋白。转运蛋白包括：

通道蛋白：蛋白在质膜上形成充满水的孔道，离子经这些孔道顺电化学梯度进行扩散。带电荷的亲水性非脂溶性物质可以经此途径转运。水通道蛋白是一种用于转运水分子和其他小分子的通道，对胎儿发育必不可少。

易化扩散蛋白：这些转运蛋白是可饱和的载体蛋白，不消耗代谢能量。例如，胎儿氧化代谢的主要底物——葡萄糖，是经易化GLUT转运蛋白转运的。在妊娠晚期以前，胎盘本身不能产生足量的葡萄糖，必须摄取母体葡萄糖以合成糖原。GLUT家族的成员可促进葡萄糖转运，GLUT1是人滋养细胞中大量表达的亚型。正常妊娠处于胰岛素抵抗状态，以增加胎儿对葡萄糖的利用。妊娠合并糖尿病时，胰岛素抵抗加重，母体可能出现高血糖，导致胎儿高血糖。胎儿高血糖可引起胰岛素、IGF-1和瘦素的产生增加，刺激胎儿胎盘过度生长。

载体介导的主动转运蛋白：原发性主动转运利用ATP供能，逆梯度转运溶质，如Na^+，K^+-ATP酶和Ca^{2+}/ATP酶。继发性主动转运利用原发性主动转运系统在细胞两侧产生的浓度梯度进行转运，如Na^+-氨基酸协同转运和Ca^{2+}/Na^+交换蛋白。已知人胎盘中存在转运ATP酶，包括位于微绒毛和基底膜上的Na^+：K^+泵（Na^+，K^+-ATP酶），以及位于基底膜上的高亲和力Ca^{2+}/ATP酶。

（2）氨基酸转运　胎儿需依赖胎盘转运氨基酸来进行生长所需的蛋白质合成。

蛋白质降解和互相转化为中间产物用于合成葡萄糖或酮体。胎盘在向胎儿转运氨基酸中起关键作用。其转运涉及 3 个步骤：经微绒毛膜从母体循环摄取氨基酸，经滋养细胞胞质转运，以及跨基底膜转运至脐带循环。滋养细胞内的转运系统可以是钠依赖性的或非钠依赖性的，具体取决于离子底物的特性。并非所有氨基酸的转运都相同，在妊娠合并胎儿生长受限时，其转运可受损。

（3）脂肪酸转运　脂肪酸是胎儿发育的必需物质，既作为一种能量来源，也作为一些重要生物活性化合物的前体，如前列腺素和血栓素。胎盘可高效摄取脂肪和转运脂肪酸。其转运涉及到将甘油三酯（来源于母体脂肪组织）分解为游离脂肪酸和甘油，随后与胎儿面细胞内产生的甘油磷酸发生再酯化。这一转换过程由脂肪酶活性介导。

（4）免疫球蛋白 G 转运　部分蛋白质可经胎盘转运。母体抗体容易经胎盘转运给胎儿，使其具有免疫力。从中期妊娠的初期开始，胎儿血内的免疫球蛋白 G（Immunoglobulin G，IgG）浓度增加，而大部分抗体会在晚期妊娠时获得。IgG 通过 Fc 受体（FcRn）跨合体滋养细胞转运。

（5）蛋白质的吞饮作用　胞吞作用指细胞外液包裹细胞外物质形成囊泡随胞膜凹陷进入细胞。胞吐作用指囊泡与细胞膜融合后排出其内容物，与胞吞过程是相反的。该过程可以由受体介导，通过溶质和胞膜上受体间的特异性相互作用而触发。

有研究发现，在感染 H5N1 流感病毒的女性胎盘中，在 Hofbauer 细胞（胎儿巨噬细胞）和细胞滋养细胞中发现了病毒抗原和序列，但在合体滋养细胞中没有[2]。RT-PCR 结果表明病毒在胎盘中复制。此外，原位杂交、免疫组织化学（Immunohistochemistry，IHC）和实时逆转录聚合酶链反应（reverse transcription-polymerase chain reaction，RT-PCR）证实了胎儿的感染，证明了病毒在母体间是垂直传播的。病毒经胎盘传播可能通过类似于巨细胞病毒传播的机制发生，巨细胞病毒也被称为主要感染细胞滋养细胞和 Hofbauer 细胞的病毒。传播可能通过跨合体滋养细胞的转胞吞作用发生到绒毛膜绒毛中的细胞滋养细胞，或者在接触母血后病毒可感染子宫壁内的侵袭性细胞滋养细胞。这些受感染的细胞随后会通过细胞柱将病毒传播到锚定的绒毛膜绒毛。然后病毒可能会传染给 Hofbauer 细胞，Hofbauer 细胞会进入胎儿循环并携带病毒到胎儿体内。

（6）其他机制　溶剂拖曳：溶剂拖曳是指溶质和营养物质随水的运动一同转运（整体流动）。已有研究在静水压改变对人胎盘叶灌注的影响中证实有整体流动。

3. 胎盘的代谢和内分泌功能

胎盘的代谢和内分泌功能必须受到严格控制以确保维持健康的妊娠。胎盘参与糖原、胆固醇和蛋白质的代谢，为发育中的胎儿提供能量来源。胎盘不受神经支配，因此母体和胎儿在胎盘间的任何交流必须有体液物质参与。胎盘分泌的信号分子可通过自分泌和旁分泌调控在局部发挥作用。胎盘也是重要的内分泌器官，负责向胎儿循环和母体循环中释放激素。胎盘产生的激素可以分为肽类和甾体激素，前者包括人绒毛促性腺激素（hCG）、人胎盘生乳素（hPL）、细胞因子、生长激素（GH）、胰岛素样生长因子（IGF）、促肾上腺皮质激素释放激素（CRH）、血管内皮细胞生长因子（VEGF）、胎盘生长因子（PIGF）；甾体激素则包括雌激素、黄体酮和糖皮质激素。

二、胎盘屏障的功能障碍

胎盘的发育是一个高度调控过程，胎盘的病变可能由循环系统建立、适应过程中的任何一步差错导致，影响胎儿宫内的生长发育。胎盘异常发育会伴随发生在胎盘绒毛发育的全过程的不同时期。从孕早期开始的妊娠各阶段，伴随着胚胎发育，胎盘异常发育是导致临床不良结局（葡萄胎、流产、早产、胎儿生长受限、妊娠高血压疾病）的原因，并且早于临床症状出现。

1. 妊娠高血压疾病[3]

妊娠高血压疾病胎盘组织形态学异常发生时间在妊娠 14~20 周。胎盘绒毛滋养细胞发育障碍发生在胎盘胎儿部分（表现在绒毛血管形成异常）及胎盘母体部分（表现在子宫肌层段螺旋动脉生理性改变失败）。胎盘组织形态学的异常导致了胎盘功能的异常，即由于绒毛血管发育异常导致了胎盘循环异常和物质及氧气交换下降。

在妊娠高血压疾病状态下，存在不同程度的胎盘绒毛滋养细胞发育障碍，一方面表现在缺少成熟的三级绒毛干动脉及含有血管合体膜的终末绒毛，使胎儿胎盘血流量减少和母儿血液交换面积减少，即胎儿胎盘循环的阻力增加和交换能力下降；另一方面，也表现在滋养细胞对子宫肌层螺旋动脉浸润能力下降，使二次迁移失败，即子宫胎盘循环阻力增加，从而引起以胎儿胎盘循环异常为主、子宫胎盘循环异常为次的胎盘缺血。妊娠高血压疾病时的胎盘组织形态学改变与正常妊娠胎盘之间差别是数量上的差别，如终末绒毛内血管数量、血管合体膜绒毛数量、合体结节绒毛数量等。数量的差异，导致了妊娠高血压疾病时复杂的临床表现。胎盘绒毛滋养细胞发育异常的时间与程度的不同，导致临床表现的多样性，如发病早或晚、轻或重、缓或急。

2. 子痫前期和胎儿生长受限[4]

子痫前期的病理生理学可能同时涉及母亲和胎儿/胎盘因素。妊娠早期胎盘血管发育异常可能导致胎盘相对灌注不足/缺氧/缺血，继而导致抗血管生成因子释放至母亲血液循环中，因此改变母亲全身的内皮功能并导致高血压和该病的其他表现（血液系统、神经系统、心脏、肺、肾脏和肝脏的功能障碍）。然而，目前仍不清楚胎盘发育异常及后续级联事件的触发因素。

子痫前期和胎儿生长受限（intrauterine growth retardation，IUGR）均与血管内 EVT 侵入缺陷有关，即螺旋动脉未重铸或重铸不良，导致妊娠时缺乏螺旋动脉的正常生理适应，减少了进入绒毛间隙的血流，引起相对缺氧/缺血。然而，子痫前期时，间质 EVT 密度无改变。正常妊娠时仅极少的 EVT 凋亡，而子痫前期有15%~50% 的细胞凋亡，这一表现可能与螺旋动脉周围的巨噬细胞有关。

侵入不良的发生机制可能涉及到蛋白表达缺陷。例如，整合素的表达和 TGF-β 表达增加似乎在抑制滋养细胞侵入中发挥一定作用。另外，子痫前期时滋养细胞产生的 HGF 较少，且抗 HGF 抗体可阻碍 HGF 诱导的侵入作用。

正常妊娠时，合体滋养细胞因凋亡或坏死而产生的细胞碎片通过胎盘屏障不断排入母体循环（大约 100,000 碎片 / 日），但不诱发母体免疫反应。合体滋养细胞凋亡的速率在正常妊娠时为 2%~3%，而妊娠合并 IUGR 或子痫前期时则增加至5%~6%。

在子痫前期女性中，目前已发现存在与器官排斥移植物抗宿主病中所见相似的免疫学异常[5]。EVT 可表达一种罕见的人类白细胞抗原（human leukocyte antigen, HLA）Ⅰ类抗原的组合：HLA-C、HLA-E 和 HLA-G。表达已知可识别Ⅰ类分子的多种受体 CD94、杀伤细胞免疫球蛋白受体（killer immunoglobulin receptor, KIR）、免疫球蛋白样转录产物（immunoglobulin-like transcript, ILT）的自然杀伤细胞（natural killer, NK）可与 EVT 密切接触，侵入母体蜕膜。有假说认为，NK 细胞和 EVT 细胞之间的相互作用可控制胎盘植入。有学者认为在子痫前期，母亲和父亲基因之间的不同，通过增加 NK 细胞的活性，可导致胎盘植入异常。

子痫前期女性的胎盘床活检发现，在子痫前期蜕膜组织中，树突状细胞的浸润增加。树突状细胞是抗原特异性 T 细胞对移植抗原产生应答的一个重要启动因素。树突状细胞数量增多可能导致在蜕膜水平母体和胎儿抗原的提呈改变，从而导致植入异常或母体对胎儿抗原的免疫应答改变。

然而，这种理论缺乏确切的证据。对母体 NK 细胞和胎儿 HLA-C 单倍型中 KIR 多态性进行分析的遗传学研究表明，KIR-AA 基因型的母亲和 HLA-C2 基因型的胎儿发生子痫前期的风险大大增加[6]。一项系统评价发现，没有明确的证据表明一个或几个特定的 HLA 等位基因参与了子痫前期的发病机制[7]。其作者认为，当研究子痫前期的免疫遗传学决定因素时，一个需考虑的重要因素很可能是母亲、父亲和胎儿 HLA 类型之间的相互作用，而不仅是任何单个基因型。

另一个值得关注的发现是，子痫前期患者血管紧张素 AT-1 受体的激动性抗体水平增加。这种抗体可动员细胞内的游离钙，可能引起纤溶酶原激活物抑制因子 -1 的产生增加，并可使在子痫前期中所见的滋养层细胞浸润变浅。此外，血管紧张素 AT-1 受体的抗体可刺激可溶性 fms 样酪氨酸激酶（soluble fms-like tyrosine kinase, sFlt)-1 的分泌。目前尚不清楚这些改变具有致病性，还是附带现象。

Stefan 等人发现，基因和蛋白质谱分析研究显示在先兆子痫（也称为子痫前期）胎盘中游离胎儿血红蛋白的表达和积累增加[8]。主要是由于胎盘屏障的氧化损伤，胎儿血红蛋白泄漏到母体循环中。游离血红蛋白及其代谢产物在几个方面具有毒性：①亚铁血红蛋白（Fe^{2+}）与血管扩张剂一氧化氮（NO）强烈结合，降低游离

NO 的有效性，从而导致血管收缩；②亚铁血红蛋白（Fe^{2+}）与结合的氧自发产生游离氧自由基；③血红素基团通过诱导中性粒细胞的活化和细胞因子的产生而产生炎症反应。具有自由基和血红素结合特性的内源性蛋白 1- 微球蛋白在离体和在体都显示出具有对抗游离血红蛋白诱导的胎盘和肾脏损伤的能力。一般而言，氧化应激，特别是胎儿血红蛋白诱导的氧化应激，可能在胎盘和最终在母体内皮中观察到的先兆子痫的病理学中起关键作用。

3. 胎盘附着异常[3]

胎盘附着异常（placenta creta）是指因中间缺乏蜕膜导致固定绒毛直接长入子宫肌层，引起侵入过度、胎盘粘连和出血。这种情况与输卵管妊娠类似：输卵管中无蜕膜组织，导致滋养细胞深度浸入邻近血管。

胎盘附着异常根据其穿入子宫肌层的深度来进行分类。粘连性胎盘时，绒毛在无蜕膜的情况下种植在子宫肌层表面；植入性胎盘时，绒毛侵入子宫肌层深部，而穿透性胎盘时，绒毛穿透子宫浆膜。这些病理表现是由缺乏蜕膜所致还是滋养细胞过度侵入所致，尚存在争议。

目前尚缺乏关于胎盘附着异常中 EVT 浸润的研究。关于在这些妊娠中 EVT 重塑血管的范围和深度，相关的研究结果不一致。胎盘异常与间质和血管内滋养细胞的浸润深度增加均相关，但外部肌层血管并未重塑，这提示不仅仅是缺乏蜕膜就可以发生深部肌层浸润。胎盘异常与既往剖宫产史和子宫内膜刮除术史存在强烈的关系，这提示子宫瘢痕有一定作用。子宫侵入深度可能取决于原始瘢痕的深度，植入和穿透更可能是由瘢痕裂开引起，使滋养细胞柱的细胞可以侵入更大的外部子宫肌层血管。然而，这一说法不能解释无创伤病史的初孕妇中发生的粘连性胎盘。总之，胎盘异常的病理生理学很复杂，可能同时涉及到蜕膜缺陷、滋养细胞浸润和子宫物理因素，如瘢痕。粘连性胎盘进展为穿透性胎盘是由调节滋养细胞浸润的机制缺陷控制，还是取决于物理因素，也仍需要研究。

4. 自发性早产

子宫胎盘血管病变可能引起早产儿的 HPA 轴激活，其与早产（preterm birth，PTB）的相关性比母体应激与 PTB 的相关性高。一项研究发现，妊娠小于等于35~36 周时自发性早产与出现血管损伤、出血、胎儿血管破裂或母体螺旋动脉未发生正常生理转化等胎盘病变表现的风险升高至 4~7 倍有关[9]。目前认为，HPA轴激活引起自发性流产的机制包括：胎盘生成和释放促肾上腺皮质激素释放激素（corticotropin-releasing hormone，CRH）增加，而 CRH 可能具有设定"胎盘时钟"的作用；胎儿垂体促肾上腺皮质激素（adrenocorticotropic hormone，ACTH）释放增加，从而刺激生成胎盘雌激素类化合物和前列腺素，这两种物质可能激活子宫肌并发动分娩。

5. 妊娠滋养细胞疾病

妊娠滋养细胞疾病（gestational trophoblastic disease，GTD）是一组胎盘滋养细

胞异常增生的异质性相关病变。GTD 具有独特的发病机制，因为母体的病变来自胎儿组织，而不是母体组织。

GTD 可能为非肿瘤性或肿瘤性。非肿瘤性 GTD 包括：超常胎盘部位（EPS）、胎盘部位结节（PSN）和完全性或部分性葡萄胎。妊娠性肿瘤包括：侵蚀性葡萄胎、绒癌、胎盘部位滋养细胞肿瘤（placental site trophoblastic tumor，PSTT）或上皮样滋养细胞肿瘤（epithelioid trophoblastic tumor，ETT）。

真性 GTN 包括绒毛膜癌、PSTT 和 ETT。如之前章节所述，无法自行消退的侵蚀性葡萄胎也是 GTN。在正常妊娠或葡萄胎妊娠之后都可出现这些肿瘤。在绒毛膜癌病例中有 50% 继发于葡萄胎；而在 PSTT 和 ETT 中，仅有 8% 继发于葡萄胎。

蛋白表达检测和免疫组织化学测定的资料显示这些肿瘤存在共同的滋养层干细胞，而这些细胞有 3 种可能的分化途径。与 PSTT 和 ETT 相比，绒癌被认为是"分化程度最低"的滋养细胞肿瘤，因为前 2 种肿瘤在种植部位（PSTT）或迁移性中间型滋养细胞（ETT）处显示绒毛外（中间型）滋养细胞的表型特征。然而，更可靠的数据已表明，共同的滋养层干细胞可沿着 2 个滋养细胞分化途径发育：绒毛滋养细胞和绒毛外滋养细胞。葡萄胎妊娠和绒癌源于绒毛滋养细胞，而 PSTT 和 ETT 则源于绒毛外滋养细胞。沿着绒毛外（中间型）滋养细胞途径进一步分化会产生侵蚀性滋养细胞和迁移性滋养细胞。侵蚀性滋养细胞参与植入部位（PSTT 的来源）的重塑和侵袭，而迁移性滋养细胞存在于胎盘其他部位（如，绒毛膜板、胎膜、细胞岛等），ETT 即来源于这些部位。

6.胎盘屏障厚度改变[10]

病理状态下，胎盘屏障厚度会发生改变。如疟原虫暴露妇女胎盘的组织学损害包括合胞体打结、合胞体破裂、胎盘屏障增厚、绒毛组织坏死和间质炎。一项横断面研究发现，与孕期未暴露于疟原虫的妇女相比，间日疟原虫暴露妇女的胎盘屏障厚度增加（OR，25.59，P=0.021），该特征与营养物质和氧气向胎儿转运减少呈相关性。

三、胎盘的代谢和内分泌功能[3]

胎盘的代谢和内分泌功能必须受到严格控制以确保维持健康的妊娠。胎盘参与糖原、胆固醇和蛋白质的代谢，为发育中的胎儿提供能量来源。胎盘不受神经支配，因此母体和胎儿在胎盘间的任何交流必须有体液物质参与。胎盘分泌的信号分子可通过自分泌和旁分泌调控而在局部发挥作用。胎盘也是重要的内分泌器官，负责向胎儿循环和母体循环中释放激素。胎盘产生的激素可以分为肽类和甾体激素，前者包括人绒毛促性腺激素（hCG）、人胎盘生乳素（hPL）、细胞因子、生长激素（GH）、胰岛素样生长因子（IGF）、促肾上腺皮质激素释放激素（CRH）、血管内皮细胞生长因子（VEGF）、胎盘生长因子（PIGF），甾体激素则包括雌激素、黄体酮和糖皮质激素。

参考文献

［1］张淑秋，王建新. 生物药剂学与药物动力学［M］. 北京：中国医药科技出版社，2016.

［2］Korteweg C, Gu J. Pathology, Molecular Biology, and Pathogenesis of Avian Influenza A (H5N1) Infection in Humans［J］. AMJ PATHOL, 2008, 172 (5): 1155-1170.

［3］沈雁萍. 全新解读妊娠高血压疾病［M］. 沈阳：辽宁科学技术出版社，2009.

［4］Elizabeth A Phipps, Ravi Thadhani, Thomas Benzing. Pre-eclampsia: pathogenesis, novel diagnostics and therapies［J］. Nat Rev Nephrol, 2018, 15 (5): 275-289.

［5］Gleicher N. Why much of the pathophysiology of preeclampsia-eclampsia must be of an autoimmune nature［J］. American Journal of Obstetrics & Gynecology, 2007, 196 (1): 1-5.

［6］Hiby SE, Walker JJ, O'Shaughnessy KM, et al. Combinations of maternal KIR and fetal HLA-C genes influence the risk of preeclampsia and reproductive success［J］. J EXP MED, 2004, 200 (8): 957-965.

［7］Saftlas AF, Beydoun HE. Immunogenetic determinants of preeclampsia and related pregnancy disorders: a systematic review［J］. Obstetrics & Gynecology, 2005, 106 (1): 162-172.

［8］Hansson SR, Nääv Å, Erlandsson L. Oxidative stress in preeclampsia and the role of free fetal hemoglobin［J］. Front Physiol, 2015, 5 (516): 516.

［9］Kelly R, Holzman C, Senagore P, et al. Placental vascular pathology findings and pathways to preterm delivery［J］. AM J Epidemiol, 2009, 170 (2): 148.

［10］Souza RM, Ricardo A, Dombrowski JG, et al. Placental histopathological changes associated with Plasmodium vivax infection during pregnancy［J］. PLoS Neglected Tropical Diseases, 2013, 7 (2): 1-11.

第五节　胎盘屏障的调节

胎盘是胎儿与母体之间物质交换的场所，也是母体血液循环和胎儿之间的一道天然屏障。人类胎盘屏障由外（母体侧）向内分别为绒毛膜滋养层细胞、结缔组织及胎儿血管内皮细胞，足月妊娠时胎盘屏障只有一层合体滋养层。滋养层细胞朝向母体侧、具有微绒毛的细胞膜和朝向胎儿侧的基底膜是构成胎盘屏障的关键结构。胎盘的物质交换过程类似于血脑屏障，这种交换可通过被动扩散或在转运体参与下进行。胎盘中的转运体主要存在于合体滋养层的母体侧刷状边缘膜和胎儿侧基底膜上，定位于滋养层刷状边缘膜的 ATP 结合盒（ATP-binding cassette transporters,

ABC）转运体被认为是胎盘屏障的主要活性成分，能调控外源性物质在胎儿中的暴露情况。

一、ABC 转运体对胎盘屏障的调节

ABC 转运体由 48 个成员组成，包括 7 个亚族，能转运多种底物[1]。在药物转运方面，P- 糖蛋白（P-glycoprotein，P-gp，MDR1，ABCB1），乳腺癌耐药蛋白（breast cancer resistance protein，BCRP，ABCG2），多药耐药相关蛋白（multidrug resistance-associated proteins，MRPs，ABCCs）这三个亚族尤为重要，这些转运体依赖水解 ATP 的能量将各种底物从胎盘主动泵回母体循环，减少外源性物质的胎儿暴露，达到保护胎儿的目的。下面将对 ABC 转运体在胎盘屏障中的定位和调节进行介绍。

1. P-gp 与胎盘屏障

P-gp（MDR1，ABCB1）是一种 ATP 驱动的药物外排转运体，由 ABCB1（也称 MDR1）基因编码。人类 P-gp 由 1280 个氨基酸组成，由于糖化程度的差异，分子量在 130~190kDa 之间[2]。其广泛存在于人体各组织细胞中，如肠上皮细胞、肾小管上皮细胞、脑组织等。P-gp 能识别多种结构的化合物，影响其吸收，并加速其排泄。P-gp 底物多是亲脂性药物，及中性或阳离子化合物，包括长春碱类、蒽环类和紫杉烷类抗肿瘤药物、HIV 蛋白酶抑制剂、抗生素、抗癫痫药、阿片类药物、止吐药等。定位于胎盘中的 P-gp 可以减少胎儿对外源物的暴露，达到保护胎儿的作用。Lankas 等人首次证明了 P-gp 在保护胎儿免受毒物影响中的重要作用，该研究显示有致畸作用的 P-gp 底物阿维菌素导致 Abcb1a 敲除的小鼠胎儿出现腭裂[3]，随后对 P-gp 缺陷小鼠的研究也证实了胎盘 P-gp 在母胎转运中转运各种底物（如地高辛，沙奎那韦和紫杉醇）的作用。体外胎盘双重灌注实验表明从胎儿到母体方向转运底物（茚地那韦、沙奎那韦、紫杉醇和美沙酮）的速度明显高于从母体到胎儿方向。

2. BCRP 与胎盘屏障

BCRP（ABCG2）最早是在耐药乳腺癌 MCF-7 细胞系中鉴定出来的。BCRP 是具有高结合能力的外排转运体，其底物可以是带正电或是带负电的分子、有机阴离子、葡萄糖醛酸结合物或硫酸结合物等[2]。BCRP 可以主动外排广泛的内源性和外源性底物，包括抗癌药物（如多柔比星、柔红霉素、米托蒽醌、托泊替康、伊立替康）、核苷类似物（齐多夫定、拉米夫定）、口服降糖药及内源性结合物。与 P-gp 相似，BCRP 广泛表达于吸收和排泄组织中，如肠、肾和肝，影响药物的口服利用率和肝肾清除率。此外，其在血脑、血睾和胎盘屏障也有表达。BCRP 和 P-gp 之间组织分布和底物特异性有相当大的重叠，导致这两种外排转运蛋白在敏感组织，如神经中枢或胎儿方面的有着协同保护作用。

与 P-gp 类似，BCRP 主要定位于合体滋养细胞的刷状边缘膜，但 BCRP 在胎盘中的表达超过了 P-gp。大鼠胎盘双重灌注实验观察到了 BCRP 介导的从胎儿到母体方向的转运，并提出 BCRP 不仅减少了其从母体到胎儿的药物转运，甚至还逆浓度

梯度移除了已经存在于胎儿循环中的药物，在人胎盘离体灌注实验中也观察到了类似的结果。

3. MPRs 与胎盘屏障

MRPs（ABCC）转运体家族包括 MRP1~9 九种亚型，是哺乳动物细胞中有机阴离子最重要的外排泵。虽然不同的 MRPs 在大小和结构上有所差异，但其底物却有着显著的重叠。MRPs 转运有机阴离子化合物（如白三烯）和 II 相代谢产物（如葡萄糖醛酸盐、谷胱甘肽盐或硫酸盐结合物）等[4]。

MRPs 在胎盘中主要表达在合体滋养细胞的刷状边缘膜和基底膜，以及胎儿毛细血管内皮细胞。MRP1 在人类、大鼠、小鼠胎盘中均显著表达，且在胎盘中的表达量高于肝脏和肾脏，表明了其在胎盘组织中的重要作用。MRP1 和 MRP3 在胎盘胆汁酸由胎儿向母体转运中发挥了重要作用[5]。此外，有学者认为 MRP2 也参与了胎儿胆汁酸盐的外排。

二、胎盘中 ABC 转运体表达的调控

1. 生理因素对转运体表达的影响

（1）生理因素对 P-gp（ABCB1）表达的影响　胎盘中转运体的表达受到多种内源性因素的影响，且随着孕龄的改变而变化。ABCB1 和它的蛋白产物 P-gp 在孕早期的合体滋养层中高表达，随后表达量逐渐下降直至足月。值得注意的是，P-gp 表达的急剧下降与人绒毛膜促性腺激素 β（human chorionic gonadotropin β，HCGβ）的水平密切相关[6]。研究表明，P-gp 在低氧条件下表达升高，表明血氧分压可能会影响孕期 P-gp 的表达[7]。在小鼠胎盘中，编码 P-gp 的基因 Abcb1a 和 Abcb1b 从开始妊娠直至第 12.5 天表达增加，随后下降。相似的，大鼠胎盘中，Abcb1a 的表达逐渐增加至妊娠第 19 天，随后下降[8]。

（2）生理因素对 BCRP（ABCG2）表达的影响　与 P-gp 相反，没有一致的研究表明 BCRP 的表达会随孕龄进展而发生改变。但是 BCRP 在足月胎盘中的表达高于妊娠早期，这可能是因为孕晚期雌激素和黄体酮水平升高引起的转录后变化导致的[9]。有研究证实在人类胎盘中，ABCG2 的 mRNA 水平从妊娠早期到妊娠晚期都相对稳定，并且在足月时远高于 ABCB1 的水平。在小鼠和大鼠实验中，研究生理因素和胎盘 ABCG2 表达的关系得到了非常一致的结论。在这些动物实验中，足月时 ABCG2 的表达明显比孕早期要低，ABCG2 的 mRNA 表达水平与转录因子 AhR（芳香烃受体），HIF-1α（缺氧诱导因子 -1α）和 ER-β（雌激素受体 -β）的水平具有相关性[10]，表明雌激素和缺氧均可调节 ABCG2 的表达，相反，ABCG2 的 mRNA 表达水平与 ER-α（雌激素受体 -α）或编码黄体酮受体的基因之间没有相关性。

（3）生理因素对 MRPs（ABCC）表达的影响　在人胎盘中，ABCC2 的 mRNA 的表达从早产（妊娠 < 32 周）到足月（> 37 周）上升了近 2 倍[11]，且值得注意的是，类固醇激素（如黄体酮和雌激素）及葡萄糖醛酸结合物也随着孕龄的增加而

增加。因此，MRP2 可能参与了类固醇激素排入母体血液的过程。总的来说，目前的数据表明妊娠期胎盘中药物转运体的表达受到各种内源性因素的调控，如妊娠进展、母体激素和胎盘释放的激素等（比如雌激素和糖皮质激素）。此外，胎盘发育早期的低氧环境也可通过 HIF-1 转录因子调节转运体的表达，但是还需要进一步研究以充分阐明妊娠期间各胎盘转运体的调节。

2. 病理因素对转运体表达的影响

由于稳态的改变（激素、细胞因子水平）或药物作用，疾病及妊娠相关的病理状态可能会影响胎盘转运体的表达及其功能。下面列出了一些妊娠期可能会影响胎盘转运体表达的疾病。

（1）妊娠期糖尿病 妊娠期糖尿病（gestational diabetes mellitus，GDM）在妊娠妇女中发生率高达 5%。母体糖尿病有可能通过表观遗传修饰影响几种内源性过程。有学者发现，由于母体糖尿病的原因，胎盘中 3271 个基因可能发生差异甲基化，而母体 GDM 引起的表观遗传学改变可能会影响胎儿的正常生长。还有研究表明，使用胰岛素治疗且血糖控制良好的 GDM 患者，其 P-gp、BCRP 和 MRP2 的表达水平不会改变，但血糖控制不佳者，BCRP 表达会发生改变[12]。

（2）炎症 炎症是许多妊娠相关疾病的症状之一。研究表明，在内毒素血症大鼠中，其大脑和胎盘中 P-gp 的功能会受到损害。还有研究证明，在内毒素诱导的炎症大鼠中，ABC 家族的几种药物转运体在胎盘中的表达显著降低，包括 BCRP、MDR1a、MDR1b、MRP1、MRP2、MRP3 等[13]。在注射聚肌苷 - 聚胞苷酸诱导的病毒感染模型中，观察到大鼠胎盘的 ABCB1a 和 ABCG2 的 mRNA 表达降低。炎症的诱导还影响了 BCRP 底物格列本脲的代谢过程，与无炎症的对照组相比，炎症组格列本脲在胎儿的蓄积量增加了 62%。这些研究表明，胎盘中 ABC 药物外排转运体会受到母体炎症状态的影响，因此，对存在感染的孕妇使用经 ABC 转运体转运的药物时要进行调整。

（3）妊娠期肝内胆汁淤积症 妊娠期肝内胆汁淤积症（intrahepatic cholestasis of pregnancy，ICP）是一种常见的妊娠相关疾病，其症状包括瘙痒、胆汁酸浓度升高和血清氨基转移酶活性升高。研究发现 MRP2 在 ICP 组中 mRNA 表达量低于对照组。此外，MRP2 的表达降低时，引起胎盘 ATP 依赖的胆盐载体减少，胆汁酸转运系统的转运能力下降，从而使胆汁酸由胎儿向母体的转运减少，最终导致胎儿胆淤[14]。最广泛用于治疗 ICP 的药物是熊去氧胆酸，其可以有效地减少瘙痒并稳定胆汁酸和氨基转移酶的水平，熊去氧胆酸还被认为会影响人胎盘中 MRP2 和 BCRP 的 mRNA 和蛋白表达。

（4）人类免疫缺陷病毒（human immunodeficiency virus，HIV） HIV 感染的孕妇应在整个妊娠期间应接受抗逆转录病毒治疗，以防止病毒的母婴传播。在艾滋病治疗中使用的许多药物是胎盘转运体的抑制剂或诱导剂，因此会影响转运蛋白对胎儿的保护作用。有研究发现 HIV 阳性母亲胎盘中 ABCB1 的 mRNA 和 P-gp 表达显著高于 HIV 阴性组[15]。也有研究者认为这是因为 HIV 感染直接诱导了 ABCB1 表达，但也可能是由于大多数 HIV 阳性的妊娠妇女接受了齐多夫定的治疗，而齐多夫定是一种 ABCB1 的诱导剂。

（5）其他疾病　妊娠相关癌症也受到了大家的关注，虽然目前没有证据表明癌症会导致胎盘转运体功能受损，但与恶性肿瘤高度侵袭性相关的转移可能会改变胎盘的生理状态和转运体的作用[16]。尽管很多其他疾病也可能影响转运体在胎盘中的表达，但目前的文献没有提供足够的数据来得出确切结论，需要在这些领域进行进一步研究。

三、总结

胎盘为发育中的胎儿提供了屏障作用，限制胎儿在外源性物质和毒物中的暴露，越来越多的证据表明，这种屏障作用主要是依靠于胎盘中的药物转运体，其中，ABC 转运体对胎儿起着把关作用，将外源性物质和毒物从滋养层排出到母体循环。此外，胎盘中还存在溶质运载转运体（solute carrier，SLC），主要包括有机阳离子转运体、有机阴离子转运体、肉碱/有机阳离子转运体等，起到摄取及转运物质的作用。基于妊娠状态的复杂性，很多转运体的表达可能会随着胎儿的发育发生变化，且受到某些生理、病理因素的调控，从而影响胎盘的屏障作用。迄今为止，对胎盘药物转运体的研究大多集中在 mRNA 和蛋白的表达及定位上，对其功能及调控机制的研究相对较少，且结果不太一致。了解胎盘药物转运体的表达、功能和调控机制对于妊娠期安全有效地进行药物治疗至关重要，需要进行进一步的深入研究。

参考文献

［1］Dean M, Annilo T. Evolution of the ATP-binding cassette（ABC）transporter superfamily in vertebrates［J］. Annu Rev Genomics Hum Genet, 2005, 6: 123-142.

［2］刘建平, 生物药剂学与药物动力学, 第 5 版［M］. 北京: 人民卫生出版社, 2016: 20-21.

［3］Lankas GR, Wise LD, Cartwright ME, et al. Placental P-glycoprotein deficiency enhances susceptibility to chemically induced birth defects in mice［J］. Reprod Toxicol, 1998, 12: 457-463.

［4］Keppler D. Multidrug resistance proteins（MRPs, ABCCs）: importance for pathophysiology and drug therapy［J］. Handb Exp Pharmacol, 2011, 201（201）: 299-323.

［5］Serrano MA, Macias RI, Briz O, Monte MJ, et al. Expression in human trophoblast and choriocarcinoma cell lines, BeWo, Jeg-3 and JAr of genes involved in the hepatobiliary-like excretory function of the placenta, Placenta, 2007, 28（2-3）: 107-117.

［6］Mathias AA, Hitti J, Unadkat JD. P-glycoprotein and breast cancer resistance protein expression in human placentae of various gestational ages［J］. Am J Physiol Regul Integr Comp Physiol, 2005, 289（4）: 939-963.

［7］ Javam M, Audette MC, Iqbal M, et al. Effect of oxygen on multidrug resistance in term human placenta［J］. Placenta, 2014, 35（5）: 324-330.

［8］ Novotna M, Libra A, Kopecky M, et al. P-glycoprotein expression and distribution in the rat placenta during pregnancy［J］. Reprod Toxicol, 2004, 18（6）: 785-792.

［9］ Lye P, Bloise E, Dunk C, et al. Effect of oxygen on multidrug resistance in the first trimester human placenta［J］. Placenta 2012, 34（9）: 817-823.

［10］ Wang H, Wu X, Hudkins K, et al. Expression of the breast cancer resistance protein（Bcrp1/Abcg2）in tissues from pregnant mice: effects of pregnancy and correlations with nuclear receptors［J］. Am J Physiol Endocrinol Metab, 2006, 291（6）: 1295-1304.

［11］ Meyer Zu Schwabedissen HE, Jedlitschky G, Gratz M, et al. Variable expression of MRP2（ABCC2）in human placenta: influence of gestational age and cellular differentiation［J］. Drug Metab Dispos, 2005, 33（7）: 896-904.

［12］ Anger GJ, Cressman AM, Piquette-Miller M. Expression of ABC Efflux transporters in placenta from women with insulin-managed diabetes［J］. PLoS One, 2012, 7（4）: 1-8.

［13］ Wang JH, Scollard DA, Teng S, et al. Detection of P-glycoprotein activity in endotoxemic rats by 99mTc-sestamibi imaging［J］. J Nucl Med, 2005, 46（9）: 1537-1545.

［14］ 崔陶, 门晓亮, 刘玉芳, 等, 胎盘胆盐载体 MRP 的表达及其与妊娠期肝内胆汁淤积症的关系［J］. 四川大学学报（医学版）, 2008, 39（6）: 1043-1045.

［15］ Camus M, Delomenie C, Didier N, et al. Increased expression of MDR1 mRNAs and P-glycoprotein in placentas from HIV-1 infected women［J］. Placenta, 2006, 27（6-7）: 699-706.

［16］ Vetter G, Zimmermann F, Bruder E, et al. Aggressive breast cancer during pregnancy with a rare form of metastasis in the maternal placenta［J］. Geburtshilfe Frauenheilkd, 2014, 74（6）: 579-582.

第六节　胎盘屏障与药物应用

一、妊娠期疾病治疗药物的胎盘转运

当考虑治疗方法时, 治疗妊娠期女性的一个主要原则是: 尽量减少或避免使用可能增加母亲或胎儿风险的药物。然而, 妊娠期间为维持疾病控制或治疗活动性疾病而使用特定药物对母亲和胎儿的相对利弊, 取决于具体的临床情况, 且可能受妊娠阶段和其他因素影响。此外, 未治疗的疾病本身对母亲及发育中的胎儿均有风险。

（一）妊娠期甲状腺疾病

1. 妊娠期甲状腺功能亢进

（1）丙硫氧嘧啶和甲巯咪唑　人们普遍认为丙硫氧嘧啶（PTU）比甲巯咪唑（MMI）更不易穿过胎盘，因此丙硫氧嘧啶被认为是治疗妊娠期甲状腺功能亢进的首选药物。然而，比较两种药物的临床研究表明，母体或胎儿甲状腺功能没有差异。有研究[1]显示 PTU 和 MMI 具有相似的胎盘转移动力学。

药物的选择取决于孕周。除孕期前三个月外，甲巯咪唑优于丙硫氧嘧啶。

（2）甲状腺素　不建议在怀孕期间联合使用抗甲状腺药物和甲状腺素。因为甲状腺素（T4）能够穿过胎盘，更难以确定控制母亲甲状腺功能亢进所需的最小剂量的抗甲状腺药物。

2. 妊娠期甲状腺功能减退

不受控制的孕妇甲状腺功能减退症可能导致新生儿不良后果（如早产，低出生体重和呼吸窘迫）和不良母体结局（如自然流产、先兆子痫、死产和早产）。为预防不良事件，应在受孕前和整个怀孕期间保持正常的母体甲状腺功能。通常建议每四个星期进行一次甲状腺功能监测，从受孕后开始，直到水平稳定，然后每三个月一次。左旋甲状腺素被认为是控制妊娠期甲状腺功能减退的首选治疗方法。由于内源性母体甲状腺激素的改变，在怀孕期间可能需要增加左旋甲状腺素剂量，并且在分娩后通常需要减少剂量。

内源性甲状腺激素最低限度地穿过胎盘；胎儿甲状腺在妊娠早期结束时变得活跃。左旋甲状腺素未被证实会增加先天性异常的风险。

（二）妊娠期糖尿病

1. 口服抗高血糖药

在非妊娠 2 型糖尿病女性中，常用口服抗高血糖药（OHAs），然而，在怀孕期间，美国糖尿病协会（ADA）的共识声明建议在怀孕前停用这些药物，但要注意应在妊娠早期这样做，因为在转变期间代谢控制可能会中断[2]。他们建议服用 OHAs 的患者尽快开始胰岛素治疗，因为担心 OHAs 能否在整个妊娠期间提供足够的血糖控制，以及 OHAs 经胎盘传导对胎儿和新生儿有潜在影响。

在患有糖尿病的女性中，母亲高血糖可能与先天性畸形以及胎儿、新生儿和母亲的不良反应有关。为了预防不良后果，在怀孕前和整个怀孕期间，母亲的血糖和 HbA1c 应尽可能接近标准值，但不应引起明显的低血糖。

（1）二甲双胍　目前推荐二甲双胍以外的药物治疗孕妇糖尿病，然而，二甲双胍可用作需要治疗妊娠期糖尿病部分患者的替代药物。

已经发现二甲双胍能够以与母体血浆中发现的相似浓度穿过胎盘。药代动力学研究表明二甲双胍的清除可能在怀孕期间增加，并且在妊娠晚期使用时可能需要调整剂量。

研究表明在孕前糖尿病中使用二甲双胍通常有良好的疗效[3-5]。Meta 分析未发现在妊娠早期服用二甲双胍时出现严重畸形风险增加的证据[6, 7]；这一发现在随后的大型研究[8]和欧洲先天性异常登记[9]机构中得到证实。英国国家健康和护理卓越研究所指南指出，二甲双胍可用于孕前糖尿病的女性，作为胰岛素的辅助或替代品[10]。

在维持血糖控制的母亲使用二甲双胍治疗妊娠期糖尿病或 2 型糖尿病后，未发现出生缺陷或胎儿/新生儿不良后果的风险增加。但是现有指南同样表示无法获得长期安全数据。

（2）格列本脲　目前推荐使用格列本脲以外的药物来治疗孕妇的糖尿病。如果怀孕期间使用格列本脲，应在预计预产期前至少 2 周停药。格列本脲能够穿过胎盘。该药的一些药代动力学特性可能在怀孕期间发生变化。

妊娠期糖尿病女性的观察性研究表明，未观察到在妊娠早期或晚期使用格列本脲的有害影响，并报告了在有效的血糖控制[3, 4, 11, 12]方面，格列本脲的效果不如二甲双胍或胰岛素，巨大儿和新生儿低血糖的发生率也较高[13]。随后的一项非劣效性随机试验比较了 900 名患有妊娠期糖尿病的女性患者使用格列本脲和胰岛素，证明格列本脲治疗效果低于胰岛素：格列本脲在复合预后的所有三项指标中均表现不佳（新生儿发病率包括巨大儿、新生儿低血糖和高胆红素血症）[14]。现代研究经检测发现脐带血糖的水平变化很大，平均为半母体水平[15]。这可能是系统评价和非劣效性试验中发现的新生儿低血糖发生率较高的原因。

研究表明，在分娩时服用磺脲类药物的母亲所生的婴儿中，发现存在持续 4 至 10 天的严重低血糖症。这些不良事件的发生可能受到母体血糖控制和（或）研究设计差异的影响。

（3）甲苯磺丁脲和氯磺丙脲　关于在怀孕期间使用其他 OHAs 的数据是有限的。研究建议怀孕期间不要使用甲苯磺丁脲或患有 2 型糖尿病的女性不应使用氯磺丙脲（第一代磺脲类药物），因为这些药物会穿过胎盘并导致胎儿高胰岛素血症，这可能导致巨大儿畸形，胎儿需氧量增加，胎儿酸血症和新生儿低血糖持续时间延长[16, 17]。

甲苯磺丁脲和氯磺丙脲能够穿过胎盘，并可以在怀孕期间母亲使用本品的新生儿血清中测量。在分娩时服用这两种药物的母亲所生的婴儿，可发生严重的低血糖症。

（4）其他降糖药物　没有关于吡格列酮胎儿效应的数据。怀孕早期无意中使用罗格列酮与胎儿不良反应的风险增加无关，但一旦检测到妊娠，该药物通常就会停用[18, 19]。没有关于格列奈类、α- 葡萄糖苷酶抑制剂或二肽基肽酶 -4 抑制剂在怀孕期间的安全性或功效的数据[1]。

2.胰岛素

胰岛素属于高分子量的药物，不能从胎盘大量转运。是妊娠期控制血糖的首选药物。

（三）急性心肌梗死与妊娠

治疗急性心肌梗死的孕妇有一个独特的考虑因素，因为许多适当的诊断和治疗干预可能对胎儿构成风险。

1.阿司匹林

已知水杨酸盐能够穿过胎盘并进入胎儿循环。胎儿报告的不良反应包括死亡率、胎儿宫内发育迟缓、水杨酸盐中毒、出血异常和新生儿酸中毒。在接近分娩时使用阿司匹林可能导致动脉导管过早闭合。母亲报告的不良反应包括贫血、出血、妊娠期延长。

使用低剂量阿司匹林（75~162mg/d）似乎在怀孕期间是安全的[20, 21]。低剂量阿司匹林考虑用于具有 ≥ 2 个先兆子痫中度危险因素或 ≥ 1 个先兆子痫高危因素的孕妇。妊娠 12 周后，对有先兆子痫风险的女性开始治疗。低剂量阿司匹林可用于治疗妊娠期抗磷脂综合征（SLE 的原发性或继发性）引起的并发症。在人工瓣膜（机械或生物假体）妇女的第二和第三个月期间，也可以使用低剂量阿司匹林预防血栓形成。建议使用华法林和低剂量阿司匹林，用于机械人工瓣膜。对于需要抗血小板治疗的低风险妇女，妊娠早期也可使用低剂量阿司匹林。当需要用于治疗疼痛所需的剂量时，孕妇优选使用阿司匹林以外的药物，不建议在妊娠晚期使用。

2.P2Y12 受体拮抗剂

所有近期患有急性冠状动脉综合征患者均应接受血小板 P2Y12 受体拮抗剂（氯吡格雷、普拉格雷或替卡格雷）治疗。但这些药物安全性尚未确定。

此外，P2Y12 受体拮抗剂和阿司匹林的组合可能在分娩时增加出血。对于接受氯吡格雷治疗的患者，建议在预定分娩前服用氯吡格雷 7 天[22]。

3.纤维蛋白溶解疗法

目前，没有对照研究证明纤维蛋白溶解疗法对妊娠期急性 ST 段抬高心肌梗死的疗效和安全性[23, 24]。虽然尚未报道致畸性，但报告的产妇出血风险约为 8%[25]。它的使用被认为是禁忌的。

4.抗凝

肝素不会穿过胎盘，因此不会直接影响胎儿。对于使用肝素抗凝数天、数周甚至数月的女性，与出血相关的妊娠并发症（例如，先兆流产、前置胎盘、胎盘早剥）和分娩是应考虑的首要问题。在这些患者中，必须停止使用产前肝素直至出血消退。此外，应在分娩前或分娩期间停用肝素，以尽量减少产妇的出血并发症，并允许进行椎管内麻醉。然而短期使用肝素，特别是在经皮冠状动脉介入治疗急性心肌梗死时使用，其益处可能超过母体出现出血并发症的风险。

5. 硝酸盐

妊娠期间使用静脉注射，透皮和口服硝酸盐没有明显的有害影响，但应避免产妇出现低血压[26]。

6. 他汀类药物

由于缺乏安全性信息，他汀类药物的使用也是禁忌。但是，未来使用他汀类药物的建议可能会有所改变[27]。

7. β 受体拮抗剂

对于孕妇来说，β 受体拮抗剂通常是安全的。Kaiser 数据库的一项研究表明，妊娠期使用 β 受体拮抗剂与致命先天性心脏异常的风险增加无关[28]。然而，在母亲长期服用 β 受体拮抗剂后，尤其是阿替洛尔，有报道称偶尔出现小于胎龄儿和新生儿低血糖，呼吸抑制和心动过缓的病例[29, 30]。阿替洛尔能够穿过胎盘并在脐带血中发现。孕妇使用阿替洛尔可能会对胎儿造成伤害。有关胎儿在宫内接触阿替洛尔后观察到的不良事件，如心动过缓、低血糖和出生体重减轻。通常建议设有足够的设施监测婴儿出生时的情况。若母亲患有慢性高血压和先兆子痫并未经治疗，与胎儿、婴儿和母亲的不良事件有关。尽管可以在妊娠期高血压治疗中使用 β 受体拮抗剂，但优选阿替洛尔以外的药物。拉贝洛尔可能是优选的 β 拮抗剂。拉贝洛尔能穿过胎盘并在分娩后可在脐带血和婴儿血清中检测到。在子宫内接触拉贝洛尔后可观察到胎儿/新生儿心动过缓、低血糖、低血压和（或）呼吸抑制。口服拉贝洛尔被认为是治疗妊娠期慢性高血压的合适药物。建议将静脉注射拉贝洛尔用于治疗妊娠期和产后妇女急性发作，如严重高血压（收缩压 ≥ 160mmHg 或舒张压 ≥ 110mmHg）伴有先兆子痫或子痫。应避免在患有哮喘或心力衰竭的女性中使用拉贝洛尔。

8. 血管紧张素转换酶（ACE）抑制剂和 ARB 类药物

ACE 抑制剂和血管紧张素 II 受体拮抗剂有致畸作用，因此在怀孕期间是禁忌的[31]。血管紧张素转换酶抑制剂和受体拮抗剂对妊娠的不良影响包括：RAAS 抑制剂可能穿过胎盘并干扰胎儿肾脏血流动力学造成胎儿肾脏的不良影响。由于胎儿循环的特点是灌注压低，因此需要高水平的血管紧张素 II 来维持肾小球滤过率（GFR）。ACE 抑制剂和 ARB 类药物迅速降低血管紧张素 II 水平，从而降低肾小球内压力并诱导 GFR 下降。这可通过分娩后子宫内和羊尿中的羊水过少反映出来。在动物研究中，肾素 – 血管紧张素系统（RAS）基因功能缺失同样导致肾脏发育异常（例如，肾小管发育不全）、胎儿利尿减少和羊水过少[32]。

（四）心力衰竭与妊娠

ACEI/ARB 类药物、β 受体拮抗剂的使用见上节。

1. 地高辛

地高辛一般在怀孕期间是安全的，尽管有关于不良反应的报道[33, 34]。若需要增加地高辛使用剂量以在怀孕期间实现治疗效果，应该基于患者对治疗效果的充分感知，而不是纯粹基于血清水平[35]。

研究表明地高辛能够经胎盘传代，并且这种药代动力学特性已被用于胎儿快速性心律失常的子宫内治疗[36]。

2. 肼苯哒嗪

肼苯哒嗪能穿过胎盘。静脉注射肼苯哒嗪可用于治疗妊娠期和产后妇女的急性发作，如严重高血压（收缩压 ≥ 160mmHg 或舒张压 ≥ 110mmHg）伴有先兆子痫或子痫。

3. 利尿剂

在怀孕期间给予 HF 利尿剂能够用于缓解肺水肿（例如，阵发性夜间呼吸困难或劳力性呼吸困难）以及明显的外周性水肿。对于 HF 的治疗，袢利尿剂通常优于噻嗪类利尿剂和保钾利尿剂。

对于任何程度的肺充血患者，建议使用袢利尿剂治疗（无需等待钠限制反应）。使用袢利尿剂会出现的潜在母体并发症与非妊娠患者相似，包括体积收缩、代谢性碱中毒、降低碳水化合物耐受性、低钾血症、低钠血症、高尿酸血症和胰腺炎。对胎儿的潜在风险与血管内容量收缩和胎盘灌注减少有关。

4. 妊娠期使用抗凝血剂

与非妊娠妇女的抗凝治疗相比，妊娠期抗凝剂的选择需要考虑胎儿安全性和产妇围产期问题。

妊娠和产褥期是深静脉血栓形成（DVT）和肺栓塞（PE）的公认危险因素，统称为静脉血栓栓塞性疾病（VTE）。应避免使用华法林，特别是在妊娠早期，因为该药物可能有致畸作用。磺达肝癸钠是一种合成肝素五糖，由于缺乏怀孕期间安全性数据，通常应避免使用，这是肝素诱导的血小板减少症（HIT）的唯一潜在适应证。由于在怀孕期间使用的安全性信息不足，应避免使用直接口服抗凝药，包括口服直接凝血酶抑制剂和 Xa 因子抑制剂。监测抗凝血活性往往更加警惕。

（1）普通肝素　肝素可用于大多数孕妇，因为该药物不会穿过胎盘导致胎儿抗凝。当可能需要逆转解救时（例如，用于分娩或围手术期），普通肝素是低分子量（LMW）肝素的合理替代品。对于严重肾功能不全（例如，肌酐清除率 < 30mL/min）的患者，优先使用普通肝素，因为 LMW 肝素的清除几乎全部是通过肾脏，而普通肝素的清除是通过肾脏和肝脏。

（2）低分子量（LMW）肝素　除妊娠最后几周外，优先使用 LMW 肝素而不是普通肝素，因为该药比普通肝素更有效且更易于给药[37, 38]。LMW 肝素比普通肝素产生更易预测的抗凝血反应，不需要常规监测[39-41]。

（3）磺达肝癸、阿加曲班、达那肝素　磺达肝癸、阿加曲班和达那肝素的胎儿影响信息较少。磺达肝素是一种基于肝素活性部分的合成多糖。怀孕期间使用磺达肝癸钠的经验非常有限。达那肝素是一种低分子量的类肝素（乙酰肝素衍生物），它不会穿过胎盘。可在许多国家（如加拿大、日本、澳大利亚等）使用，但美国禁用。

（4）华法林　怀孕期间通常避免使用华法林，因为它能够穿过胎盘，是一种致畸因素，并在整个怀孕期间导致胎儿抗凝。怀孕早期接触可导致胚胎病变，而妊娠晚期暴露于华法林可导致胎儿出血，如颅内出血。

（5）口服抗凝剂　由于动物研究中生殖风险增加以及人体安全性和有效性数据不足，不应该在怀孕期间使用口服凝血酶抑制剂达比加群和 Xa 因子抑制剂利伐沙班、阿哌沙班、依度沙班[42-44]。

（五）宫颈癌与妊娠

有关妊娠期化疗安全性的数据非常有限。化疗对胎儿的影响取决于胎龄、使用的药剂和剂量[45]。2013 年对妊娠 17 至 33 周宫颈癌患者接受铂类衍生物的 48 次人体妊娠暴露的系统评价报告显示，67.4% 的新生儿出生时健康，其余的大多数问题与早产有关（如呼吸道疾病）[46]。怀孕期间如果需要，对患有宫颈癌的孕妇进行化疗的方法总结如下：

选择的方案是每三周给予顺铂加紫杉醇的组合，最多六个周期。

（1）顺铂　有证据表明顺铂能被胎盘过滤。在一项对妊娠期接受顺铂治疗的 21 名宫颈癌孕妇的研究中，分娩时羊水中的铂浓度仅为母血中的 11%~42%[47]。然而，妊娠期低白蛋白水平导致母亲和胎儿中游离的顺铂水平升高，极有可能增加毒性风险，例如耳毒性[48]。也有证据显示，宫内暴露于顺铂后新生儿患有短暂中性粒细胞减少症，这是该药物的已知副作用。

（2）紫杉醇　离体人胎盘灌注模型说明紫杉醇能够在胎儿足月时穿过胎盘，胎盘转移率低，并受白蛋白的影响，较高的白蛋白浓度导致较低的紫杉醇胎盘转移。紫杉醇的一些药代动力学特性可能在怀孕的女性中发生改变。应建议有生育能力的女性在使用紫杉醇治疗时避免怀孕。

（3）化疗时机　理想情况下，化疗和分娩完成之间应该有三周时间，因此骨髓可以恢复并通过胎盘代谢从胎儿中消除细胞毒性药物。此外，应避免在妊娠晚期进行化疗[49]。

（4）贝伐珠单抗　为了避免额外的毒性，不建议使用贝伐珠单抗治疗患者，根据药物的作用机制和动物研究结果表明该药可能会导致胎儿受伤[50]。

（六）风湿性疾病与妊娠

炎症性疾病，如类风湿关节炎（rheumatoid arthritis，RA）、系统性红斑狼疮（systemic lupus erythematosus，SLE）和炎症性肠病（inflammatory bowel disease，IBD），常出现于育龄期女性。因此，妊娠期女性中此类疾病是治疗的重要方面。

1. 以下药物对妊娠期女性相对安全

（1）羟氯喹　羟氯喹是一种抗疟药。羟氯喹储存于组织中，尤其是在肝脏，半衰期约为 8 周。因此，除非是有计划的妊娠，否则在发现妊娠时即使停用该药也不能避免胎儿暴露。羟氯喹可通过胎盘。然而研究表明，应用羟氯喹治疗结缔组织病的剂量并未发现有胎儿毒性[51]。

建议系统性红斑狼疮患者在妊娠期及哺乳期继续使用羟氯喹，以预防疾病症状加重。

（2）柳氮磺吡啶　柳氮磺吡啶既有抗炎作用（由其 5- 对氨基水杨酸部分介导），也具有抗菌作用（与其磺胺吡啶部分相关）。柳氮磺吡啶及其代谢产物磺胺吡啶都可通过胎盘[52]。但柳氮磺吡啶及磺胺吡啶均不会明显地将胆红素从白蛋白中置换出来[53]。因此，妊娠女性应用柳氮磺吡啶似乎不会增加核黄疸的风险。

数项病例报告都记录了接受柳氮磺吡啶治疗患者的胎儿存在出生缺陷，包括唇裂和腭裂、脑积水、大头畸形、室间隔缺损和主动脉缩窄[54, 55]。而一项大型多中心病例对照研究报告显示，于妊娠早期使用二氢叶酸还原酶抑制剂（柳氮磺吡啶和 5 种其他药物）具有致畸作用，包括心血管缺陷（RR 3.4，95%CI 1.8-6.4）和唇腭裂（RR 2.6，95%CI 1.1-6.1）[10]。母亲服用含有叶酸（0.4mg/d）的多种维生素可降低这种风险。

然而，另一项系列研究表明，使用柳氮磺吡啶不良妊娠的发生率并未升高[56, 57]。

一项研究报道了 247 例 IBD 患者的共 240 次妊娠[56]。结果表明，在单用柳氮磺吡啶或联合应用柳氮磺吡啶与糖皮质激素的患者中，胎儿畸形的风险并未增加。此外，于妊娠期间接受柳氮磺吡啶治疗的 107 例母亲中，婴儿都没有出现黄疸症状。

如果母亲同时使用至少含有 0.4mg 叶酸的多种维生素，则使用柳氮磺吡啶应该不会增加胎儿不良结局的风险。患有活动性炎症性疾病女性如果需要在妊娠期接受治疗，可选用柳氮磺吡啶，该药的风险相对较低，并建议同时补充叶酸，且柳氮磺吡啶的剂量不应超过 2g/d[58]。如果认为使用柳氮磺吡啶对妊娠期母亲的健康存在风险，则应停用该药持续 1 个完整的月经周期之后，再尝试受孕。

（3）阿司匹林（低剂量）　阿司匹林已用作风湿性疾病治疗的镇痛和抗炎药。低剂量阿司匹林（81mg/d）用作抗磷脂综合征治疗的一部分，还可预防高血压和子痫前期。已知水杨酸盐可穿过胎盘并进入胎儿循环。低剂量阿司匹林已用于预防子痫前期，为其相对安全性提供了进一步的证据。虽然关于低剂量阿司匹林用于该适应证的有效性尚存争议，但来自超过 32,000 例女性患者及其孩子的数据表明，低剂量阿司匹林对女性患者及其婴儿的出血事件风险并无显著影响[59]。低剂量阿司匹林还可用于某些抗磷脂综合征患者的妊娠期。

（4）NSAID 和中等至高剂量的阿司匹林　非甾体类抗炎药（nonsteroidal antiinflammatory drug，NSAID；包括阿司匹林和其他水杨酸盐类）在妊娠期和哺乳期的相对安全性和风险性质，通常取决于在妊娠期使用的时机、剂量和药物的具体种类。这些药物因其镇痛、抗炎及抗血小板作用被广泛应用。

3 项研究共涉及超过 200,000 次妊娠和超过 11,000 次暴露于 NSAID 的妊娠（包括 2002 年的一项 meta 分析和随后 2 项人群研究），与非暴露婴儿相比，暴露婴儿中肌肉骨骼畸形和心脏畸形的发生率并无显著增加，药物也没有对婴儿的生存情况产生影响[60-62]。在其中一项人群研究中，上述观察结果也适用于暴露于布洛芬、萘普生、双氯芬酸和吡罗昔康的患者，但早期妊娠使用布洛芬与出生 18 个月内检测到结构性心脏缺陷呈临界相关（OR 1.2，95%CI 1.0-1.6）的结果除外，尚不明确这种小风险的临床意义[62]。

然而，晚期妊娠使用这些药物带来的风险可能更大。晚期妊娠应用 NSAID 或大剂量阿司匹林会抑制前列腺素合成，这有可能引起动脉导管过早关闭。与阿司匹林相比，吲哚美辛和布洛芬对导管的影响较大[63, 64]。接近分娩时应用大剂量阿司匹林，可能增加胎儿或新生儿发生出血或瘀斑的风险[65-67, 63]。

另有观察性研究表明，使用 NSAID 可能增加自然流产的风险[68-72]。

由于存在动脉导管过早关闭的风险，从妊娠 30 周起完全避免使用 NSAID，但低剂量阿司匹林用于产科相关适应证的情况除外。

（5）糖皮质激素 全身性或吸入性糖皮质激素均有多种副作用。最常用的短效糖皮质激素为泼尼松、泼尼松龙和甲泼尼龙。最常用的长效药物为地塞米松和倍他米松。泼尼松和泼尼松龙可通过胎盘，但在脐血中仅有少量[73]。相比之下，地塞米松和倍他米松在胎盘中代谢的效率相对较低，因而在胎儿中的浓度更高。

据报道，已有人类胎儿在子宫内暴露于糖皮质激素后，出现腭裂和致死性肾上腺发育不全的病例。一般人群中，口面裂［唇裂和（或）腭裂］的发生率约为每 1000 例活产婴儿中有 1.7 例[74]。妊娠期使用糖皮质激素可能增加胎膜早破（premature rupture of the membranes，PROM）和宫内生长受限的风险[75, 76]，也可能增加母亲出现妊娠诱导性高血压、妊娠期糖尿病、骨质疏松和感染的风险[58]。如果女性分娩前 6 个月内接受了持续 3 周以上、剂量超过 20mg/d 的泼尼松，应假设其下丘脑 - 垂体 - 肾上腺功能受到抑制，且应在临产和分娩时接受相应治疗（参见"手术患者的糖皮质激素治疗"）。相比之下，新生儿的下丘脑 - 垂体 - 肾上腺皮质轴明显受到抑制的情况较少见，且通常为一过性[77]。

建议治疗时使用糖皮质激素的最低有效剂量，如果可能，妊娠早期（硬腭形成期）应完全避免使用糖皮质激素。如果妊娠期内使用糖皮质激素的时间已较长，则围手术期应给予应激剂量的糖皮质激素。

（6）硫唑嘌呤和 6- 巯嘌呤 硫唑嘌呤（azathioprine，AZA）在体内被代谢为 6- 巯嘌呤（6-mercaptopurine，6-MP，即巯嘌呤）。因此从理论上讲，这两种药物在妊娠期的影响应该相同。

人类放射性标记研究表明，母亲使用硫唑嘌呤，有 64%~93% 转变为无活性的代谢产物而出现于胎儿血液中[78]。这是因为胎盘将硫唑嘌呤代谢为无活性的硫尿酸，而非 6- 巯嘌呤[78]。出生后，硫唑嘌呤被代谢为 6- 巯嘌呤。

硫唑嘌呤更常用于治疗风湿性疾病，可能比硫嘌呤更安全；目前达成的普遍共识为，在妊娠期间，硫唑嘌呤可能比很多其他免疫抑制药更安全[58]。当免疫抑制的益处可能超过风险时，例如对于肾移植受者、近期活动性狼疮患者或 IBD 患者，硫唑嘌呤或硫嘌呤优于环磷酰胺（cyclophosphamide，CYC）、环孢素、吗替麦考酚酯（mycophenolate mofetil，MMF）及其他免疫抑制药。

（7）TNF 抑制剂　人们已观察了妊娠期应用以下 TNF 抑制剂的安全性：

塞妥珠单抗没有 Fc 区，后者负责免疫球蛋白通过胎盘。对大鼠模型检测，没有药物通过胎盘[79]；同样，在人类中，只有极少量的药物通过胎盘[80]。

戈利木单抗是较新的药物，尚无该药影响人类妊娠的数据，但动物研究提示其风险较低[81]。

如果女性需要使用 TNF-α 受体拮抗剂以维持或建立对活动性炎性疾病的控制，可以使用这类药物。目前关于妊娠期何时停用这些药物的专家指南的意见不同：对于英夫利昔单抗，停用时间从 16 孕周到 24 孕周；对于阿达木单抗，停用时间从 24 孕周到 32 孕周[82, 83]。

虽然宫内暴露于 TNF-α 受体拮抗剂的婴儿可按标准疫苗接种程序来接种灭活疫苗[84]，但在婴儿出生后 6 个月内应避免接种活疫苗。

决定妊娠期间开始或继续使用这类药物时应考虑患者偏好，患者偏好应该基于与其他治疗方法相比，使用这些药物的获益性与潜在风险之间平衡的理解。目前尚需更多数据来更好地评估妊娠期应用这些药物的安全性。

（8）静脉用免疫球蛋白　静脉用免疫球蛋白（intravenous immune globulin，IVIG），是一种炎症过程的调节剂。此调节作用在不同疾病中占主导的机制不同，例如在特发性血小板减少性紫癜中，其与脾脏和肝脏中的吞噬细胞上的 FC 受体相互作用或阻断该受体，从而防止网状内皮摄取自身抗体包被的血小板。已发现妊娠期皮下注射免疫球蛋白是安全的。关于 IVIG 在动物中的致畸性，现有信息极少。在人体中，IVIG 似乎可在妊娠 30~32 周后通过胎盘，甚至在改变 Fc 结合位点的修饰后仍能通过[85]。目前尚无使用 IVIG 后人类中出现胎儿畸形的报道。但据报道，某些病例出现了新生儿溶血病和丙型肝炎传播（1994 年以前）[86, 87]。IVIG 从妊娠中期开始就可穿过胎盘，但在妊娠晚期时穿过率最高。

对于妊娠期的一些适应证，如原发性或继发性抗体免疫缺陷或自身免疫性疾病，以及对于新生儿血色病的妊娠期治疗，IVIG 都是一种合理的疗法[88]。

（9）环孢素　环孢素（cyclosporine A，CSA，也称为环孢素 A）是一种钙调磷酸酶抑制剂。在啮齿类动物中，环孢素几乎不会通过胎盘[89]。关于环孢素是否能通过人类胎盘，现有报道相互矛盾：一些报道发现该药几乎不会通过胎盘；而另一些报道发现胎盘中的环孢素水平与母亲血液中的水平相等[90~92]。其他研究报道，在妊娠晚期的后期、出生及母乳喂养时，环孢素可进入胎儿体内[93~102]。脐血和母亲血浆中环孢素浓度的比值为 0.35~0.63。1 例患者在使用 325mg 环孢素后 8 小时，药物在脐血和羊水中的浓度分别为57ng/mL和234ng/mL。

人类中的致畸性数据主要来自器官移植受者。接受环孢素治疗的女性生育的后代中致畸风险可能较低，但有早产和小于胎龄儿的报道[103, 58]。这些结果可能与基础内科疾病有关，而非药物，但也可能与两者均有关。

由于尚不明确环孢素对接受该药物治疗女性所生育后代的长期免疫调节影响，当需要在妊娠期使用环孢素时，应采用最低剂量，还应密切监测母亲的血压和肾功能。

（10）他克莫司 他克莫司是一种钙调磷酸酶抑制剂。关于他克莫司对妊娠的影响，数据相对较少[104]。在84例接受他克莫司治疗女性的100次妊娠中，68次妊娠最终为活产，其中60%的活产婴儿为早产[105]，4例婴儿出现畸形，但从解剖学角度异常的类型并不一致。另2项研究分别记录了27次和19次妊娠，分娩出的婴儿在子宫内暴露于他克莫司，结果显示胎儿畸形的风险并未增加[106, 107]。而2项病例报告发现，婴儿从哺乳期母亲处接受的最大剂量为母亲体重校正剂量的0.02%~0.5%，表明进行母乳喂养的女性也许可以使用该药[108, 109]。

如果患者需要在妊娠期进行治疗，他克莫司可合理替代更积极的免疫抑制药。尚不明确他克莫司对接受该药女性所生育后代的长期免疫调节影响。当需要在妊娠期使用他克莫司时，应采用最低剂量，还应密切监测血压和肾功能。

2. 中度至高度胎儿损伤风险

（1）环磷酰胺 环磷酰胺是一种烷化剂。将环磷酰胺用于妊娠动物可致先天性畸形，如眼球突出、腭裂、骨骼异常、胎儿被吸收和生长迟缓。在人体中，胎儿暴露于环磷酰胺的致畸风险很高。因此除了发生对母亲健康具有严重威胁的疾病并发症外，其他所有情况下均应避免使用该药。

妊娠期间接受环磷酰胺治疗引起胚胎毒性的可能性有差异，这取决于在哪个妊娠阶段使用药物：

妊娠早期使用环磷酰胺时，致畸性风险最高[58]。

如果在妊娠中期或晚期用药，结果可能较好。

有限的数据提示，当系统性红斑狼疮（SLE）患者妊娠期间严重疾病发作时，不论何时使用环磷酰胺，其妊娠情况均不佳[110]。

建议妊娠期间避免应用环磷酰胺，除非存在危及生命的内科疾病且没有其他替代治疗。接受环磷酰胺治疗的母亲禁止进行母乳喂养。

（2）甲氨蝶呤 甲氨蝶呤（methotrexate，MTX）是一种叶酸拮抗剂。对于人类，甲氨蝶呤具有致畸性，并且会导致流产。妊娠期间暴露于甲氨蝶呤可导致多种先天性畸形，例如腭裂、脑积水、无脑畸形、脑膜脑膨出、管状长骨先天性狭窄、面部特征异常（低位耳、小颌畸形）和骨化延迟[111, 112]。

甲氨蝶呤能广泛分布于母亲组织中，并且暴露后在肝脏中持续存在可长达4个月。受孕前1~3个月应停用该药。停用甲氨蝶呤后及整个妊娠期都应继续补充叶酸。

建议妊娠期及哺乳期都避免使用甲氨蝶呤。使用甲氨蝶呤的患者采取避孕措施。正接受甲氨蝶呤治疗的女性，应先停用该药 1~3 个月经周期、再尝试受孕。

（3）吗替麦考酚酯　吗替麦考酚酯是嘌呤生物合成的抑制剂。吗替麦考酚酯仅用于采取了可靠避孕措施的患者，避免用于妊娠期和哺乳期女性。

（4）来氟米特　关于使用来氟米特（leflunomide，LEF）女性的妊娠结果，现有数据有限；二氢乳清酸脱氢酶是催化嘧啶生物合成限速步骤的酶，而该药是一种抑制二氢乳清酸脱氢酶的抗代谢物[113-119]。虽然来氟米特的半衰期大约仅为 15 日，但其主要代谢产物（特立氟胺）会进行广泛的肠肝循环，长达 2 年后仍可在血清中检测到。因此，受孕前即刻停用来氟米特，并不足以消除该药物。然而，可通过使用考来烯胺（口服，一次 8g，一日 3 次，持续 11 日）加速该药及其代谢物的消除，且可通过测定来氟米特浓度确定其是否被消除，即进行 2 次测定、中间间隔 2 周，且浓度均低于 0.02mg/L。如果来氟米特血浆浓度仍然大于 0.02mg/L，则需要加用考来烯胺。

因此女性在妊娠前 2 年内及妊娠期和哺乳期都避免使用来氟米特。还可应用考来烯胺来加强药物消除，并在尝试妊娠前进行随访，确定检测不到该药。建议女性在接受考来烯胺治疗后，至少等待 3 个月经周期再尝试受孕；在接受来氟米特治疗期间受孕的女性使用考来烯胺治疗，以迅速消除该药及其代谢物。

3.风险不明确

关于妊娠期使用某些生物制剂的风险，通常没有足够的相关证据进行佐证。如果母亲的健康状况非常依赖这种治疗，偶尔情况下需要在妊娠期继续使用其中一种药物。在这些情况下，重要的是告知母亲在妊娠期使用该药的潜在风险，并让其积极参与知情决策制定。

（1）阿那白滞素　阿那白滞素是一种重组人白细胞介素 –1 受体拮抗剂（interleukin–1 receptor antagonist，IL–1ra）。对大鼠和兔的研究中，应用阿那白滞素的剂量最高达人类剂量的 100 倍，没有表明出现任何有关不孕或对胎仔造成伤害的问题[120]。但这些问题尚未在人类中进行充分研究。

建议在妊娠期和哺乳期避免应用阿那白滞素，除非母亲的健康非常依赖于该药。

（2）利妥昔单抗　利妥昔单抗是一种嵌合型单克隆抗体，通过靶向作用于 B 淋巴细胞（浆细胞的前体细胞）上的 CD20 抗原，引起外周 B 细胞减少。研究表明，已经在脐带血中检测到高浓度的利妥昔单抗。

妊娠期和哺乳期都避免应用利妥昔单抗，除非母亲的健康非常依赖于该药。

（3）阿巴西普　阿巴西普（CTLA4–Ig）是一种 T 细胞共刺激的抑制剂。阿巴西普通过与辅助分子（CD80 和 CD86）结合并通过阻断其与 CD28（CTLA4）的相互作用，干扰 T 细胞活化[121]。阿巴西普对动物没有致畸性，但尚未充分研究其对人类妊娠的影响，因此无法评估其风险。

在妊娠期和哺乳期都避免应用阿巴西普,除非母亲的健康非常依赖该药。

(4)托珠单抗 托珠单抗是一种 IL-6 受体抑制剂。根据动物研究数据,托珠单抗可能对胎仔造成伤害,但尚未充分研究其对人类妊娠的影响,因此无法评估其风险[122]。

因此在妊娠期和哺乳期都避免应用托珠单抗。

(5)托法替尼 是一种用于治疗 RA 的口服 Janus 激酶抑制剂;关于此药尚无充分数据,但该药对动物有致畸作用。

(七)妊娠期梅毒

在门诊治疗梅毒,最好在待产室和产房进行第一次青霉素治疗,并对可存活妊娠进行不短于 24 小时的持续胎心监护,以防发生吉海(氏)反应及其潜在结果(如早产)[123]。

1. 首选治疗方案青霉素

青霉素 G 穿过胎盘。母体使用青霉素通常不会导致胎儿不良反应的风险增加。青霉素 G 是妊娠期梅毒治疗的首选药物,青霉素 G(肠外/水)是预防新生儿早发B 组链球菌(GBS)疾病的首选药物。当孕妇和产后妇女需要静脉注射治疗炭疽时,可以使用青霉素 G 作为替代药物。

无论个体患者是否妊娠,青霉素均为治疗梅毒的金标准。目前没有发现临床相关的青霉素耐药梅毒螺旋体菌株。由于青霉素被认为是妊娠期间梅毒的唯一恰当治疗方法,对青霉素过敏的妊娠女性应该脱敏后再用青霉素治疗。合理的青霉素治疗方案取决于疾病的分期。

(1)一期、二期或早期潜伏期梅毒 240 万 U 的单剂苄星青霉素 G 肌内注射仅适用于一期、二期或早期潜伏性梅毒女性。基于部分疗效证据和妊娠女性中青霉素水平的药代动力学数据,一些临床医生在这些患者首次给药后 1 周追加 1 次苄星青霉素 240 万 U[123-128]。第二次给药没有危害,但国家性机构的指南中尚未推荐该做法,因为第二次给药的价值尚未在随机试验中评估,而且苄星青霉素 G 在一些国家还处于短缺状态。

(2)晚期潜伏期、三期和不明期别梅毒 对于晚期潜伏期、三期和不明期别的梅毒患者,推荐三剂疗法,每周 1 次肌内注射 240 万 U 苄星青霉素 G。如果错过某一针达 14 日以上,应该重新开始三剂疗法[129]。

(3)再治疗指征 如果一名无症状的潜伏期梅毒患者以前曾接受过梅毒治疗,但无法验证接受的治疗方案是否恰当,应该使用推荐用于治疗晚期潜伏期梅毒的完整三剂青霉素方案。

(4)神经梅毒 神经梅毒的治疗更强烈,通常需要静脉给药。

(5)暴露后的预防方法 在与已知或可能感染的个体进行性接触后,患者通常优先采用单剂 240 万 U 苄星青霉素 G 肌内注射进行梅毒经验性抢先治疗。在已确定需要随访的患者中，另一种选择是在就诊后进行诊断性检测，并在 6~8 周后再次诊断性检测，根据血清学结果采取治疗。

（6）患者对青霉素的速发型过敏反应　对患有梅毒且既往有青霉素速发型过敏反应史的妊娠女性，唯一符合要求的治疗方法是脱敏后用青霉素治疗[129]。如上所述，其他疗法对母亲或胎儿来说既不安全，也不能有效预防先天性感染；因此，它们只能用于非常特殊的情况。

据报告，5%~10% 的妊娠女性对青霉素过敏[130]，但严重的过敏反应很少见。验证"过敏"史非常重要，因为患者最初可能把非过敏性副作用（如恶心或呕吐）误认为是过敏性反应。需要关注的主要症状是 IgE 介导的（速发）反应，如荨麻疹、血管性水肿或全身性过敏反应伴气道阻塞、支气管痉挛或低血压。

（7）皮试　青霉素皮试可以在大约一个小时后进行，并且可以判断患者是否有速发青霉素过敏反应。在很久以前曾对青霉素有过明确的 IgE 介导过敏反应的患者，如果不重新用药，可能会随着时间的推移而丧失敏感性：大约 8% 的 IgE 介导青霉素过敏患者在 10 年后失去对该药物的敏感性。

皮肤测试阳性的女性发生青霉素过敏反应的风险很高；2/3 会出现一些过敏症状，其中部分会出现危及生命的全身性过敏反应[130]。推荐皮肤测试阳性但需要青霉素治疗的女性采用青霉素脱敏疗法。

皮肤测试结果阴性的女性发生青霉素过敏反应的风险不会高于一般人群，可以正常接受治疗。然而，第一次用药仍应在医疗监督下进行，因为皮肤测试的阴性预测值虽然很高，但不是 100%。

（8）脱敏　青霉素脱敏需先给予患者少量青霉素，并逐渐增加剂量直至达到有效水平，随后给予适当的治疗性青霉素方案。可采取口服或静脉形式实现青霉素脱敏。口服脱敏更加简单安全。完成脱敏大约需要 4 小时，并需要对患者进行密切监测。大多数不良反应都可在不停止脱敏方案的情况下得到处理。

2. 非青霉素治疗方案的使用

在妊娠期间，用于治疗非妊娠女性梅毒的非青霉素抗生素治疗方案或属于禁忌（如四环素、多西环素），或缺乏充分的疗效相关数据（如头孢曲松），或不能完全通过胎盘屏障因此胎儿不能受到治疗（如红霉素、阿奇霉素）。因此这些方案不推荐用于妊娠女性。只有当没有青霉素或青霉素过敏患者不能脱敏时才考虑使用非青霉素方案。

WHO 建议使用下列其中一种替代方案用于早期梅毒［即一期、二期或潜伏期不足 2 年的梅毒（WHO 定义）］的非青霉素治疗[131]：口服红霉素 500mg，一日 4 次，共 14 日；或头孢曲松 1g，肌内注射，每日 1 次，10~14 日；或阿奇霉素 2g，一次性口服（用于可能对阿奇霉素具有局部敏感性时）。对于晚期梅毒的非青霉素治疗，WHO 推荐使用口服红霉素，一次 500mg，一日 4 次，共 30 日[131]。

WHO 还推荐，妊娠期间接受了非青霉素方案治疗的女性所生婴儿需接受 10~15

日的青霉素治疗。

3. 胎儿的治疗和治疗失败

在大多数情况下，母体青霉素治疗对于胎儿感染有治愈效果。在妊娠期充分治疗的女性中，后代诊断出的先天性感染率为1%~2%，而在未经治疗的母亲后代中，70%~100%被诊断为先天性感染。

在一项对43例治疗失败妊娠女性的观察性病例系列研究中发现，虽接受充分治疗但仍分娩出先天感染婴儿的妊娠女性更可能具有下列特征[132]：①治疗和分娩时的非梅毒螺旋体滴度较高；②分娩时间≤36周；③早期感染；④治疗与分娩的间隔短（≤30日）。高梅毒螺旋体载量、妊娠期青霉素药代动力学改变，以及胎儿对治疗反应时间不足可能导致治疗失败。

妊娠20周后应至少进行1次超声检查以寻找先天性感染的征象。对于根据超声检查推测诊断为先天性梅毒感染的妊娠，应每1~2周进行1次超声检查以评估胎儿的健康状况和胎儿对治疗的反应。

宫内（胎儿）治疗成功时，首先出现大脑中动脉多普勒评估异常、腹水和羊水过多（通常在大约1个月内）的改善，然后胎盘肿大改善，最后发生肝肿大改善。肝肿大需要在母体治疗后数个月才能消退[133]。虽然胎儿贫血是先天性感染的不良结果之一，但很少需要宫内输血来治疗，因为适当的母体驱梅治疗通常可纠正贫血。

（八）单纯疱疹病毒感染与妊娠

在可用的抗HSV（单纯疱疹病毒）药物（阿昔洛韦、泛昔洛韦、伐昔洛韦）中，怀孕期间临床经验最多的是阿昔洛韦。

（1）阿昔洛韦 阿昔洛韦每日口服400mg，每日三次。对于急性发作，如果病变尚未愈合，则给予7至10天或更长时间；对于抑制性治疗，从妊娠36周开始直至分娩。阿昔洛韦已被证明可以穿过人胎盘。怀孕期间阿昔洛韦暴露的动物和人体数据，包括妊娠早期，均表明该药在妊娠的所有阶段都是安全的[134]。1984年建立并于1999年关闭的妊娠登记结果显示，与普通人群预期相比，接触阿昔洛韦的出生缺陷数量没有增加。但是，由于注册表规模较小且缺乏长期数据，建议在怀孕期间谨慎使用并且仅在明确需要时使用。阿昔洛韦还被推荐用于治疗妊娠患者的生殖器疱疹。

（2）伐昔洛韦 伐昔洛韦是急性和抑制性治疗的替代方案，尽管它通常是更昂贵的选择，安全性和疗效数据较少[134]。然而，如果患者依从性是一个问题，那么伐昔洛韦可能是优选的，因为每日两次给药更方便。虽然有关使用伐昔洛韦的数据更为有限，但令人放心。

（3）泛昔洛韦 妊娠期暴露于泛昔洛韦的人体数据很少。

（九）造影剂与妊娠

（1）碘化造影剂　碘化造影剂穿过胎盘并可对胎儿发育的甲状腺产生短暂的抑郁作用，尽管尚未报道短暂暴露的临床后遗症。当有指征时，可以在怀孕期间使用碘化造影剂。且不具有致畸性或致癌性。

（2）钆　钆是由于其磁性而最常用于 MRI 的造影剂，能穿过胎盘并被胎儿排泄到羊水中，然后吞下，因此，它可以重新吸收到胎儿循环中。鉴于该药在胎儿体内的半衰期较长且有关人类怀孕的数据很少，因此不推荐在怀孕患者中使用。最大的人类研究报告比较妊娠期间钆暴露 MRI（n=123）和无钆暴露 MRI（n=384,180），报告显示在怀孕期间任何时候钆暴露都与风湿、炎症或浸润性皮肤病相关（校正风险比 1.36，95%CI 1.09-1.69）；妊娠期间钆暴露与导致死产和新生儿死亡的风险增加有关，钆MRI（n=7）和无 MRI（n=9844）（调整后的相对风险 3.70，95%CI 1.55-8.85）[135]。

（十）围产期艾滋病毒感染

建议所有艾滋病病毒感染者（包括孕妇）使用抗逆转录病毒疗法（ART），不论其免疫、临床或病毒状态如何[136]。即使在 CD4 细胞计数高的个体中，ART 也能降低与 HIV 相关的发病率和死亡率[137, 138]。孕妇抗病毒治疗的另一个目标是降低的风险。

1. 核苷酸逆转录酶抑制剂

（1）阿巴卡韦　阿巴卡韦在人胎盘中的转移率很高。根据抗逆转录病毒妊娠登记处收集的数据，在孕早期暴露后未观察到出生缺陷的风险增加。通常，核苷逆转录酶抑制剂具有良好的耐受性，并且使用的益处通常超过潜在风险。建议所有患该病的怀孕女性接受抗逆转录病毒治疗，以使病毒载量低于检测限，并降低围产期传播的风险。如果在怀孕期间从未接受过抗逆转录病毒治疗的女性中确诊艾滋病毒，应在诊断后尽快开始抗逆转录病毒治疗。如果病毒抑制有效，可以实现适当的药物暴露，不存在用于妊娠的禁忌证。若该方案耐受良好，那么在稳定的母体抗逆转录病毒疗法（ART）方案中怀孕的女性可以继续该方案。怀孕期间的监测应比非怀孕成人更频繁。所有感染艾滋病毒的女性都应继续产后抗逆转录病毒治疗。

（2）恩曲他滨　恩曲他滨在人胎盘中的转移水平很高，根据抗逆转录病毒怀孕登记处收集的数据，未观察到出生缺陷的风险增加。

（3）拉米夫定　怀孕期间使用拉米夫定的短期数据并未表明对胎儿安全具有威胁。拉米夫定在人胎盘中具有高水平的转移。根据抗逆转录病毒妊娠登记处收集的数据，在孕早期暴露后未观察到出生缺陷的风险增加。

（4）齐多夫定　齐多夫定在人胎盘中的转移水平很高；胎盘还将齐多夫定代谢为活性代谢物。根据抗逆转录病毒妊娠登记处收集的数据，在孕早期暴露后未观察到出生缺陷的风险增加。

2. 非核苷酸逆转录酶抑制剂

（1）依法韦仑 依法韦仑在人胎盘中的转移水平适中。根据抗逆转录病毒妊娠登记处的数据，在妊娠早期接触依法韦仑后未观察到整体出生缺陷的风险增加。虽然有报道使用该药有神经管和其他 CNS 缺陷。然而，一项 Meta 分析显示，妊娠早期依法韦仑暴露后神经管缺陷的风险并不大于普通人群。

（2）利匹韦林 怀孕期间使用利匹韦林的数据相对有限。在抗逆转录病毒妊娠登记处收集的数据显示，有关妊娠早期接受利司韦林治疗的充分数据可用于排除出生缺陷风险增加；向登记处报告的出生缺陷患病率为 1.2%（95%CI 0.3–3.5）[139]。

（3）奈韦拉平 在人胎盘中具有高水平的转移。根据抗逆转录病毒妊娠登记处收集的数据，在孕早期接触后没有增加整体出生缺陷的风险。

3. 蛋白酶抑制剂

（1）阿扎那韦 阿扎那韦在人胎盘中的转移水平较低，脐带血浓度报告为分娩时母体血清浓度的 13% 至 21%。根据抗逆转录病毒妊娠登记处收集的信息，未观察到致畸作用风险增加。

（2）达芦那韦 达芦那韦在人胎盘中的转移水平较低。根据抗逆转录病毒妊娠登记处收集的数据，在孕早期暴露后未观察到总体出生缺陷的风险增加。

（3）洛匹那韦 洛匹那韦在人胎盘中的转移水平较低。根据抗逆转录病毒妊娠登记处收集的信息，未观察到致畸作用风险增加。

（十一）结核与妊娠

（1）异烟肼 异烟肼能穿过人胎盘。当孕产妇疾病程度从中等到高时，根据胎儿患肺结核的风险，建议使用该药进行治疗。药物敏感结核病指南推荐异烟肼作为初始治疗方案的一部分；在怀孕期间和产后（由于肝炎风险增加）建议密切监测。异烟肼还被推荐用于治疗 HIV 合并感染的孕妇的结核病。同时建议补充 VB6 以降低外周神经毒性的风险。由于怀孕期间和产后早期的生物学变化，孕妇可能会增加对结核感染的易感性或潜伏性疾病的再激活。

（2）利福平 利福平能穿过人胎盘。据报道，在怀孕的最后几周使用该药，出生后婴儿和母亲出现了出血症状。当孕产妇疾病程度从中等到高时，根据胎儿患肺结核的风险，建议使用该药对患有结核病母亲进行治疗。利福平可被考虑用作孕妇的替代药物，用于治疗由人类无形体病引起的轻微疾病［也称为人粒细胞无形体病（HGA）］；病例报告显示少数采用利福平治疗的孕妇有良好的妊娠结局。

（十二）弓形虫病与妊娠

尽管缺乏治疗有效性的证据，但是对于诊断为弓形虫病的妊娠女性，通常给予产前治疗。当决定是否治疗时，应对治疗效果的不确定性、不良反应的风险以及胎儿最大可能不受损害进行考虑。

（1）螺旋霉素　妊娠女性在妊娠期感染后，一般会立即给予螺旋霉素（空腹口服，一次 1g，每 8 小时 1 次）治疗，螺旋霉素是与红霉素类似的大环类脂类抗生素。药物在胎盘内浓度较高，在理论上被认为可治疗弓形虫病通过胎盘感染从而有助于防止传播至胎儿[140, 141]。

（2）乙胺嘧啶和磺胺嘧啶　乙胺嘧啶是一种叶酸拮抗剂，可导致剂量相关性骨髓抑制（从而出现贫血、白细胞减少和血小板减少）。在动物中给予大剂量会致畸[3]。磺胺嘧啶是另一种叶酸拮抗剂，与乙胺嘧啶协同作用对抗刚地弓形虫速殖子，也可导致骨髓抑制和可逆性急性肾衰竭。由于这些药物潜在的毒性，只有在证实了胎儿感染的情况下，才考虑在妊娠期间使用这些药物，但是目前没有临床证据表明这些药物比螺旋霉素更有效[142–145, 140]。这些药物对母体并无直接益处。

治疗方案包括一个疗程（为期 3 周）的乙胺嘧啶（50mg 口服，一日 1 次，或者 25mg 口服，一日 2 次）和磺胺嘧啶（一日 3g 口服，分成 2 次或者 3 次给药），与一个疗程（为期 3 周）的螺旋霉素（1g 口服，一日 3 次）交替进行直至分娩。

乙胺嘧啶（25mg 口服，一日 1 次）和磺胺嘧啶（一日 4g 口服，分成 2~4 次）持续给药直至足月。

在使用乙胺嘧啶和磺胺嘧啶期间加用亚叶酸钙（亚叶酸，10~25mg/d 口服）以预防骨髓抑制。应每周监测全血细胞计数和血小板计数，如果报告中结果显著异常，则停止治疗。

（十三）感冒与妊娠

1. 普通感冒

与非妊娠患者一样，普通感冒相关的症状通常是轻微和自限性的，并且不需要干预或对干预反应良好。症状通常会在 10 天内消退。药物治疗可以缓解一些症状，然而治疗并没有缩短症状的持续时间，并且在随机试验中尚未研究妊娠期感冒药物治疗的风险。

抗生素不适用于治疗感冒，少数患者（不到 2%）有继发性细菌性鼻窦感染[146] 除外。

（1）对乙酰氨基酚　使用对乙酰氨基酚治疗喉咙痛和头痛，可提供最佳的安全性和疗效平衡。如果存在发热，建议使用对乙酰氨基酚以缓解发热引起的不适。

对乙酰氨基酚可穿过胎盘并在分娩后立即在脐带血、新生儿血清和尿液中检测到。在怀孕期间母体使用对乙酰氨基酚后未观察到致畸作用风险增加。在妊娠晚期产妇使用后的病例报告中发现产前动脉导管的狭窄。在怀孕期间以正常剂量使用对乙酰氨基酚与流产或死亡的风险增加无关。然而，如果治疗不及时，导致产妇服用过量可能会出现胎儿死亡或自然流产风险的增加。怀孕期间经常使用对乙酰氨基酚可能与儿童早期的喘息和哮喘有关。

（2）异丙托溴铵　对于严重鼻塞患者，可以选择异丙托溴铵喷鼻剂。动物研究没有观察到致畸作用，但没有人类相关数据。0.06% 异丙托溴铵鼻喷雾剂使用剂量通常以每天 3~4 次、每个鼻孔喷洒两次 42μg 喷雾剂。

（3）色苷酸钠 严重感冒症状患者的其他选择包括鼻内色甘酸钠或右美沙芬或愈创甘油醚抑制咳嗽。吸入的色甘酸制剂可能引起短暂的支气管痉挛、咽喉刺激和咳嗽；哮喘患者需要谨慎使用。

（4）右美沙芬 右美沙芬通过 CYP2D6 和 CYP3A 酶在肝脏中代谢。怀孕期间母体中两种酶的活性都有所增加。在胎儿中，胎儿肝脏中 CYP2D6 活性低，然而从妊娠 ~17 周存在 CYP3A4 活性。当怀孕期间需要镇咳药时，标准 OTC 剂量的右美沙芬标准通常被认为是可接受的。

（5）愈创甘油醚 当怀孕期间需要治疗咳嗽时，通常认为标准 OTC 剂量的愈创甘油醚是可接受的。

2. 流感

由于怀孕期间流感感染的潜在严重性以及免疫接种的安全性，美国妇产科医师学会（ACOG）和美国疾病控制与预防中心（CDC）建议对妊娠期孕妇进行全面接种疫苗。对于孕妇和产后两周内疑似患急性流感的孕妇，建议立即接受奥司他韦治疗，流感对妊娠有潜在的不良影响。

（1）疫苗 尽管孕妇经常担心胎儿疫苗的安全性，但与一般人群相比，多项研究未显示与孕妇使用灭活流感疫苗后相关的并发症风险增加。虽然罕见，但所有疫苗，包括流感疫苗，都存在一些背景风险，例如格林 – 巴利综合征。

（2）抗病毒预防 关于抗病毒预防需要考虑暴露是否显著，以及宿主患复杂感染的风险。对于孕妇和分娩后两周内有明显接触史的产后妇女，抗病毒预防是一种合理的选择。一旦出现流感的迹象或症状，早期治疗是预防的替代方法。

对于妊娠期的化学预防，由于其全身吸收有限，扎那米韦可能是一个很好的选择。然而，呼吸系统并发症可能与扎那米韦有关，因此其吸入给药途径需要加以考虑，特别是对于有呼吸系统疾病风险的女性，如哮喘患者[147]，扎那米韦 10mg（两次 5mg 吸入），每日一次。怀孕期间使用扎那米韦后，未观察到新生儿或母体结局不良的风险增加。未经治疗的流感感染与胎儿不良事件的风险增加以及母亲患并发症或死亡的风险增加有关。

口服奥司他韦是一种替代药物。奥司他韦 75mg 每日口服一次。磷酸盐及其活性代谢物奥司他韦羧酸盐穿过胎盘。在怀孕期间母亲使用奥司他韦后，一般未观察到新生儿或产妇结局不良的风险增加。目前推荐奥司他韦用于治疗或预防孕妇和产后 2 周的妇女。

建议的预防持续时间是最后一次暴露后 7 天[148]。为控制长期护理机构和医院的疫情，疾病预防控制中心建议在确定最新已知病例后至少两周和最长一周进行化学预防。

（3）抗病毒治疗 绝大多数目前流行的流感病毒对神经氨酸酶抑制剂、奥司他韦、扎那米韦和帕拉米韦敏感。虽然有关奥司他韦、扎那米韦和帕拉米韦在怀孕期间的安全性的信息有限，但治疗的益处超过了潜在的风险。

奥司他韦治疗效果通常优于吸入扎那米韦和静脉帕拉米韦治疗孕妇，奥司他韦是首选的药物，因为它具有全身吸收和在怀孕期间使用该药物的更多临床经验，但怀孕不是使用扎那米韦或帕拉米韦的禁忌证。根据有限的数据，妊娠期间用于治疗流感的抗病毒治疗剂量与非妊娠成人相同，奥司他韦 75mg，每日两次（首选），或扎那米韦 10mg，每日两次。通常的治疗持续时间为 5 天，但治疗 5 天后仍能治疗。严重疾病的患者可以考虑更长的治疗时间。一些临床医生建议重症患者接受双剂量奥司他韦治疗（即 150mg，每日两次）。然而，没有数据表明更高剂量更有效[148]。在鼻饲给药后，奥司他韦的口服制剂似乎被充分吸收。来自第 2 阶段和第 3 阶段随机试验的证据表明，单次剂量的巴罗沙韦在减轻症状方面对奥司他韦具有相似的临床益处。但是，孕妇被排除在这些试验之外。在获得更多关于孕期使用巴罗沙韦的安全性数据之前，奥司他韦仍然是怀孕期间使用的首选药物。

与妊娠中使用帕拉米韦有关的信息是有限的。根据一例病例的信息，帕拉米韦的药代动力学可能会随妊娠而改变。

三、其他药物的胎盘转运

（一）镇静催眠药

1. 苯二氮䓬类

（1）地西泮　在人类中，地西泮及其代谢产物（N- 去甲基地西泮，替马西泮和奥沙西泮）能穿过胎盘。地西泮已观察到致畸作用，但是还需要进一步的研究。在母亲使用苯二氮䓬类药物后，可能会增加早产和低出生体重的发生率；妊娠晚期接触后可能发生新生儿的低血糖和呼吸问题。新生儿戒断症状可能在出生后数天至数周内发生，并且已经报道了一些苯二氮䓬类药物（包括地西泮）的"软弱婴儿综合征"（其中还包括戒断症状）。多种因素的组合会影响抗惊厥疗法的潜在致畸性。

（2）氯硝西泮　氯硝西泮能穿过胎盘。对胎儿和新生儿的影响大致同地西泮。

（3）奥沙西泮　奥沙西泮能穿过胎盘。

（4）劳拉西泮　劳拉西泮及其代谢产物能穿过人胎盘。新生儿消除劳拉西泮的速度很慢；在子宫内暴露后，足月婴儿可能排出劳拉西泮的时间长达 8 天。

（5）艾司唑仑　虽然没有找到关于艾司唑仑的特定信息，但假定所有苯二氮杂䓬类药物都能穿过胎盘。孕妇禁用。

（6）阿普唑仑　阿普唑仑及其代谢物能穿过胎盘。如果在怀孕期间需要苯二氮䓬类药物，优选阿普唑仑以外的药物。

（7）咪达唑仑　咪达唑仑能穿过胎盘并且可以在脐静脉和动脉的血清以及羊水中检测到。根据动物数据，反复或长期使用阻断 N- 甲基 -D- 天冬氨酸（NMDA）

受体和（或）增强 γ- 氨基丁酸（GABA）活性的全身麻醉和镇静药物可能会影响大脑发育。人类胎儿在妊娠晚期最容易受到伤害。在获得其他信息之前，应评估孕妇在怀孕期间接受咪达唑仑治疗的益处和风险，特别是对于持续超过 3 小时的手术。

2. 巴比妥类

巴比妥类药物能穿过胎盘并分布于胎儿组织中。在妊娠早期暴露中已经报道了致畸作用。妊娠晚期暴露可能导致分娩后急性停药的症状；症状可能会延迟 14 天。

（1）苯巴比妥 苯巴比妥能穿过胎盘。可以在胎盘，胎儿肝脏和胎儿脑中检测到巴比妥类药物。肠胃外给药后胎儿和母体血液浓度可能相似。母亲使用后可能导致胎儿异常的发生率增加。在怀孕的后三个月使用时，新生儿可能出现戒断症状，包括癫痫发作和过度紧张；出生后 14 天内新生儿可能会延迟戒断症状。分娩期间使用不会影响子宫活动，然而新生儿可能出现呼吸抑制，应该有复苏设备，尤其是早产儿。怀孕期间应避免用于治疗癫痫。

3. 其他类

（1）酒石酸唑吡坦 酒石酸唑吡坦可穿过胎盘。据报道，在怀孕结束时使用唑吡坦，新生儿会出现严重的呼吸抑制和镇静作用，特别是与其他中枢神经系统抑制剂同时使用。服用镇静/催眠药的母亲所生的孩子可能有戒断反应的风险；在怀孕期间母亲使用镇静/催眠药后可出现新生儿萎缩。在一些研究中已经注意到该药对胎儿/新生儿额外的不利影响。应监测暴露的新生儿是否有过度镇静、张力减退和呼吸抑制。

（2）佐匹克隆 怀孕期间不建议使用。妊娠早期暴露于本药可能不增加致畸风险。妊娠中晚期使用该类药物可能导致胎动减少及胎心变异性降低。

（二）抗抑郁药选择性 5–HT 再摄取抑制剂（SSRI）

SSRI/SNRI 暴露于孕晚期后新生儿的非致畸作用包括呼吸窘迫、发绀、呼吸暂停、癫痫发作、体温不稳定、喂养困难、呕吐、低血糖、低血压或高血压、反射亢进、抖动、烦躁、持续哭闹和颤抖。症状可能是由于 SSRIs/SNRIs 的毒性或停药综合征，可能与 SSRI 治疗相关的 5- 羟色胺综合征一致。SSRI 暴露也报道了新生儿持续性肺动脉高压（PPHN）。子宫内 SSRI 暴露对婴儿发育和行为的长期影响尚不清楚。

（1）氟西汀 氟西汀及其代谢产物能穿过人胎盘。现有研究评估孕早期使用氟西汀后的致畸作用，结果不一致。一项研究观察到心血管事件风险增加，但是没有观察到具体的模式，也没有建立因果关系。

（2）帕罗西汀 帕罗西汀能穿过胎盘。包括心血管缺陷在内的致畸作用风险增加可能与孕妇使用帕罗西汀或其他 SSRIs 有关。建议尽可能避免在妊娠期间使用帕罗西汀进行治疗，并使用胎儿超声心动图评估妊娠早期暴露的胎儿。其他指南指出，帕罗西汀治疗不应该在孕妇中开始。根据美国精神病学协会（APA），药物治疗的风险应与其他治疗方案和未治疗的抑郁症进行权衡。不建议在妊娠期间使用帕罗西汀作为一线治疗。

（3）舍曲林 舍曲林能穿过胎盘。现有研究评估孕早期使用舍曲林后的致畸作用尚未显示出出生缺陷的总体风险增加。

（4）氟伏沙明 氟伏沙明可穿过人胎盘。

（5）西酞普兰 西酞普兰及其代谢物可穿过胎盘。

（6）文拉法辛 文拉法辛及其活性代谢物 ODV 可穿过胎盘。根据现有数据，尚未观察到怀孕期间文拉法辛暴露后致畸作用的风险增加。但可能会增加自然流产的风险。在怀孕期间母亲使用文拉法辛后的病例报告中已经注意到新生儿癫痫发作和新生儿戒断综合征。

（三）镇痛药

1. 阿片类

阿片类药物可穿过胎盘。母体使用阿片类药物可能与出生缺陷、胎儿生长不良、死产和早产有关。如果怀孕期间发生慢性阿片类药物暴露，可能会发生新生儿的不良事件（包括戒断反应）。阿片类药物暴露后新生儿戒断综合征（NAS）的症状可能是自主神经（如发烧，体温不稳定）、胃肠道（如腹泻，呕吐，喂养不良/体重增加）或神经系统疾病（如高音哭闹、多动、增加肌肉张力、增加清醒/异常睡眠模式、烦躁、打喷嚏、癫痫发作、震颤、打哈欠）。身体依赖阿片类药物的母亲可能会生育出身体依赖的婴儿。阿片类药物可能会导致新生儿出现呼吸抑制和心理生理影响，应监测在分娩期间接受阿片类药物治疗的母亲的新生儿。

（1）吗啡 吗啡可穿过胎盘。吗啡通常用于分娩期间和产后立即治疗疼痛。并非所有制剂都推荐使用，当其他镇痛技术更合适时，不应使用吗啡。吗啡以外的药物用于治疗孕妇或可能怀孕的慢性非癌症疼痛患者。

（2）哌替啶 虽然哌替啶被批准用于产科镇痛，但目前的指南并未建议使用哌替啶治疗分娩时的疼痛或孕妇和可能怀孕的患者的慢性非癌痛。

（3）芬太尼 芬太尼可穿过胎盘。母体使用阿片类药物可能与出生缺陷（包括神经管缺陷，先天性心脏缺陷和胃痉挛）、胎儿生长不良、死产和早产有关。阿片类药物可能暂时影响胎儿心率。在母体给予静脉注射芬太尼后，在新生儿中观察到短暂的肌肉僵硬；呼吸或神经抑郁症的症状与母亲分娩期间使用芬太尼 IV 注射剂或硬膜外麻醉的婴儿观察到的症状没有差异。

芬太尼 IM 和 IV 注射剂通常用于分娩时和产后即刻疼痛，鼻内途径也已被研究，不推荐其他给药途径。建议在分娩前和分娩期间使用短效阿片类药物或其他镇痛技术。

（4）瑞芬太尼 瑞芬太尼已被证明可以穿过胎盘，胎儿和母体浓度可能相似。不建议在分娩和分娩期间使用。

2. 其他类

（1）曲马多　曲马多能穿过胎盘。曲马多以外的药物通常用于治疗分娩期间产后疼痛以及孕妇或可能怀孕患者的慢性非癌痛。

（四）抗菌药物

1. 青霉素类

（1）青霉素 G　青霉素 G 可穿过胎盘。母体使用青霉素通常不会导致胎儿不良反应的风险增加。青霉素 G 是妊娠期梅毒治疗的首选药物，青霉素 G（肠外 / 水）是预防新生儿早发 B 组链球菌（GBS）疾病的首选药物。当孕妇和产后妇女需要静脉注射治疗炭疽时，可以使用青霉素 G 作为替代药物。

（2）氨苄西林　氨苄西林可穿过胎盘，在脐带血清和羊水中提供可检测的浓度。母体使用氨苄西林通常不会导致出生缺陷风险增加。氨苄西林被推荐用于孕妇用于管理早产胎膜早破（PROM）和预防新生儿早发 B 组链球菌（GBS）疾病。在患有心内膜炎高风险的女性中，氨苄西林也可用于阴道分娩前的某些情况。

（3）阿莫西林　阿莫西林可以穿过胎盘。母体使用阿莫西林通常不会导致胎儿不良反应的风险增加。然而，在一些研究中已经观察到使用阿莫西林可能与具有腭裂的唇裂相关。阿莫西林可用于治疗孕妇炭疽芽孢杆菌。阿莫西林是一种替代抗生素，用于治疗妊娠期衣原体感染。阿莫西林还可用于治疗早产胎膜早破，并且在阴道分娩之前的某些情况下，可用于心内膜炎高危妇女。

（4）哌拉西林　哌拉西林可以穿过胎盘并分布到羊水中。由于妊娠引起的生理变化，哌拉西林的一些药代动力学参数可能会改变。

2. 头孢菌素类

（1）头孢唑啉　头孢唑啉可以穿过胎盘。在剖宫产前给予头孢唑啉后尚未有胎儿的不良事件报告。对于出现青霉素非过敏性反应的孕妇，推荐头孢唑啉用于 B 组链球菌预防。它也是在剖宫产前推荐预防性使用的抗生素之一，并且可以在阴道分娩之前的某些情况下用于心内膜炎高风险的女性。

（2）头孢氨苄　头孢氨苄穿过胎盘并在胎儿循环和羊水中产生治疗浓度。怀孕患者的峰值浓度与非怀孕患者的浓度相似。长时间的劳动可能会减少口服吸收。

（3）头孢呋辛　头孢呋辛可以穿过胎盘并到达脐带血清和羊水。在羊水过少的情况下，胎盘转移减少。研究未能确定母体使用头孢呋辛后导致胎儿的致畸风险增加。

在怀孕期间，头孢呋辛的平均血浆浓度降低 50%，药时曲线下面积降低 25%，血浆半衰期短于非怀孕值。在足月时，血浆半衰期与非妊娠值相似，并且 IM 施用后的峰值母体浓度略微降低。怀孕不会改变分布的数量。头孢呋辛是推荐用于剖宫产前预防性使用的抗生素之一。

（4）头孢克洛　母体使用头孢克洛后未观察到致畸作用风险增加。

（5）头孢曲松　头孢曲松可以穿过胎盘。在分娩前给药发现妊娠会影响头孢曲松的单剂量药代动力学。在妊娠晚期多次给药后头孢曲松的药代动力学与非妊娠患者相似。头孢曲松被推荐用于孕妇治疗淋球菌感染、莱姆病，并且可能在阴道分娩之前的某些情况下用于治疗心内膜炎高危妇女。

（6）头孢他啶　头孢他啶可以穿过胎盘并到达脐带血清和羊水。在头三个月接触头孢菌素后未发现主类型的出生缺陷增加。血清浓度在孕早期没有变化。在妊娠头三个月后，血清浓度比非妊娠患者的血清浓度降低约50%。怀孕期间肾脏清除率增加。

（7）头孢克肟　头孢克肟能穿过胎盘并可在羊水中检测到。妊娠早期暴露于该药未观察到先天畸形增加。

（8）头孢吡肟　头孢吡肟能穿过胎盘。动物实验未观察到该药对生育能力有不良影响及导致胎仔畸形和胚胎死亡。

3. 其他 β - 内酰胺类

（1）头孢西丁　头孢西丁穿过胎盘并到达脐带血清和羊水。与非妊娠期的数值相比，怀孕期间头孢西丁的峰值血清浓度可能相似或降低。产妇的半衰期可能会缩短。妊娠期高血压会增加产后即刻的低谷浓度。头孢西丁是剖宫产前推荐用于预防性使用的抗生素之一。

（2）亚胺培南/西司他丁　由于妊娠引起的生理变化，亚胺培南/西司他丁的一些药代动力学参数可能会改变。孕妇的分布容量较大，导致血清峰值水平低于使用相同剂量的非妊娠妇女。

（3）美罗培南　使用离体人灌注模型发现美罗培南不完全经胎盘转移。

（4）厄他培南　厄他培南被批准用于治疗产后子宫内膜炎、脓毒性流产和术后感染。尚未找到与怀孕期间使用有关的信息。

4. 氨基糖苷类

氨基糖苷类药物如果给予孕妇可能会造成胎儿伤害。

（1）链霉素　链霉素可穿过胎盘。如果给予孕妇，链霉素可能会对胎儿造成伤害。有多项报告指出，母亲在怀孕期间接受链霉素治疗的儿童患有完全不可逆转的双侧先天性耳聋。链霉素不应该被替代作为孕妇结核病治疗的一线治疗。

（2）庆大霉素　庆大霉素可穿过胎盘。虽然在母体使用所有氨基糖苷类药物后未报告对胎儿/婴儿有严重副作用，但存在潜在的伤害。由于妊娠引起的生理变化，庆大霉素的一些药代动力学参数可能会改变。庆大霉素已被评估为治疗孕妇的各种感染包括急性肾盂肾炎和剖宫产前预防性使用的替代抗生素。

（3）阿米卡星　阿米卡星可穿过胎盘。由于妊娠引起的生理变化，静脉注射阿米卡星的一些药代动力学参数可能会改变。当妊娠期多药耐药结核病需要氨基糖苷类药物时，阿米卡星可能是首选抗生素之一。阿米卡星被推荐用于某些情况下囊性纤维化患者感染鸟分枝杆菌复合体（MAC）的多抗生素治疗方案；IV 途径使用阿米卡星应用于治疗怀孕女性受到危及生命的感染。

5. 四环素类

（1）四环素 四环素可穿过胎盘。四环素在牙齿和长管状骨骼中积聚。在子宫内暴露后可能发生牙齿的永久性变色（黄色、灰色和褐色），并且在长期或反复接触后发生概率更高。在肾功能正常的妊娠患者中，四环素的药代动力学没有改变。据报道，怀孕期间使用四环素可能出现肝毒性。患有肾病的孕妇在使用四环素时可能更容易发生肝功能衰竭。四环素一般被认为是孕妇的二线抗生素，应避免使用。研究认为在怀孕期间使用四环素为禁忌，或者如果其他药物可用，四环素则成为孕妇的相对禁忌证。当孕妇皮肤病需要全身性抗生素时，首选其他药物。

（2）多西环素（强力霉素） 强力霉素可通过胎盘。怀孕期间强力霉素的治疗剂量不太可能产生严重的致畸风险，但数据不足以支持没有风险。

强力霉素被推荐用于治疗孕妇落基山斑疹热（RMSF），不应用于治疗孕妇的红斑痤疮。

（3）米诺环素 米诺环素可穿过胎盘。研究报道在母亲使用米诺环素后，胎儿出现肢体减少。米诺环素不建议用于治疗孕妇的落基山斑疹热或炭疽感染。当孕妇皮肤病需要全身性抗生素时，首选其他药物。

6. 氯霉素类

氯霉素可穿过胎盘，产生接近母体血清浓度的脐带浓度。妊娠期使用氯霉素与致畸作用风险增加无关。接受氯霉素的早产儿和新生儿出现"灰色综合征"。氯霉素可用作治疗孕妇落基山斑疹热的替代药物，但在孕晚期服用时应谨慎使用。

7. 大环内酯类

（1）红霉素 红霉素可穿过胎盘。一些观察性研究报道了在妊娠早期接触后的心血管异常。孕妇血清中红霉素浓度可能不同。红霉素是早产儿胎膜早破（< 34周妊娠期）、妊娠期性病性淋巴肉芽肿以及治疗或长期抑制 HIV 中巴尔通体感染的首选抗生素。红霉素是妊娠期间可用于治疗软下疳或肉芽肿的抗生素之一，可能适合作为治疗孕妇衣原体感染的替代药物。

（2）阿奇霉素 阿奇霉素可穿过胎盘。阿奇霉素的母体血清半衰期在妊娠早期没有变化，在足月时下降。然而，高浓度的阿奇霉素在子宫肌层和脂肪组织中得以维持。阿奇霉素被推荐用于治疗妊娠患者的几种感染，包括衣原体，淋球菌感染和鸟分枝杆菌复合体（MAC）。

（3）克拉霉素 克拉霉素可穿过胎盘。建议克拉霉素不得用于孕妇，除非没有替代疗法。不推荐克拉霉素作为一线药物用于治疗或预防鸟分枝杆菌复合物，或用于治疗 HIV 感染的妊娠患者的细菌性呼吸道疾病。

8. 喹诺酮类

（1）氧氟沙星 氧氟沙星穿过胎盘并在羊水中产生可测量的浓度。怀孕期间氧氟沙星的血清浓度可能低于非怀孕患者。根据现有数据，在怀孕期间使用氧氟沙星后未观察到致畸作用风险增加。

（2）诺氟沙星　诺氟沙星能穿过胎盘，分布到脐带血和羊水中。根据现有数据，在孕期使用诺氟沙星后未观察到致畸作用风险增加。

（3）环丙沙星　环丙沙星能穿过胎盘并在羊水和脐带血清中产生可测量的浓度。根据现有数据，在怀孕期间使用环丙沙星后未观察到致畸作用风险增加。环丙沙星被推荐用于预防和治疗暴露于炭疽的孕妇。怀孕期间环丙沙星的血清浓度可能低于未怀孕患者。

（4）左氧氟沙星　左氧氟沙星可穿过胎盘并可在羊水和脐带血中检测到。怀孕期间使用左氧氟沙星的具体信息有限。

（5）莫西沙星　莫西沙星穿过胎盘并可在羊水和脐带血中检测到。莫西沙星在孕妇中使用的具体信息有限。

9. 其他

（1）克林霉素　克林霉素能穿过胎盘并可在脐带血和胎儿组织中检测。克林霉素注射液含有苯甲醇，苯甲醇也可以穿过胎盘。克林霉素的药代动力学不受妊娠影响。建议将克林霉素用于孕妇预防新生儿 B 族链球菌病的替代疗法；预防和治疗弓形虫脑炎或肺孢子虫肺炎（PCP）的替代疗法；克林霉素能治疗细菌性阴道病、炭疽病或疟疾。克林霉素也是在剖宫产前被推荐用于预防性使用的抗生素之一，并且可以在阴道分娩之前的某些情况下用于治疗心内膜炎高风险的女性。

（2）林可霉素　林可霉素能在足月时穿过胎盘，并在脐带血和羊水中检测。林可霉素注射液还含有苯甲醇，其可以穿过胎盘。

（3）万古霉素　万古霉素能穿过胎盘并且可以在胎儿血清，羊水和脐带血中检测。母亲在怀孕的第二或第三个月期间使用后，尚未报告有不良胎儿影响。万古霉素的药代动力学可能在怀孕期间发生改变，怀孕的患者可能需要更高剂量的万古霉素。母体半衰期不变，但分布容积和总血浆清除率可能会增加，可能需要通过血清浓度监测进行个体化治疗。万古霉素被推荐用于治疗孕妇梭菌（原梭菌）难治性感染。建议使用万古霉素作为替代药物，以防止 B 组链球菌（GBS）疾病从母亲传播到新生儿。

（4）利奈唑胺　妊娠期间使用利奈唑胺的相关信息有限。

（5）甲硝唑　甲硝唑可穿过胎盘。据报道在怀孕前三个月接触甲硝唑后，胎儿可能出现唇裂。然而，大多数研究未显示怀孕期间母亲使用该药后胎儿出现先天异常或增加其他不良事件的风险。现有研究未显示怀孕期间甲硝唑暴露后婴儿患癌症的风险增加，但也有可能因为监测方法有局限性导致假阴性结果。

孕妇和非妊娠患者的甲硝唑药代动力学相似。因为细菌性阴道病和阴道毛滴虫病与不良妊娠结局有关，建议使用甲硝唑治疗有症状的妊娠患者。用于治疗妊娠期细菌性阴道病的口服甲硝唑的剂量与 CDC 推荐的非妊娠女性每日两次剂量相同。治疗阴道毛滴虫病时，疾病预防控制中心建议在怀孕期间采用单一口服剂量方案。虽然有研究表明禁止在妊娠早期使用甲硝唑治疗阴道毛滴虫病，而另有医学指南说明可以在怀孕的任何阶段进行治疗。

甲硝唑也可用于治疗孕妇的贾第虫病（部分研究仅建议第二和第三孕期给药）和怀孕期间有症状的阿米巴病。短期疗程可用于治疗患有炎症性肠病的孕妇的脓包皮炎或肛周疾病（避免在妊娠早期使用）。在妊娠期间需要治疗梭状芽孢杆菌时，优选使用其他药物。

（6）替硝唑 替硝唑可穿过人胎盘并进入胎儿循环。本药用于治疗孕妇细菌性阴道病或毛滴虫病的安全性尚未得到很好的评估。禁止在怀孕的前三个月使用替硝唑，在怀孕期间优选使用其他药物。

（7）呋喃妥因 呋喃妥因能穿过胎盘。在怀孕的最后 30 天母体使用呋喃妥因后，观察到新生儿患黄疸的风险增加。妊娠期母体血清中呋喃妥因浓度可能下降。呋喃妥因在孕早期使用应限于没有替代疗法情况下的感染。在妊娠期（妊娠 38 至 42 周）、分娩期间和由于新生儿可能发生溶血性贫血而即将发生的分娩时，禁用呋喃妥因。

（五）抗癫痫药

（1）苯妥英钠 苯妥英能穿过胎盘。在子宫内发生苯妥英暴露后，可能会出现胎儿先天性畸形和不良后果的风险增加。报告显示的畸形包括口面裂、心脏缺陷、畸形面部特征、指甲/手指发育不全、生长异常，还包括小头畸形和精神缺陷。同时还报道了在分娩后新生儿患有恶性肿瘤（包括神经母细胞瘤）和凝血缺陷的孤立病例，因此应尽可能避免母体使用苯妥英钠，以降低腭裂和不良认知结果的风险。多重治疗也可能增加先天性畸形的风险，推荐单药治疗。建议孕妇在整个妊娠期间使用叶酸来降低主要先天性畸形的风险。在子宫内苯妥英暴露后，由于维生素 K 依赖性凝血因子浓度降低，新生儿也可能出现危及生命的出血性疾病，建议在分娩前给母亲服用维生素 K，并在分娩后给予新生儿。

（2）卡马西平 卡马西平及其代谢产物可在胎儿中发现，并可能与致畸作用有关：包括脊柱裂、颅面缺损、心血管畸形和尿道下裂。抗惊厥多疗法的致畸作用风险高于单药治疗。胎儿在子宫内接触卡马西平后也观察到胎儿发育迟缓。当用于治疗双相情感障碍时，应在怀孕的头三个月避免使用卡马西平。优先使用单一药物治疗妊娠期双相情感障碍或癫痫。

（3）苯巴比妥 苯巴比妥可穿过胎盘。可以在胎盘，胎儿肝脏和胎儿脑中检测到巴比妥类药物。肠胃外给药后胎儿和母体血液浓度可能相似。母亲使用后胎儿发生异常的概率增加。在怀孕的晚期使用时，新生儿可能出现戒断症状，包括癫痫发作和过度紧张。出生后 14 天内新生儿可能会出现延迟戒断症状。分娩期间使用不会影响子宫活动，然而，新生儿可能出现呼吸抑制，因此分娩时应该准备复苏设备，尤其是早产儿。怀孕期间应避免用于治疗癫痫。

（4）丙戊酸 丙戊酸可穿过胎盘。据报道丙戊酸可导致胎儿神经管缺陷、颅面缺陷、心血管畸形、尿道下裂和肢体畸形。来自北美抗癫痫药物妊娠登记处的信息指出，患者平均接触丙戊酸单药治疗 1000mg/d 后，主要畸形率为 9%~11%，单一疗法和其他抗癫痫药物（AED）相比，先天性畸形的比例增加。根据疾病预防控制中心国家出生缺陷预防网络的数据显示，丙戊酸钠暴露后胎儿患脊柱裂的风险约为 1%~2%（一般人群风险估计为 0.06%~0.07%）。

研究还表明丙戊酸可导致其他非致畸性不良反应。与接触其他抗癫痫药物或未接受抗癫痫药物治疗的儿童相比，宫内接触丙戊酸钠的儿童的智商得分降低，自闭症谱系障碍的风险也可能增加。在宫内暴露于丙戊酸后的病例报告中已经指出婴儿患有致命性肝衰竭和低血糖。

在怀孕期间使用丙戊酸钠后，母体可能出现凝血因子异常（低纤维蛋白原血症，血小板减少或其他凝血因子减少），建议密切监测凝血因子。

由于丙戊酸可能导致重大先天性畸形，如神经管缺陷和子宫内暴露后胎儿智商评分下降等不良反应，孕妇禁忌使用丙戊酸预防偏头痛。不建议对有生育能力的女性使用该药治疗任何其他疾病，除非丙戊酸对于控制其病情至关重要且替代疗法不合适。治疗期间应使用有效的避孕措施。所有女性，包括服用丙戊酸钠的女性，均应在受孕前和怀孕期间使用补充叶酸。

（5）奥卡西平 奥卡西平，该药的活性代谢物 MHD 和无活性代谢物 DHD 能穿过胎盘并可在新生儿中检测到。与奥卡西平单药治疗相关的先天性畸形，包括颅面缺损和心脏畸形。一般而言，AED 多重治疗的致畸作用风险高于单药治疗。由于妊娠期间发生的生理变化，MHD 的血浆浓度逐渐降低，应在怀孕期间和产后监测患者。

（6）拉莫三嗪 拉莫三嗪能穿过胎盘并且可以在暴露于该药的新生儿的血浆中检测。在现有研究中未观察到使用该药后先天性畸形风险的增加；然而，并未排除增加唇裂或腭裂的风险。使用拉莫三嗪后出现畸形的风险增加可能与较大剂量有关。多重治疗可能会增加先天性畸形的风险，建议母体使用单药治疗的最低有效剂量。

（7）托吡酯 托吡酯能穿过胎盘并且可以在新生儿血清中检测到。托吡酯如果给孕妇服用可能会造成胎儿伤害。胎儿在子宫内暴露后，唇裂和（或）腭裂及小于胎龄（SGA）的风险增加。来自北美抗癫痫药物（NAAED）妊娠登记处的数据显示，妊娠期前三个月接触托吡酯的婴儿，唇裂或腭裂的患病率为 1.1%；暴露于托吡酯的婴儿，唇裂或腭裂相对风险计算值为 9.6（95% CI：4~23）。来自 NAAED 妊娠登记处的数据显示，在子宫内暴露于托吡酯的新生儿中，小于胎龄儿的新生儿患病率为 19.7%，而接触其他抗癫痫药物的新生儿为 7.9%，而未接触过的新生儿为 5.4%。虽然未进行在怀孕期间的数据评估，但托吡酯可能诱发代谢性酸中毒。怀孕期间代谢性酸中毒可能导致不良反应和胎儿死亡。应监测孕妇及其新生儿的代谢性酸中毒情况。母亲使用抗癫痫药物的多发疗法可能会增加胎儿先天性畸形的风险，建议使用单药治疗的最低有效剂量。服用抗癫痫药物的女性可能会增加新生儿1分钟 APGAR 评分＜7的风险。

（8）左乙拉西坦 左乙拉西坦能穿过胎盘并可在新生儿中检测到。母体使用左乙拉西坦后未观察到主要先天性畸形发生率的增加。现有的研究还不足以确定特定出生缺陷的风险是否增加。母体使用抗癫痫药物的多发疗法可能会增加胎儿先天性畸形的风险，建议使用单药治疗的最低有效剂量。服用抗癫痫药物的女性新生儿可能患 SGA 的风险增加，1分钟 APGAR 评分＜7。由于发生生理变化，左乙拉西坦的血浆浓度在怀孕期间逐渐减少，尤其是在妊娠晚期。应在怀孕期间和产后监测患者。

（六）止吐药

（1）甲氧氯普胺 甲氧氯普胺能穿过胎盘并可在脐带血和羊水中检测到。现有研究未报告母体使用后妊娠相关不良后果的风险增加。新生儿可能会出现锥体外系症状或高铁血红蛋白血症。当初始药物治疗后症状持续存在时，甲氧氯普胺是可用于辅助治疗孕妇恶心和呕吐的药物之一。未脱水的患者可以进行口服或肌内注射治疗；当存在脱水时，应使用静脉注射治疗。甲氧氯普胺可用于预防与剖宫产相关的恶心和呕吐。

（2）昂丹司琼 昂丹司琼在怀孕的前三个月很容易穿过胎盘，可以在胎儿组织中检测到。由于妊娠引起的生理变化，昂丹司琼的清除可能随着妊娠的进展而增加。虽然昂丹司琼已被评估可用于治疗怀孕的恶心和呕吐，但目前的美国妇产科医师学会指出与胎儿安全相关的数据是相互矛盾的。

（3）格拉司琼 在离体胎盘灌注研究中，显示格拉司琼以浓度（剂量）依赖性方式穿过胎盘。

（七）止血药

（1）维生素 K_1 维生素 K_1 穿过胎盘的浓度有限。孕妇和非孕妇对维生素 K_1 饮食要求相同。如果有明确的使用必要，应给予孕妇维生素 K_1，不应因为担心致畸性而拒绝。当在怀孕期间需要注射时，优选使用不含防腐剂的溶液。

（2）鱼精蛋白 一般而言，鱼精蛋白用作解毒剂应考虑到母体的健康和预后。如果有明确的使用必要，应给予孕妇解毒剂，不应因为害怕致畸而拒绝。在分娩过程中可以使用硫酸鱼精蛋白，以降低母亲使用肝素或低分子量肝素（LMWH）后出血的风险。

（3）氨甲环酸 氨甲环酸能穿过胎盘，脐带血中的浓度与母体血清相似。研究报道了使用口服氨甲环酸来长期预防怀孕女性患有遗传性血管水肿。当没有首选药物治疗时，可以考虑使用氨甲环酸进行长期预防。

静脉注射氨甲环酸已用于治疗产后出血。当在阴道分娩或剖宫产3小时内使用该药开始治疗时，观察到由出血导致的死亡风险显著降低。当初始治疗失败时，建议使用氨甲环酸治疗产科出血。静脉氨甲环酸也被用于预防阴道或剖宫产前低风险女性的产后出血。然而，由于预防性使用现有的相关数据不足，目前除在临床研究范围之外不建议将该药用于产后出血的常规预防。

参考文献

［1］ Mortimer RH, Cannell GR, Addison RS, et al. Methimazole and propylthiouracil equally cross the perfused human term placental lobule［J］. J Clin Endocrinol Metab, 1997, 82（9）: 3099.

［2］ Kitzmiller JL, Block JM, Brown FM, et al. Managing preexisting diabetes for pregnancy: summary of evidence and consensus recommendations for care［J］. Diabetes Care, 2008, 31: 1060.

［3］ Coetzee EJ, Jackson WP. Oral hypoglycaemics in the first trimester and fetal outcome［J］. S Afr Med J, 1984, 65: 635.

［4］ Coetzee EJ, Jackson WP. Metformin in management of pregnant insulin-independent diabetics［J］. Diabetologia, 1979, 16: 241.

［5］ Hellmuth E, Damm P, Mølsted-Pedersen L. Oral hypoglycaemic agents in 118 diabetic pregnancies［J］. Diabet Med, 2000, 17: 507.

［6］ Gilbert C, Valois M, Koren G. Pregnancy outcome after first-trimester exposure to metformin: a meta-analysis［J］. Fertil Steril, 2006, 86（3）: 658.

［7］ Cassina M, Donà M, Di Gianantonio E, et al. First-trimester exposure to metformin and risk of birth defects: a systematic review and meta-analysis［J］. Hum Reprod Update 2014, 20（5）: 656.

［8］ Dukhovny S, Van Bennekom CM, Gagnon DR, et al. Metformin in the first trimester and risks for specific birth defects in the National Birth Defects Prevention Study［J］. Birth Defects Res, 2018, 110: 579.

［9］ Given JE, Loane M, Garne E, et al. Metformin exposure in first trimester of pregnancy and risk of all or specific congenital anomalies: exploratory case-control study［J］. BMJ, 2018, 361: 2477.

［10］ Guideline Development Group. Management of diabetes from preconception to the postnatal period: summary of NICE guidance［J］. BMJ, 2008, 336: 714.

［11］ Towner D, Kjos SL, Leung B, et al. Congenital malformations in pregnancies complicated by NIDDM［J］. Diabetes Care, 1995, 18: 1446.

［12］ Koren G. Proceedings of the NIH/FDA Toxicology in Pregnancy conference［J］. Toronto 2000.

［13］ Balsells M, García-Patterson A, Solà I, et al. Glibenclamide, metformin, and insulin for the treatment of gestational diabetes: a systematic review and meta-analysis[J]. BMJ, 2015, 70(5): 102.

[14] Sénat MV, Affres H, Letourneau A, et al. Effect of Glyburide vs Subcutaneous Insulin on Perinatal Complications Among Women With Gestational Diabetes: A Randomized Clinical Trial[J]. JAMA, 2018, 319: 1773.

[15] Schwartz RA, Rosenn B, Aleksa K, Koren G. Glyburide transport across the human placenta[J]. Obstet Gynecol, 2015, 125: 583.

[16] Kemball ML, McIver C, Milner RD, et al. Neonatal hypoglycaemia in infants of diabetic mothers given sulphonylurea drugs in pregnancy[J]. Arch Dis Child, 1970, 45: 696.

[17] Zucker P, Simon G. Prolonged symptomatic neonatal hypoglycemia associated with maternal chlorpropamide therapy[J]. Pediatrics, 1968, 42: 824.

[18] Chan LY, Yeung JH, Lau TK. Placental transfer of rosiglitazone in the first trimester of human pregnancy[J]. FertilSteril, 2005, 83: 955.

[19] Kalyoncu NI, Yaris F, Ulku C, et al. A case of rosiglitazone exposure in the second trimester of pregnancy[J]. Reprod Toxicol, 2005, 19: 563.

[20] Centre C, Infirmary R, Oxford. Low dose aspirin in pregnancy and early childhood development: follow up of the collaborative low dose aspirin study in pregnancy[J]. British Journal of Obstetrics & Gynaecology, 2010, 102(11): 861.

[21] Hauth JC, Goldenberg RL, Parker CR Jr, et al. Low-dose aspirin: lack of association with an increase in abruptio placentae or perinatal mortality. ObstetGynecol 1995, 85: 1055.

[22] Yarrington CD, Valente AM, Economy KE. Cardiovascular Management in Pregnancy: Antithrombotic Agents and Antiplatelet Agents[J]. Circulation, 2015, 132: 1354.

[23] Schumacher B, Belfort MA, Card RJ. Successful treatment of acute myocardial infarction during pregnancy with tissue plasminogen activator[J]. Am J Obstet Gynecol, 1997, 176: 716.

[24] Roberts DH, Rodrigues EA, Ramsdale DR. Postpartum acute myocardial infarction successfully treated with intravenous streptokinase--a case report[J]. Angiology, 1993, 44: 570.

[25] Turrentine MA, Braems G, Ramirez MM. Use of thrombolytics for the treatment of thromboembolic disease during pregnancy[J]. Obstet Gynecol Surv, 1995, 50: 534.

[26] Lees CC, Lojacono A, Thompson C, et al. Glyceryl trinitrate and ritodrine in tocolysis: an international multicenter randomized study[J]. ObstetGynecol, 1999, 94(3): 403.

[27] Costantine MM, Cleary K, Eunice Kennedy Shriver National Institute of Child Health and Human Development Obstetric--Fetal Pharmacology Research Units Network. Pravastatin for the prevention of preeclampsia in high-risk pregnant women[J]. Obstet

Gynecol, 2013, 121: 349.

[28] Duan L, Ng A, Chen W, et al. β–Blocker Exposure in Pregnancy and Risk of Fetal Cardiac Anomalies[J]. JAMA Intern Med, 2017, 177: 885.

[29] Rubin PC. Current concepts: beta–blockers in pregnancy[J]. N Engl J Med, 1981, 305: 1323.

[30] Butters L, Kennedy S, Rubin PC. Atenolol in essential hypertension during pregnancy[J]. BMJ, 1990, 301: 587.

[31] Henck JW, Craft WR, Black A, et al. Pre–and postnatal toxicity of the HMG–CoA reductase inhibitor atorvastatin in rats[J]. Toxicol Sci, 1998, 41: 88.

[32] Gubler MC, Antignac C. Renin–angiotensin system in kidney development: renal tubular dysgenesis[J]. Kidney Int, 2010, 77(5): 400.

[33] Joglar JA, Page RL. Treatment of cardiac arrhythmias during pregnancy: safety considerations[J]. Drug Saf, 1999, 20(1): 85.

[34] Widerhorn J, Rubin JN, Frishman WH, et al. Cardiovascular drugs in pregnancy [J]. Cardiol Clin, 1987, 5(4): 651.

[35] Lees KR, Rubin PC. Treatment of cardiovascular diseases[J]. Br Med J(Clin Res Ed), 1987, 294(6568): 358.

[36] King CR, Mattioli L, Goertz KK, et al. Successful treatment of fetal supraventricular tachycardia with maternal digoxin therapy[J]. Chest, 1984, 85(4): 573.

[37] Forestier F, Daffos F, Capella–Pavlovsky M. Low molecular weight heparin(PK 10169) does not cross the placenta during the second trimester of pregnancy study by direct fetal blood sampling under ultrasound[J]. Thromb Res, 1984, 34: 557.

[38] Forestier F, Daffos F, Rainaut M, et al. Low molecular weight heparin(CY 216)does not cross the placenta during the third trimester of pregnancy [J]. Thromb Haemost, 1987, 57(2): 234.

[39] Weitz JI. Low–molecular–weight heparins[J]. N Engl J Med, 1997, 337: 688.

[40] Cosmi B, Hirsh J. Low molecular weight heparins[J]. Curr Opin Cardiol, 1994, 9: 612.

[41] Litin SC, Gastineau DA. Current concepts in anticoagulant therapy [J]. Mayo Clin Proc, 1995, 70: 266.

[42] Bates SM, Greer IA, Middeldorp S, et al. VTE, thrombophilia, antithrombotic therapy, and pregnancy: Antithrombotic Therapy and Prevention of Thrombosis, 9th ed: American College of Chest Physicians Evidence–Based Clinical Practice Guidelines [J]. Chest, 2012, 141: e691S.

[43] Cohen H, Arachchillage DR, Middeldorp S, et al. Management of direct oral anticoagulants in women of childbearing potential: guidance from the SSC of the ISTH [J]. J Thromb Haemost, 2016, 14: 1673.

［44］ACOG Practice Bulletin No. 196：Thromboembolism in Pregnancy［J］. Obstet Gynecol, 2018, 132：1.

［45］Cardonick E, Iacobucci A. Use of chemotherapy during human pregnancy［J］. Lancet Oncol, 2004, 5（5）：283.

［46］Zagouri F, Sergentanis TN, Chrysikos D, et al. Platinum derivatives during pregnancy in cervical cancer：a systematic review and meta-analysis［J］. Obstet Gynecol, 2013, 121 （2）：337.

［47］Köhler C, Oppelt P, Favero G, et al. How much platinum passes the placental barrier? Analysis of platinum applications in 21 patients with cervical cancer during pregnancy ［J］. Am J Obstet Gynecol, 2015, 213（2）：206.

［48］Zemlickis D, Klein J, Moselhy G, et al. Cisplatin protein binding in pregnancy and the neonatal period［J］. Med Pediatr Oncol, 1994, 23：476.

［49］Weisz B, Meirow D, Schiff E, et al. Impact and treatment of cancer during pregnancy［J］. Expert Rev Anticancer Ther, 2004, 4：889.

［50］Tarantola R M, Folk J C, Boldt H C, et al. Intravitreal bevacizumab during pregnancy［J］. Retina, 2010, 30（9）：1405.

［51］Parke A, West B. Hydroxychloroquine in pregnant patients with systemic lupus erythematosus［J］. J Rheumatol, 1996, 23（10）：1715.

［52］Järnerot G, Into-Malmberg MB, Esbjörner E. Placental transfer of sulphasalazine and sulphapyridine and some of its metabolites［J］. Scand J Gastroenterol, 1981, 16（5）：693.

［53］Järnerot G, Andersen S, Esbjörner E, et al. Albumin reserve for binding of bilirubin in maternal and cord serum under treatment with sulphasalazine［J］. Scand J Gastroenterol, 1981, 16：1049.

［54］Hoo JJ, Hadro TA, Von Behren P. Possible teratogenicity of sulfasalazine［J］. N Engl J Med, 1988, 318：1128.

［55］Craxi A, Pagliarello F. Possible embryotoxicity of sulfasalazine［J］. Arch Intern Med, 1980, 140：1674.

［56］Mogadam M, Dobbins WO 3rd, Korelitz BI, et al. Pregnancy in inflammatory bowel disease：effect of sulfasalazine and corticosteroids on fetal outcome［J］. Gastroenterology, 1981, 80：72.

［57］Levy N, Roisman I, Teodor I. Ulcerative colitis in pregnancy in Israel［J］. Dis Colon Rectum, 1981, 24：351.

［58］Østensen M, Khamashta M, Lockshin M, et al. Anti-inflammatory and immunosuppressive drugs and reproduction［J］. Arthritis Res Ther, 2006, 8：209.

［59］Kozer E, Nikfar S, Costei A, et al. Aspirin consumption during the first trimester of pregnancy and congenital anomalies: a meta-analysis [J]. Am J ObstetGynecol, 2002, 187: 1623.

[60] Askie LM, Duley L, Henderson-Smart DJ, et al. Antiplatelet agents for prevention of pre-eclampsia: a meta-analysis of individual patient data [J]. Lancet, 2007, 369: 1791.

[61] Daniel S, Matok I, Gorodischer R, et al. Major malformations following exposure to nonsteroidal antiinflammatory drugs during the first trimester of pregnancy [J]. J Rheumatol, 2012, 39: 2163.

[62] Nezvalová-Henriksen K, Spigset O, Nordeng H. Effects of ibuprofen, diclofenac, naproxen, and piroxicam on the course of pregnancy and pregnancy outcome: a prospective cohort study [J]. BJOG. 2013, 120: 948.

[63] Koren G, Florescu A, Costei AM, et al. Nonsteroidal antiinflammatory drugs during third trimester and the risk of premature closure of the ductus arteriosus: a meta-analysis [J]. Ann Pharmacother, 2006, 40: 824.

[64] Heymann MA, Rudolph AM, Silverman NH. Closure of the ductus arteriosus in premature infants by inhibition of prostaglandin synthesis [J]. N Engl J Med, 1976, 295: 530.

[65] Heymann MA. Non-narcotic analgesics. Use in pregnancy and fetal and perinatal effects [J]. Drugs, 1986, 32 (4): 164.

[66] Drug Facts and Comparisons. In: Facts and Comparison, 50th, Wolters Kluwer, St. Louis 1996.

[67] Ostensen M, Ramsey-Goldman R. Treatment of inflammatory rheumatic disorders in pregnancy: what are the safest treatment options? [J]. Drug Safe, 1998, 19: 389.

[68] Nakhai-Pour HR, Broy P, Sheehy O, et al. Use of nonaspirin nonsteroidal anti-inflammatory drugs during pregnancy and the risk of spontaneous abortion [J]. CMAJ, 2011, 183: 1713.

[69] Nielsen GL, Sørensen HT, Larsen H, et al. Risk of adverse birth outcome and miscarriage in pregnant users of non-steroidal anti-inflammatory drugs: population based observational study and case-control study [J]. BMJ, 2001, 322: 266.

[70] Li DK, Liu L, Odouli R. Exposure to non-steroidal anti-inflammatory drugs during pregnancy and risk of miscarriage: population based cohort study [J]. BMJ, 2003, 327: 368.

[71] Edwards DR, Aldridge T, Baird DD, et al. Periconceptional over-the-counter nonsteroidal anti-inflammatory drug exposure and risk for spontaneous abortion [J]. Obstet Gynecol, 2012, 120: 113.

[72] Daniel S, Koren G, Lunenfeld E, et al. Fetal exposure to nonsteroidal anti-inflammatory drugs and spontaneous abortions [J]. CMAJ, 2014, 186: 177.

[73] Beitins IZ, Bayard F, Ances IG, et al. The transplacental passage of prednisone and

prednisolone in pregnancy near term[J]. J Pediatr, 1972, 81: 936.

[74] Mossey PA, Little J, Munger RG, et al. Cleft lip and palate. Lancet 2009, 374: 1773.

[75] Guller S, Kong L, Wozniak R, et al. Reduction of extracellular matrix protein expression in human amnion epithelial cells by glucocorticoids: a potential role in preterm rupture of the fetal membranes[J]. J Clin Endocrinol Metab, 1995, 80: 2244.

[76] Lockwood CJ, Radunovic N, Nastic D, et al. Corticotropin-releasing hormone and related pituitary-adrenal axis hormones in fetal and maternal blood during the second half of pregnancy[J]. J Perinat Med, 1996, 24: 243.

[77] Petri M. Immunosuppressive drug use in pregnancy[J]. Autoimmunity, 2003, 36: 51.

[78] Saarikoski S, Seppälä M. Immunosuppression during pregnancy: transmission of azathioprine and its metabolites from the mother to the fetus[J]. Am J Obstet Gynecol, 1973, 115: 1100.

[79] Brown D, Nesbitt A, Stephens S, et al. Lack of placental transfer and accumulation in milk of an anti-TNF PEGylated Fab fragment in rats[J]. Inflamm Bowel Dis, 2007, 13: 656.

[80] Mahadevan U, Wolf DC, Dubinsky M, et al. Placental transfer of anti-tumor necrosis factor agents in pregnant patients with inflammatory bowel disease[J]. Clin Gastroenterol Hepatol 2013, 11: 286.

[81] Martin PL, Oneda S, Treacy G. Effects of an anti-TNF-alpha monoclonal antibody, administered throughout pregnancy and lactation, on the development of the macaque immune system[J]. Am J Reprod Immunol, 2007, 58: 138.

[82] Flint J, Panchal S, Hurrell A, et al. BSR and BHPR guideline on prescribing drugs in pregnancy and breastfeeding-Part I: standard and biologic disease modifying anti-rheumatic drugs and corticosteroids[J]. Rheumatology (Oxford), 2016, 55: 1693.

[83] Van der Woude CJ, Ardizzone S, Bengtson MB, et al. The second European evidenced-based consensus on reproduction and pregnancy in inflammatory bowel disease[J]. J Crohns Colitis, 2015, 9: 107.

[84] Sheibani S, Cohen R, Kane S, et al. The effect of maternal peripartum anti-TNFa use on infant immune response[J]. Dig Dis Sci, 2016, 61(6): 1622-1627.

[85] Höckel M, Kaufmann R. Placental transfer of class G immunoglobulins treated with beta-propiolactone (beta-PL) for intravenous application--a case report[J]. J Perinat Med, 1986, 14: 205.

[86] Potter M, Stockley R, Storry J, et al. ABO alloimmunisation after intravenous immunoglobulin infusion[J]. Lancet, 1988, 1: 932.

[87] Reznikoff-Etievant MF, Lachaux Y, Marpeau L, Couroucé A. Intravenous immunoglobulins and hepatitis C transmission in healthy pregnant women[J]. Lancet, 1992, 340: 986.

［88］Tanaka H, Haba R, Itoh S, et al. Prenatal high-dose immunoglobulin treatment for neonatal hemochromatosis: a case report and review of the literature［J］. J Obstet Gynaecol Res, 2011, 37: 1891.

［89］Bäckman L, Brandt I, Appelkvist EL, et al. Tissue and subcellular localizations of 3H-cyclosporine A in mice［J］. Pharmacol Toxicol, 1988, 62: 110.

［90］Nandakumaran M, Eldeen AS. Transfer of cyclosporine in the perfused human placenta［J］. Dev Pharmacol Ther, 1990, 15: 101.

［91］Venkataramanan R, Koneru B, Wang CC, et al. Cyclosporine and its metabolites in mother and baby［J］. Transplantation, 1988, 46: 468.

［92］Di Paolo S, Monno R, Stallone G, et al. Placental imbalance of vasoactive factors does not affect pregnancy outcome in patients treated with Cyclosporine A after transplantation［J］. Am J Kidney Dis, 2002, 39: 776.

［93］Lewis GJ, Lamont CA, Lee HA, et al. Successful pregnancy in a renal transplant recipient taking cyclosporin A［J］. Br Med J（Clin Res Ed）, 1983, 286: 603.

［94］Flechner SM, Katz AR, Rogers AJ, et al. The presence of cyclosporine in body tissues and fluids during pregnancy［J］. Am J Kidney Dis, 1985, 5: 60.

［95］Burrows DA, O'Neil TJ, Sorrells TL. Successful twin pregnancy after renal transplant maintained on cyclosporine A immunosuppression［J］. Obstet Gynecol, 1988, 72: 459.

［96］Löwenstein BR, Vain NW, Perrone SV, et al. Successful pregnancy and vaginal delivery after heart transplantation［J］. Am J Obstet Gynecol, 1988, 158: 589.

［97］Ziegenhagen DJ, Crombach G, Dieckmann M, et al. ［Pregnancy during cyclosporin medication following a kidney transplant］［J］. Dtsch Med Wochenschr, 1988, 113: 260.

［98］Al-Khader AA, Absy M, Al-Hasani MK, et al. Successful pregnancy in renal transplant recipients treated with cyclosporine［J］. Transplantation, 1988, 45: 987.

［99］Sims CJ, Porter KB, Knuppel RA. Successful pregnancy after a liver transplant［J］. Am J Obstet Gynecol, 1989, 161: 532.

［100］Kossoy LR, Herbert CM 3rd, Wentz AC. Management of heart transplant recipients: guidelines for the obstetrician-gynecologist［J］. Am J Obstet Gynecol, 1988, 159: 490.

［101］Munoz-Flores-Thiagarajan KD, Easterling T, Davis C, et al. Breast-feeding by a cyclosporine-treated mother［J］. Obstet Gynecol, 2001, 97: 816.

［102］Moretti ME, Sgro M, Johnson DW, et al. Cyclosporine excretion into breast milk［J］. Transplantation, 2003, 75: 2144.

［103］Cockburn I, Krupp P, Monka C. Present experience of Sandimmun in pregnancy［J］. Transplant Proc, 1989, 21: 3730.

［104］Briggs GG, Freeman RK, Yaffe SJ. Drugs in Pregnancy and Lactation, 9th［M］. Lippincott Williams & Wilkins, Philadelphia , 2011: 1381.

［105］Kainz A, Harabacz I, Cowlrick IS, et al. Review of the course and outcome of 100 pregnancies in 84 women treated with tacrolimus［J］. Transplantation, 2000, 70: 1718.

［106］Jain A, Venkataramanan R, Fung JJ, et al. Pregnancy after liver transplantation under tacrolimus［J］. Transplantation, 1997, 64: 559.

［107］Jain AB, Shapiro R, Scantlebury VP, et al. Pregnancy after kidney and kidney-pancreas transplantation under tacrolimus: a single center's experience［J］. Transplantation, 2004, 77: 897.

［108］French AE, Soldin SJ, Soldin OP, et al. Milk transfer and neonatal safety of tacrolimus［J］. Ann Pharmacother, 2003, 37: 815.

［109］Gardiner SJ, Begg EJ. Breastfeeding during tacrolimus therapy［J］. Obstet Gynecol, 2006, 107: 453.

［110］Clowse ME, Magder L, Petri M. Cyclophosphamide for lupus during pregnancy［J］. Lupus, 2005, 14: 593.

［111］Buckley LM, Bullaboy CA, Leichtman L, et al. Multiple congenital anomalies associated with weekly low-dose methotrexate treatment of the mother［J］. Arthritis Rheum, 1997, 40: 971.

［112］Milunsky A, Graef JW, Gaynor MF JR. Methotrexate-induced congenital malformations［J］. J Pediatr, 1968, 72: 790.

［113］Chakravarty EF, Sanchez-Yamamoto D, Bush TM. The use of disease modifying antirheumatic drugs in women with rheumatoid arthritis of childbearing age: a survey of practice patterns and pregnancy outcomes［J］. J Rheumatol, 2003, 30: 241.

［114］Brent RL. Teratogen update: reproductive risks of leflunomide (Arava), a pyrimidine synthesis inhibitor: counseling women taking leflunomide before or during pregnancy and men taking leflunomide who are contemplating fathering a child［J］. Teratology, 2001, 63: 106.

［115］DeSantis M, Straface G, Cavaliere A, et al. Paternal and maternal exposure to leflunomide: pregnancy and neonatal outcome［J］. Ann Rheum Dis, 2005, 64: 1096.

［116］Heine K, Poets CF. A pair of twins born after maternal exposure to leflunomide［J］. J Perinatol, 2008, 28: 841.

［117］Neville CE, McNally J. Maternal exposure to leflunomide associated with blindness and cerebral palsy［J］. Rheumatology (Oxford) M, 2007, 46: 1506.

［118］Chambers CD, Johnson DL, Robinson LK, et al. Birth outcomes in women who have taken leflunomide during pregnancy［J］. Arthritis Rheum, 2010, 62: 1494.

[119] Cassina M, Johnson DL, Robinson LK, et al. Pregnancy outcome in women exposed to leflunomide before or during pregnancy[J]. Arthritis Rheum, 2012, 64: 2085.

[120] Vidal. Physician's Desk Reference, Edition 58 [M]. Montvale, NJ, Thomson PDR, 2004, 31: 1017.

[121] Authors N. Abatacept (Orencia) for rheumatoid arthritis [J]. Medical Letter on Drugs & Therapeutics, 2006, 48(1229): 17-18.

[122] Martin Sheppard, Faidra Laskou, Philip P Stapleton, et al. Tocilizumab (Actemra)[J]. Hum Vaccin Immunother, 2017, 13(9): 1972-1988.

[123] Rock Well DH, Yobs AR, Moore MB Jr. The Tuskegee Study of Untreated Syphilis, The 30th Year of Observation[J]. Arch Intern Med, 1964, 114: 792.

[124] Boonchaoy A, Wongchampa P, Hirankarn N, et al. Performance of Chemiluminescent Microparticle Immunoassay in Screening for Syphilis in Pregnant Women from Low-Prevalence, Resource-Limited Setting[J]. J Med Assoc Thai, 2016, 99: 119.

[125] Wang KD, Xu DJ, Su JR. Preferable procedure for the screening of syphilis in clinical laboratories in China[J]. Infect Dis(Lond), 2016, 48: 26.

[126] Mmeje O, Chow JM, Davidson L, et al. Discordant Syphilis Immunoassays in Pregnancy: Perinatal Outcomes and Implications for Clinical Management [J]. Clin Infect Dis, 2015, 61: 1049.

[127] Henrich TJ, Yawetz S. Impact of age, gender, and pregnancy on syphilis screening using the Captia Syphilis-G assay[J]. Sex Transm Dis, 2011, 38: 1126.

[128] Wellinghausen N, Dietenberger H. Evaluation of two automated chemiluminescence immunoassays, the LIAISON Treponema Screen and the ARCHITECT Syphilis TP, and the Treponema pallidum particle agglutination test for laboratory diagnosis of syphilis[J]. Clin Chem Lab Med, 2011, 49: 1375.

[129] Workowski KA, Bolan GA, Centers for Disease Control and Prevention. Sexually transmitted diseases treatment guidelines, 2015 [J]. MMWR Recomm Rep, 2015, 64: 1.

[130] Lin JS, Eder ML, Bean SI. Screening for Syphilis Infection in Pregnant Women: Updated Evidence Report and Systematic Review for the US Preventive Services Task Force[J]. JAMA 2018, 320: 918.

[131] Ray JG. Lues-lues: maternal and fetal considerations of syphilis[J]. Obstet Gynecol Surv, 1995, 50: 845.

[132] Mascola L, Pelosi R, Blount JH, et al. Congenital syphilis. Why is it still occurring? [J] JAMA, 1984, 252: 1719.

[133] Hollier LM, Harstad TW, Sanchez PJ, et al. Fetal syphilis: clinical and laboratory characteristics[J]. Obstet Gynecol, 2001, 97: 947.

［134］Briggs GG，Freeman RK，Yaffe，SJ，et al. In：Drugs in Pregnancy and Lactation，8th［M］. Lippincott Williams & Wilkins，2013：1858.

［135］Ray JG，Vermeulen MJ，Bharatha A，et al. Association Between MRI Exposure During Pregnancy and Fetal and Childhood Outcomes［J］. JAMA，2016，316：952.

［136］Panel on Antiretroviral Guidelines for Adults and Adolescents. Guidelines for the use of antiretroviral agents in HIV-1-infected adults and adolescents. Department of Health and Human Services. Available at http://aidsinfo.nih.gov/contentfiles/lvguidelines/AdultandAdolescentGL.pdf（Accessed on August 06，2018）.

［137］Temprano ANRS 12136 Study Group，Danel C，Moh R，et al. A Trial of Early Antiretrovirals and Isoniazid Preventive Therapy in Africa［J］. N Engl J Med，2015，373（9）：808-822.

［138］Insight Start Study Group，Lundgren JD，Babiker AG，et al. Initiation of Antiretroviral Therapy in Early Asymptomatic HIV Infection［J］. N Engl J Med，2015，373（9）：795-807.

［139］Antiretroviral Pregnancy Registry Steering Committee. Antiretroviral Pregnancy Registry International Interim Report for 1 January 1989 through 31 January 2017. Wilmington，NC：Registry Coordinating Center，2017. www.APRegistry.com（Accessed on October 09，2017）.

［140］Dunn D，Wallon M，Peyron F，et al. Mother-to-child transmission of toxoplasmosis：risk estimates for clinical counselling［J］. Lancet，1999，353：1829.

［141］Nogareda F，Le Strat Y，Villena I，et al. Incidence and prevalence of Toxoplasma gondii infection in women in France，1980-2020：model-based estimation［J］. Epidemiol Infect，2014，142：1661.

［142］Freeman K，Tan HK，Prusa A，et al. Predictors of retinochoroiditis in children with congenital toxoplasmosis：European，prospective cohort study［J］. Pediatrics，2008，121：1215.

［143］Montoya JG，Remington JS. Management of Toxoplasma gondii infection during pregnancy［J］. Clin Infect Dis，2008，47：554.

［144］Schoondermark-van de Ven EM，Melchers WJ，Galama JM，et al. Prenatal diagnosis and treatment of congenital Toxoplasma gondii infections：an experimental study in rhesus monkeys［J］. Eur J Obstet Gynecol Reprod Biol，1997，74：183.

［145］Couvreur J，Desmonts G，Thulliez P. Prophylaxis of congenital toxoplasmosis. Effects of spiramycin on placental infection［J］. J Antimicrob Chemother，1988，22（1）：193.

［146］Fokkens W，Lund V，Mullol J，European Position Paper on Rhinosinusitis and Nasal Polyps Group. EP3OS 2007：European position paper on rhinosinusitis and nasal polyps 2007. A summary for otorhinolaryngologists［J］. Rhinology，2007，45：97.

[147] Rasmussen SA, Kissin DM, Yeung LF, et al. Preparing for influenza after 2009 H1N1: special considerations for pregnant women and newborns [J]. Am J Obstet Gynecol, 2011, 204: 13.

[148] Fiore AE, Fry A, Shay D, et al. Antiviral agents for the treatment and chemoprophylaxis of influenza – recommendations of the Advisory Committee on Immunization Practices (ACIP) [J]. MMWR Recomm Rep, 2011, 60: 1.

第七节 胎盘屏障与中医药应用

一、前言

中草药保胎历史悠久，在中医学中占有极其重要的地位，祖国传统医学中的胎漏、胎动不安与现代医学的"先兆流产"实同而名异，而治疗胎漏、胎动不安的方药文献最早见于汉代张仲景的《金匮要略》[1]，是最常见的妊娠疾病之一，发生率约为15%~40%。中医药在治疗妊娠病及妊娠合并疾病方面，有着独特的优势和显著的疗效。在我国孕妇使用中药的情况非常普遍，有文献报道78.7%的孕妇曾应用中药进行治疗[2]。而近年来国际上对中医药客观疗效也越来越认可，美国的一项调查研究表明在孕期中中草药的使用率为9.4%，并且多数在妊娠期前3个月内使用，据此估计，美国每年大约有395,000例新生儿在孕期存在中草药暴露情况。其他国家如英国、澳大利亚、意大利、尼日利亚、伊朗、土耳其等也有相关研究表明很多妊娠妇女存在使用中草药情况。这都证明中医药在世界范围内得到了更加广泛的应用，特别是妊娠期中草药的应用在世界范围存在一定的普遍性，其重要原因是大多数人认为中药为天然物质，对人体无害。

但关于中药保胎的作用机制的现代研究较少。由于历史条件限制，许多常用中药都未经过严格的生殖毒性及遗传毒性安全性测试与危险评估，因此，由药物导致的妊娠危害并不少见，如清热解毒中药大青叶和板蓝根有直接兴奋子宫平滑肌的作用，量大可导致早产，妊娠妇女应慎用。随着植物药毒理学研究的不断深入，发现许多植物药或单体成分具有致癌、致突变和致畸作用，如马兜铃酸、昆明山海棠、槟榔等具有致突变和致癌作用，天花粉蛋白、青蒿素等具有胚胎毒性。而另一方面，由于对用药危害性的恐惧，部分妊娠妇女患病后盲目地拒绝治疗，致使病情加重。

二、研究现状

妊娠期胎盘是母儿物质交换的场所，物质转运是胎盘最重要的功能之一。胎盘的物质转运是指母体血液中的物质与胎儿血液中的物质相互交换的过程。胎盘的血液循环由母体侧循环和胎儿侧循环组成，两者之间相隔胎盘屏障。人类胎盘屏障属于血液／绒毛膜型胎盘，其胎盘屏障由外（母体侧）向内分别为绒毛的滋养层细胞、结缔组织及胎儿血管内皮细胞组成，可使胎儿尽可能少地接触母体内的药物或毒物，而能透过胎盘屏障的药物成分，可直接对胎儿的生长发育产生影响。因此，明确中药能否透过胎盘屏障及其透过胎盘屏障行为特点成为解决妊娠期应用中药安全性研究问题的关键。国内近年来已经有学者建立了妊娠期应用中药安全性评价体系，并通过该体系对部分中草药进行了评价。初步揭示中药透过不同孕期胎盘屏障的特点和规律，即在妊娠早期、晚期中药成分较易透过胎盘屏障进入胚胎体内，特别是孕早期胎盘屏障尚未形成，药物成分几乎全部进入胚胎体内。妊娠中期胎盘屏障作用最强，药物不易透过胎盘屏障。孕期透过胎盘屏障进入胎儿体内的药物移行成分不多于母体血清中药物移行成分，且未见不同于母体血中移行成分的新的物质产生。下面根据妊娠期母儿生理特点，对妊娠常见病、多发病的中医代表方药：黄芩、白术、补骨脂、杜仲、寿胎丸及双黄连冻干粉等进行介绍。

1. 黄芩、白术

古今治疗胎漏、胎动不安方药文献的 523 首方剂中的 263 味药物中，中药白术使用频率排名第 3 位，黄芩的使用频率排名第 9 位。研究的结果显示黄芩及其提取物具有较好的安全性，对遗传物质无诱变作用。在受孕大鼠致畸敏感期给予不同浓度汉黄芩素，研究结果未发现对胎鼠有明显致畸作用，但给药剂量超过 13.3mg·kg^{-1} 可使胎鼠骨骼发育迟缓，提示妊娠期慎用。而黄芩与白术配伍后可拮抗黄芩药物成分透过胎盘屏障[3-4]。

2. 补骨脂

研究结果显示，孕中期胎盘屏障对补骨脂水煎液的通透性最低，仅有补骨脂素和异补骨脂素透过了胎盘屏障[5]。

3. 杜仲

杜仲对妊娠大鼠体重的增长及对活胎总数、平均数、胎仔重、性比例及死胎率均无明显的影响，杜仲对胎仔未见明显外观与内脏及骨骼畸形[6]。

4. 寿胎丸

寿胎丸主要成分：炒菟丝，桑寄生，续断，阿胶。其中菟丝子及桑寄生含黄酮类物质较多。研究结果显示实验剂量下，孕早、中、晚期脐静脉血及胚胎组织中均未检测到寿胎丸的药物成分，提示妊娠期应用寿胎丸不会造成胎儿的宫内暴露，但对胎儿是否安全还需要大样本的临床观察[7]。

5. 双黄连冻干粉

双黄连冻干粉的主要成分：金莲花，黄芩，连翘。通过人胎盘屏障体外模型和 ES 实验（ES test，EST）证明在母体有弱胚胎毒性[8-9]。

三、未来发展

妊娠女性作为特殊的群体，药物临床试验通常是将妊娠女性排除在外，因此，缺乏药物在妊娠女性的药代动力学（PK）信息。妊娠期女性临床药物使用剂量通常是由非妊娠期女性简单地推测，由此很难评估药物是否会对母体或胎儿产生药物不良反应（ADR）及毒性作用。近年来我国国内的学者开始通过对全身生理药代动力学（PBPK）模型进行优化及改进以适应妊娠期女性，进而建立妊娠期女性的 PBPK 模型[10]。而中药作为多组分复杂体系，其化学成分众多，现阶段不能做到对每种成分的逐一鉴定。因此，中药及其生物样品复杂成分的检出和结构解析面临巨大的困难和挑战。血清药理学的方法仍然属于一种模糊的黑箱式操作，以含有体内药效物质的含药血清作为研究对象，不能明确中药的入血成分，无法确定中药的药效物质基础，难以建立中药在体内外胚胎毒性评价的量—效关系。因此，还需建立从中药到血中移行成分、胚胎体内药物成分的定量分析方法，为揭示中药含药血清与胚胎毒性间的量—效关系奠定基础，同时对大量中药，特别是对已经明确无或有胚胎毒性的中药及复方进行再评价研究，以反复测试和验证该评价体系的客观性和准确性，不断量化各项评价指标，以期不断完善中药胚胎毒性的评价体系。运用胚胎毒性综合评价体系，对中药胚胎毒性开展大量筛选研究，建立完善的、与国际接轨的中药安全使用指南，指导临床合理用药，同时发现具有胚胎毒性的中药组分，研究中药配伍间的减毒增效作用，推动应用于妊娠期的安全有效的中药制剂的开发。

参考文献

［1］张仲景. 金匮要略（第 1 版）［M］. 北京：人民卫生出版社，2005：79.

［2］Huang Xin. Administration instruction of Chinese prescription［J］. Foreign Medical Sciences：TCM Science，1999，21（5）：9–11.

［3］李慧娟，宋殿荣. 基于人胎盘屏障体外模型对黄芩白术配伍透过胎盘药物成分的研究［J］. 中药药理与临床，2015，31（5）：85–88。

［4］邓丽丽，宋殿荣，郭锦明，等. 黄芩水提液透过妊娠大鼠胎盘屏障的药物成分研究［J］. 中国中药杂志，2011，37（3）：327–33。

［5］宋殿荣，宋红运，等. 补骨脂水煎液透过妊娠大鼠胎盘屏障的药物成分研究［J］. 中华中医药杂志，2011，26（4）：815–817。

［6］刘奇英. 发育影响的安全性实验研究［D］. 湖南中医药大学，2008.

［7］邓丽丽，宋殿荣，等. 寿胎丸提取液透过妊娠大鼠胎盘屏障的药物成分研究［J］. 世界中医药，2012，7（4）：363–364.

［8］Song DR，Guo J，Wang YF，et al. Ingredients of Shuanghuanglian injection powder permeation through placental barrier of rat in pregnancy［J］. China J Chin Mater Med，2010，35（12）：1626–1629.

［9］宋殿荣，张崴，等. 基于人胎盘屏障体外模型评价双黄连的胚胎毒性［J］. 中国药理学与毒理学杂志，2017，31（6）：649-654.

［10］WU Qian, SHI Aixin. Current application of physiologically based pharmacokinetic model and its applications in pregnant women'S drug research［J］. Cbin J Clin Pharmacol，2017，33（21）：2209-2211.

第八节　胎盘屏障模型的构建

一、胎盘屏障模型的重要性和意义

与所有的科学研究一样，在人体进行实验研究受到伦理学限制，涉及到妊娠期用药更是绝对禁止的。为了开展妊娠期用药和疾病机理研究，必须应用相似原理制备胎盘屏障模型。与其他实验模型一样，虽然存在种属差异等不足，但是，这些模型不但避免了在人身上进行实验所带来的风险，还可以严格控制实验条件、增强实验材料的可比性，在试验过程中还可以简化相关操作，再现性好并且复制率高，有助于更全面地认识药物跨胎盘屏障的本质，对于药物跨胎盘屏障研究、妊娠疾病生理病理机制研究等均具有重要意义。到目前为止，胎盘屏障模型有细胞模型、组织模型、动物模型、人胎盘灌注模型以及胎盘微流控芯片模型等[1-4]，这些模型各有优势，均可为研究药物在胎盘屏障的转运等提供支持。

二、体外模型

1. 细胞模型

（1）人绒毛膜癌细胞　源于人类恶性绒毛膜癌的 3 种滋养层细胞系（BeWo，Jar 和 JEG）最常被用作模拟胎盘屏障的模型，因为这 3 种细胞表达了侵袭子宫的滋养层细胞的很多生物化学和形态学特征，其中，BeWo 细胞系是最早建立的，已经被证明是研究药物和营养物质通过滋养层跨细胞转运最有意义的模型。该细胞系能在相对较短的时间内通过传代维持并生长为与胎盘滋养层相似的融合的细胞单层，可以表达与典型的滋养层相同的激素分泌特性以及体现妊娠晚期滋养层的很多特性，还与胎盘屏障存在相似的转运体，跨 BeWo 细胞的转运实验一般在 Transwell 小室或水平扩散池（side-by-side diffusion cell）中进行。近年来，利用该模型研究了多种营养物质、药物以及有毒物质等的跨胎盘转运[5]。BeWo 细胞是目前研究滋养层转运和药物代谢的有效模型，不足之处在于 BeWo 细胞不能自发分化为合体滋养层，不能模拟人胎盘屏障结构在妊娠期呈现的动态变化过程[6]。单克隆细胞株 BeWo b30 能在 Transwell 培养板上长成紧密极化的单层细胞。一般认为此模型与体内胎盘屏障真实情况有一定的差距，但是，对多种底物药物的研究发现该模型与胎盘小叶灌注模型结论高度一致。JEG-3 和 BeWo b24 也有长成单层极化紧密连接的潜力，经过适当的条件优化也可能成为体外研究胎盘药物转运的模型。为了更好地模拟体内胎盘屏障结构，Aengenheister 等[7]将 BeWo b30 和胎儿毛细血管内皮细胞进行共培养，构建了新型胎盘屏障模型，并考察了药物和纳米粒子跨胎盘屏障模型的特点。

（2）原代细胞 原代的人胎盘绒毛滋养细胞可被分离、消化和纯化，相对于癌细胞株，原代细胞能更真实地展现正常胎盘组织的生理生化特点；但是，原代胎盘细胞不能增殖，无法形成紧密连接的单层细胞，也就不能用于体外模拟胎盘屏障。另外，原代细胞在体外培养一段时间后，其转运蛋白的表达可能会发生变化[8]。这些特点限制了原代细胞在药物胎盘转运研究中的应用。

2. 组织模型

体外培养的胎盘组织可以用来研究母体胎儿许多方面的相互关系，如转运、酶功能、营养物质和异生物质代谢。胎盘组织培养操作简便、快捷，对实验室的设备和条件要求不高，易于开展，且妊娠各期胎盘组织均可获得并进行培养[5]。目前可用于研究药物胎盘代谢和转运的胎盘组织模型有绒毛模型和外植体模型两种。胎盘绒毛组织从胎盘分离后被剪切为 2mm 大小的碎片，培养一段时间后，组织碎片在蒸馏水中移除、洗涤和裂解。胎盘绒毛模型可在体外维持组织结构完整性至少达 3 小时，可通过检测胎盘催乳素和雌二醇的分泌率，以及乳酸脱氢酶的释放水平来评价绒毛的完整性和功能性。例如，研究氨基酸和葡萄糖的摄取，胎盘的葡萄糖和氨基酸转运载体的激素调节，检测 P- 糖蛋白（P-gp）的表达和活性。但是，该模型不能用于跨细胞转运的研究，而且绒毛碎片由多种细胞组成，运用该模型得到的结果不能完全反映滋养层细胞的摄取。人体胎盘外植体广泛用于研究胎盘的转运体、代谢酶表达以及内分泌功能。因绒毛组织块内尚含有大量的间充质干细胞（成纤维细胞、肌成纤维细胞和平滑肌细胞等），也可用于研究胎盘的增殖、分化、相关信号通路及其影响因素[8]。但是，由于外植体不是完整的半透膜，因而不能用于评价药物的胎盘透过性。用于培养的胎盘组织必须是新鲜的，不能冻融，实际应用的难度比较大。

（1）胎盘组织薄片与尤斯扩散池相结合 宋殿荣教授课题组[9]利用胎盘组织薄片培养技术与尤斯（Ussing）扩散池实验相结合建立了人胎盘屏障体外模型。课题组选择胎盘终末绒毛部位，即胎盘母体面底板区的中间带的丛密绒毛处，取约 3cm×3cm×1cm 大小的组织块，玻璃化冷冻方法固定，切割成为厚度 500μm 的组织薄片，按照母体面 – 胎儿面的方向固定于扩散池的夹片上，放置于尤斯扩散池，胎儿侧和母体侧分别加入缓冲液。该模型系统由尤斯扩散池、温度加热块、恒温水浴箱及 95%O$_2$ 和 5%CO$_2$ 和混合气体循环系统几个部分组成，宋殿荣教授课题组应用该模型评价了双黄连等药物的胚胎毒性[10]。

（2）人胎盘灌注模型 离体胎盘小叶的灌流模型是 1967 年 Panigel 等首次建立的，1972 年 Schneider 等建立了单个小叶的开放灌流系统，使该技术得到一定改善，1983 年 Brandes 等建立的一种新的反复循环系统即封闭灌流系统，使这一技术更加完善和成熟，不仅在很大程度上提高了模型建立的成功率，还可以在低吸收率下对胎盘物质转运进行定量研究[11]。收集胎盘（无钙化，无破裂），选择完整的胎盘小叶，用灌流液将单个小叶中的血液冲洗干净后，用单一胎盘小叶中的胎儿动、静脉插管建立胎儿循环，通过从母体蜕膜基底板到绒毛间隙插管建立母体循环。评估母体到胎儿的转运时，将含药灌流液加入母体扩散池，胎儿扩散池内为空白液，平衡一段时间后，收集母体池和胎儿池的灌流液，根据所测物质的特性选择合适的方法进行检测，通过测出的物质浓度确定其胎盘透过性。评估胎儿到母体的转运时，药液加入胎儿扩散池，母体扩散池内为空白液，采集胎儿池和母体池的灌流液作为样品进行同样的检测。在该模型的建立过程中，确保胎盘的生物活性是进行药物透过性研究的关键[11]。在早期，有研究者使用过豚鼠的胎盘灌注模型[12]，迄今为止，灌流模型已被广泛用于研究胎盘屏障对多种内源性和外源性物质的透过特性，如糖、氨基酸、脂肪酸、维生素和胰岛素等，也用于研究各种药物及体内外环境因子的透过特性，已成为国际上公认的研究物质胎盘透过性的经典方法[5, 13-17]见图2-6为人离体胎盘灌注模型。有研究者利用灌流模型研究物质从胎儿向母体转运的透过特性，以帮助阐明某些药物的转运机制和妊娠期疾病的发病机制，随着医药学、环境卫生学的不断发展，人胎盘体外灌注模型的应用将更加广泛。Hutson等[18]进行Meta分析结果表明，胎盘灌流模型能够较好地预测体内药物的胎盘转运，可用于临床评估妊娠期用药安全和风险研究，分析数据中包含应用体外胎盘灌流模型研究的26种药物，报道了灌流液中母体–胎儿浓度比例及体内脐带血–母体血浓度比例。灌流模型从某种程度上解决了使用动物模型不能推论于人体的缺陷，同时规避了直接进行人体实验的伦理道德限制，但仍然有一些不足，比如灌流模型建立复杂、操作难度高和成

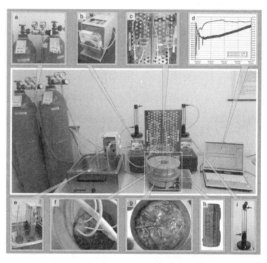

图2-6　人离体胎盘灌注模型

（来源：Swiss Med Wkly.2012；142：w13559.）

功率低，胎盘小叶体外存活时间有限，难以用于大规模的药物筛选。因此，需要进一步探索和建立简单、高效地反映胎盘屏障的灌流模型。

3. 3D打印模型

随着3D打印技术的不断发展，科学家将这一技术与围产医学领域进行结合进行相关研究，这些研究将会对与妊娠相关的并发症的治疗产生重要的作用。马里兰大学、扎耶德大学以及华盛顿大学等单位合作，应用组织工程方法，建立了3D模型[19]，包括了滋养层和内皮细胞，并考察了塞卡病毒在胎盘和神经祖细胞的暴露

特征，结果显示病毒可感染滋养细胞和内皮细胞，导致病毒可透过胎盘屏障感染胚胎，而氯喹可减少胎盘以及胚胎细胞的病毒。该课题组深入研究探讨，通过生物打印技术开发了 3D 胎盘模型[20]。结果显示了生物反应器系统在模拟滋养细胞—内皮细胞体外相互作用的应用价值和潜力，生物打印胎盘模型在发展先进的研究方法中是一个关键的步骤，这将扩展在子痫前期和其他妊娠相关病理中的认识和治疗选择。

4. 胎盘微流控芯片模型

微流控芯片（Microfluidics）是一项在微型的管道中操控和处理微量流体（体积通常以微升计或更小）的技术。这项技术是从微体电子学（microelectronics）发展而来的。目前还处在初始研发阶段，相较传统实验室的技术，微流控具有小型化、集成化和自动化等优点。人体芯片的制作方法是先在微流控芯片中搭建一个目标组织或器官的三维模型，然后将人体细胞培养在模型上[4]。除了拥有微流控芯片技术的低成本、高效性和可控性等优点，人体芯片还可以更准确地模拟人体内微米级或更小的三维环境，从而增加了药物筛选及测试的准确性和可靠性。到目前为止，已经发表的人体芯片研究成果包括胎盘芯片和血脑屏障等。Huh 教授带领的团队 2016 年在《芯片实验室》（Lab on a chip）杂志上发表了关于构建胎盘芯片的研究成果[4]。研究人员将两个并行的微流控管道之间用一片通透膜隔开，膜的一侧培养了滋养层细胞（一种处于胎盘最外层与母体血液交界处的细胞），另一侧培养了胎儿血管内皮细胞。图 2-7 为胎盘芯片示意图。这两层细胞模拟了胎盘屏障。在胚胎发育的过程中，胚胎里的细胞不间断地发生着变化，这层胎盘隔离带也会随着胚胎的发育逐渐变薄，这个变薄的过程对胎儿和母体之间的物质交换而言非常重要。现在，胎盘芯片还将使我们能够直接观测和研究这个变化的过程，大大促进了我们对早产带来

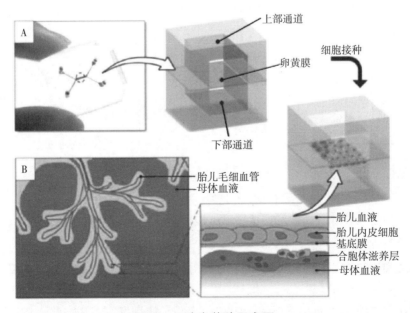

图 2-7 胎盘芯片示意图

（来源：J Matern Fetal Neonatal Med. 2016；29（7）：1046-54.）

的胎盘功能障碍的研究以及对其的治疗[21]。中国科学院大连化学物理研究所秦建华研究员团队[22]应用这种 3D 胎盘芯片模型评价了 TiO_2 纳米粒子（约 50nm）在胎盘屏障的透过率情况、胎盘毒性及机制，显示了该系统在围产医学等领域应用的巨大潜力。

胎盘芯片的组成：由上室（蓝色）和下室（红色）组成，材料为聚二甲基硅氧烷（polydimethy lsiloxane，PDMS），中间以玻化胶原膜（vitrified collagen membrane）隔开；内皮细胞和滋养细胞共培养在玻化膜两侧相对面。

三、体内模型（动物模型）

人类疾病的动物模型（animal model of human diseases）是生物医学科学研究中所建立的具有人类疾病模拟性表现的动物实验对象和材料。使用动物模型是可克服人类疾病发生发展缓慢，潜伏期长，发病原因多样，经常伴有各种其他疾病等因素的干扰，可以用比较单一的病因，在短时间内复制出典型的动物疾病模型，是现代生物医学研究中的一个极为重要的实验方法和手段，有助于更方便、更有效地认识人类疾病的发生、发展生理病理机制和研究防治措施。尽管存在种属差异，但是，应用不同种属的妊娠动物来研究药物跨胎盘屏障特点以及妊娠疾病的病理机制等具有重要参考价值。常见的动物模型包括小鼠[23]、大鼠[24]、豚鼠[25]、兔[26]、小型猪[27]以及狒狒[28]等。Calsteren 等[29]研究了妊娠狒狒使用紫杉醇、多西他赛、卡铂和曲妥珠单抗后胎儿和母体血液、羊水、母体尿液、胎儿和母体组织样本中的药物含量，为妊娠期肿瘤的药物治疗提供参考。随着纳米技术的兴起，应用动物模型研究纳米粒子的跨胎盘屏障特征及跨胎盘屏障后致胚胎毒性的研究也越来越多[30]。Naserzadeh 等[31]观测到二氧化钛纳米粒子跨过胎盘屏障对小鼠胚胎脑和肝脏的毒性，并提出该纳米粒子对小鼠胚胎毒性的机制是引起细胞坏死。Yamashita 等[32]将 70nm 的硅纳米粒子给予妊娠小鼠，给药剂量为 16、24 和 32g/kg，在妊娠 16 和 17 天连续给予两天，在第 18 天处死小鼠，用透射电镜、荧光显微镜（针对荧光标记的纳米粒子）对纳米粒子进行定性考察。两个低剂量组未见经胎盘转运或者损伤，高剂量组在胚胎的脑和肝脏可观察到纳米粒子，可见病理性胎盘损伤和胎儿宫内生长受限。但是，在孕晚期静脉注射 48g/kg 未见对胎儿产生毒性，可能是由于暴露的时间不同，从而产生的毒性不同。我国国家纳米科学中心赵宇亮和聂广军研究员课题组应用妊娠小鼠研究了纳米金透过胎盘屏障的特征[33]，研究取得重大进展，结果发现小鼠胚胎发育 11.5 天是个非常重要的时间窗口，一定尺度的纳米粒子在此前可以"自由"穿越母鼠胎盘屏障进入胎儿体内，此后，所有纳米粒子都不能明显穿越胎盘，胎盘屏障显示非常强的保护作用，这对于后续的相关研究具有重要的参考价值。

四、总结

目前已有多种体内、外研究药物跨胎盘屏障的试验模型，但尚无一种方法能有效地对药物的胎盘透过能力进行常规筛查，有待建立更完善的方法和更好的技术来预测药物体内胎盘屏障透过情况。另外，对现有模型进行优化，使其在符合研究要求的同时更接近生理状况为一个可行的策略，如转染传代细胞系使其过表达外排转运体用于评价其底物药物的胎盘透过情况。在实际研究过程中，需要权衡各种方法的利弊，结合多种方法去优化评价药物胎盘转运的模型，这对于对解析药物跨胎盘屏障的机制及其安全性具有重要意义。

参考文献

［1］ Al-Enazy S, Ali S, Albekairi N, et al. Placental control of drug delivery［J］. Adv Drug Deliv Rev, 2017, 116: 63-72.

［2］ Myllynen P, Vahakangas K. Placental transfer and metabolism: an overview of the experimental models utilizing human placental tissue［J］. Toxicol In Vitro, 2013, 27（1）: 507-512.

［3］ Grafmueller S, Manser P, Diener L, et al. Bidirectional Transfer Study of Polystyrene Nanoparticles across the Placental Barrier in an ex Vivo Human Placental Perfusion Model［J］. Environ Health Perspect, 2015, 123（12）: 1280-1286.

［4］ Lee JS, Romero R, Han YM, et al. Placenta-on-a-chip: a novel platform to study the biology of the human placenta［J］. J Matern Fetal Neonatal Med, 2016, 29（7）: 1046-1054.

［5］ 韩芳. 药物胎盘转运体外模型研究进展［J］. 国际生殖健康/计划生育杂志, 2013, 32（1）: 59-62.

［6］ 郭洁, 宋殿荣. BeWo细胞模型及其在胎盘转运机制研究中的应用［J］. 中国中药杂志, 2012, 37（21）: 3193-3197.

［7］ Aengenheister L, Keevend K, Muoth C, et al. An advanced human in vitro co-culture model for translocation studies across the placental barrier［J］. Sci Rep, 2018, 29, 8（1）: 5388.

［8］ 李婷婷, 刘海燕, 谢建忠, 等. 人胎盘的体外研究模型及其应用进展［J］. 中国药理学与毒理学杂志, 2013, 27（6）: 1038-1042.

［9］ Song D, Guo J, Han F, et al. Establishment of an in vitro model of the human placental barrier by placenta slice culture and using chamber［J］. Biosci Biotechnol Biochem, 2013, 77（5）: 1030-1034.

［10］ 宋殿荣, 张崴, 赵丽颖, 等. 基于人胎盘屏障体外模型评价双黄连的胚胎毒性［J］. 中国药理学与毒理学杂志, 2017, 31（6）: 649-654.

［11］ 孔维奇, 龚云辉, 周容. 体外胎盘小叶灌流模型的研究进展［J］. 中华围产医学杂志, 2014, 17（12）: 863-865.

［12］ Wheeler PD, Yudilevich DL. Effect of insulin, prostaglandin E1 and uptake inhibitors on glucose transport in the perfused guinea–pig placenta［J］. J Dev Physiol, 1989, 11（3）: 159–169.

［13］孙谷韵, 吴晖, 张峻. 人类胎盘药物透过性实验的研究进展［J］. 中国药理学与毒理学杂志, 2011, 25（3）: 327–329.

［14］李晨静. 国产瑞芬太尼经离体人胎盘单绒毛叶的转运及影响因素［D］. 河北医科大学, 2013: 1–41.

［15］赵丽颖, 宋殿荣. 胎盘灌流模型及其在胎盘物质转运研究中的应用［J］. 国际生殖健康计划生育杂志, 2015, 34（1）: 69–71, 79.

［16］黄桦, 张峻, 马润玫, 等. 人类胎盘体外循环灌注模型的建立［J］. 中国药理学与毒理学杂志, 2013, 27（6）: 1014–1019.

［17］Conings S, Amant F, Annaert P, et al. Integration and validation of the ex vivo human placenta perfusion model［J］. J Pharmacol Toxicol Methods, 2017, 88（1）: 25–31.

［18］Hutson JR, Garcia–Bournissen F, Davis A, et al. The human placental perfusion model: a systematic review and development of a model to predict in vivo transfer of therapeutic drugs［J］. Clin Pharmacol Ther, 2011, 90（1）: 67.

［19］Arumugasaamy N, Ettehadieh LE, Kuo CY, et al. Biomimetic Placenta–Fetus Model Demonstrating Maternal–Fetal Transmission and Fetal Neural Toxicity of Zika Virus. Ann Biomed Eng［J］. 2018, 46（12）: 1963–1974.

［20］Kuo CY, Shevchuk M, Opfermann J, et al. Trophoblast–endothelium signaling involves angiogenesis and apoptosis in a dynamic bioprintedplacentamodel. Biotechnol Bioeng［J］. 2019, 116（1）: 181–192.

［21］Blundell C, Yi YS, Ma L, et al. Placental Drug Transport–on–a–Chip: A Microengineered In Vitro Model of Transporter–Mediated Drug Efflux in the Human Placental Barrier. AdvHealthc Mater［J］. 2018, 7（2）.

［22］Yin F, Zhu Y, Zhang M, et al. A 3D human placenta–on–a–chip model to probe nanoparticle exposure at the placental barrier［J］. Toxicol In Vitro, 2019, 54: 105–113.

［23］Kotková M, Sak B, Hlásková L, et al. Evidence of transplacental transmission of Encephalitozoon cuniculi genotype II in murine model［J］. Exp Parasitol, 2018, 193: 51–57.

［24］Cerveny L, Ptackova Z, Durisova M, et al. Interactions of protease inhibitors atazanavir and ritonavir with ABCB1, ABCG2, and ABCC2 transporters: Effect on transplacental disposition in rats［J］. Reprod Toxicol, 2018, 79: 57–65.

［25］Xu Y, Ma L, Norton MG, et al. Gestation age dependent transfer of human immunoglobulins across placenta in timed–pregnant guinea pigs［J］. Placenta, 2015, 36（12）: 1370–1377.

［26］Tüzel–Kox SN, Patel HM, Kox WJ. Uptake of drug–carrier liposomes by placenta:

transplacental delivery of drugs and nutrients [J]. J Pharmacol Exp Ther, 1995, 274 (1): 104-109.

[27] Hong L, Xu X, Huang J, et al. Difference in expression patterns of placental cholesterol transporters, ABCA1 and SR-BI, in Meishan and Yorkshire pigs with different placental efficiency [J]. Sci Rep, 2016, 6: 20503.

[28] Pantham P, Rosario FJ, Nijland M, et al. Reduced placental amino acid transport in response to maternal nutrient restriction in the baboon [J]. Am J Physiol Regul Integr Comp Physiol, 2015, 309 (7): 740-746.

[29] Calsteren KV, Verbesselt R, Devlieger R, et al. Transplacental transfer of paclitaxel, doce taxel, carboplatin, and trastuzumab in a baboon model [J]. Int J Gynecol Cancer, 2010, 20 (9): 1456-1464.

[30] Muoth C, Aengenheister L, Kucki M, et al. Nanoparticle transport across the placental barrier: pushing the field forward! [J]. Nanomedicine, 2016, 11 (8): 941-957.

[31] Naserzadeh P, Ghanbary F, Ashtari P, et al. Biocompatibility assessment of titanium dioxide nanoparticles in mice fetoplacental unit [J]. J Biomed Mater Res A, 2018, 106 (2): 580-589.

[32] Yamashita K, Yoshioka Y, Higashisaka K, et al. Silica and titanium dioxide nanoparticles cause pregnancy complications in mice [J]. Nat Nanotechnol, 2011, 6 (5): 321-328.

[33] Yang H, Sun C, Fan Z, et al. Effects of gestational age and surface modification on materno-fetal transfer of nanoparticles in murine pregnancy [J]. Sci Rep, 2012, 2: 847.

第九节　妊娠常见合并疾病用药选择

一、妊娠期药物致畸特点与用药原则

1. 妊娠期药物致畸特点

在妊娠期不同阶段，药物对胎儿的影响与孕周、药物毒性、药物剂量、个体敏感性差异等都有关系，主要表现为以下特点：

（1）受精后第 1-2 周一般不会导致胎儿畸形，药物影响多为正常发育或流产。

（2）致畸主要发生在器官形成期（3-12 周）。

（3）妊娠 4 个月以后，胎儿绝大多数器官已形成，药物致畸的敏感性降低。

（4）妊娠 4 个月以后，对尚未分化完全的器官（如生殖系统）仍有可能受损。

（5）神经系统在整个妊娠期间持续分化、发育，故药物的影响一直存在。

（6）妊娠 28 周后几乎所有药物均能通过胎盘，药物影响与胚胎对药物敏感性有关。

（7）有些药物的致畸作用，可能在若干年后才显现出来，如孕妇服用己烯雌酚致青春期少女阴道腺癌。

2. 妊娠期用药原则

（1）有明确的用药指征和适应证才可用药，既不能滥用，也不能有病不用。

（2）可用可不用的药物应尽量不用或少用。

（3）确定孕周，合理用药，及时停药，妊娠前 3 个月尽量不用药物。

（4）能单用，不联用；能用老药，不用新药。

（5）尽量选用对胎儿危害较小的药物。

（6）已肯定的致畸药物禁止使用。

（7）禁止在孕期用试验性用药。

二、妊娠期高血压疾病

1. 妊娠期高血压疾病分类[1-3]

妊娠期高血压疾病分为：妊娠期高血压、先兆子痫、子痫、慢性高血压、慢性高血压合并先兆子痫。

（1）妊娠期高血压：妊娠 20 周后，超过 140/90mmHg，产后 12 周内恢复正常，无蛋白尿或病理性水肿。

（2）先兆子痫：妊娠 20 周后，收缩压 ≥ 140mmHg 和（或）舒张压 ≥ 90mmHg，且同时伴有以下任何一项：

①尿蛋白 ≥ 0.3g/24 h；②尿蛋白/肌酐比值 ≥ 0.3；③随机尿蛋白 ≥（+）（无法进行尿蛋白定量时）；④无蛋白尿但伴有以下任何一种器官或系统受累：心、肺、肝、肾等重要器官，或血液系统、消化系统、神经系统的异常改变，胎盘 – 胎儿受到累及等。

（3）子痫：先兆子痫进一步加重，出现癫痫抽搐称为子痫。

（4）慢性高血压：妊娠 20 周之前就存在的高血压，或妊娠 20 周后首次诊断并持续到产后 12 周以后。

（5）慢性高血压合并先兆子痫：慢性高血压孕妇，出现上述先兆子痫的任何一项表现。

2. 妊娠期高血压疾病用药选择[4, 5]

妊娠期高血压疾病降压目的为预防心脑血管意外和胎盘早剥等严重母胎并发症。收缩压 ≥ 160mmHg 和（或）舒张压 ≥ 110mmHg 应进行降压治疗；收缩压 ≥ 140mmHg 和（或）舒张压 ≥ 90mmHg 时，也可应用降压药。孕妇未并发器官功能损伤，收缩压应控制在 130~155mmHg 为宜，舒张压应控制在 80~105mmHg；孕妇并发器官功能损伤，则收缩压应控制在 130~139mmHg，舒张压应控制在 80~89mmHg；血压不可低于 130/80mmHg，以保证子宫 – 胎盘血流灌注。

妊娠期降压药选择优先选择口服降压药，根据疾病严重程度进行调整：

（1）首选口服药：甲基多巴、拉贝洛尔（能穿过人体胎盘，胎儿/母体比为0.5，羊水/母亲血浆比 < 0.20）；次选美托洛尔（可透过胎盘；不推荐阿替洛尔，因其可能导致早产、小胎龄、宫内生长迟缓）、钙通道阻滞剂［仅推荐硝苯地平（可通过胎盘，胎儿/母体比约0.75）、尼莫地平（可通过胎盘，胎儿/母体比在几小时内接近1）、尼卡地平（可通过胎盘，脐动脉和脐静脉胎儿/母体比分别为0.15和0.17）］。

（2）如口服药物降压不理想，可使用静脉用药，主要有拉贝洛尔、酚妥拉明、硝酸甘油（胎儿体内血药浓度低）。

（3）高血压急性处理时可口服硝苯地平，吸收迅速。硝苯地平不应联合镁注射剂联合使用。与镁联合用药可导致母体血压急剧下降，伴发子宫内供血失调，个别情况导致严重胎儿缺氧。发生高血压急症，如合并急性心功能衰竭和急性冠状动脉综合征时，可选用硝酸甘油，降压起效快。乌拉地尔注射剂在高血压急症时也有效。

（4）对于上述药物均无效的高血压危象孕妇可用硝普钠短期（ < 4 小时）缓慢静滴先控制下来，然后逐渐转换成口服的拉贝洛尔或硝苯地平治疗。

（5）先兆子痫发生时，可选用口服硝苯地平、乌拉地尔、β- 受体阻断剂、拉贝洛尔。重度子痫前期，可给予静脉硫酸镁（可通过胎盘）预防癫痫发作。

（6）先兆子痫的预防：大剂量阿司匹林可能会使动脉导管提前闭合，但是小剂量阿司匹林（low-dose aspirin，LDA）在妊娠期可以使用，能够减少先兆子痫高危女性的先兆子痫、早产和胎儿宫内生长迟缓发生的风险。先兆子痫高危孕妇可使用小剂量阿司匹林：中华医学会妇产科学分会推荐妊娠 12~28 周使用 50~100mg/d；美国预防服务工作组推荐妊娠 12~28 周使用 60~150mg/d；WHO 推荐妊娠 12~20 周使用 75mg/d。

（7）不推荐常规使用利尿剂，以防血液浓缩、有效循环血量减少。布美他尼、呋塞米及氢氯噻嗪可致羊水过少，增加胎儿电解质失衡风险，不推荐用于妊娠高血压，但可用于治疗心衰。不推荐应用螺内酯。仅当孕妇出现全身性水肿、肺水肿、脑水肿、肾功能不全、急性心功能衰竭时，可酌情使用呋塞米等快速利尿剂。甘露醇主要用于脑水肿，甘油果糖适用于肾功能有损害的孕妇。

（8）禁用血管紧张素转化酶抑制剂和血管紧张素Ⅱ受体拮抗剂。

（9）意外使用该类药物应即刻换用其他降压推荐用药，并做超声检查观察胎儿发育情况。如在妊娠中晚期使用较长时间，应排除羊水过少的情况发生，还应关注新生儿肾功能和可能的低血压。

三、妊娠合并糖尿病[6]

妊娠合并糖尿病包括孕前糖尿病（pre-gestational diabetes mellitus，PGDM）合并妊娠和妊娠期糖尿病（gestational diabetes mellitus，GDM）。GDM 是孕期最常见的

高血糖类型，占 80%~90%。高血糖危害很大，可导致胎儿宫内发育异常、新生儿畸形、巨大儿、围产期死亡率、新生儿低血糖风险增加等。妊娠早、中期随孕周增加，空腹血糖水平（fasting blood glucose，FPG）水平逐渐下降，尤以妊娠早期下降明显，因而，妊娠早期 FPG 水平不能作为 GDM 的诊断依据。

妊娠期血糖控制目标（2014 指南）指出了 GDM 和 PGDM 的降糖目标：

（1）GDM：餐前及餐后 2 小时血糖值分别 ≤ 5.3、6.7mmol/L，特殊情况下可测餐后 1 小时血糖 ≤ 7.8mmol/L；夜间血糖不低于 3.3mmol/L；妊娠期 HbA1c 宜 < 5.5%。

（2）PGDM：妊娠早期血糖控制勿过于严格，以防低血糖发生；妊娠期餐前、夜间血糖及 FPG 宜控制在 3.3~5.6mmol/L，餐后峰值血糖 5.6~7.1mmol/L，HbA1c < 6.0%。

妊娠合并糖尿病首选胰岛素治疗，格列本脲和二甲双胍也被列入有可能的用药选择范围。格列本脲极少通过胎盘屏障。但用药后发生子痫前期和新生儿黄疸需光疗的风险升高，少部分孕妇有恶心、头痛及低血糖反应。二甲双胍的目前资料显示，妊娠早期应用对胎儿无致畸性，可透过胎盘屏障；中晚期应用对胎儿的远期安全性尚有待证实。

四、妊娠期甲状腺疾病[7]

妊娠期最常见的甲状腺疾病主要包括甲亢和甲减，本部分将对这两种合并疾病用药选择进行介绍。

1. 妊娠合并甲亢

除妊娠早期外，优先选择甲巯咪唑（methimazole，MMI），可透过胎盘：

（1）怀孕前选择 MMI，如进入备孕状态，尽快换成丙硫氧嘧啶（propylthiouracil，PTU），其可透过胎盘；

（2）妊娠初期在妊娠 12 周之内，选择丙硫氧嘧啶（PTU），因 MMI 被报道可导致胎儿皮肤发育不全和"甲巯咪唑相关的胚胎病"，包括鼻后孔和食管的闭锁、颜面畸形；

（3）妊娠中后期停 PTU，换用 MMI，因 PTU 可能引起肝脏损害，甚至导致急性肝脏衰竭。PTU 与 MMI 的等效剂量比是 20：1（即 PTU 100mg=MMI 5mg）在 PTU 和 MMI 转换时应当注意监测甲状腺功能变化及药物不良反应（特别是血象和肝功能）；

（4）整个妊娠期间应采用最低药物剂量，不要与甲状腺素联用，控制目标是使孕妇 FT4 接近或轻度高于正常值上限。建议每 4 周检查一次肝功能，视病情每 2~6 周复查 FT4、TSH。

2. 妊娠合并甲减

（1）甲减危害：损害后代神经智力发育，增加早产、流产、低体重儿、死胎和妊娠期高血压疾病等风险。

（2）左旋甲状腺素钠（LT4）治疗：妊娠前半期每 2~4 周检测一次甲状腺功能。血清 TSH 稳定后可以每 4~6 周检测一次。妊娠 26~32 周应当检测 1 次甲状腺功能。

（3）TSH 目标：临床甲减患者应将 TSH 控制在正常参考范围下限 ~2.5mIU/L 以下。更理想的目标：TSH 上限切点值降到 1.2~1.5mU/L。

（4）临床甲减妇女疑似或确诊妊娠后 LT4 替代剂量需要增加 20%~30%。根据血清 TSH 治疗目标及时调整 LT4 剂量。

五、妊娠期癫痫 [8, 9]

癫痫是育龄期女性常见神经系统疾病。我国女性发病率约为 3.45%，妊娠合并癫痫的患病率为 0.3%~0.8%。妊娠期癫痫会导致妊娠期并发症增加，影响妊娠及胎儿结局，如缺氧、流产、胎膜早破、早产、难产、子痫前期发生、胎儿畸形、死亡等。

妊娠期抗癫痫药物（antiepileptic drugs，AEDs）用药原则如下：

（1）AEDs 几乎都能透过胎盘屏障，建议受孕前完成 AEDs 调整，且使癫痫发作控制稳定。

（2）尽量将 AEDs 调整至单药治疗的最低有效剂量。

（3）尽可能避免使用丙戊酸、扑米酮、苯巴比妥、苯妥英、苯妥英钠等（较高致畸风险）。

（4）宜选拉莫三嗪（首选）、左乙拉西坦、奥卡西平。妊娠期间，AEDs 清除率会增加，尤其是拉莫三嗪和左乙拉西坦，需定期监测并剂量调整。

（5）在妊娠前一个月和早期妊娠阶段，口服 5mg/d 大剂量叶酸，可降低胎儿发生先天畸形风险。

参考文献

［1］中华医学会妇产科学分会妊娠期高血压疾病学组. 妊娠期高血压疾病诊治指南（2015）［J］. 中华妇产科杂志，2015，50（10）：721-728.

［2］LeFevre ML, U.S. Preventive Services Task Force. Low-Dose Aspirin Use for the Prevention of Morbidity and Mortality From Preeclampsia：U.S. Preventive Services Task Force Recommendation Statement［J］. Ann Intern Med，2014，161（11）：819-826.

［3］World Health Organization.WHO recommendations for the prevention and treatment of preeclampsia and eclampsia［R］. Geneva：World Health Organization，2011：1-22.

［4］Schaefer C，Peters P，Miller R K. Drugs during pregnancy and lactation：treatment options and risk assessment［M］. Third Edition，Salt Lake City：Academic Press，2014：1-892.

［5］Carl P，Weiner C，Buhims C 著，孙路路译. 妊娠期哺乳期用药指南［M］. 2 版. 北京：人民军医出版社，2014：1-694.

［6］中华医学会妇产科学分会产科学组，中华医学会围产医学分会妊娠合并糖尿病协作

组．妊娠合并糖尿病诊治指南（2014）［J］．中华妇产科杂志，2014，49（8）：561-569.

［7］American Thyroid Association. 2017 Guidelines of the American Thyroid Association for the Diagnosis and Management of Thyroid Disease during Pregnancy and the Postpartum［J］．Thyroidt, 2017, 27（3）：315-389.

［8］罗宸婧，杨勇，于锋．妊娠期妇女新型抗癫痫药的药物浓度监测研究进展［J］．中国药房，2017，28（8）：1140-1143.

［9］白琳，张潇，路文革，等．妊娠合并癫痫患者的临床特征及处理对策［J］．中国实用神经疾病杂志，2017，20（9）：34-36.

第三章

血眼屏障

第一节　血眼屏障的概述

第二节　血眼屏障的组织结构

第三节　血眼屏障通透性及影响因素

第四节　血眼屏障的生理与病理

第五节　血眼屏障与药物应用

第一节　血眼屏障的概述

眼睛是人体的一个重要的器官，也是一个有特点的器官，它有一定的免疫豁免性，同时有多种因素对维持眼睛结构和功能的特殊性发挥作用，其中最重要的是血眼屏障。它可以选择性滤过血液中的有用物质，从而维持眼内环境的稳定。当屏障受到有害因素侵袭时就会影响其功能，造成代谢紊乱，导致眼部病变的发生。

血眼屏障是血液与眼部的房水、晶状体和玻璃体等组织之间存在着屏障的总称。它对维持眼睛结构和功能具有重要的作用。

如果将不同的物质注入血液，并维持其恒定浓度，就会发现，同一物质在房水内达到血浆内的浓度所需要的时间，要比组织液慢得多，有的物质则永远低于血浆内的浓度。此乃血眼屏障的阻抑作用。在房水的形成及循环过程中，血眼屏障能选择性地允许一部分物质通过，而阻止另一些物质通过，以维持正常的房水成分及房水循环。[1-2]

由于血眼屏障的基本结构是眼内毛细血管内皮细胞间的紧密连接。它是限制水溶性药物由血入眼的主要屏障，故在许多眼病的治疗中常因眼内药物不能达到有效浓度而疗效甚微，因此对这方面的研究具有重要的临床意义。

第二节　血眼屏障的组织结构

在眼与血液之间存在着三个屏障，即血房水屏障、血视网膜屏障与血视神经屏障。血眼屏障在维持血液和眼内液之间、眼内液和周围的眼组织之间的溶质交换以及维持眼内环境稳定与眼功能正常上起着重要的作用。图 3-1 所示为正常眼球结构图。

一、血房水屏障

睫状体无色素上皮细胞间的紧密连接、基底膜、虹膜组织的连接和虹膜血管内皮细胞构成血房水屏障。血房水屏障又可分为血前房屏障与血后房屏障。

1. 血前房屏障

由虹膜血管的内皮细胞及其基底膜所形成。虹膜血管的内皮细胞在结构上是"非窗孔型"的，内皮细胞之间有着紧密连接结构，它的基底膜比一般的基底膜厚度大，有的毛细血管管壁被一层外膜所包绕，这样就构成了血前房屏障，辣根过氧化酶等是不能通透的。[3]

虹膜：葡萄膜的最前部，位于晶状体表面，为一圆盘形膜，中央有圆孔，称为

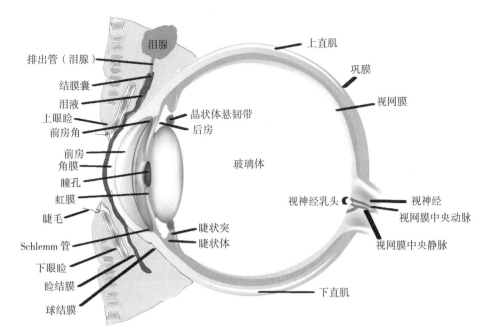

图 3-1 眼球结构图

瞳孔。虹膜前面距瞳孔缘约 1.5mm 处，有一隆起的环状条纹，即虹膜小环，或称为虹膜卷缩轮。虹膜小环将虹膜表面分为两个区域，小环外部分为睫状区，内部分为瞳孔区。虹膜小环附近，有许多穴状凹陷，叫虹膜小窝，在虹膜睫状区的周边部也有小窝。这些凹陷的所在部，房水可以直接与虹膜基质中的血管接触。在虹膜周边部有与角膜缘成同心排列的皱褶，为瞳孔开大时形成的皱襞。瞳孔缘镶以窄的黑色环，成花边状，是虹膜后面色素上皮的前缘。虹膜的组织结构由前向后分为 4 层：①前表面层；②基质与瞳孔括约肌；③前上皮与瞳孔开大肌；④后色素上皮。

2. 血后房屏障

是由睫状体毛细血管内皮基底膜和睫状上皮（非色素上皮）所形成。睫状体血管的构造是有"窗孔型"的，即管壁上有无数微细的开口。在正常情况下，血浆中较大分子的物质如辣根过氧化酶和肌红蛋白都能容易地从睫状体毛细血管入进睫状突的基质内。然而这些物质却不能进入房水中，被阻止在睫状体非色素上皮细胞层的内侧。因此非色素上皮细胞间紧密连接处，就是血后房屏障的最终屏障处。

（1）基底膜　睫状体的基质分为两个部分：①内结缔组织层与血管；②布鲁赫氏（Bruch）膜。脉络膜的 Bruch 膜是由视网膜色素上皮的基底膜、两层胶原及其间的弹力组织和脉络膜毛细血管的基底膜所组成，其主要成分为胶原及弹力组织。脉络膜的 Bruch 膜表层部分（视网膜色素上皮的基底膜）继续向前延伸为睫状体色素上皮的基底膜。

（2）无色素睫状上皮（unpigmented ciliary epithelium）　睫状体从内向外又分五部分：①无色素睫状上皮；②色素睫状上皮；③基质；④睫状肌；⑤睫状体上腔。无色素睫状上皮构成睫状体的最内层。该层从虹膜根部延伸而来，将睫状冠与平坦部的表面覆盖，然后向锯齿缘伸延，与视网膜的感觉部分相连接。接近虹膜根部的无色素上皮往往也包含一些色素。[4]

二、血视网膜屏障

血视网膜屏障又可分为内屏障与外屏障。

1. 内屏障

视网膜毛细血管内皮之间的紧密连接构成血视网膜屏障的内屏障。视网膜毛细血管内皮细胞具有单向主动运输功能。从胚胎上看，血管内皮来自中胚叶细胞，与血液直接接触。视网膜毛细血管分布在视网膜内6层，属连续型毛细血管，由内皮细胞、周细胞和基膜构成，内皮细胞间的紧密连接为紧密的封闭小带型连接，称终端门（粘连小带、闭锁小带）。细胞质膜无孔洞，细胞外有层基膜包绕，内皮细胞外是周细胞，有较多的胞浆突包饶在血管壁上以支持微血管，它本身也有一层基膜。围绕在内皮细胞和周细胞之外的为不定形的基底膜。视网膜毛细血管的基底膜比较厚，因而正常视网膜毛细血管仅容小分子的营养物质和代谢产物通过，而血管内的血液成分和大分子如荧光素钠则不能通过血管壁进入视网膜，形成了血视网膜内屏障。

2. 外屏障

视网膜色素上皮层细胞间的紧密连接构成血视网膜屏障的外屏障。脉络膜毛细血管与视网膜毛细血管正相反，不仅周细胞很少，而且内皮细胞间有很多空隙，其结构像睫状体基质的毛细血管一样，可以透过荧光素，然而却被视网膜色素上皮所阻止，不能再深入。色素上皮细胞间有特殊的细胞突，彼此紧密相接，称为"封闭小带"正是这种封闭小带起着外屏障（脉络膜–视网膜屏障）的作用。

从胚胎上看，视网膜色素上皮则来自神经外胚叶，不与血液接触。视网膜色素上皮细胞位于视网膜最外层，由单层色素上皮细胞所构成，排列十分规则。细胞呈多角形，其细胞膜各方向不同：顶端有微绒毛以吞噬外节膜盘；底部细胞膜有许多内褶以吸取从脉络膜毛细血管来的营养；其相邻细胞壁为复合连接，即基底部缝隙连接；中间为桥粒连接，顶部为封闭小带。细胞分为三部分，即顶部、体部和基底部。每只眼约有4.2~6.1百万个视网膜色素上皮细胞。视网膜色素上皮细胞无再生能力，细胞死亡后不被替换，而是邻近的细胞向侧面滑动，以填补死亡细胞遗留下来的空间。视网膜色素上皮（retinal pigment epithelium，RPE）使视网膜组织液与脉络膜组织液分离，RPE除了有选择性通透性外，也能够主动运输。

视网膜色素上皮细胞的顶部与光感受器的视杆细胞和视锥细胞的外节紧密邻近，但这两种细胞之间没有连接。细胞的基底部附着在Bruch膜之上。视网膜色素上皮细胞顶部的细胞膜，朝着视杆细胞与视锥细胞的方向发出许多长度不同的微绒毛，微绒毛的细胞膜与细胞质实为细胞体的延续。微绒毛分为两类：一类细长，这些绒毛延伸到光感受器之间的间隙，另一类粗短，这类绒毛包饶在视杆细胞与视锥细胞的外节，形成光感受器外节的鞘膜。微绒毛与光感受器外节之间无细胞连接结构，仅充满黏多糖类细胞基质。视网膜色素上皮细胞侧面与其毗邻细胞的细胞膜之间有不同宽度的细胞间隙，细胞间隙起始于基底部，向顶部延伸，在顶部，细胞间隙为黏着连接和紧密连接所封闭，形成视网膜的外屏障。[5, 6]

三、血视神经屏障

对血视神经屏障尚有不同看法。因为视乳头的血供比较复杂，表层为视网膜毛细血管供应，为紧密连接，正常情况下视乳头毛细血管不渗漏荧光素，起着血视神经屏障的作用。而筛板及筛板后区为睫状血管供应，其毛细血管有孔洞，故可以渗漏荧光素。因此，有人主张存在血视神经屏障，而有的人则反对有血视神经屏障的存在。

参考文献

[1] 谷万章. 简述眼球的血液循环与血眼屏障 [J]. 实用眼科杂志, 1987, 5 (12): 706-708.

[2] 宋昊刚，崔浩. 血-眼屏障的作用及意义 [J]. 伤残医学杂志, 2005, 13 (1): 62-64.

[3] Dick AD. Doyne lecture 2016: intraocular health and the many faces of inflammation [J]. Eye (Lond), 2017, 31 (1): 87-96.

[4] Ashour HM. Immune tolerance elicited via unique ocular and oral routes [J]. Curr Mol Med, 2015, 15 (1): 78-81.

[5] 李凤鸣. 眼科全书 [M]. 北京：人民卫生出版社, 1996, 257-287.

[6] 刘家琦，李凤鸣. 实用眼科学 [M]. 北京：人民卫生出版社, 1999, 197-199.

第三节　血眼屏障通透性及影响因素

血眼屏障（blood eye barrier, BEB）主要分为血房水屏障（blood aqueous barrier, BAB）、血视网膜屏障（blood retinal barrier, BRB），对于血视神经屏障（blood optic nerve barrier）的存在尚存争议。尽管眼内的环境相对很稳定，但是研究发现血眼屏障还会受到很多因素的影响，它们可以使血眼屏障的物质通过率发生明显的变化。例如，高渗脱水剂是临床常用的降眼压的药物，它可引起血眼屏障的开放，使眼内其他药物的浓度升高。此外，醛糖还原酶、山梨醇脱氢酶、组胺、腺苷、抗胆碱酯酶药物等物质都有相似的作用。局部用收缩血管药（肾上腺素、去氧肾上腺素等）能减少结膜和鼻黏膜血流量，从而减慢药物吸收，并降低血药峰浓度[1]。病理情况下，如复杂眼外伤、糖尿病性视网膜病变及儿童的玻璃体视网膜病变、眼部炎症等疾病，原有的血眼屏障已破坏或血眼屏障容易被破坏，也会影响血眼屏障的通透性[2, 3]。

一、血房水屏障通透性及影响因素

1. 血房水屏障通及其透性

血房水屏障（BAB）主要由虹膜血管内皮细胞之间的连续性紧密连接复合体和睫状体部无色素上皮细胞组成。细胞膜的主动滤过、运输被动以及脂质屏障等均是组成 BAB 的重要成分[4]。血房水屏障不是绝对的，具有选择通透性，脂溶性物质能以高速率通过毛细血管壁进入房水；而对于大分子、中等大的分子和水溶性物质其通过速率受限[5, 6]，但都比它们越过毛细血管壁要慢。这些物质包括血浆高渗剂，如尿素、肌酐和某些糖类[1]。血房水屏障不同部位的通透性不同：睫状上皮下的毛细血管管径较大，血管内皮细胞壁上有窗孔，血液中的大分子能自由通过进入组织；虹膜内毛细血管管径较小，内皮细胞间有紧密连接，血液内血浆蛋白等大分子不能通过[7]。

2. 血房水屏障通透性的影响因素

多种因素可以影响血房水屏障的通透性；例如局部炎症可能破坏 BAB 的完整性，导致纤维蛋白、血液其他成分及部分药物不受限制地分布或渗透到前房[8, 9, 4]。许多临床医生也经常发现患者的眼睛经过外来刺激如外伤、手术等，可能使睫状体上皮及虹膜血管内皮功能损害，血眼屏障通透性增高，导致房水闪辉（Tyndatt 现象），眼内房水中纤维蛋白原、前列腺素、角膜后渗出物附着（kelateprecipitate）、蛋白浓度增高，甚至血清蛋白那样大的分子也进入眼房水内[1]。

二、血视网膜屏障通透性及影响因素

1. 血视网膜屏障及其通透性

血视网膜屏障（BRB）主要由视网膜色素上皮细胞（RPE）和视网膜毛细血管内皮细胞二者的紧密连接组成，这使得经细胞间隙转运受限[10]。RPE 形成血视网膜外屏障，使视网膜组织液与脉络膜组织液分离，RPE 除了有选择性通透性外，也能够主动运输。RPE 的顶端（即视网膜神经上皮侧）和基底端（即脉络膜侧）的结构存在明显差异，钾离子、钠离子及三磷酸腺苷酶主要存在于顶端的表面。钠离子、钙离子经 RPE 顶部被主动运输进入视网膜，而氯离子则通过视网膜基底膜被动运输到视网膜，这些离子运动的同时亦有水分子移动，故称为 RPE 的泵作用[11, 4]。而视网膜毛细血管内皮细胞具有单向主动运输功能。与血视网膜屏障相反相成的是血－视网膜通道，通道的单向性也反映了屏障功能，其通道分为内向通透性和外向通透性，通过内向通道使物质经过屏障进入神经视网膜以及玻璃体；通过外向通道使物质从玻璃体及神经视网膜到达视网膜毛细血管腔及脉络膜。内向通透性与外向通透性是新陈代谢及物质交换相辅相成、不可缺少的条件；但内向通透性更严格，选择性更强，这是视网膜毛细血管内皮细胞单向主动运输作用和 RPE 选择性转运泵作用的结果，这是血视网膜屏障的重要作用，是维持神经视网膜内环境稳定的条件[4]。

此外，该屏障还能限制免疫球蛋白、白蛋白等大分子和循环中的免疫细胞进入神经视网膜，从而保护视网膜神经组织不受血液中炎症细胞及细胞毒性产物的影响[12]；而 BRB 的血管周围细胞、Müller 细胞、小胶质细胞亦构成血视网膜屏障的一部分，能调控蛋白质的渗漏[4]。药物分布到视网膜亦要受到 RPE 和视网膜血管内皮细胞的限制[8-9]。

2. 血视网膜屏障通透性的影响因素

在外伤、手术、疾病的情况下，血眼屏障可受到破坏，上述因素可导致视网膜色素上皮细胞膜和血管内皮的通透性增强、视网膜血管内皮和色素上皮之间的紧密连接开放；细胞内胞饮小泡增加导致非正常转运功能增强。多种细胞因子与 BRB 的损伤密切相关，如血管内皮细胞生长因子、白介素 -1β、肿瘤坏死因子 -α、转化生长因子 -β 等[4]。

三、血视神经屏障通透性及影响因素

1. 血视神经屏障及其通透性

血视神经屏障的结构基础可能是视神经和软脑膜毛细血管内皮细胞及其紧密连接。这一屏障与血脑屏障极为相似，可能属于血脑屏障的部分缺损。血视神经屏障同样具有限制血源性免疫效应细胞和分子进入的特点。与其他部位的血管相比，在正常生理状态下，支配视神经的复杂的血管网具有显著限制血源性细胞和分子进入眼内组织的特性，而血流中的免疫效应物，包括致敏 T 细胞和抗体等也大部分被此屏障阻挡在视神经之外[13]。

2. 血视神经屏障通透性的影响因素

目前研究表明，造成血视神经屏障特性破坏的主要因素是炎性视神经损伤；其次是外伤或者机械压迫。此外药物高渗脱水剂以及醛糖还原酶、山梨醇脱氢酶、组胺、腺苷、抗胆碱酯酶药物等物质都可以使眼内其他药物的浓度升高，进一步引起血眼屏障的开放。同样，缺氧、炎症的状态下，可以导致血视神经屏障特性破坏，渗透性增加。在炎症状态下，视神经血管内皮的通透性增加，屏障的药物通过率也会增加。而近年来对金属蛋白酶（matrixmetallo-proteases，MMP）的研究结果认为 MMP-9 与维持血视神经屏障的完整性密切相关[13]。

参考文献

［1］宋昊刚，崔浩. 血 - 眼屏障的作用及意义［J］. 航空航天医药，2005，16（2）：653-656.

［2］金学民，卢杰，杨进献，等. 曲安奈德术中眼内注射对血眼屏障的保护作用［J］. 眼外伤职业眼病杂志，2005，27（9）：53-54.

［3］周蓓，林晓峰，吴伟，等. 静脉注射环丙沙星在人眼房水内的渗透性观察［J］. 临床经验，2007，25（10）：744.

［4］崔浩. 试论中药成分对眼部屏障的通透性［J］. 黑龙江医学，2005，29（1）：1-2.

［5］Forrester JV，Heping Xu. Good news – bad news：the Yin and Yang of immune privilege in the eye［J］. Front Immunol，2012，338（3）：3-4.

［6］Forrester JV，Dick AD，McMenamin PG（著），王宜强，刘廷（译）. 眼科基础医学［M］. 第3版. 北京：人民军医出版社，2010：27-30.

［7］李凤鸣. 眼科全书［M］. 北京：人民卫生出版社，1996：257-287.

［8］杨强，王旭玲. 眼部微粒药物递送系统不同给药途径的研究进展［J］. 海峡药学，2019，31（9）：24-26.

［9］张燕宇，高欣，江宽，等. 眼部疾病的基因治疗与递送策略［J］. 药学学报，2018，53（4）：518-528.

［10］Bill A. The blood – aqueous barrier［J］Trans Ophthalmol Soc UK，1986，105（2）：149-155.

［11］Cunha – Vaz JG. The blood – ocular barriers：past，present，and future［J］. Doc Ophthalmol，1997，93（1-2）：140-157.

［12］Quinn R H，Mille SS. Ion transport mechanisms in native human retinal Pigment epithelium［J］. Invest Ophthalmol Vis Sci，1992，33（13）：3513 – 3527.

［13］宋西鹏，郭俊国，毕宏生，等. 芳香开窍中药与血 – 视网膜屏障通透性相关研究进展［J］. 山东中医杂志，2019，38（6）：603-606.

第四节　血眼屏障的生理与病理

一、血眼屏障的物质转运

1. 物质的弥散功能

血房水屏障（blood aqueous barrier，BAB）是一个功能性的概念，而不是一个分隔结构。目前普遍认为该屏障由虹膜脉管系统、睫状突无色素上皮细胞的紧密连接、睫状突的外向主动转运系统以及 Schlemm 管内壁的内皮细胞组成。Schlemm 管内壁的内皮细胞也可形成紧密连接[1]，阻止溶质及液体从管内壁向小梁网及前房逆行。紧密连接也存在于虹膜上皮细胞[1]及虹膜血管内皮[2]之间。脂溶性物质（包括氯霉素和某些四环素类）较容易透过毛细血管进入房水，甚至可以达到更高的浓度。原因是它们能更快地通过 BAB 的细胞膜进行弥散。蛋白质不宜透过 BAB。另外，某些物质从较高的血浆浓度中进入房水，是借助存在于睫状上皮内的立体构型特异性帮助运输系统。

血视网膜屏障（blood retinal barrier，BRB）是由视网膜毛细血管内皮细胞和视网膜色素上皮（retinal pigment epithelium，RPE）细胞组成。视网膜毛细血管内皮直接与血液接触，而 RPE 细胞不直接与血液接触而位于光感受器细胞和脉络膜之间。前者形成血视网膜内屏障，后者则形成了血视网膜外屏障[3]。RPE 是一层紧密的上皮细胞，具有紧密的屏障功能，光感受器和血液之间的所有的离子和分子交换完全依赖于 RPE 细胞的跨膜转运。其细胞膜脂质双层是一个天然屏障，物质穿透血眼屏障的能力类似于物质对一般生物膜的通透性，取决于其脂溶性。根据相似相溶原理，高脂溶性物质容易穿越脂质双层。透入眼内的速率随药物醚/水分配系数的增加而加大[4]。

BRB 和角膜一起限制各种治疗药物进入眼内的渗透性[5]，位于视网膜和脉络膜血供之间的 RPE 细胞形成一个控制药物进入视网膜下腔的扩散屏障。RPE 上的转运蛋白调节视网膜下腔离子的合成水解[6]。P- 糖蛋白（P-glycoprotein，P-gp）在人类 RPE 的基底外侧和顶端都有分布。基底外侧的 P-gp 功能是清除来源于视网膜下腔的有害和有毒分子，而顶端 P-gp 的功能则是协助亲脂类基质传输到视网膜下腔以被光感受器吞噬[6]。

2. BAB 和 BRB 的转运系统

（1）血房水屏障　房水的向后房转运及分泌由 BAB 来控制，此屏障有主动的转运机制，其被动渗透性的高低依赖于离子浓度梯度。

前 BAB 由虹膜毛细血管和色素上皮细胞构成，此屏障允许通过囊泡形式进行跨膜转运。细胞旁转运受紧密连接的伸展调控。虹膜的前表面，仅由一层成纤维细胞组成，不能形成屏障，允许房水自由通过虹膜肌肉和基质，从而使房水中的药物快速吸收[7]。

后 BAB 由紧密连接形成，这些紧密连接位于非色素睫状上皮细胞的两极。睫状体基质的毛细血管内皮有孔道，能维持高渗透性，然而睫状肌的毛细血管相对紧密，不易透过[7]。

（2）血视网膜屏障（BRB）　实现最佳的细胞功能需要一个稳定的内环境。调节内环境的稳定由细胞屏障所决定，它能形成独立的功能区，保持其动态平衡并调控它们之间的血液运输。血管内皮细胞、上皮细胞与细胞外结构（蛋白质复合物和细胞外基质）关系密切，可调控屏障细胞的动态反应。目前，主要有 2 种运输途径能通过屏障的通道，即跨细胞途径（包括特定的载体、囊泡、通道和泵）和细胞间的细胞旁途径[8]。

（3）跨细胞途径（胞吞转运作用）　跨细胞途径能够被动和主动转运水、离子、小分子营养物质、非电解质和依赖能量的大分子。大多数蛋白质的非选择性转运发生在囊泡内，少数在囊泡膜被吸收（泡–泡运输）[9]。经血管内皮细胞的清蛋白胞吞转运是专一的，因为不论是受体介导、液体团还是被吸收，胞吞转运均与清蛋白的跨壁胶体渗透压密切相关[10]。

（4）细胞旁途径 紧密连接通过细胞间裂隙赋予细胞坚固的黏附力并调节细胞旁途径的通透性。同时，屏障功能依赖于紧密连接的特殊分子结构。紧密连接由多聚黏附复合物和一个跨膜成分组成，该成分包括闭合蛋白、闭锁蛋白和黏附分子，而黏附分子与包含紧密连接蛋白和菌环蛋白的细胞质斑相连。细胞质斑位于肌动蛋白细胞骨架以及调控细胞分化和增殖的信号蛋白上[11]。一般情况下，水、不带电的小溶质和离子通过细胞旁途径以被动扩散的方式进行转运，该转运方式选择性较低，顺电化学梯度或渗透压梯度进行转运，细胞外溶质梯度或跨细胞转运造成了该渗透压梯度的形成[12]。跨细胞途径和细胞旁途径的特点确定了小分子物质可以任何一种方式进行转运，因此可以作为药物吸收的重要参数。高脂溶性药物虽然很容易通过脂质细胞膜的双分子层，但由于眼部屏障的流出泵使药物在眼部吸收较少。

3. 离子通道与离子交换

RPE 细胞是构成 BRB 的重要组成部分，其电生理参数显示 RPE 是一层紧密的上皮细胞，周边电阻比跨细胞电阻至少大 10 倍[13]。由于存在这种紧密的屏障功能，光感受器和血液之间所有的离子和分子交换完全依赖于穿过色素上皮细胞的跨膜运输。水从视网膜到血液的转运依赖 Cl^- 转运驱动[14]，而这个转运靠 ATP 的 Na^+，K^+-ATP 酶激活，进而直接利用 ATP 供能在 RPE 中进行 Na^+ 和 K^+ 的交换，并通过内向整流钾通道顶膜形成很大的 K^+ 离子浓度梯度，使 K^+ 离子被跨顶膜回收。这种循环维持了跨顶膜的 K^+ 离子浓度梯度，同时为 Na^+，K^+-ATP 酶的活性提供了条件。顶膜的 $Na^+/2\ Cl^-/K^+$ 共同转运蛋白利用 Na^+ 浓度梯度促使跨顶膜运输 K^+ 和 Cl^- 离子进入 RPE 的细胞质[15]。

二、血眼屏障功能的障碍

创伤、疾病或药物均可导致 BAB 被破坏，从而导致血浆成分进入房水。BAB 被破坏时的炎症反应由于干扰了主动转运过程从而导致房水生成减少[16]，此时可出现眼压降低。炎症时释放的前列腺素可能也会降低眼压，其作用机制是葡萄膜巩膜途径的房水引流增加所致[1]。当有害刺激去除后，睫状体的功能恢复相对较快，小梁网的功能恢复相对较慢，因此房水生成、葡萄膜巩膜途径的房水引流恢复正常，而传统的房水引流途径仍受抑制，从而导致眼压升高。能够引起血房水屏障的因素较多，其中外伤因素有操作损伤、物理损伤（如放射治疗）、化学损伤（如碱）；病理生理因素有血管舒张（组胺、交感神经切除术）、角膜以及眼内感染、眼内炎症、前列腺素和节前缺血；药理相关因素有促黑激素、氮芥、拟胆碱药以及血浆高渗透压等[1]。

三、总结

BRB 与血脑屏障在功能特征上很相似。血眼屏障是保护眼睛免受血液中毒素伤害的主要屏障。同时眼部保护性屏障外向转运蛋白的表达阻碍了多数药物分子进入眼内。因此，临床上较为理想的给药策略是能够逃避外向转运蛋白对药物的清除作用。全身用药输送至视网膜必须绕过 BRB 到达靶组织。目前，血眼屏障的生理和病理相关许多机制尚未明确，但这些已成为近年来研究的焦点，并将会为研究眼内疾病及眼内给药策略提供理论基础。

参考文献

［1］黄振平译. 埃德勒眼科生理学［M］. 11 版，北京：北京大学医学出版社，2013：285.

［2］Sonsino J, Gong H, Wu P, et al. Co-localization of junction-associated proteins of the human blood-aqueous barrier：occludin, ZO-1 and F-actin［J］. Exp Eye Res, 2002, 74：123.

［3］黄振平译. 埃德勒眼科生理学［M］. 11 版，北京：北京大学医学出版社，2013：254.

［4］陈祖基. 眼科临床药理学［M］. 北京：现代生物技术与医药科技出版中心，2002，145-147.

［5］Senthilkumari S, Velpandian T, Biswas NR, et al. Evaluation of the impact of P-glycoprotein（P-gp）drug efflux transporter blockade on the systemic and ocular disposition of P-gp substrate［J］. JOcul Pharmacol Ther, 2008, 24（3）：290-300.

［6］Kennedy BG, Mangini NJ. P-glycoprotein expression in human retinal pigment epithelium［J］. Mol Vis, 2002, 11（8）：422-30.

［7］黄振平译. 埃德勒眼科生理学［M］. 11 版，北京：北京大学医学出版社，2013：255.

［8］Pournaras CJ, Rungger-Brändle E, Riva CE, et al. Regulation of retinal blood flow in health and disease［J］. Prog Retin Eye Res, 2008, 27（3）：284-330.

［9］Feng D, Nagy JA, Hipp J, et al. Vesiculo-vacuolar organelles and the regulation of venule permeability to macromolecules by vascular permeability factor, histamine, and serotonin［J］. J Exp Med, 1996, 183（5）：1981-6.

［10］Mehta D, Malik AB. Signaling mechanisms regulating endothelial permeability［J］. Physiol Rev, 2006, 86（1）：279-367.

［11］Aijaz S, Balda MS, Matter K. Tighjunctions：molecular architecture and function［J］. Int Rev Cytol, 2006, 248：261-298.

［12］黄振平译. 埃德勒眼科生理学［M］. 11 版，北京：北京大学医学出版社，2013：253.

［13］Miller SS, Steinberg RH. Active transport of ions across frog retinalpigment epithelium［J］. Exp Eye Res, 1977, 25（3）：235-248.

［14］La Cour M. Cl- transport in frog retinal pigment epithelium［J］. Exp Eye Res, 1992, 54（6）：921-931.

[15] 黄振平译. 埃德勒眼科生理学 [M]. 11版，北京：北京大学医学出版社，2013：334-335.

[16] Toris CB, Pederson JE. Aqueous humor dynamics in experimental iridocyclitis [J]. Invest Ophthalmol Vis Sci, 1987, 28（3）：477-481.

第五节　血眼屏障与药物应用

药物使用原则

随着现代社会学习、工作、娱乐用眼强度大幅增加，各种眼病患病率呈上升趋势，特别是近视人群高发化、低龄化，因而眼科用药受到广泛关注。

但由于血眼屏障的存在，这些屏障由紧密连接的相关细胞组成，阻止血管内物质漏出或进入眼部组织内。因此，很多药物全身给药并不能达到眼部发挥作用，或到达眼部后浓度较低。所以眼科疾病更常使用局部给药的方法达到治疗目的。

眼科疾病，尤其是眼前段疾病（包括角膜炎、结膜炎、虹膜炎、青光眼等）通过眼药水给药，能够在局部达到适合的药物浓度，又较少引起全身其他系统不良反应，相对全身给药而言具有明显的优势。

大多数口服给药、静脉注射以及滴眼药水等方法，很难到达眼底、达到期望的疗效。因眼内疾病用药一般为眼部用药，通过局部给药，一方面使药物在眼部的浓度达到理想的治疗浓度，从而实现相应的治疗效果。另一方面能过眼部局部给药，较少引起全身其他系统的不良反应，因而相对全身给药有一定的优势[1]。

目前局部给药的方式包括滴注眼液、涂抹眼药膏、眼球周围或眼球内注射药物等，其中眼药水是最常使用的药物剂型。

滴眼液是最常用的眼药剂型，通常滴入下方结膜囊内。由于结膜囊泪液容量很小，所以只有较少的眼药保留在眼结膜囊内。因此，常规治疗每次只需滴一滴眼药即可。又由于泪液持续不断的更新，眼睛会较快的以瞬目和流泪的方式将滴眼液排泄掉。

与眼液不同，眼膏可以增加眼药与眼表结构的接触时间，因此作用时间较久。但是，由于眼膏会暂时影响视力，因此眼膏一般每晚使用一次。眼膏的另一大优点是在眼表病损如角膜上皮缺损时，可起润滑和衬垫作用，减缓眼刺激症状。

眼周注射包括球结膜下注射、球旁注射和球后注射等，其共同的特点是避开了角膜上皮对药物吸收的屏障作用，一次用药量较大，可在眼局部达到较高药物浓度。

眼内注射最大的优点在于可立即将有效浓度的药物注送到作用部位，所需药物的剂量和浓度均很小且疗效较好，常用于眼底病变。眼周注射和眼内注射都只适用于在医院进行，并且由专业人员操作。

目前通过全身给药来治疗眼部疾病的药物较少，主要是用来降低眼压的药物，如乙酰唑胺[2]、甘露醇[3]等。眼压是房水、晶状体和玻璃体三种眼球内容物作用于眼球内壁的压力。正常人的眼压范围为 1.47~2.80kPa（相当于 11~21mmHg）。眼压高的原因很多，临床上常见的为青光眼[4]和术后眼压升高[5]。对于眼压升高的治疗，临床治疗一般以全身加局部治疗为主，对于全身给药，主要分为碳酸酐酶抑制剂和甘露醇二类药物。

碳酸酐酶抑制剂是通过减少房水生成产生降眼压作用，属于磺胺类药物。临床上有口服和局部两类碳酸酐酶抑制剂在使用。

口服碳酸酐酶抑制剂的代表药物是乙酰唑胺[6]，降眼压作用起效快、幅度大，常用于急性高眼压或顽固性高眼压治疗，但因其可产生严重的全身副作用如酸中毒、电解质紊乱、尿路结石、造血功能障碍等，不可长期使用[7]。常见的不良反应有胃肠功能紊乱、恶心、口苦、手足麻木、疲乏等。由于乙酰唑胺副作用较大，近年来已逐渐减少使用，取而代之的是醋甲唑胺（甲基醋唑磺胺），后者使用剂量小，对酸碱平衡影响小，甚少引起尿路结石，较乙酰唑胺更为安全。局部碳酸酐酶抑制剂代表药物为多佐胺和布林佐胺。局部用药的全身不良反应发生率低，主要不良反应为眼部烧灼感、点状角膜炎等。对于磺胺类药物过敏的患者，全身和局部碳酸酐酶抑制剂都应禁用。

甘露醇是一种还原性的六碳糖，主要应用于眼科疾病的治疗，对于降低眼内压有着很好的临床疗效。其降眼压的作用机制主要表现在以下三个方面：

1.产生高渗性利尿作用，使血浆的渗透压升高，眼内组织处于低渗状态，将液体从眼内特别是玻璃体内通过渗透作用进入血液，使晶体位置向后移动，从而加深前房并开放房角以降低眼压；同时水分从眼内进入血管排出，也使眼压下降；还能促进角膜及房角组织脱水，改善水肿，促进房角开放从而恢复部分引流。

2.抑制房水生成：血浆渗透压升高时，位于中枢神经系统的下丘脑渗透压感受器即感受刺激，随之的神经冲动加上脱水排钠，影响了睫状肌无色素上皮细胞的功能，减少了房水的生成，增加了房水的排出。但它的作用时间维持不是太久。

3.甘露醇还通过暂时性血容量升高的作用，使血流增加，血液稀释及血黏稠度下降，提高红细胞的变形能力，促进组织间氧运输，使血管反射性收缩，使玻璃体内容积减少，眼内压下降。

在眼科临床治疗中，甘露醇眼压作用强，起效快，而且治疗安全度比较高，具备治疗优势，目前常用于急性高眼压、顽固高眼压的治疗或手术前的准备[8-9]，但不可作为长期使用的降眼压药物。

参考文献

[1] 张明，蒋萌，陈麟. 眼底疾病内科治疗与其面临的挑战 [J]. 中华眼底病杂志，

2021, 37（9）：665-669.

［2］曹灿贵. 乙酰唑胺片对白内障青光眼患者的效果探讨［J］. 中国社区医师，2019，35（18）：77，80.

［3］谷锐，郑得海. 甘露醇在眼科疾病治疗中的应用研究［J］. 大医生，2021，6（13）：73-75.

［4］张小强，毛治平，周吉利，等. 激光周边虹膜成形术治疗原发性急性闭角型青光眼的有效性及对眼压的影响［J］. 临床医学研究与实践，2020，5（18）：100-102.

［5］吴明聪. 白内障超乳及人工晶体植入术中2次突发眼压增高1例［J］. 世界最新医学信息文摘（连续型电子期刊），2020，20（87）：259-260.

［6］陈廷亮. 80例急性闭角性青光眼的临床治疗体会［J］. 临床医药文献电子杂志，2018，5（85）：46.

［7］加拿大警示使用利尿剂会发生脉络膜积液伴急性近视和/或急性闭角型青光眼的风险［J］. 中国医药导刊，2021，23（5）：341.

［8］冯月兰，董竟，杜鹏程，等. 不同玻璃体腔填充物对玻璃体切除术后甘露醇降眼压效果的影响［J］. 中华眼科杂志，2019，55（4）：289-293.

［9］贾新兴. 探讨甘露醇在眼科疾病治疗中的临床效果［J］. 中国医药指南，2019，17（15）：120-121.

第四章

血肝胆屏障

第一节　血肝胆屏障的概述

第二节　血肝胆屏障的结构和组成部分

第三节　血肝胆屏障的生理作用

第四节　血肝胆屏障在肝脏疾病中的作用

第五节　药物性肝损伤与血肝胆屏障

第一节　血肝胆屏障的概述

　　肝脏作为人体重要的解毒器官，其复杂的功能和结构了决定了肝脏具有强大的抵御病毒、细菌、内毒素等损伤的屏障功能，由于肝脏特殊的生理功能，其屏障可分为细胞间屏障、血液－肝脏屏障和血液－胆汁屏障三类，三类屏障作用不同，分别调控细胞间物质交换以及避免细菌、病毒等物质进入血液及胆汁。这种屏障功能主要通过细胞间连接来起作用，细胞连接是细胞壁之间的重要且独特的连接结构，因此，其最早被发现的功能是维持细胞间的黏附及物质交换。人体不同部位的细胞连接有着不同的生理功能，在诸如生长、分化、疾病进展以及老化等病理生理方面，细胞连接都参与了多种信号通路传导[1-3]。

参考文献

[1] Otani T, FuruseM. Tight Junction Structure and Function Revisited [J]. Trends Cell Biol, 2020, 30(10): 805-817.

[2] Zeisel MB, Dhawan P, Baumert TF. Tight junction proteins in gastrointestinal and liver disease[J]. Gut, 2019, 68(3): 547-561.

[3] Jaqaman K, DitlevJA. Biomolecular condensates in membrane receptor signaling [J]. CurrOpin Cell Biol, 2021, 69: 48-54.

第二节　血肝胆屏障的结构和组成部分

一、细胞间屏障

1. 紧密连接

　　在真核细胞中，细胞连接存在于各类器官及组织中，以保证其结构完整且功能完善。根据解剖和结构组成的不同，哺乳动物的细胞连接可分成多种类型，目前发现的细胞连接类型主要有五大类，即紧密连接（tight Junction，TJ）、缝隙连接（gap junction，GJ）、黏附连接（adherens junction，AJ）、桥粒（desmosome，DS）和半桥粒[1-3]。

　　这其中，紧密连接表面具有可物理性组织水和溶质通过的细胞微孔，是肝细胞间连接最重要的形式之一，同时紧密连接在维持细胞完整性方面具有重要作用[4-5]。和其他器官组织中的紧密连接一样，肝脏中的紧密连接由一系列复合物组成，包括整体膜分子与细胞框架，二者通过外周受体分子相连。其中，整体膜分子是紧密连接的核心结构，这种细胞质结构往往通过外周受体分子桥接，与细胞框架网络相连。这些结构共同组成了紧密连接复合物的功能单元。图 4-1 为紧密连接复合物的功能单元示意图。

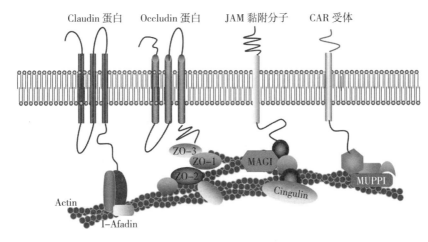

图 4-1　紧密连接复合物的功能单元示意图

　　紧密连接由整体膜分子及外周分子组成，肝细胞与肝脏胆管细胞中均存在紧密连接，二者有类似的功能又各有特点。虽然分子组成相似，但通过结合不同的分子来实现不同的功能。举例来说，在大鼠的肝脏中，已知胆管细胞紧密连接存在柯萨奇病毒与腺病毒受体 1（CAR-1），而肝细胞紧密连接中却没有发现[6]。

　　2. 整体膜分子

　　哺乳动物肝脏中的整体膜分子结构主要有四大类，即封闭蛋白（occludin）、封闭连接蛋白（claudin）、连接黏附分子（JAMS）和 CARs。其中，封闭蛋白和封闭连接蛋白因为都在两端有四个透膜载体，胞质氨基和羧基载体，以及两个细胞外环和两个细胞内尾而具有相似的结构。JAMs 和 CARs 则具有与封闭蛋白和封闭连接蛋白所没有的单向透膜区域，该区域具有胞外氨基端和胞内羧基末端。在其氨基端，JAMs 和 CARs 均具有两个环路[7, 6]。尽管结构各不相同，这些分子都通过细胞外环区域与相邻分子连接，以维持细胞黏附功能。

　　3. 外周分子

　　外周分子是指与通过细胞外间质区域与完整膜分子直接或间接相连的分子，外周分子特性各不相同，可作为受体、蛋白激酶或磷酸酶、蛋白骨架连接蛋白或其他物质。目前外周分子中研究最透彻的是闭锁小带蛋白（ZO）家族。ZO-1 是外周分子中第一个被发现可通过与其他肌动蛋白连接分子结合，并与肌动蛋白细胞骨架直接或间接连接的受体。之后，作为细胞骨架网络中桥接蛋白的 ZO-2 和 ZO-3 相继被发现[8]。除了 ZO 家族外，哺乳动物肝脏中的紧密连接复合物外周分子还包括扣带蛋白、symplekin 蛋白等。

　　除了结构方面的功能外，这些外周分子还参与其他的细胞代谢活动，特别是

ZO 蛋白。ZO 蛋白具有进入细胞核的作用，因此被称为外周分子中的印迹分子。但是，细胞核 ZO 蛋白的具体作用尚不明确。参考其他器官系统中的分子生物学研究，肝脏细胞中这些外周分子与细胞膜的作用机制可能与其他上皮组织中相同。

完整膜分子、外周蛋白激酶和磷酸激酶等紧密连接相关蛋白黏附复合物通过细胞骨架完成与受体分子的锚定连接。以此完成对细胞间隙通透性的调节作用。

4. 缝隙连接

缝隙连接，又称通讯连接（communication junction），是除血细胞和骨骼肌细胞间外广泛存在于其他组织细胞间的一种细胞连接形式，占肝细胞总面积超过 3%。相邻细胞膜上有许多规律排布的柱状颗粒，称为连接小体（connexon, Cx）。每个连接小体由 6 个杆状的连接蛋白（connexin）构成，中央围成直径约 2nm 的亲水小管，称中央小管（central canaliculum），相邻的细胞膜两侧的连接小体彼此对接，两侧中央小管互相通连而形成细胞间直接交通的孔道。其中，Cx32、Cx43、Cx26 是重要的缝隙连接蛋白[9]，负责进行胞膜上不同物质及信号的传导。

二、血液－肝脏屏障

肝血窦（hepatic sinusoid）是肝脏内部肝板间的空隙，由一种特殊的毛细血管组成，其内包括肝窦内皮细胞（LSEC）及枯否细胞等，这些肝脏的非实质细胞通过血管周围淋巴间隙（Disse 间隙）与肝细胞分离[10]。因为 Disse 间隙中充满血浆，肝窦的内皮细胞网格即形成了血液和肝脏间的屏障，主要作用在于维持血液与肝脏间的"选择性"物质交换，并清除血液中的大分子代谢废物。

LSEC 是肝脏非实质细胞中数目最多的细胞，约占肝非实质细胞总数的 70%，LSEC 没有基底膜及细胞间连接，其表面孔隙聚集组成筛板，这些孔隙具有动态滤过功能[11]；此外，LSEC 内部还有微胞饮小体及细胞核周围的溶酶体样空泡。除此之外，LSEC 表面具有两种透明质酸受体及多种其他大分子受体，这些受体完成了肝脏和血液中抗原的内吞清除作用。

三、血液－胆汁屏障

肝脏中，相邻肝细胞的顶膜之间由紧密连接封闭而形成毛细胆管腔，后者融合后引流胆汁进入肝门胆管[12]。因此，紧密连接构成了血液和胆管之间重要的屏障，在保证二者之间通透性的同时，又避免了胆汁自由进入胆管而造成病理变化。

另外，肝细胞间的缝隙连接还可以通过调控细胞间通讯，调节胆小管的分泌作用。而肌动蛋白是多种紧密连接复合物中唯一已知的与肌动蛋白丝连接的结构。肌动蛋白丝在多种紧密连接复合物中均存在，主要作用为维持细胞结构完整，除此之外，肌动蛋白丝还参与一系列信号传导活动。

参考文献

［1］Brunner J, Ragupathy S, Borchard G. Target specific tight junction modulators［J］. Adv Drug Deliv Rev, 2021, 171: 266–288.

［2］Otani T, Furuse M. Tight Junction Structure and Function Revisited［J］. Trends Cell Biol, 2020, 30（10）: 805–817.

［3］Gromova A, La Spada AR. Harmony Lost: Cell–Cell Communication at the Neuromuscular Junction in Motor Neuron Disease［J］. TrendsNeurosci, 2020, 43（9）: 709–724.

［4］Roehlen N, Roca Suarez AA, El Saghire H, et al. Tight Junction Proteins and the Biology of Hepatobiliary Disease［J］. Int J Mol Sci, 2020, 28, 21（3）: 825.

［5］Zeisel MB, Dhawan P, Baumert TF. Tight junction proteins in gastrointestinal and liver disease［J］. Gut, 2019, 68（3）: 547–561.

［6］Hintermann E, Bayer M, Conti CB, et al. Junctional adhesion molecules JAM–B and JAM–C promote autoimmune–mediated liver fibrosis in mice［J］. J Autoimmun, 2018, 91: 83–96.

［7］Rodewald M, Bae H, Huschke S, et al. In vivo coherent anti–Stokes Raman scattering microscopy reveals vitamin A distribution in the liver.JBiophotonics［J］. 2021, 14（6）: e202100040.

［8］Zhang C, Mao HL, Cao Y. Nuclear accumulation of symplekin promotes cellular proliferation and dedifferentiation in an ERK1/2–dependent manner［J］. Sci Rep, 2017, 7（1）: 3769.

［9］Hernández–Guerra M, Hadjihambi A, Jalan R. Gap junctions in liver disease: Implications for pathogenesis and therapy［J］. J Hepatol, 2019, 70（4）: 759–772.

［10］Gibert–Ramos A, Sanfeliu–Redondo D, Aristu–Zabalza P, et al. The Hepatic Sinusoid in Chronic Liver Disease: The Optimal Milieu for Cancer. Cancers（Basel）［J］. 2021, 13（22）: 5719.

［11］Bhandari S, Larsen AK, McCourt P, et al. The Scavenger Function of Liver Sinusoidal Endothelial Cells in Health and Disease［J］. Front Physiol, 202, 12: 757469.

［12］Ristic B, Kopel J, Sherazi SAA, et al. Emerging Role of Fascin–1 in the Pathogenesis, Diagnosis, and Treatment of the Gastrointestinal Cancers.Cancers（Basel）［J］. 2021, 13（11）: 2536.

第三节　血肝胆屏障的生理作用

作为人体最复杂的器官，肝脏具有糖代谢、解毒、胆汁分泌、尿素代谢等多项生理功能。本质上，肝脏由不同的细胞种类组成，如肝细胞、胆管细胞、肝星形细胞、血细胞等，其中，哺乳动物肝脏中肝细胞的作用最为重要[1,2]。与其他上皮和组织中的细胞相同，肝脏的细胞借助不同的细胞连接相连和交通[3-5]。

一、细胞间屏障

紧密连接的基本结构如封闭蛋白等跨膜蛋白都依靠细胞外钙离子维持黏附功能，这些蛋白在肝脏中有特定的集中表达[6]。有研究证实，封闭连接蛋白控制着细胞间的屏障和选择，特定的蛋白表达可能与特定疾病的预后相关[7-8]。

研究发现，肝脏中的紧密连接与肝细胞和胆管细胞有关[9,3]，这两种细胞都是两极化细胞，可以具有多种细胞连接，以保证肝脏的细胞结构及生理功能。其中的紧密连接和其他表皮细胞中的紧密连接一样，具有调节和限制小分子及离子通过细胞膜的功能。由于此两种细胞功能相似又各具特色，其中的紧密连接同样在有着相同的功能的基础上，拥有各自独特的作用。

紧密连接的功能可进一步扩展至分子水平。研究显示，在其他上皮或内皮分子中，紧密连接在调节其他细胞间连接来源的信号通路方面具有核心作用，由于紧密连接在细胞膜上与其他细胞连接相邻紧密，它在各种细胞连接中起到了领导作用，肝脏并不是唯一利用这一机制维持功能完整的器官。紧密连接在肝脏中，通过诸如ZO-1等不同的连接复合物与各种细胞连接通讯，选择性增强或抑制某些特定连接类型的生物功能，而不影响其他类型。

缝隙连接也在肝脏的细胞间屏障中起重要的作用，上文提到，Cx-32、Cx-43、Cx-26等都是重要的组成蛋白。这其中，Cx-26在细胞膜上通过高尔基体之外的通路进行转运，而Cx-32则遵循经典的"内质网-内囊-高尔基体-质膜"通路[10,11]。在Cx-32基因敲除的大鼠肝细胞实验中，缝隙连接中异常表达的Cx-32可介导紧密连接分子封闭蛋白、封闭连接蛋白-1、ZO-1和反向膜相关鸟苷酸激酶-1（MAGI-1）的表达，以此强化细胞两极化。这些研究说明了缝隙连接对紧密连接的操纵效果。

另一方面，紧密连接还可以调节黏附连接，如人类肝细胞中JAM-1的耗竭可能增加黏附连接分子E-钙黏着蛋白的水平[12]，其可能的原因是这种细胞间信号交换是不同细胞连接外周分子相互交换的结果，并且可能与不同细胞连接分子的受体产物有关。总的来说，不同细胞连接的外周分子可通过下游信号传导通路相互作用，以此引起细胞环境改变或病理变化。在紧密连接相关外周分子中，ZO家族受体在不同细胞连接中具有多种连接模式，是作用最为丰富的成员。

二、血液-肝脏屏障

肝细胞和血液间的屏障由LSEC完成，LSEC具有很高的胞吞能力，可通过物理性选择筛选的能力，只允许比窗孔小的颗粒进入肝实质或周围淋巴间隙。同时，

LSEC 可通过受体介导产生胞吞作用，清除血液中大分子物质、细胞外基质和可溶性废物等[13]。另外，LSEC 还具有分泌 ET-1 等内皮素的功能，特别是在肝脏损伤后，ET 的分泌大量增加，同时还可摄取体内病原体，起到将抗原提供给淋巴细胞的作用。

三、血液-胆汁屏障

紧密连接和缝隙连接在胆汁分泌中具有重要的作用，其中缝隙连接控制了细胞间的通讯，而紧密连接则起到了避免胆汁进入血液的作用。当液体进出胆小管时，紧密连接可产生较高阻抗，以此在胆小管周围形成一个渗透性屏障，允许胆汁在其内部留存，而缝隙连接则负责调节传递细胞间的收缩信号，完成胆小管的收缩以帮助胆汁流动。同时，缝隙连接通过调节并特异性选择紧密连接蛋白，在细胞极性的稳定中起到了重要的作用，并且二者合作在细胞内和细胞间的信号传导方面有一定作用。

胆小管周围肝细胞顶端的紧密连接起到了"血胆屏障"的功能，顾名思义，血胆屏障的作用是帮助胆汁酸及胆盐进入胆汁，防止其进入血液循环及肝实质；同时区分肝细胞的顶端与基底面，以此保持肝细胞的两极化以形成肝细胞板。胆管细胞癌相关的紧密连接与肝细胞紧密连接相似，同样负责调节胆汁分泌及排出，胆管细胞紧密连接还具有在胆汁流经胆管的同时调节胆汁成分的特殊作用[14]。

参考文献

[1] Ibrahim SH, Hirsova P, Gores GJ. Non-alcoholic steatohepatitis pathogenesis: sublethal hepatocyte injury as a driver of liver inflammation[J]. Gut, 2018, 67(5): 963-972.

[2] Ruiz de Galarreta M, LujambioA. Therapeutic editing of hepatocyte genome in vivo[J]. J Hepatol, 2017, 67(4): 818-828.

[3] Gissen P, Arias IM. Structural and functional hepatocyte polarity and liver disease[J]. J Hepatol, 2015, 63(4): 1023-1037.

[4] Donne R, Sangouard F, Celton-Morizur S, et al. Hepatocyte Polyploidy: Driver or Gatekeeper of Chronic Liver Diseases[J]. Cancers(Basel), 2021, 13(20): 5151.

[5] Yu J, Chen GG, Lai PBS. Targeting hepatocyte growth factor/c-mesenchymal-epithelial transition factor axis in hepatocellular carcinoma: Rationale and therapeutic strategies[J]. Med Res Rev, 2021, 41(1): 507-524.

[6] Schulze RJ, Schott MB, Casey CA, et al. The cell biology of the hepatocyte: A membrane trafficking machine[J]. J Cell Biol, 2019, 218(7): 2096-2112.

[7] El-Khairi R, VallierL. The role of hepatocyte nuclear factor 1beta in disease and development[J]. Diabetes Obes Metab, 2016, 18(1): 23-32.

[8] Van Itallie CM, Anderson JM. Claudins and epithelial paracellular transport[J]. Annu

Rev Physiol, 2006, 68: 403-429

[9] Belouzard S, Cocquerel L, Dubuisson J. Hepatitis C virus entry into the hepatocyte [J]. Cent Eur J Biol, 2011, 6(6): 933-945.

[10] Lee NP, Luk JM. Hepatic tight junctions: from viral entry to cancer metastasis [J]. World J Gastroenterol, 2010, 16(3): 289-295.

[11] Evans WH, Ahmad S, Diez J, et al. Trafficking pathways leading to the formation of gap junctions [J]. Novartis Found Symp, 1999, 219: 44-54; 54-59.

[12] Lee SW, Tomasetto C, Paul D, et al. Transcriptional downregulation of gap-junction proteins blocks junctional communication in human mammary tumor cell lines [J]. J Cell Biol, 1992, 118(5): 1213-1221.

[13] Szafranska K, Kruse LD, Holte CF, et al. The Whole Story About Fenestrations in LSEC [J]. Front Physiol, 2021, 12: 735573.

[14] Lu Q, Tian X, Wu H, et al. Metabolic Changes of Hepatocytes in NAFLD [J]. Front Physiol, 2021, 12: 1386.

第四节　血肝胆屏障在肝脏疾病中的作用

常见的肝脏疾病包括脂肪肝、慢性肝炎、病毒性肝炎、肝硬化、肝恶性肿瘤等。除病毒性肝炎可通过抗病毒药物来降低病毒滴度并预防进一步肝脏损伤外，大部分肝脏疾病不可通过药物治疗[1-3]。事实上，很多肝脏疾病都具有连续性的发展，如肝癌往往随着肝炎、肝硬化一步步发展而来。全球每年新发肝癌 50 万例，在男女肿瘤发病率中分别排名第五和第七位。其中，肝细胞癌是最常见的类型，在亚洲和非洲尤为高发，近些年来，西方国家发病率也逐渐升高[4]。由于肝细胞癌症状出现较晚，侵袭性强且治疗方式有限，肝细胞癌患者死亡率极高。

对于任何一种疾病，早期发现和及时有效的治疗都是提高生存率的关键，因此，了解不同疾病的细胞病理机制有助于通过特殊生物标志在早期发现疾病，并制定治疗方案。不同疾病的生物标志应具有不同的特征，例如，在疾病发病初期，这些分子水平相对于健康人群应显著升高，另外，这些指标应该可以通过人体体液检测，这样有助于通过无创方式进行疾病筛查。在治疗方面，特殊的细胞机制有助于识别特定细胞相关分子，并进一步制定个体化治疗计划。不同于一般的广谱治疗模式，这种个体化治疗专注于特定的分子，其优点在于可以最大化减小治疗的副作用。现有研究证实，在肝脏疾病中，只有丙型肝炎（HCV）和肝细胞癌（HCC）的发病与紧密连接及其复合物耗竭有关。

一、脂肪肝

脂肪肝是人群中常见的疾病，其病理变化表现为肝脏细胞的脂肪化。脂肪化后的细胞对于细胞氧化代谢时的氧化攻击较为敏感，被认为是脂肪肝性肝炎的病理基础[5]。当细胞内的抗氧化剂与氧化代谢时产生的活泼氧自由基之间的平衡失调时，活泼氧自由基可释放各种细胞因子，并引发脂质过氧化。细胞因子如核转录因子NF-κB、TNF-α等，与肝脏内的相应受体结合，抑制 ZO-1 的表达降低，引起肝细胞的炎性坏死。这种病理变化会进一步导致肝脏内纤维生成和降解之间的失衡，大量的胶原在肝脏内沉积，血管淋巴周围间隙增宽，内皮孔隙变小变少。诸如此类的变化称为肝窦毛细血管化，这一变化破坏了血液-肝脏屏障，影响了肝细胞和血液之间的物质交换，导致肝细胞萎缩，会进一步引发肝硬化，为肿瘤的发生提供了基础[6]。

二、梗阻性黄疸

梗阻性黄疸是指由于肝外或肝内胆管部分或完全机械性梗阻，导致胆汁由胆管排入肠道的过程受到阻碍，以致胆汁淤滞、酯型胆红素反流入血引起的黄疸。常见的原因包括胆道结石、肿瘤、胆道狭窄、寄生虫病等。梗阻性黄疸会继发肝功能异常、凝血功能异常、电解质紊乱等全身的病理变化，是一种严重、需要及时处理的临床症状。

胆汁酸的毒性是导致上述全身变化最主要的原因，而这种毒性与细胞的氧自由基有关。动物实验中，梗阻性黄疸的大鼠肠道内超氧化物歧化酶减少，肠黏膜结构被破坏，肠道屏障功能减弱，这就导致细菌和毒素进入血液和淋巴系统循环，即产生细菌移位[7]。另一方面，胆汁进入细胞，导致细胞对钙离子的通透性增加[8]，通过肌球蛋白轻链激酶对肌球蛋白轻链进行磷酸化作用，诱导连接周围的肌动蛋白和肌球蛋白丝收缩，对紧密连接和细胞表面产生张力，同时紧密连接蛋白 ZO-1 和封闭蛋白表达下降，且分布紊乱破坏了紧密连接的屏障功能.

三、丙型肝炎（HCV）

病毒性肝炎是肝癌最主要的发病原因，现存已知的肝炎至少有七种类型，新的肝炎类型还在探索过程中[4]。这其中，乙型肝炎和丙型肝炎是与肝癌关系最为密切的，也是研究最多的肝炎类型[9]。HCV 是一种 RNA 病毒，通过诸如血液等体液传播[10]。由于尚没有有效的疫苗，除了避免接触感染个体外，HCV 没有有效的预防方式。这也为临床治疗 HCV 增加了难度。近年来，聚乙二醇化干扰素和利巴韦林联合用药已成为 HCV 的标准治疗方式，某些病例经过早期治疗可以达到稳定病情发展的目的[10, 11]。

紧密连接分子与其他辅助分子结合是 HCV 感染的主要原因。在病毒感染过程中，HCV 与封闭连接蛋白-1 结合，构成病毒进入细胞的复合受体[12]。除了封闭连接蛋白-1 之外，封闭连接蛋白-6 和封闭连接蛋白-9 都可以介导类似的过程[13]，此外，封闭蛋白也是病毒进入细胞的重要分子结构[14]。除了紧密连接分子之外，有研究显示，CD81 和人 B 族 1 型清道夫受体（SR-B1）也是 HCV 通过紧密连接屏障的复合受体[15, 16]。封闭蛋白和封闭连接蛋白参与了 HCV 进入细胞的第一步，其他紧密连接分子则参与了后续进程，HCC 细胞对于 HCV 染色体复制子的吸收合并作用导致了紧密连接分子的结构异常，致使封闭蛋白滞留在内质网中，而不能合成紧密连接纤丝[17]。HCC 中，HCV 可主动激发封闭连接蛋白-1 的产生，而不影响 CD81[18]。这一研究与 HCV 通过激活病毒受体产物如封闭连接蛋白-1 同时介导病毒进入细胞的能力有关。另一项研究中，当蛋白激酶 A 的灭活引发封闭连接蛋白-1 的重组时，HCC 细胞表现出了受损的病毒易感性，这一研究结果证实了上述理论[19]。这些结果进一步明确了以封闭连接蛋白-1 和封闭蛋白为首的紧密连接分子在 HCV 转染中的作用，并有助于制定更加完善的 HCV 治疗方案。对紧密连接分子的干扰能有效影响 HCV 病毒转染，这个理念为更好的治疗方案提供了思路，如通过阻止病毒进入肝脏来治疗 HCV。但需要注意的是，紧密连接对正常肝脏功能也有着不可忽视的作用。因此，以紧密连接为靶向的 HCV 治疗方案还需要进一步的研究。

四、肝细胞癌（HCC）

HCC 的病因以病毒性肝炎最为常见，除此之外，还有酗酒、黄曲霉素摄入、非酒精性脂肪肝和其他代谢性疾病[20]。HCC 恶性程度高，尚没有绝对有效的治疗方式，预后极差。目前，手术仍是 HCC 最有效的治疗方法，但是，晚期患者或是肝功能严重不全的患者往往没有手术机会[21]。由于 HCC 早期常没有明显症状，很多患者发现时已是中晚期，因而失去手术机会。肝移植也是 HCC 可能的手术方式之一，但是由于肝源的缺乏很难开展。其他的治疗方式还有经皮乙醇注射、射频消融和介入下动脉化疗栓塞等，但是这些治疗方式都很难达到良好的效果且存在患者选择上的限制。由于 HCC 具有较强的耐药性，目前尚没有有效的全身化疗药物。多激酶抑制剂索拉非尼是现存唯一通过临床实验的晚期 HCC 患者的推荐用药。即便如此，索拉非尼并不能明显延长患者生存期。因此，HCC 的治疗现状仍不能令人满意，只有早期患者可能获得较好的预后。由于临床症状多在疾病晚期出现，早期诊断 HCC 难度较高，目前常用的诊断方式为超声和 AFP 检查，患有肝炎或肝硬化的 HCC 高危人群应接受定期筛查。但是，由于超声结果的准确度与超声科医生的经验直接相关，而 AFP 检查存在假阴性和假阳性可能[22-23]，到目前为止，仍没有有效的早期诊断 HCC 的方法，因此，许多学者试图从生物标志方面寻找早期诊断 HCC 的方法。在众多 HCC 相关分子中，类似肿瘤抗原和 miRNA 等都具有临床应用的潜在可能，但仍未能真正的应用于临床。

在肝癌的发病过程中，肝脏经历了从癌前病变、不典型增生到肿瘤形成的一系列变化。在每一个阶段，由于肿瘤抑制或生成分子多种多样的表达形式，肿瘤也具有不同的表达特性。通过对比同源的、相邻的非肿瘤组织和正常组织，这些表达方式的变化可通过基因和蛋白组分析等多种技术揭露。PCR、Western-blot、免疫组化等分子学检测方法则可以检测这些组织中特定分子的表达。通过这些方法监测肿瘤进展过程中不同分子表达形式的变化就可以筛选出 HCC 相关的分子。

数十年来，研究已经发现了多种来源不同家族的 HCC 相关分子，包括热休克蛋白、细胞黏附分子和多种不同的癌胚分子[24]。在这些分子中，紧密连接分子也与肝癌的进展有关。其中一些分子在不同状态的肿瘤组织中具有不同的表达，以此反应肿瘤不同的发展阶段，因此可以用作肿瘤的生物标志，有时还可以帮助决定患者的肿瘤分期乃至病理类型如分化程度、肿瘤大小、发展阶段等，同时帮助评估患者的复发率、无瘤生存时间以及总体生存期等预后情况。大部分紧密连接分子，诸如 CARs、封闭连接蛋白-1、封闭蛋白、symplekin 和 ZO-1 等在 HCC 组织中都存在低表达，这可能与肿瘤组织的分化程度差、侵袭性强以及生存期短有关。但是，并不是所有的 TJ 分子都在肿瘤组织中低表达，封闭连接蛋白-10 就是一种在肿瘤组织中高表达的分子，研究显示，它可能参与了肿瘤的形成过程，而患者体内封闭连接蛋白-10 的水平升高可能提示术后高复发率。

紧密连接分子属于一大类在维持肝脏生理功能和保持屏障完整中具有重要作用的细胞黏附分子家族。这些分子在健康肝脏中的作用不难理解。而在 HCC 的发展过程中，肝细胞的组成特性经历了一系列变化，从而获得其肿瘤表型，这通常与紧密连接的功能缺失和生理功能减退有关。上文提到，大部分紧密连接分子在肿瘤组织中呈现低表达，这说明它们在维持紧密连接形态完整方面具有重要作用。这些分子通过与肌动蛋白相关细胞骨架相互作用，防止细胞产生不可控的增殖和移位，以此保护肝细胞紧密连接分子的功能完整。此外还有研究发现了 HCC 中紧密连接分子表达的下降，这也证实了紧密连接分子在肝脏中的生物功能，解释了紧密连接功能下降时 HCC 发生的原因。紧密连接分子种类繁多，虽然大多数紧密连接分子可以抑制肿瘤生长，其他紧密连接可能对肿瘤有促进作用。封闭连接蛋白-10 是已知的肝脏肿瘤生长蛋白，其高表达可见于临床 HCC 标本中，并作为术后复发和不良预后的证据[25, 26]。当 HCC 细胞中的封闭连接蛋白-10 被人为诱导高表达时，会导致肿瘤胚胎细胞的产生，而当被沉默时，则出现相反的结果。除此之外，研究显示封闭连接蛋白-7 也在肝脏中起到促肿瘤生长的作用，在小肝癌中，当使用上皮生长因子诱导大鼠 HCC 时，封闭连接蛋白-7 也会相应表达。但是，人类 HCC 中封闭连接蛋白-7 表达情况还没有系统的研究。总之，这些研究表明，封闭连接蛋白-7 和-10 的表达水平可能为 HCC 的治疗提供帮助。

参考文献

［1］ Wang C, Ma C, Gong L, et al. Preventive and therapeutic role of betaine in liver disease：A review on molecular mechanisms. Eur J Pharmacol［J］. 2021, 912：174604.

［2］ Vachliotis I, Goulas A, Papaioannidou P, et al. Nonalcoholic fatty liver disease：lifestyle and quality of life［J］. Hormones（Athens）, 2021, 21（1）：41–49.

［3］ Chaney A. Obesity and Nonalcoholic Fatty Liver Disease［J］. Nurs Clin North Am, 2021, 56（4）：543–552.

［4］ Roberts HJ, Wo JY. Stereotactic body radiation therapy for primary liver tumors：An effective liver–directed therapy in the toolbox［J］. Cancer, 2021, 128（5）：956–965.

［5］ Majumdar A, Verbeek J, Tsochatzis EA. Non–alcoholic fatty liver disease：Current therapeutic options［J］. Curr Opin Pharmacol, 2021, 61：98–105.

［6］ Vural H, Armutcu F, Akyol O, et al. Non–alcoholic fatty liver disease：Current therapeutic options. The potential pathophysiological role of altered lipid metabolism and electronegative low–density lipoprotein（LDL）in non–alcoholic fatty liver disease and cardiovascular diseases［J］. Clin Chim Acta, 2021, 523：374–379.

［7］ Deitch EA, Sittig K, Li M, et al. Obstructive jaundice promotes bacterial translocation from the gut［J］. Am J Surg, 1990, 159（1）：79–84

［8］ Rolo AP, Palmeira CM, Wallace KB. Mitochondrially mediated synergistic cell killing by bile acids［J］. Biochim Biophys Acta, 2003, 1637：127–132.

［9］ Bouchard MJ, Navas–Martin S. Hepatitis B and C virus hepatocarcinogenesis：lessons learned and future challenges［J］. Cancer Lett, 2011, 305（2）：123–143.

［10］ Rosen HR. Clinical practice. Chronic hepatitis C infection［J］. N Engl J Med, 2011, 364：2429–2438.

［11］ Ciesek S, Manns MP. Hepatitis in 2010：the dawn of a new era in HCV therapy［J］. Nat Rev Gastroenterol Hepatol, 2011, 8（2）：69–71.

［12］ Evans MJ, von Hahn T, Tscherne DM, et al. Claudin–1 is a hepatitis C virus co–receptor required for a late step in entry［J］. Nature, 2007, 446（7137）：801–805.

［13］ Zheng A, Yuan F, Li Y, et al. Claudin–6 and claudin–9 function as additional coreceptors for hepatitis C virus［J］. J Virol, 2007, 81（22）：12465–12471.

［14］ Benedicto T, Molina–Jimenez F, Bartosch B, et al. The tight junction–associated protein occludin is required for a postbinding step in hepatitis C virus entry and infection［J］. J Virol, 2009, 83（16）：8012–8020.

［15］ Brazzoli M, Bianchi A, Filippini S, et al. CD81 is a central regulator of cellular events required for hepatitis C virus infection of human hepatocytes［J］. J Virol, 2008, 82（17）：8316–8329.

［16］Burlone ME, Budkowska A. Hepatitis C virus cell entry：role of lipoproteins and cellular receptors［J］. J Gen Virol, 2009, 90（5）：1055-1070.

［17］Benedicto T, Molina-Jimenez F, Barreiro O, et al. Hepatitis C virus envelope components alter localization of hepatocyte tight junction-associated proteins and promote occludin retention in the endoplasmic reticulum［J］. Hepatology, 2008, 48（4）：1044-1053.

［18］Yang W, Hood BL, Chadwick SL, et al. Fatty acid synthase is up-regulated during hepatitis C virus infection and regulates hepatitis C virus entry and production［J］. Hepatology, 2008, 48（5）：1396-1403.

［19］Farquhar MJ, Harris HJ, Diskar M, et al. Protein kinase A -dependent step（s）in hepatitis C virus entry and infectivity［J］. J Virol, 2008, 82：8797-8811.

［20］Ioannou GN. Epidemiology and risk-stratification of NAFLD-associated HCC［J］. J Hepatol. 2021, 75（6）：1476-1484.

［21］D'Avola D, Granito A, de la Torre-Aláez M, et al. The importance of liver functional reserve in the non-surgical treatment of Hepatocellular Carcinoma［J］. J Hepatol, 2022, 76（5）：1186-1198.

［22］Adeniji N, Dhanasekaran R.Current and Emerging Tools for Hepatocellular Carcinoma Surveillance［J］. Hepatol Commun, 2021, 5（12）：1972-1986.

［23］Xu Y, Guo Q, Wei L. The Emerging Influences of Alpha-Fetoprotein in the Tumorigenesis and Progression of Hepatocellular Carcinoma［J］. Cancers（Basel）, 2021, 13（20）：5096.

［24］Nouri-Vaskeh M, Alizadeh L, Hajiasgharzadeh K, et al. The role of HSP90 molecular chaperones in hepatocellular carcinoma［J］. J Cell Physiol, 2020, 235（12）：9110-9120.

［25］Cheung ST, Leung KL, Ip YC, et al. Claudin-10 expression level is associated with recurrence of primary hepatocellular carcinoma［J］. Clin Cancer Res, 2005, 11：551-556.

［26］Huang GW, Ding X, Chen SL, et al. Expression of claudin 10 protein in hepatocellular carcinoma：impact on survival［J］. J Cancer Res Clin Onco, 2011, 137（8）：1213-1218.

第五节　药物性肝损伤与血肝胆屏障

药物性肝损伤可能带来严重的后果。一方面多种药物能够造成肝内胆汁淤积并抑制肝转运功能，引起肝细胞内和胆管内的胆汁增加和肝毒性[1]；另一方面，药物通过 Rho 激酶引起胆管动态改变。最终，胆汁酸可导致线粒体功能失调并产生过量活性氧，造成肝损伤。有些药物引起的肝损伤不通过抑制肝功能，尽管其详细机制仍然未知。

药物性肝损伤与肝脏紧密连接密切相关。对乙酰氨基酚是常见的解热镇痛药，在低剂量的时候就能够造成肝细胞紧密连接蛋白破坏、引起小鼠模型中的肝损伤，其机制是干扰紧密连接蛋白 ZO-1、F-肌动蛋白、连接蛋白 43[2]。恩他卡朋是一种抗帕金森病药，能够影响肌球蛋白调节轻链激酶通路造成胆管扩张，原理是通过促进肝细胞凋亡、紧密连接蛋白被破坏[3]。以多西他赛为代表的一类抗肿瘤药物，可能通过 caspase3、caspase9 从而造成缝隙连接蛋白 32 的降解，从而引起肝脏毒性[4]。

多种药物也能够以血肝胆屏障为靶点，从而保护肝脏。酒精造成的胆汁淤积、脂肪肝、肝纤维化等肝损伤包括紧密连接的损伤，能够被谷氨酰胺[5]、莫沙比利[6]所缓解。中药、中药提取物、中药单体比如中成药[7]、鞣花酸[8]、鹿茸多肽等能够减少肝细胞凋亡、炎性因子表达，从而减少紧密连接蛋白降解。

肠道菌群是近年来新提出的一个概念，肠道菌群及其代谢产物在肝脏疾病的病理生理过程中有重要作用，肠道与肝脏之间存在由免疫、神经、内分泌介导的双向应答系统。人类肠道菌群是已知存在的密度最高的微生物群之一。通过代谢难以消化的纤维素、产生维生素、预防致病菌感染和调节人体免疫功能，肠道菌群在人类健康中扮演者重要的代谢和保护的角色。细菌在肠道中产生大量的代谢产物并且发挥其相应作用。不同药物、天然药物提取物能够作用于肠道菌群，修复紧密连接，改善肝功能。戊糖片球菌 PP04[9]是中国东北酸菜中分离的益生菌，能够显著增加紧密连接蛋白的表达、降低氨基转移酶的水平，通过 Nrf 通路减轻高脂饮食造成的肝脏炎症；另外一种益生菌嗜黏蛋白阿克曼菌[10]能通过紧密连接蛋白和降低中性粒细胞浸润，从而改善肝功能。吲哚丙酸[11, 12]能够通过作用于肠道菌群，降低内毒素水平、减少巨噬细胞产生的炎症，从而增加紧密连接水平，减缓肝炎。总而言之，肠道菌群和血肝胆屏障存在多种情况，在人体疾病发生发展的相关研究尚处于起步阶段，有待进一步探讨。

参考文献

［1］Qui X, Zhang Y, Liu T, et al. Disruption of BSEP function in HepaRG cells alters bile acid disposition and is a susceptive factor to drug-induced cholestatic injury［J］. Mol. Pharm, 2016, 13, 1206-1216.

［2］Gamal W, Treskes P, Samuel K, et al. Low-dose acetaminophen induces early disruption of cell-cell tight junctions in human hepatic cells and mouse livers［J］. Scientific Reports. 2017, 7: 37541.

［3］Chaney A. Obesity and Nonalcoholic Fatty Liver Disease［J］. Nurs Clin North Am, 2021, 56（4）: 543-552.

［4］Tang N, Liu J, Chen B, et al. Effects of gap junction intercellular communication on the docetaxel-induced cytotoxicity in rat hepatocytes[J]. Mol Med Rep, 2017, 15（5）: 2689-2694.

［5］ Chaudhry K, Shukla P, Mir H, et al. Glutamine supplementation attenuates ethanol-induced disruption of apical junctional complexes in colonic epithelium and ameliorates gut barrier dysfunction and fatty liver in mice[J]. J Nutr Biochem, 2016, 27: 16-26.

［6］ Xu H, Xiong J, Xu J, et al. Mosapride Stabilizes Intestinal Microbiota to Reduce Bacterial Translocation and Endotoxemia in CCl4-Induced Cirrhotic Rats[J]. Dig Dis Sci, 2017, 62（10）: 2801-2811.

［7］ Zhang Z, Deng Y, Feng L, et al. Study on alleviate effect of Wuzhi capsule（Schisandra sphenanthera Rehder & E.H. Wilson extract）against mycophenolate mofetil-induced intestinal injury[J]. J Ethnopharmacol, 2022, 288: 114987.

［8］ Kim DH, Sim Y, Hwang JH, et al. Ellagic Acid Prevents Binge Alcohol-Induced Leaky Gut and Liver Injury through Inhibiting Gut Dysbiosis and Oxidative Stress[J]. Antioxidants （Basel）, 2021, 10（9）: 1386.

［9］ Wang Y, Tian Y, Nan Zhang N, et al. Pediococcus pentosaceus PP04 improves high-fat diet-induced liver injury by the modulation of gut inflammation and intestinal microbiota in C57BL/6N mice[J]. Food Funct, 2021, 12（15）: 6851-6862.

［10］ Grander C, Adolph T, Wieser V, et al. Recovery of ethanol-induced Akkermansia muciniphila depletion ameliorates alcoholic liver disease[J]. Gut, 2018, 67（5）: 891-901.

［11］ Zhao Z, Xin F, Xue Y, et al. Indole-3-propionic acid inhibits gut dysbiosis and endotoxin leakage to attenuate steatohepatitis in rats[J]. Exp Mol Med, 2019, 51（9）: 1-14.

［12］ Ciesek S, Manns MP. Hepatitis in 2010: the dawn of a new era in HCV therapy[J]. Nat Rev, 2011, 8（2）: 69-71.

第五章

血胰屏障

第一节　胰腺的组织结构和功能

第二节　血胰屏障的生理学意义

第三节　血胰屏障的病理与临床

第四节　血胰屏障通透性测定及影响通透性因素

第五节　血胰屏障与中医药应用

第六节　血胰屏障与药物应用

第一节 胰腺的组织结构和功能

一、胰腺的组织结构

胰是人或高等动物体内的腺体之一，也称为胰腺（pancreas），它位于第一腰椎的前方，胃的后下方，从十二指肠近乎横行跨过腹后壁至脾，是一种大的复合性消化腺，在人体中是仅次于肝脏的第二大消化腺，与人体大多数腺体不同，胰腺没有明显的纤维囊。胰腺是一个扁平细长的长条状腺体，位于腹膜后间隙，横置于人体腹上区和左季肋区，平对腹后壁第1、2腰椎椎体平面，位置较深。它长约12~20cm，宽3~5cm，厚1.5~2.5cm，重82~117g，呈三棱形。胰的前面隔网膜囊与胃相邻，后方有下腔静脉、胆总管、肝门静脉和腹主动脉等重要结构。其右端被十二指肠环抱，左端抵达脾门。胰腺下缘在腹前壁表面投影相当于脐上5cm，上缘相当于脐上10cm[1, 2]。由于胰的位置较深，前方有胃、横结肠和大网膜等遮盖，故胰病变时，在早期腹壁体征往往不明显，从而增加了诊断的困难性。

胰腺质地柔软而致密，外观为淡红色，结构上大体可分为胰头、胰体和胰尾三部分[3]。也可以细分为胰头，胰颈，胰体，胰尾四部分，这几部分之间并无明显界限。头、颈部在腹中线右侧，体、尾部在腹中线左侧[4, 5]。

胰头（head of pancreas）为胰体的右侧端部分，胰头较膨大，长与宽均为4.5~5.5cm，厚2~3cm。胰头位于第2腰椎体的右前方，被十二指肠"C"形凹槽所包绕，胆总管胰头段在胰头后面的沟内，并常埋在胰腺组织内；其下有向左侧突出的钩突（uncinate process），将肠系膜上动、静脉夹在胰头与钩突之间。由于肠系膜上静脉和脾静脉在胰头或胰颈的后方合成肝门静脉，所以胰头肿大时，可压迫肝门静脉起始部，影响其血液回流，可出现腹水、脾肿大等症状。在胰头右后方与十二指肠降部之间常有胆总管经过，有时胆总管可部分或全部被胰头实质所包埋。当胰头肿大压迫胆总管时，可影响胆汁排出，发生阻塞性黄疸。胰体的左端接触脾门，后面与下腔静脉、胆总管、肝门静脉和腹主动脉相邻[6]。胰头主要由胰十二指肠上动脉和胰十二指肠下动脉供血[7]。

胰颈（neck of pancreas）是位于胰头与胰体之间的狭窄扁薄部分，长约2~2.5cm，其前上方为十二指肠上部和胃幽门，上方为胆总管，肠系膜上静脉和脾静脉在其后方汇合成肝门静脉，肠系膜上动脉位于并伴行于静脉的左侧[5]。

胰体（body of pancreas）较长，位于胰颈与胰尾之间，占据胰的大部分，略呈三棱柱形。胰体横列于腹主动脉和脊柱的前方，也就是横位于第1腰椎体前方。故向前凸出，其前面隔小网膜囊与胃后壁相邻，后面与左肾和左肾上腺等相接，故胃后壁发生癌肿或溃疡穿孔时常与胰体粘连。

胰尾（tail of pancreas）是胰腺末端的狭窄部，较细，行向左上方至左季肋区，触及脾门，各面均包有浆膜，此点可作为与胰体分界的标志。习惯把位于脾肾韧带内的部分称胰尾[5]。

二、胰腺的局部解剖和组织学解剖基础

1. 胰腺的局部解剖基础

胰腺在仰卧位腹平片上通常不能显示。其周围的腹膜后脂肪对于了解它的大小和形状也没有太多帮助。虽然它的位置刚好位于胃的后下方，除非胰腺的假性囊肿、脓肿和肿瘤已经变得非常大，否则，胃泡轮廓的改变并不能反映出胰腺体积的增大。并且，由于胰腺与胆总管和脾静脉的密切关系，即使是很小的胰腺病变，也可以在X线检查发现之前，出现明显的临床和实验室表现[8]。然而，胰腺的异常，尤其是急性和慢性的炎症，可表现出胰腺本身和周围组织结构的可靠的平片征象。气体聚集的特殊形状、脏器的移位以及钙化，常常可以很容易在腹平片上被发现。对这些平片表现的仔细观察，有助于快速诊断或选择最好的下一项影像学检查方法。

动物的胰腺与人的胰腺具有不同的形态学。解剖学上，动物的胰腺通常可分为左、中、右叶[9]，但不同动物胰腺具有不同的形态特点，如：牛的胰腺呈不正四边形，马的胰腺呈三角形片状，犬胰腺呈"V"字形，兔的胰腺形似脂肪呈不规则形态，而猪的胰腺通常认为呈三角形、灰黄色等。但有学者[9]研究认为，原位固定后的胰腺呈背部开口的"V"字形，肉食动物和反刍动物具有门静脉切迹（胰切迹），而马和猪有门静脉穿过形成胰环；Ferrer J等[10]认为，成年猪的胰腺可分为十二指肠叶、脾叶和连接叶及连接桥。齐子珺等[11]研究结果表明，出生1日龄、10日龄、40日龄、4月龄、6月龄五指山猪胰腺均可分为胰体、左叶（脾叶）、右叶（十二指肠叶）、连接叶及连接桥，胰体、左叶（脾叶）、连接叶和连接桥围绕形成胰环，这一结果与Ferrer J[10]等发现的结果一致，而且这一分叶特点，在胎儿出生之后就已经形成，在其胚后发育过程中，只是随个体发育，其重量有变化而已。齐子珺等[11]认为产生这些分叶差异主要是由于五指山猪胰腺胚胎发育过程中胰腺分叶围绕后腔静脉形成胰环而造成的。

2. 胰腺的组织学解剖基础

胰腺由内分泌和外分泌两个部分组成一个解剖结构。胰脏的外分泌部分泌胰液［大约每天分泌1200~1500ml，含有水、碳酸氢盐离子（决定其碱性反应）］和多种酶，包括胰蛋白酶原、胰酶原、羧肽酶、弹性蛋白酶、脂肪酶、磷脂酶a、淀粉酶、脱氧核糖核酸酶和核糖核酸酶。胰液经胰管排出十二指肠。

3. 胰腺的胚胎发育

胰腺的发育与其他腺体相似。首先出现的是导管，然后细胞在它周围植入，形成小叶。十二指肠的内皮上皮细胞形成胰腺的内、外分泌部分。在第2周和第3周，胚胎长度约为3~4mm时，腺瘤的胚芽从十二指肠以腹侧和背侧两个芽的形式

生长。一些学者指出腺瘤有两个分开的腹芽：分别为右腹芽和左腹芽，位于十二指肠和胆总管芽之间的右腹芽存活，而左腹芽不发育并逐渐消失。背芽比上述腹芽大，位置高，它向脊柱发展，位于十二指肠背肠系膜层和胃之间，形成头部、全身和胰腺尾部的上半部[12]。

在妊娠第二和第三个月，胰腺实质开始分化。从主胰管萌发出次生胰管，在这些导管的周围形成内皮细胞植入更小的胰管，形成胰腺小叶。在第三个妊娠月，胰腺分为内、外分泌两部分，并独立于胰管的小细胞组。然后，密集的毛细血管和结缔组织围绕着胰腺，创造了胰岛。胰岛起源于胰腺腹侧芽的部位，主要位于胰腺体部和尾部[12]。

在发育过程中，胰腺的位置由腹腔内变为腹膜后第二位（尾部位于脾肾韧带外）。胰腺芽靠近胃和十二指肠，这可能导致在胃肠道中食管腹部和结肠脾曲之间异位胰腺组织的出现。最常见的胰腺异位细胞群位于胃黏膜和梅克尔憩室。

胰腺发育过程中位置的改变可能导致胰腺异常。环状胰腺是一种罕见的先天性异常，12000~15000例新生儿中约有一例受累，胰腺在十二指肠周围形成环状，损害肠道通畅。环状胰腺的常见表现包括新生儿十二指肠闭锁，和成人十二指肠梗阻、胰腺炎或消化性溃疡，然而也可能发生阻塞性黄疸或恶性肿瘤。

Krivova 等[13]研究表明，在人类胰腺发育过程中，由神经系统组件（神经元、神经纤维和胶质细胞）组成的组织结构（NSCs）与位于导管内或导管外成簇的上皮细胞接触，并与独立的上皮细胞形成各种类型的复合物。基于这些发现，作者认为神经－岛叶复合体的形态学组织（NICs）的形成可能是上皮细胞从导管出芽或迁移的结果，它们与邻近的 NSCs 融合，未来分化成含有激素的细胞。胚胎胰腺中 NSCs 与上皮细胞和内分泌细胞的紧密结合可能是神经系统参与内分泌胰腺发育的形态学证据。该研究创新性地指出，在人类胎儿胰腺中，神经结构与上皮细胞接触，发现神经节和神经束内的单个上皮细胞整合，这种整合可能是形成神经－胰岛复合体的必要条件。

4. 胰腺的功能

胰腺"隐居"在腹膜后，其邻近胃、十二指肠、肝、胆，胰腺分泌的胰液中好几种消化酶在食物消化过程中起着"主角"的作用，尤其是对脂肪的消化。在分泌方面，虽然胰腺体积细小，但含有多种功能的内分泌细胞，如分泌高糖素、胰岛素、胃泌素、胃动素等等。这些细胞分泌激素除了参与消化吸收物质之外，还负责调节全身生理功能。如果这些细胞病变，所分泌的物质过剩或不足，都会出现病症。

胰腺是机体的重要器官，它是机体唯一的既是内分泌又是外分泌的实质器官。胰腺内、外分泌部异常都可以引起危及人体健康的常见病、多发病。胰腺内分泌病最常见的疾病是糖尿病，外分泌部最常见的疾病是急性胰腺炎（acute pancreatitis，AP）。

三、血胰屏障的组织结构和功能

1. 血胰屏障的组织结构

胰表面包有薄层结缔组织被膜，少量结缔组织伸入腺体内部，将实质分为许多小叶。实质由有导管的外分泌部和无导管的内分泌部组成。外分泌部占胰腺的大部，由腺泡和导管两部分组成。腺泡大小不一，呈泡状或管状。腺上皮细胞呈锥形，核圆形位于细胞基部，顶部胞质内含有分泌颗粒。腺泡腔内可见 2~3 个扁圆形的泡心细胞和闰管相连续。导管分为闰管、小叶内导管、小叶间导管和胰管。闰管由单层扁平或低立方上皮构成，闰管汇入小叶内导管，其管壁由立方状上皮细胞构成。小叶内导管导出小叶进入小叶间结缔组织汇入小叶间导管，管壁上皮增高成矮柱状，最后汇入胰管。管壁由高柱状细胞组成，夹有杯状细胞，偶见散在的内分泌细胞。内分泌部为分散在腺泡间的大小不等、形状不一的内分泌细胞群聚集成胰岛。胰岛细胞排列成不规则的互相吻合的细胞索，索间有丰富的毛细血管和血窦，细胞分泌的胰岛素和高血糖素进入细胞间隙或血管周围结缔组织间隙，从而到达循环系统。

血液－胰腺屏障（Blood pancreas barrier，BPB）简称血胰屏障，它是一种类似脑组织中血脑屏障的结构，对不同的抗微生物药物和其他药物有选择通透性，从而直接影响这些药物在胰腺中的分布。BPB 实际上可分为血液－胰腺组织屏障和胰腺组织－胰液屏障两个部分，即药物首先由血液穿透至胰腺组织，再由腺泡分泌进入胰液[8]。血胰屏障由胰腺的肺泡周围毛细血管内皮细胞层、基底层、腺泡细胞层及其表面的微绒毛、泡心细胞层、闰管等结构所构成。胰腺毛细血管为窗孔形毛细血管，内皮细胞薄、相邻细胞为缝隙连接，外形不规则[14]。

2. 血胰屏障（BPB）的解剖学和组织学基础

胰腺外分泌组织为浆液性复管泡状腺，包含胰腺腺泡、排泄导管和间质三部分，而腺泡和导管系统则构成了胰腺外分泌部组织结构和生理功能的基本单位。腺泡呈泡状、串珠状或管状，是外分泌部的基本分泌单位，主要由腺泡细胞组成。腺泡细胞属典型的浆液性外分泌腺细胞，顶端聚集于中心的腺泡腔，底部位于基底膜上，外面包附着丰富的毛细血管和少许纤细的网状纤维。顶部腺泡细胞之间存在着紧密连接，以防止腺泡腔内容物的反流和细胞质膜与底侧膜之间分子物质的异常移动。相邻腺泡细胞之间由缝隙连接或桥粒等细胞间连接复合体相连，在防止胰液外溢的同时，也促进了细胞间小分子物质及离子的交换功能。腺泡腔体积较小，并随腺泡细胞功能和状态的变化而改变，胰腺病变可使其弥漫性扩张。由闰管延伸至腺泡腔内体积较小的胰管上皮细胞称为泡心细胞，呈扁平或立方形，位于腺泡中央，形成了闰管的起始部。泡心细胞之间的间隙构成了腺泡细胞分泌物通向腺泡腔的流出道。面向管腔的泡心细胞游离面常伸出少许绒毛，促进了胰液向胰管的排出。胰腺排泄导管分为闰管、小叶内导管、小叶间导管和总导管四个部分。闰管长而细，由单层扁平上皮构成，细胞结构与泡心细胞相似，且基膜与腺泡细胞紧密连接。闰管上皮细胞腔面含少量微绒毛和泡状突出物，促进了胰液的正常排出。闰管一端与泡心细胞相连，一端逐渐增粗，并最终构成主胰管。因此，抗生素和化疗药物从血液进入胰腺依次通过的腺泡周围毛细血管内皮细胞层、基底膜层、腺泡周围间隙、腺泡细胞层、泡心细胞层及闰管等结构构成了独特的 BPB，为其在临床的合理应用奠定了坚实的理论基础[8]。

3. 血胰屏障的功能

近年来，血胰屏障、胰腺微循环、细胞因子等在急性胰腺炎发病机制中的作用越来越受到重视。血胰屏障是在 1986 年由美国学者 Burns GP 首次提出，他认为胰腺组织与脑组织结构类似，都有着相似的屏障结构，这些屏障对不同的抗微生物药物和其他药物的通透性不同，致使很多治疗胰腺疾病的药物不能透过屏障进入胰腺，从而直接影响了这些药物对胰腺组织的作用。有很多研究[15-22]报道血胰屏障可以影响抗菌药物在胰腺组织中的分布，并可以影响化疗药物在胰腺组织中的通透性[23]。

抗生素透过血胰屏障时，首先要透过毛细血管内皮细胞层和基底膜，然后透过胰腺腺泡及导管细胞膜而进入胰液。由于细胞膜含有较多量的脂类，故极性小、脂溶性高的抗生素较极性大、水溶性高的抗生素更易透过，抗生素的血清蛋白结合率、作为载体的结合蛋白分子量的大小、抗生素的 pH 值均可影响其进入胰液。

血胰屏障与血脑屏障类似，但并不完全相同，因为有些抗生素如拉氧头孢（moxalactam）能够顺利通过硬脑膜，却不能进入胰腺。药物从血液进入胰实质，有一系列相关因素，包括药物结构、血清浓度相持续时间、蛋白结合情况、脂活性、组织结合情况、生物学转变、电荷、pH 以及组织中的灭活因子等。抗生素进入胰液，还须穿过基底膜和腺泡细胞膜。由于细胞膜是由复合脂类构成的，脂溶性抗生素（如氟喹诺酮、氯林霉素、灭滴灵等）便比较容易通过。

Gerard 等[24]学者研究表明，抗生素可以有选择性地进入胰液。氯霉素在组织中的扩散速度最快，在静脉注射后不久就出现在胰液中，其浓度可以达到血清浓度的 36%。在其他被检测的抗生素中，氨苄西林、头孢西丁和头孢曼多也出现在胰液中，但水平仅为血清峰值的 4%，仍在治疗范围内。其余被检测的抗生素在胰液中检测不到。抗生素在胰液中的扩散似乎与它们在正常脑脊液中的扩散平行，在正常脑脊液中氯霉素和青霉素以治疗浓度出现，而大多数其他抗生素根本不出现，除非脑膜感染。这些发现表明，血胰液屏障类似于血脑屏障，但是这些屏障可能并不相同，例如拉氧头孢很容易透过血脑屏障，但是无法在胰液中检测到。治疗药物从血液进入胰液，首先要从血液扩散到胰腺实质，然后通过腺泡或导管细胞膜扩散到腔内。很明显，在脂溶性抗生素的情况下，如氯霉素，在两层膜上都有快速扩散。对于水溶性更强的抗生素，如氨苄西林和头孢菌素，扩散是有限的。

血胰屏障（BPB）在决定急性胰腺炎（SAP）抗感染疗效扮演着的"重要角色"，通过对血胰屏障的研究和认识的加深，根据 BPB 的解剖和生理特点，选择了能较强进入胰腺的抗生素，使得抗生素在 SAP 个体化治疗中的地位得到了肯定，并逐渐成为治疗 SAP 继发感染的规范化措施。BPB 概念的提出，使临床医师在针对胰腺继发感染选择用药时有了明确的方向[8]。

除血药浓度决定胰腺部位的药物作用效果外，抗生素的一些理化性质和药动学特性也对其穿透 BPB 的能力有着较大影响：①脂溶性高、极性小的抗生素易通过 BPB；②抗菌药物透过血胰屏障的量与血清蛋白结合力成反比，与血清蛋白结合率越低，则胰腺中的药物浓度越高；③抗生素的半衰期、pH 值、排泄率及促胰液素浓度也与其穿透 BPB 的能力密切相关。BPB 实际上可分为血液－胰腺组织屏障和胰腺组织－胰液屏障两个部分，即药物首先由血液穿透至胰腺组织，再由腺泡分泌进入胰液。由于抗生素是通过胰管和胰液的弥散而非血液途径到达坏死、出血的胰腺组织及感染部位，所以胰液中药物有效治疗浓度的形成对保证其在胰腺内抗菌效应的充分发挥至关重要。SAP 时，胰腺水肿、坏死及炎症反应改变了 BPB 的解剖结构及生理功能，进而影响了抗生素的正常穿透能力，使其在炎症胰腺和坏死胰腺组织中的分布与正常胰腺相比表现出了明显的差异。

综上，应提高对 BPB 的重视程度：当抗生素治疗无法有效控制胰腺感染的进一步发展时，应及时意识到是耐药性，还是由于药物无法穿透 BPB、充分弥散进入胰腺组织而导致的抗感染治疗失败，并果断调整治疗方案和药物选择。认识到 BPB 作用的"双重性"：BPB 为血液与胰腺组织间的一道"天然屏障"，虽然给 SAP 抗感染治疗和胰腺癌辅助化疗的药物选择带来一定的"障碍"，但也同时阻挡了病原微生物对胰腺的侵袭[8]。因此，SAP 和胰腺癌采取外科干预时应尽量减轻对正常胰腺组织的破坏程度，以保持 BPB 的完整，从而使胰腺免受细菌感染、病毒侵袭和免疫复合物淤积等多种理化因素作用而造成的损伤。不断加强对 BPB 的认知程度是指导临床抗生素、化疗药物合理应用及提高 SAP 抗感染和胰腺癌辅助化疗疗效的前提和基础，具有重要的现实意义。

参考文献

[1] 李杰，陈雁卉，张杰，等. 成人胰腺的影像解剖学研究 [J]. 山西医药杂志，2011, 40（10）: 979-980.

[2] 晋云，陈刚，张绍祥，等. 胰腺及其周围结构的多方位断层解剖研究 [J]. 第三军医大学学报，2007, 29（23）: 2271-2273.

[3] Campbell-Thompson ML, Heiple T, Montgomery E, et al. Staining protocols for human pancreatic islets [J]. J Vis Exp, 2012,（63）: e4068.

[4] 芦军涛，李剑，李娜，等. 正常胰腺双源 CT 灌注成像定量分析及应用研究 [J]. 实用放射学杂志，2015, 31（5）: 4.

[5] 陈以慈. 胰腺疾病的解剖学基础 [J]. 新医学，1988,（9）: 452-453.

[6] Kern HF, Ferner H. Fine structure of the exocrine pancreas tissue of man [J]. Z

Zellforsch Mikrosk Anat, 1971, 113（3）: 322–343.

［7］吴樾, 李崇谦, 袁武, 等. 胰腺外科学分段的解剖学基础及其意义［J］. 中国临床解剖学杂志, 1998, 16（4）: 48–49.

［8］王刚, 孙备, 姜洪池. 血胰屏障及其临床意义［J］. 中国实用外科杂志, 2008, 28（5）: 3.

［9］陈耀星. 畜禽解剖学［M］. 北京: 中国农业大学出版社, 2010: 78.

［10］Ferrer J, Scott WR, Weegman BP, et al. Pig pancreas anatomy: implications for pancreas procurement, preservation, and islet isolation［J］. Transplantation, 2008, 86（11）: 1503–1510.

［11］齐子, 崔长艳, 于晶, 等. 五指山猪胰腺胚后发育的解剖学观察［J］. 黑龙江科技信息, 2016,（11）: 275.

［12］Henry BM, Skinningsrud B, Saganiak K, et al. Development of the human pancreas and its vasculature – An integrated review covering anatomical, embryological, histological, and molecular aspects［J］. Ann Anat, 2019, 221: 115–124.

［13］Krivova Y, Proshchina A, Barabanov V, et al. Structure of neuro-endocrine and neuro-epithelial interactions in human foetal pancreas［J］. Tissue Cell, 2016, 48（6）: 567–576.

［14］朱冰. 血–胰屏障形态学的实验研究［D］. 哈尔滨: 哈尔滨医科大学, 2007.

［15］吴文广, 管雯斌, 刘永琛, 等. 胰腺系膜外科解剖及组织学观察研究［J］. 中国实用外科杂志, 2017, 37（7）: 774–777.

［16］许静涌, 田孝东, 陈依然, 等. 胰头部胰腺系膜的局部解剖及病理学研究［J］. 首都医科大学学报, 2017, 38（6）: 810–815.

［17］Wang A, Zhou J, Ma XJ, et al.［Surgical site infection in pancreas surgery and the use of perioperative antibiotics］［J］. Zhongguo Yi Xue Ke Xue Yuan Xue Bao, 2007, 29（4）: 566–570.

［18］Jiang L, Peng Q, Yao Y.［Penetration of ciprofloxacin and cefoperazone into human pancreas］［J］. Hua Xi Yi Ke Da Xue Xue Bao, 1997, 28（4）: 365–368.

［19］Drewelow B, Koch K, Otto C, et al. Penetration of ceftazidime into human pancreas［J］. Infection, 1993, 21（4）: 229–234.

［20］Isenmann R, Friess H, Schlegel P, et al. Penetration of ciprofloxacin into the human pancreas［J］. Infection, 1994, 22（5）: 343–346.

［21］Wacke R, Forster S, Adam U, et al. Penetration of moxifloxacin into the human pancreas following a single intravenous or oral dose［J］. J Antimicrob Chemother, 2006, 58（5）: 994–999.

［22］Buchler M, Malfertheiner P, Friess H, et al. The penetration of antibiotics into human pancreas［J］. Infection, 1989, 17（1）: 20–25.

［23］陶蔚，赵玉沛，蔡力行，等. 5-FU 静脉推注后对胰腺组织穿透性的动态变化过程
　　　［J］. 中华肝胆外科杂志，1998，4（4）：3.

［24］Burns GP, Stein TA, Kabnick LS. Blood-pancreatic juice barrier to antibiotic excretion
　　　［J］. Am J Surg, 1986, 151（2）：205-208.

第二节　血胰屏障的生理学意义

近年来，胰腺微循环、炎性介质、细胞因子、血胰屏障等在急性胰腺炎发病机理中的作用越来越受到重视[1-3]。其中，血胰屏障（blood pancreas barrier，BPB）的说法是 Burns GP[4] 于 1986 年首次提出，认为胰腺组织具有与脑组织结构相类似的血胰屏障，血胰屏障由胰腺的腺泡周围毛细血管内皮细胞层、基底层、腺泡细胞层、泡心细胞层、闰管等结构组成，胰腺毛细血管为窗孔形毛细血管，内皮细胞薄、相邻内皮细胞为缝隙连接，外形不规则。其作用是阻止病原体及有害物质通过保护胰腺组织。同时，血胰屏障的存在能对不同的抗微生物药物和其他药物有选择通透性，从而直接影响了这些药物对胰腺组织的作用。BPB 实际上可分为血液 - 胰腺组织屏障和胰腺组织 - 胰液屏障两个部分，即药物首先由血液穿透至胰腺组织，再由腺泡分泌进入胰液。胰液本身是具有抗菌活性的，Rubinstein 等[5] 证实，犬胰液含有一种小肽，它对大肠杆菌、志贺杆菌和肺炎杆菌均有杀菌活性，对金葡球菌和绿脓杆菌有抑菌活性，并能抑制真菌（白色假丝酵母）；但对粪肠球菌无抗菌活性。当评价抗微生物药物的有效性而又缺乏对照品时，了解这些特性是有意义的。Bonatti[6] 的研究也表明胰液对链球菌有抑制作用。对于血胰屏障的功能的了解目前还不完善，可能与细胞之间连接的紧密程度、电荷多少、内皮细胞间隙增宽程度、内皮细胞产生的内皮素，以及腺泡细胞内的各种酶原颗粒、Golgi 复合体、膜蛋白等因素有关，此观点尚需进一步研究。

抗生素透过血胰屏障时，首先要透过毛细血管内皮细胞层和基底膜，然后透过胰腺腺泡及导管细胞膜而进入胰液。由于细胞膜含有较多量的脂类，故极性小、脂溶性高的抗生素比极性大、水溶性高的抗生素更易透过，抗生素的血清蛋白结合率、作为载体的结合蛋白分子量的大小、抗生素的 pH 值均可影响其进入胰液。如低蛋白结合率的酸性药物，易在碱性胰液中蓄积[7]。胰液抗微生物药物水平可受胰组织水肿、局部缺血、炎症的影响。许多急性胰腺炎病人伴有慢性嗜酒、营养不良及肝脏疾病，常常表现为低蛋白血症[8]，因而改变药物的蛋白结合率，影响药物的穿透性。Drewelow 等[9] 的研究表明，慢性胰腺炎病人体内头孢他啶的组织浓度显著高于正常组织。然而值得重视的因素是，药物浓度和穿透率存在个体差异。有人推测，胰液本身在以下情形中也可能成为抗微生物药物的载体，即胰液可自受损害的胰液导管漏出或通过腺泡与相邻细胞吻合的细胞间质，到达坏死病灶及感染部位。

这种推测可由在胰液中有较高浓度的抗微生物药物，同样在坏死胰腺样本中呈现满意穿透率的研究结果所证实。呈现在健康的和非坏死胰腺细胞内的抗微生物药物也可由细胞间的吻合到达邻近的坏死组织；疾病过程中，药物的分泌也可选择细胞旁路或损害的导管。

参考文献

[1] Kaska M, Pospisilova B, Slizova D. Pathoraorphological changes in microcirculation of pancreas during experimental acute pancreatitis [J]. Hepato-gastroenterology, 2000, 47 (36): 1570.

[2] Zhou ZG, Chen YD, Sun W, et al. Pancreatic microcirculatory impairment in experimental acute pancreatitis in rat [J]. World J Gastroenterol, 2002, 8 (5): 933.

[3] Jia PH, Zhao MD. Changes of Pancreatic Microcirculation in Early Phase of Acute Pancrentitis [J]. Chin J Bases Clin General Surg, 2005, 12 (1): 92.

[4] Bums GP, Stein TA, Kabnick LS. Blood-pancreatic juice barrier to antibiotic excretion [J]. Am J Srug, 1986, 151: 205.

[5] Rubinstein E, Mark Z, Haspel J, et al. Antibacterial activity of the pancreatic fluid [J]. Gastroenterology, 1985, 88: 927.

[6] Bonatti H, Steurer W, Konigsrainer A, et al. Infection of the pancreatic duct following pancreas transplantation with bladder drainage [J]. J Chemother, 1995, 7 (5): 442.

[7] Wise R, Donovan IA, Lockley MR, et al. The pharmacokinetics and tissue penetration of imipenem [J]. J Antimicrob Chemother, 1986, 18: 93.

[8] Brattstrom C, Malmborg A-S, Tyden G. Penetration of clindamycin cefoxitin, and piperacillin into pancreatic juice in man [J]. Surgery, 1988, 103: 563.

[9] Drewelow B, Koch K, Otto C, et al. Penetration of ceftazidime into human pancreas [J]. Infection, 1993, 21 (4): 229.

第三节　血胰屏障的病理与临床

一、血胰屏障的概述

1. 血胰屏障的概念

与血脑屏障结构类似，胰腺组织与血液之间也存在着一种天然屏障，对不同结构和分子量的药物具有选择性通透和滤过作用，使药物在胰腺组织和胰液中的药代动力学过程不同于其他器官。这种天然屏障的存在直接影响了药物在胰腺内的分布及药理作用的发挥。

Burns 针对这一现象，于 1986 年首次提出血胰屏障（blood—pancreatic juice barrier）的概念[1]。经研究发现，抗生素在胰腺组织中的渗透率与抗生素的极性和脂溶性、抗生素的血清蛋白结合率、载体结合蛋白分子量、抗生素 pH 值等因素有关。他认为血胰屏障是抗生素在胰腺内选择性渗透最主要的影响因素。

2. 血胰屏障的组织病理学与功能

解剖组织学中，胰腺实质被其表面被覆的薄层结缔组织伸入，分隔成许多小叶。功能上，胰腺实质由内分泌部和外分泌部组成。内分泌部即胰岛细胞团，主要位于胰尾，分泌激素，散在分布于外分泌部之间。外分泌部主要由腺泡细胞和导管细胞组成，分泌胰液。腺泡细胞呈锥形，数十个相邻的腺泡细胞连接排列成泡状、管状，构成腺泡。在苏木素伊红（HE）染色的组织涂片中，腺泡细胞胞浆染色较深，蓝紫色，核呈圆形，靠基底排列，胞浆顶部含嗜酸性（染色偏红）的酶原颗粒（用于储存消化酶），酶原颗粒以胞吐方式分泌进入腺泡腔。腺泡腔内侧面是体积较小、染色浅淡、单层扁平状或立方形、核呈圆形或卵圆形的泡心细胞。泡心细胞向腺泡外延伸向闰管。闰管是胰腺小叶内管径最细的导管，由导管细胞环绕而成，随着导管细胞从单层扁平状或立方形过渡为单层柱状，导管管径也相继增粗并逐级汇聚为小叶内导管、小叶间导管及主胰管，各级导管共同构成了胰腺的导管系统。由于泡心细胞与导管细胞一样有着分泌水和电解质的功能，且结构上与导管细胞有延续性，因此有观点认为，泡心细胞是伸入腺泡腔内的导管细胞。由腺泡细胞和导管细胞产生的各种消化酶原、水和电解质（碳酸氢盐、钠离子、钾离子、氯离子等）是胰液的主要组成成分。胰液随着导管汇入小肠，腺泡细胞、泡心细胞和导管细胞之间的各种细胞紧密连接有效地防止了富含各种酶原的胰液外溢，防止胰腺自我消化。

如图 5-1 所示，血胰屏障的组成由外向内包括：毛细血管内皮细胞层和基底膜、腺泡细胞层、泡心细胞层、导管细胞层等结构。血胰屏障能防止病原体和有害物质进入胰腺内环境，维护内环境稳态。当药物要透过血胰屏障时，首先要经过毛细血管内皮细胞之间的窗孔和基底膜，然后通过腺泡细胞及泡心细胞，透过导管细胞，进入胰液。

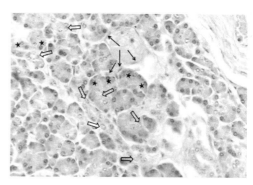

图 5-1 血胰屏障 HE 染色（光镜）

→毛细血管内皮细胞；★腺泡细胞；⇨泡心细胞、导管细胞

图 5-2 显示胰腺腺泡细胞和导管细胞电镜下的超微结构[2]。该图显示胰腺腺泡细胞，细胞呈锥形，细胞基底部有发达的粗面内质网，用于合成消化酶和其他蛋白质，细胞顶部有酶原颗粒，用于储存消化酶，酶原颗粒以胞吐方式分泌至腺泡腔中。腺泡腔由相邻腺泡细胞的顶部相连围成，细胞表面有微绒毛伸入到腺泡腔

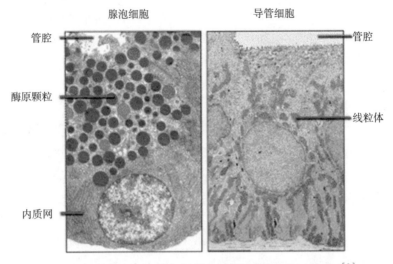

腺泡细胞　　　　　　导管细胞

管腔　　　　　　　　　　　　　　　　　　　　管腔

酶原颗粒

　　　　　　　　　　　　　　　　　　　　　　线粒体

内质网

图 5-2　胰腺腺泡细胞和导管细胞的超微结构（电镜）[2]

内。因放大倍数有限，不易显示出靠近细胞顶部分布的肌动蛋白网和细胞间紧密连接，以及位于细胞侧面的缝隙连接（可参考示意图 5-3）。缝隙连接，是相邻细胞间一种特化的细胞膜结构，它形成小的孔径，允许小分子（分子量为 500~1000Da）通过，进行着许多细胞间化学信号和电信号的传递。在诸多信号传导中，钙信号传导在腺泡细胞分泌消化酶的过程中发挥了重要作用。右图显示导管细胞，导管细胞呈立方形，细胞内含有丰富的线粒体，可提供离子转运所需能量，细胞内的碳酸酐酶，能分泌碳酸氢盐。导管

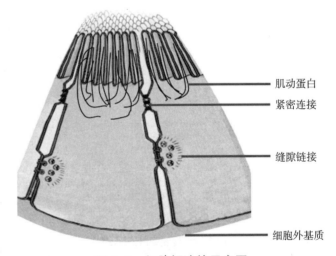

肌动蛋白
紧密连接

缝隙链接

细胞外基质

图 5-3　细胞间连接示意图

细胞表面也有微绒毛伸出到导管腔内。位于腺泡腔内与闰管相衔接的泡心细胞，目前发现它有导管细胞的特征，含有碳酸酐酶，也可分泌碳酸氢盐，因此有学者认为它是导管细胞，但也有学者认为它可能是胰腺某些细胞的祖细胞，因其具有一定的分化潜能。近年研究发现，腺泡周围存在一种星形细胞，形状为星形或梭形。通常情况下，星形细胞处于静止状态，代谢及功能均不活跃；在炎症和氧化应激因素刺激下，星形细胞活化，表现出肌成纤维母细胞样表型，分泌细胞因子参与炎症反应，星形细胞的过度活化是胰腺炎纤维化发生的关键环节。

3. 血胰屏障与胰腺微循环

在研究血胰屏障时，胰腺独特的微循环结构也应引起重视，即以胰腺小叶为单位的胰岛－腺泡门脉系统，它使胰腺内、外分泌部在功能与病理上关联密切。胰岛富含有孔毛细血管，对血液成分的通透性极高，毛细血管分布于胰岛细胞团巢内，与胰岛细胞紧密相贴，仅隔以各自薄层的基底膜（双层基底膜）。毛细血管汇合成数个出岛小血管（门脉），呈放射状离开胰岛，至腺泡周围再次形成毛细血管。由于出岛小血管的起止两端均为毛细血管，故称为胰岛－腺泡门脉系统。血液在微循环内流动方向是从内分泌部流入外分泌部，从微动脉流入微静脉，其间先后经过两级毛细血管床，即胰岛毛细血管球（胰岛血窦，即第一级毛细血管床）－出岛小血管（门脉）－腺泡毛细血管网（即第二级毛细血管床）。在这一过程中，来自内分泌部、富含内分泌激素的血液经循环抵达外分泌部，影响和调节外分泌部的分泌和代谢活动。例如胰岛素，可通过增加腺泡细胞对胆囊收缩素的敏感性，促进消化酶的分泌。

胰腺小叶的血供多由独支小叶内动脉供给，独支小叶内动脉进入胰腺小叶后呈树枝状分支，相邻小叶内动脉之间以及它们的分支之间无吻合，属于终动脉。当某一动脉的血供因血管痉挛、栓塞和间质水肿压迫等因素受到影响时，极易出现其支配区域的缺血坏死。生理状态下，胰岛细胞、腺泡细胞因其旺盛的合成和分泌蛋白质的功能而对血供十分敏感，依赖性很高，充足的微循环灌注和有孔毛细血管的高通透性可满足其对血供的需求。在病理情况下，组织缺血缺氧会导致白细胞活化，产生大量炎性介质、氧自由基、溶酶体等，启动炎症级联反应。过激的炎症反应可损伤毛细血管内皮细胞，可引起内皮细胞收缩使细胞间隙增大，破坏内皮细胞的连续性，破坏血管基底膜，增加血管通透性，引起微循环紊乱，加重组织缺血、缺氧，使内、外分泌功能受到影响。总而言之，毛细血管在维护和调节内环境稳态中发挥着重要的作用，它的一端与血液相接，进行血氧和代谢物质的交换，另一端和组织相连，感受和整合外界刺激并作出响应，它既是血胰屏障里的血管屏障，又是胰腺微循环中的脉管系统，它在结构上参与了内、外分泌部的组织构成，在功能上使二者成为有机的统一体。

二、血胰屏障与临床用药

1. 对炎症治疗的影响

基于血胰屏障的理化特性，临床大夫在选用抗生素治疗急性胰腺炎时，要遵循抗菌谱以革兰阴性菌和厌氧菌为主、脂溶性强，有效通过血胰屏障的原则。还要注意抗生素进入胰管后，是随着胰液的弥散到达感染、出血、坏死部位的，因此靶组织局部药物浓度能否达到有效治疗浓度十分重要。重症急性胰腺炎时，胰腺组织的自我消化、水肿、出血、坏死会改变血胰屏障的结构和功能，影响抗生素的递送。值得关注的是，胰腺炎时炎症程度的轻重与抗生素穿透血胰屏障能力的大小之间并无线性对应关系。在对动物的胰腺炎模型研究后发现[3]，与正常组相比，炎症组胰液中亚胺培南、氨苄青霉素浓度升高，妥布霉素浓度表现得无统计学差异，而头孢噻吩的穿透能力明显减弱。这可能与炎症状态下，胰腺微循环功能紊乱，血流量明显减少、功能性毛细血管密度降低及细胞膜通透性改变等因素有关。临床实践中，通过改变给药方式和给药途径可以提高部分抗生素穿透胰腺组织的能力，收获较好的疗效。

2. 对肿瘤治疗的影响

目前可用于治疗胰腺癌的化疗药物十分有限，如何能在有效跨越血胰屏障的同时更好地杀灭肿瘤细胞，是肿瘤治疗的重点和难点。以胰腺导管腺癌为例，它是胰腺最常见的恶性肿瘤，起源于导管细胞的异型增生。该肿瘤常引起周围组织强烈的促纤维结缔组织反应，产生大量纤维基质，将肿瘤细胞包埋于其中，并挤压毛细血管使之变形甚至塌陷，在局部造成了微循环障碍，加重了组织缺血缺氧，促使了效应细胞释放炎性介质和产生纤维基质，形成了促纤维基质产生的恶性循环，不断增多的纤维基质使传统药物向肿瘤组织内的递送变得十分困难。那些被纤维基质"保护"起来的肿瘤细胞通过其分泌的蛋白酶的水解功能，不断突破细胞间连接和基底膜等组织屏障，破坏周围正常组织结构，为其浸润和转移提供便利条件。透明质酸是这些肿瘤性纤维基质的主要成分[4]，研究人员发现它导致药物难以向肿瘤组织深层递送的原因是压迫血管使血管塌陷和增加间质液压（interstitial fluid pressure）使之超过血管壁渗透压。应用透明质酸酶可以降解透明质酸，促进药物的扩散[5]。应用血管紧张素Ⅱ受体拮抗剂可改善血管舒缩活性，提高血液灌注，提升药物递送效能，还可缓解组织缺血缺氧的程度[6]。肿瘤的低氧环境是促进胰腺肿瘤生长、侵袭和导致耐药的原因之一，TH-302（evofosfamide）在低氧环境下被激活，释放出活性物质 DNA 交联剂溴代异磷酰胺，可靶向杀伤肿瘤细胞[7]。利用细胞外基质内的胶原蛋白带正电荷而硫酸黏多糖带负电荷的特性，科学家研发出纳米药物递送系统也可靶向杀伤肿瘤细胞[8]。靶向治疗由于具有生物利用度高、毒副作用小、针对性强等优势，成为药剂学及临床研究的热点，更多的靶向肿瘤基质、靶向肿瘤细胞、靶向肿瘤相关细胞乃至靶向肿瘤干细胞的研究将为胰腺肿瘤治疗带来新的希望。

三、总结

血胰屏障对临床疗效的影响日益受到临床医师的关注和重视，有学者主张，因药物在血管和在导管中的渗透能力、运送方式及组织分布的不同，可将血胰屏障进一步分为血液－胰腺组织屏障和胰腺组织－胰液屏障两个部分加以研究，以便更好地指导临床研究与实践。继续深入地研究血胰屏障的病理生理特点，是临床合理选用药物及优化治疗方案的前提和重要保障。

参考文献

［1］ Burns GP, Stein TA, Kabnick LS. Blood-pancreatic juice barrier to antibiotic excretion
［J］. Am J Surg, 1986, 151（2）: 205-208.

［2］ Pandol SJ. The Exocrine Pancreas［J］. Colloquium, 2010, 49（2）: 271-275.

［3］ GONZáLEZ-LóPEZ J, MACíAS-GARCíA F, LARIñO-NOIA J, et al. Theoretical approach
to local infusion of antibiotics for infected pancreatic necrosis［J］. Pancreatology : official
journal of the International Association of Pancreatology（IAP）, 2016, 16（5）: 719-725.

［4］ Ahmad R, Eubank T, Lukomski S, et al. Immune Cell Modulation of the Extracellular
Matrix Contributes to the Pathogenesis of Pancreatic Cancer［J］. Bio molecules, 2021, 11
（6）: 901.

［5］ Feig C, Gopinathan A, Neesse A, et al. The pancreas cancer microenvironment［J］.
Clinical cancer research, 2012, 18（16）: 4266-4276.

［6］ Chauhan V, Martin J, Liu H, et al. Angiotensin inhibition enhances drug delivery
and potentiates chemotherapy by decompressing tumour blood vessels［J］. Nature
communications, 2013, 4: 2516.

［7］ Pourmorteza M, Rahman Z, Young M. Evofosfamide, a new horizon in the treatment of
pancreatic cancer［J］. Anti-cancer drugs, 2016, 27（8）: 723-725.

［8］ Yang M, Li J, Gu P, et al. The application of nanoparticles in cancer immunotherapy:
Targeting tumor microenvironment［J］. Bioactive materials, 2021, 6（7）: 1973-1987.

第四节　血胰屏障通透性测定及影响通透性因素

生物学屏障，是在生物长期的进化中发展起来的一整套维持机体正常活动、阻止或抵御外来异物的机制。由胰腺的腺泡周围毛细血管内皮细胞层、基底层、腺泡细胞层、泡心细胞层、闰管等结构组成，作用是阻止病原体及有害物质通过保护胰腺组织。

Burns[1]总结抗菌药物在胰腺组织中的渗透率与抗菌药物的极性和脂溶性高低、抗菌药物的血清蛋白结合率、作为载体的结合蛋白分子质量大小、抗菌药物 pH 值等因素有关后，首次提出血胰屏障（blood pancreas barrier）的概念。描述血胰屏障为一种类似脑组织血脑屏障的结构，并认为血胰屏障为影响抗菌药物渗透入胰腺组织最主要的因素。急性胰腺炎时，胰腺的血流量明显减少，坏死组织的功能性毛细血管密度降低 62%，非坏死区域减低 43%。此外，急性胰腺炎时炎症影响细胞膜通透性改变，亦在很大程度上影响了抗菌药物向胰液的透入。由于血胰屏障对不同的抗菌药物有选择性通透作用，在急性胰腺炎中应选用环丙沙星、氧氟沙星、亚胺培南等。抗菌药物透过血胰屏障时，首先要透过毛细血管内皮细胞层和基底膜，然后透过胰腺腺泡及导管细胞膜而进入胰液。由于细胞膜含有较多的脂类，故极性小、脂溶性高的抗菌药物较极性大、水溶性高的抗生素更易透过，抗菌药物的血清蛋白结合率、作为载体的结合蛋白分子量的大小、抗菌药物的 pH 值均可影响其进入胰液。

血胰屏障对不同药物有选择通透性，影响药物在胰腺中的分布。文献报道可使用高效液相色谱法测定抗菌药物在大鼠胰腺中的分布，使用血胰屏障通透率的指标可测定药物对血胰屏障的通透性。

马珂等[2]探讨洛美沙星治疗继发性胰腺感染中的作用。摘取大鼠眼球后取全血2ml，静置，凝固后以 8500r/min 离心 10 分钟，取血清密封、避光、冰冻保存；剖腹，取胰腺、肝脏组织，剔除主胰管、血管，脱脂称重，加生理盐水匀浆密封、避光、冰冻保存。剖腹，取胰腺，剔除主血管，脱脂称重。取血清或组织匀浆液，高效液相色谱法测定药物浓度，计算药物对血胰屏障的通透率=胰腺组织中药物浓度/血清的药物浓度。

参考文献

[1] Burns GP, Stein TA, Kabnick LS. Blood-pancreatic juice barrier to antibiotic excretion [J]. Am J Surg, 1986, 151(2): 205-208.

[2] 马珂, 祁金文, 俞佳, 等. 洛美沙星对大鼠血胰屏障通透性的研究 [J]. 中国药房, 2002, 13(5): 15-16.

第五节 血胰屏障与中医药应用

自从血胰屏障（blood pancreas barrier，BPB），这个全新的概念的提出，已经逐步得到了认可，并且已经开展了许多相关研究工作。但迄今为止还没有中医药在血胰屏障方面的研究成果。笔者在中国知网与万方医学网以：中药、血胰屏障为检索词，均未检索到任何结果。并且在 www.ncbi.nlm.nih.gov/pubmed/adv-anced 以 traditional Chinese medicine 与 blood pancreas barrier 为检索词，也未检索到任何结果。

原因有如下三方面：

一、关于血胰屏障的研究还主要集中在西医西药领域。中药领域还没有开展何种中药或中药成分可以透过血胰屏障，也没有何种中药能提高或降低血胰屏障通透性的研究。

二、虽然中医记述了消渴症，但并没有提出胰腺或胰岛的概念。传统医学早在《黄帝内经》中就提出藏象，即藏于体内的脏腑组织器官及其表现于外的生理和病理现象。后经宋代的《欧希范五脏图》、杨介的《存真图》、明代张景岳所著《类经图翼》、清代王清任在亲自解剖尸体之后所著的《医林改错》长时间的不断完善，奠定了中医学的藏象学说。藏象学说依据脏腑的部位形态不同、功能特点的区别，将脏腑系统区分为：五脏、六腑和奇恒之腑。五脏，即心、肺、脾、肝、肾；六腑，即：胆、胃、小肠、大肠、膀胱、三焦；奇恒之腑，即脑、髓、骨、脉、胆、女子胞。以上学说均没有记述胰腺或胰岛。因此血胰屏障在传统医学中，缺少理论基础。

三、中药成分复杂，每一味中草药均含有多种有效成分。并且中药因产地不同、采收时节等原因，其每一个批次的有效成分含量也不尽相同。中成药成分就更为复杂，给中药药理学在血胰屏障的研究带来了困难。

因此，中医药在血胰屏障领域的研究，还需要医务工作者的不断努力。

第六节　血胰屏障与药物应用

一、可透过血胰屏障的药物

如表 5-1 所示，以下药物可透过血胰屏障。

表5-1　可透过血胰屏障的药物

序号	药物名称	单次剂量（mg）	给药途径	正常生理状态下血胰屏障通透率（$PR_{胰}=C_{胰}/C_{血}$）				病理	病理状态下血胰屏障通透率（$PR_{胰}=C_{胰}/C_{血}$）
1	替硝唑[1]	大鼠20mg/kg	皮下注射	时间/min	$C_{血}$/μg·ml⁻¹	$C_{胰}$/μg·g⁻¹	$PR_{胰}$/%	—	—
				5	6.03±1.67	25.04±6.67	4.15±1.10		
				10	7.52±0.22	31.16±4.56	4.14±0.60		
				20	19.73±1.62	55.17±4.43	2.79±0.22		
				30	9.14±1.19	51.61±2.79	5.64±0.30		
				60	8.49±0.68	33.71±3.82	3.97±0.45		
				90	5.71±0.23	30.07±4.18	5.23±0.73		
				120	5.50±0.05	25.50±4.90	4.63±0.89		
				180	3.76±0.71	19.66±3.23	5.22±0.86		
				240	1.60±0.09	10.30±4.76	6.42±2.96		
2	奥硝唑[2]	大鼠20mg/kg	口服	时间/min	血药浓度 mg/L	胰组织浓度 mg/kg	$PR_{胰}$	—	—
				5	5.76±1.04	4.11±1.22	0.71±0.22		
				10	6.77±1.23	4.85±0.98	0.72±0.31		
				15	7.65±1.05	5.78±1.11	0.76±0.18		
				20	13.24±2.01	18.34±3.26	1.39±0.55		
				30	6.51±1.02	8.48±2.05	1.30±0.52		
				60	3.92±0.89	4.84±1.10	1.23±0.38		
				90	3.28±1.43	4.05±1.16	1.21±0.44		
				120	2.87±1.25	3.68±0.86	1.28±0.32		
				180	2.32±0.69	3.18±0.97	1.37±0.34		
				240	2.05±0.78	2.84±0.58	1.39±0.25		
				300	1.73±0.46	2.32±0.78	1.34±0.46		
				360	1.30±0.45	1.81±0.69	1.39±0.29		

续表

序号	药物名称	单次剂量（mg）	给药途径	正常生理状态下血胰屏障通透率（$PR_胰=C_胰/C_血$）				病理	病理状态下血胰屏障通透率（$PR_胰=C_胰/C_血$）
3	加替沙星[3]	大鼠 20mg/kg	静脉注射	时间/min	$C_血/μg·ml^{-1}$	$C_胰/μg·ml^{-1}$	$PR_胰/\%$	—	—
				5	6.03 ± 0.98	6.07 ± 3.21	1.02 ± 1.09		
				10	5.12 ± 1.22	18.67 ± 2.45	3.69 ± 1.21		
				20	4.21 ± 2.03	15.36 ± 5.33	3.64 ± 0.98		
				30	4.11 ± 1.76	13.41 ± 3.47	3.26 ± 0.65		
				60	2.65 ± 0.65	6.66 ± 2.66	2.56 ± 2.11		
				90	2.22 ± 1.43	5.76 ± 4.37	2.60 ± 1.24		
				120	2.06 ± 1.44	3.54 ± 3.43	1.87 ± 0.32		
				180	1.21 ± 2.70	1.43 ± 6.01	1.12 ± 0.43		
				240	1.32 ± 1.02	1.35 ± 3.75	1.05 ± 1.76		
4	洛美沙星[4]	大鼠 20mg/kg	静脉注射	时间（min）	血清药物浓度（$C_血$·μg/ml）	胰腺组织 药物浓度（$C_胰$·μg/g）	通透率（$PR_胰$）	—	—
				5	65.551 ± 19.235	48.801 ± 15.265	0.744 ± 0.474		
				10	34.512 ± 12.586	45.022 ± 12.584	1.304 ± 0.649		
				20	19.153 ± 8.365	30.578 ± 8.856	1.596 ± 0.518		
				30	9.600 ± 3.248	19.221 ± 8.549	2.002 ± 1.133		
				60	6.910 ± 2.684	11.478 ± 5.248	1.661 ± 0.219		
				90	4.755 ± 2.325	6.326 ± 3.112	1.330 ± 0.389		
				120	2.342 ± 1.023	3.079 ± .533	1.314 ± 0.867		
				180	1.344 ± 0.956	2.380 ± 1.002	1.770 ± 1.122		
				360	0.608 ± 0.348	1.091 ± 0.825	1.793 ± 0.835		
				480	0.210 ± 0.180	0.803 ± 0.653	3.817 ± 1.095		
5	左氧氟沙星[5]	大鼠 20mg/kg	静脉注射	左氧氟沙星血胰屏障通透率在 5 分钟时为 0.85，然后处于上升趋势，20 分钟时最高达到 3.82，然后下降，90 分钟接近 1					
6	表阿霉素[6]	大鼠 7.5mg/kg	静脉注射	时间	胰腺组织浓度（ng/g）	胰腺组织浓度（ng/ml）	穿透比率		
				5min	659.20 ± 405.21	1720.00 ± 543.17	0.39 ± 0.31		
				10min	1448.80 ± 488.00	1090.20 ± 186.02	1.48 ± 0.13		
				20min	820.4 ± 173.55	623.87 ± 273.47	1.59 ± 1.00		
				30min	669.14 ± 167.92	269.15 ± 52.96	2.69 ± 1.46		
				40min	613.56 ± 98.77	220.75 ± 53.74	2.90 ± 1.16		
				1h	425.75 ± 206.43	185.04 ± 42.71	2.04 ± 0.57		
				2h	369.78 ± 209.96	136.04 ± 34.45	1.93 ± 0.96		
				4h	302.39 ± 32.27	103.35 ± 35.92	3.32 ± 1.25		
				6h	288.44 ± 118.46	47.67 ± 0.89	4.46 ± 2.26		
				9h	220.77 ± 181.08	43.99 ± 3.87	5.61 ± 1.74		
				12h	202.94 ± 74.87	42.78 ± 17.75	4.82 ± 2.75		
				24h	66.51 ± 16.46	24.49 ± 10.57	1.93 ± 1.09		
7	头孢匹胺[7]	小鼠 42.5mg/kg	静脉注射	0~8 小时 PR 12.8%~94.1%（均值 49.2% ± 38.4%）				重症急性胰腺炎	0~8 小时 PR 8.2%~181.7%（均值 56.4% ± 34.7%）
8	奈替米星[8]	小鼠 25mg/kg	静脉注射	8.7%				—	—
9	万古霉素[9]	小鼠 100mg/kg	静脉注射	9.0%				—	—
10	氨曲南[8]	小鼠 200mg/kg	静脉注射	82.7%				—	—
11	头孢唑肟[8]	小鼠 200mg/kg	静脉注射	44.6%				—	—

续表

序号	药物名称	单次剂量（mg）	给药途径	正常生理状态下血胰屏障通透率（$PR_{胰}=C_{胰}/C_{血}$）	病理	病理状态下血胰屏障通透率（$PR_{胰}=C_{胰}/C_{血}$）
12	头孢曲松[8]	小鼠 200mg/kg	静脉注射	22%	—	—
13	头孢哌酮[8]	小鼠 200mg/kg	静脉注射	33.3%	—	—
14	头孢噻肟[9]	杂种犬 100mg/kg	静脉推注	12%±7%	—	—
15	氧氟沙星[9]	杂种犬 10mg/kg	静脉推注	19%±9%	—	—
16	丁胺卡那霉素[9]	杂种犬 10mg/kg	静脉推注	20%±2%	—	—
17	氧哌嗪青霉素[9]	杂种犬 100mg/kg	静脉推注	46%±21%	—	—
18	头孢哌酮[9]	杂种犬 100mg/kg	静脉推注	55%±22%	—	—
19	氨苄西林[9]	杂种犬 100mg/kg	静脉推注	63%±13%	—	—
20	甲硝唑[9]	杂种犬 15mg/kg	静脉推注	71%±20%	—	—
21	环丙沙星[9]	杂种犬 10mg/kg	静脉推注	132%±35%	—	—
22	头孢哌酮[10]	2g	静脉恒速45分钟输注	41.55%±21.38%	—	—
23	5-氟尿嘧啶[11]	$1.0g/m^2$	快速静脉推注	1.01%±0.49%	—	—
24	5-氟尿嘧啶[12]	狗 250mg	静脉推注	3.845%±1.596%	—	—
25	丝裂霉素[12]	狗 2mg	静脉推注	0.3762%±0.2723%	—	—

（备注：参考文献均按照出版社要求附在文末，表格中数据若非人体药代动力学参数，请在数据前注明实验动物品种，如大鼠：30mg/kg。）

二、总结

1986 年，Burns 等[13]首次提出血胰屏障的概念，认为血胰屏障是存在于胰腺组织和血液之间的一种类似于血脑屏障的结构，药物从血液进入胰腺组织要依次透过腺泡周围的毛细血管内皮细胞层、基底层、腺泡细胞层、泡心细胞层、闰管等结构，其对不同结构和分子大小的药物具有选择性通透作用，改变药物在胰腺组织中的药代动力学过程，从而直接影响药物在胰腺内的分布和药理作用的发挥。该理论目前已被临床广泛认同和接受，针对血胰屏障目前已开展了大量有价值的研究工作，对于不断加强对血胰屏障的认知，提高药物应用的合理性和有效性具有重要意义。查阅药物血胰屏障通透率相关文献，我们认为：

（1）目前能有效穿过血胰屏障的药物种类和数量有限，多集中为针对胰腺炎和胰腺肿瘤治疗的抗菌药物和化疗药物，且多为动物实验；

（2）测定药物在胰腺中分布的方法尚不统一，通过胰腺瘘管或 ERCP 收集人或动物的胰液，所收集的胰液很可能受到胆汁和浆液的污染，不能真实地反映胰组织浓度；

（3）药物对胰腺组织的通透率依赖于药物的理化性质、生物转化、排泄速率、生物半衰期、给药方法和途径以及疾病状态等因素，是各种影响因素综合作用的结果。

参考文献

[1] 李功华，祁金文，马珂．替硝唑对大鼠血胰屏障通透性的研究［J］．医药导报，2004，23（8）：525-527．

[2] 祁金文，马珂，吴远航．奥硝唑对大鼠血胰屏障通透性的研究［J］．中国现代应用药学，2006，23（5）：425-428．

[3] 陈锋，王燕，王贵发．大鼠血胰屏障对加替沙星体内分布的影响［J］．医药导报，2006，25（9）：858-860．

[4] 马珂，祁金文，俞佳，等．洛美沙星对大鼠血胰屏障通透性的研究［J］．中国药房，2002，13（5）：15-16．

[5] 马珂，祁金文，俞佳，等．左旋氧氟沙星对大鼠血胰屏障的通透性［J］．中国现代应用药学，2002（3）：237-239．

[6] 胡亚，陶蔚，赵玉沛．表阿霉素在大鼠血浆和胰腺组织中的分布［J］．中华实验外科杂志，1999（6）：52-53．

[7] 徐卉，蒋军，夏宗玲，等．头孢匹胺在重症急性胰腺炎小鼠中血胰屏障通透性的实验观察［J］．中国药物警戒，2014，11（11）：645-648．

[8] 马楠，崔德建，吕国平，等．抗生素对肺、肝、肾和胰腺组织穿透能力及杀菌效力的实验研究［J］．天津医药，2000，28（1）：288-290．

[9] 姚有贵，林琦远，蒋力生，等．8 种抗生素透入犬胰组织能力的实验研究［J］．中国普外基础与临床杂志，1999（2）：16-18．

[10] 付强，廖泉，叶敏，等．头孢哌酮在人体胰腺分布的药动学和药效学研究［J］．中国药学杂志，2011，46（6）：447-450．

［11］赵玉沛，廖泉，朱珠，等. 5-氟尿嘧啶在胰十二指肠切除术患者血液和胰液中的动态分布［J］. 中华外科杂志，1999，37（3）：15-16.

［12］赵玉沛，廖泉，薛常青，等. 化疗药物在血液和胰液中的动态分布及其相关性研究［J］. 中华外科杂志，1997，35（5）：47-49.

［13］Burns GP, Stein TA, Kabnick LS. Blood-pancreatic juice barrier to antibiotic excretion ［J］. Am J Surg, 1986, 151（2）: 205-208.

第六章

———

皮肤屏障

———

第一节　皮肤屏障的定义

第二节　皮肤屏障的组织结构

第三节　皮肤屏障通透性测定及影响通透性因素

第四节　皮肤屏障的生理与病理

第五节　皮肤屏障的调节

第六节　皮肤屏障模型的建立

第七节　皮肤屏障与药物应用

第一节　皮肤屏障的定义

　　皮肤（Skin）是人体最大的器官，是一个重要的屏障。皮肤被覆于体表，与人体所处的外界环境直接接触，对维持人体内环境稳定极其重要，具有屏障、吸收、感觉、分泌和排泄、体温调节、物质代谢、免疫等多种功能。皮肤由表皮、真皮和皮下组织构成，表皮与真皮之间由基底膜带相连接。皮肤中除各种皮肤附属器（如毛发、皮脂腺、汗腺和甲等）外，还含有丰富的血管、淋巴管、神经和肌肉，图6-1为皮肤解剖结构模式图。皮肤是人体最大的器官，总重量约占个体体重的16%，成人皮肤总面积约为 $1.5m^2$，新生儿约为 $0.21m^2$[1]。

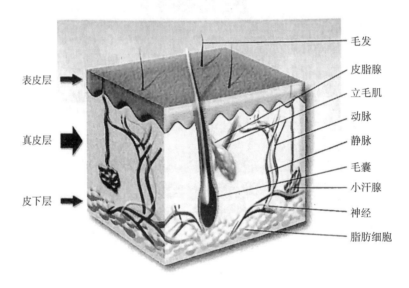

图 6-1　皮肤解剖结构模式图[1]

一、皮肤屏障简介

　　皮肤表皮层由浅至深分别为角质层、颗粒层、有棘层和基底层，皮肤屏障（skin barrier）由皮脂膜和角质层所组成。图6-2为皮肤表皮层结构模式图。皮脂膜为覆盖于皮肤表面的一层半透明薄膜，又称为水脂膜，其水分由汗腺分泌及透皮的水分蒸发而来；脂类物质主要由皮脂腺分泌的皮脂、角质层细胞崩解产生的某些脂质成分组成，呈弱酸性，其主要成分为神经酰胺、角鲨烯、亚油酸、亚麻酸及三酰甘油等，具有锁住水分及一定的抗炎作用[2]。神经酰胺为表皮脂质的主要成分，在维持皮肤屏障功能的完整性及细胞黏附和表皮分化中发挥关键作用[3]。皮脂膜的质和量受年龄、性别、个体差异、环境和洗涤等因素的影响。角质层由多层角质细胞、细胞间脂质组成，1983年美国加利福尼亚大学 Peter M.Elias 教授形象地将其命名为"砖墙结构","砖墙"代表角质形成细胞,"灰浆"则指角质细胞间隙中脂质(含神经酰胺、脂肪酸、胆固醇),"砖墙"和"灰浆"使表皮形成牢固的结构,限制水分在细胞内外及细胞间流动,保证不丢失水分,使皮肤维持重要的屏障功能。之后对其进行了更进一步的研究[4]。角质层内还具有一定的天然保湿因子,包括氨基酸乳酸盐尿素等及其他未知的物质,可减少皮肤透皮水分丢失,水溶性极强[5]。皮脂膜和"砖墙结构"共同构成了皮肤的物理性屏障[6]。

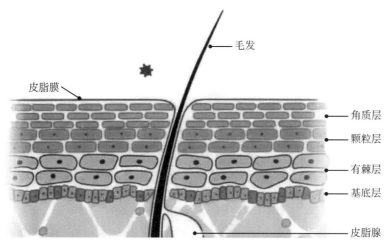

毛发

皮脂膜

角质层

颗粒层

有棘层

基底层

皮脂腺

图 6-2 皮肤表皮层结构模式图

皮肤屏障可以保护体内各种器官和组织免受外界有害因素的损伤,也可以防止体内水分、电解质及营养物质的丢失,并具有一定的吸收功能。

二、皮肤屏障相关研究

梁虹[8]等指出激光在皮肤领域的特殊作用,激光的不同组织学效应,对皮肤屏障产生不同的作用方式,因此应用修复产品和光调作用对激光术后的皮肤屏障功能障碍进行修复尤为重要。常贵珍[9]等指出含有 EGF 的护肤产品有效、安全且有助于恢复敏感皮肤患者的皮肤屏障功能。

皮肤屏障的检测能客观反映皮肤状况。皮肤组织切片染色可准确反映角质层的厚度、角质包膜(cornified envelope,CE)的含量及成熟度等,但该方法有创伤性,较常用的皮肤屏障检测方法有乳酸刺痛试验、皮肤角质粘贴试验。此外,随着科技的进步,无创检测技术提供了客观定量的检测方法,经皮失水、皮肤 pH 值、角质层含水量、皮脂含量等被认为是评价皮肤屏障的重要指标。一般经皮失水值变大、角质层含水量降低、pH 升高,皮脂含量过高或过低时提示皮肤屏障受损[7]。

皮肤屏障可预防某些皮肤病的发生,但亦阻碍了多种药物的透皮吸收。纳米微针技术可促进药物的传递,并且由于无热刺激、无化学刺激,对皮肤屏障功能影响较少,在临床应用上日益受到重视[10]。

皮肤屏障的研究对于提高皮肤防护能力、避免毒物入侵、防治皮肤病、提高皮肤外用药疗效等方面有着重要理论意义和应用价值。

参考文献

[1] 张学军. 皮肤性病学 [M]. 第8版, 北京: 人民卫生出版社, 2013: 5-6.

[2] 刘青, 伍筱铭, 王永慧, 等. 皮肤屏障功能修复及相关皮肤疾病的研究进展 [J]. 皮肤科学通报, 2017, 34 (4): 432-436.

[3] Liu M, Li X, Chen XY, et al. Topical application of a linoleic acid-ceramide conta ining moisturizer exhibit therapeutic and preventive benefits for psoriasis vulgaris: a randomized controlled trial [J]. Dermatol Ther, 2015, 28 (6): 373.

[4] Feingold K R, Elias P M. Role of lipids in the formation and maintenance of the cutaneous permeability barrier [J]. Biochim Biophys Acta, 2014, 1841 (3): 280-294.

[5] 刘玮. 皮肤屏障功能解析 [J]. 中国皮肤性病学杂志, 2008, 22 (12): 758-761.

[6] 唐萍, 谭琦, 王华. 皮肤屏障关键结构和特应性皮炎的相关性 [J]. 激光杂志, 2013, 34 (5): 118-119.

[7] 栾梅, 李利. 皮肤屏障功能的无创检测技术 [J]. 皮肤科学通报, 2017, 34 (4): 443-446.

[8] 梁虹, 戴杏. 激光治疗与皮肤屏障 [J]. 皮肤科学通报, 2017, 34 (4): 451-456+458.

[9] 常贵珍, 赵睿智, 嬴双, 等. 表皮生长因子冻干粉对敏感性皮肤屏障功能改善作用的临床观察 [J]. 天津医药, 2019, 47 (1): 72-75.

[10] 骆丹, 许阳, 周炳荣, 等. 皮肤屏障与纳米微针技术 [J]. 皮肤科学通报, 2017, 34 (4): 447-450.

第二节　皮肤屏障的组织结构

人体正常皮肤具有屏障功能, 这一功能是由于皮肤的组织结构决定的。皮肤的组织结构包括表皮、真皮及皮下组织中的组织结构[1]。皮肤屏障由水脂膜、角质形成细胞和细胞间脂质构成[2]。皮肤屏障的结构和功能与皮肤的生理和病理过程密切相关。

一、皮肤的组织结构

皮肤由表皮和真皮组成, 借皮下组织与深部组织相连。皮肤中有毛、指 (趾) 甲、皮脂腺和汗腺, 它们是由表皮衍生的皮肤附属器。皮肤与身体其他组织一样, 其间分布有丰富的血管、淋巴管和感觉神经末梢以及肌肉组织。

1. 表皮的组织结构

表皮主要由角质形成细胞、黑素细胞、朗格汉斯细胞、梅克尔细胞等组成。

（1）角质形成细胞　由外胚层分化而来，是表皮的主要构成细胞，数量占表皮细胞的80%以上，其特征为在分化过程中产生角蛋白。按照分化阶段和特点，将角质形成细胞从外向内分为角质层、透明层、颗粒层、棘层和基底层。图6-3为角质形成细胞形态结构的模式图。

角质层是主要的屏障结构，角质层由角质层细胞及其间的脂性基质组成，脂性基质为中性脂肪，厚度约为100μm。角质层细胞内的角蛋白与相应的水分水合，使角质层具有一定的张力和弹性。角质层细胞间的脂质、皮脂和汗液等组成皮肤表面的脂质膜，可防止水分丢失。角质层细胞间的脂质物理特性与经皮肤水的吸收与丢失有关。健康皮肤每天丢失水分的

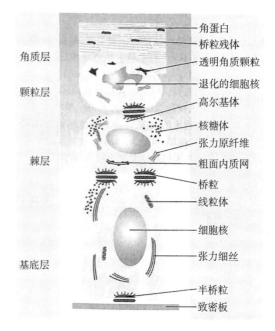

图6-3　角质形成细胞形态结构的模式图[1]

数量少于500g，可使皮肤保持一定的湿度和弹性。角质层可吸收短波紫外线（波长180~280nm），使皮肤具有屏障紫外线的功能。角质层细胞的脂质膜、胞质角蛋白和细胞间的酸性胺聚糖，可抗酸和抗弱碱。角质层细胞间通过桥粒结构紧密排列，可防御微生物侵入。角质层具有半透膜性质，可防止体内营养物质、电解质的丢失。

棘层和基底层主要吸收长波紫外线（波长320~400nm），基底层中黑素细胞在紫外线照射后可产生更多的黑素，使皮肤对紫外线的屏障作用显著增强。

此外，角质形成细胞可以合成分泌细胞因子、参与抗原递呈。

（2）朗格汉斯细胞　朗格汉斯细胞有多种表面标记，包括IgG和IgE的FcR、C3b受体、MHC Ⅱ类抗原（HLA-DR、DP、DQ）及CD4、CD45、CD207[3]、E-钙黏蛋白、S-100等抗原，具有抗原呈递的作用。此外，朗格汉斯细胞还具有合成分泌细胞因子、免疫监视等功能。

2. 真皮的组织结构

真皮由纤维、基质和细胞成分组成，以纤维成分为主。真皮中主要有成纤维细胞、肥大细胞、巨噬细胞、真皮树枝状细胞和内皮细胞等，还有少量淋巴细胞，其中成纤维细胞和肥大细胞是真皮结缔组织中主要的常驻细胞。成纤维细胞参与维持皮肤免疫系统的自稳。肥大细胞参与Ⅰ型超敏反应。巨噬细胞参与创伤修复、防止微生物入侵。真皮树枝状细胞可能是表皮朗格汉斯细胞的前体细胞。淋巴细胞主要

介导免疫应答。内皮细胞分泌细胞因子、参与炎症反应、组织修复等。

3. 皮下组织的组织结构

皮下组织位于真皮之下，下方与肌膜等组织相连，又称皮下脂肪层，系由脂肪小叶和疏松结缔组织间隔构成，其厚薄因性别、营养及身体部位的不同而异。皮下组织中含有汗腺、毛发、血管、淋巴管及神经纤维等。

（1）外泌汗腺和顶泌汗腺　外泌汗腺又称小汗腺，可以分泌水、无机离子、乳酸、尿素、粘蛋白等，同时可回收钠离子。顶泌汗腺又称大汗腺，也可分泌汗液，两者在调节皮肤表面 PH 方面具有重要作用。外泌汗腺较多的部位 pH 为 5.5 ± 0.5，如上肢及手背处，顶泌汗腺较多的部位则为 6.5 ± 0.5，如头部、前额及腹股沟处。

（2）皮脂腺　可分泌角鲨烯、蜡脂、甘油醋及胆固醇酯等物质参与皮脂膜的形成。

（3）皮下脂肪层　可缓冲外力，抗挤压、抗牵拉、抗冲撞。

4. 其他

（1）寄生菌　皮肤表面的寄生菌，如痤疮杆菌和马拉色菌等，可抑制葡萄球菌、链球菌和白念珠菌等。

（2）甲　甲是皮肤附属器，位于指（趾）末端，可保护甲床免受损伤。

二、皮肤屏障的组织结构

皮肤屏障主要由角质层、结构性脂类和皮肤脂膜构成，起到保护机体内各组织器官免受外界有害侵袭以及保持机体内环境的稳定。皮肤的角质层位于表皮最外层，曾被认为是无用的死亡细胞形成的结构。然而近年的研究却发现，角质细胞及其细胞外成分彼此紧密嵌合，为人体提供了一个渗透屏障。可以把皮肤屏障机构比喻为"砖墙"结构，角质细胞是墙之"砖"，而细胞间脂质是墙之"灰浆"，它将角质细胞严密地连接起来，使皮肤屏障正常，保证既不丢失水分，又不受外界侵袭[2]。同时还有一层水脂膜（hydro-lipid film）覆盖在砖墙结构之外，和砖墙结构共同构成了皮肤的物理性屏障[2]。

1. 角质细胞

角质细胞作为皮肤屏障的"砖"结构，其胞质、胞膜都具有重要的屏障功能。表皮分化的最后阶段，角质形成细胞形成扁平的角质细胞，细胞内充满了致密聚集的角蛋白纤维束，而细胞核、胞质内结构，如黑素、线粒体、内质网、高尔基复合体等都已消失。这种成群排列的角蛋白纤维束，非常致密，起到了重要的屏障作用。角蛋白是表皮的主要结构蛋白，是角质形成细胞的标志成分。基底层细胞处于未分化状态，具有生长分裂能力，细胞中特异性表达角蛋白 K5/K14；细胞一进入到棘细胞层就出现了 K1/K10 角蛋白对的表达。同时在角质层内细胞膜也发生了变化，细胞膜间发生广泛的交联形成不溶性的坚韧外膜即角质包膜（cornified envelope，CE）。角质包膜的形成标志着角质形成细胞分化的终末产物角质细胞的产生，是表皮作为一种防御屏障的基础。角质包膜的不溶性可能来自表皮内转谷酰胺酶（transglutaminase keratinocyte，TG）的作用，在组成角质包膜的蛋白之间形成一种 γ 谷氨酰交叉连接。这种交叉连接十分稳定，可以抵抗蛋白酶的水解作用，其中丝聚合蛋白、兜甲蛋白、内披蛋白、小分子富含脯氨酸蛋白等蛋白是目前研究比较清楚的几种角质包膜的主要前体成分。

2. 细胞间脂质

细胞间脂质就是砖块之间的"灰浆"结构，又称为结构性脂质。结构性脂类是表皮结构的组成部分；与此对应的是游离性脂类，后者是皮肤表面水脂膜中的脂质，是皮脂腺的分泌产物。两者在来源、生化组成及作用等方面均有区别。结构性脂质由棘细胞合成，以板层小体或 Orland 小体的形式分布在胞质内，在棘细胞向上移行分化过程中，该板层小体逐渐移向细胞周边，并与细胞膜融合，最后以胞吐的形式排出细胞间隙[4]。

从生化组成来看，细胞间脂质在从棘细胞向角质细胞的分化过程中发生了显著变化，即极性脂类迅速减少，而中性脂类逐渐增加，尤其是鞘脂类如神经酰胺，后者储水保湿能力卓越。细胞间脂质含有皮脂腺脂质中较少的磷脂和固醇类。与基底层和棘层相比，角质层中固醇类较高而磷脂缺乏。从结构特点来看，细胞间脂质具有明显的生物膜双分子层结构，即亲脂基团向内，亲水基团向外，形成水、脂相见的多层夹心结构，是物质进出表皮时所必经的通透性和机械性屏障。不仅防止体内水分和电解质的流失，还能阻止有害物质的入侵，有助于机体内稳态的维持。

3. 水脂膜

水脂膜是皮肤屏障结构的最外层防线。其水分来自汗腺分泌和透表皮的水分蒸发，脂类来自皮脂腺的分泌产物以及角质细胞崩解的脂质，除此以外还有许多表皮代谢产物、无机盐等。水脂膜中的脂类随皮脂腺分泌脂质的量及脱落的表皮细胞数目而变化。而这些成分是结构性脂质所缺乏的。水脂膜中的脂质有以下功能：①润滑皮肤，减少皮肤表面的水分蒸发；②参与皮肤屏障功能的形成；③参与皮肤 pH 值的形成。

皮肤水脂膜还有许多代谢产物或水溶性物质，在皮肤屏障结构中起到重要的保持水分功能，称为天然保湿因子（natural moisturizing factor，NMF）。NMF 是存在于角质层内能与水结合的一些低分子量物质的总称，包括氨基酸、乳酸盐、尿素等及其他未知的物质。NMF 可减少皮肤透皮水分丢失，水溶性极强。

皮肤的屏障功能包括物理性屏障、色素屏障、神经屏障、免疫屏障等。通常所述皮肤屏障功能多指经皮的物理性屏障作用，又称为机械性或渗透性屏障。当皮肤角质形成细胞中结构角蛋白改变、脂质代谢障碍或表皮完整性受影响时，都可能使皮肤屏障功能受损，进而导致皮肤疾病的发生，或加重某些已存在的皮肤疾病。

参考文献

［1］张学军. 皮肤性病学［M］. 第 8 版，北京：人民卫生出版社，2013：5-13.

［2］田艳，刘玮. 皮肤屏障［J］. 实用皮肤病学杂志，2013，6（6）：346-348.

［3］Ng W C, Londrigan S L, Nasr N, et al. The C-type Lectin Langerin Functions as a Receptor for Attachment and Infectious Entry of Influenza A Virus［J］. J Virol, 2016, 90（1）：206-221.

［4］刘玮. 皮肤屏障功能解析［J］. 中国皮肤性病学杂志，2008，22（12）：758-761.

第三节 皮肤屏障通透性测定及影响通透性因素

健康皮肤可以使体内各种组织和器官免受机械性、物理性、化学性或生物性因素的侵袭。皮肤有两方面的屏障作用：一是可防止体内水分、电解质和其他物质的丧失；二是可阻止外界有害的或不需要的物质的入侵。当皮肤健康状况受影响后，屏障阻力功能就减弱，物质在皮肤的渗透率增加。角质层是皮肤防止外界物质进入人体的主要屏障，角质层并不均匀，其外面 2~3 层较松，细胞在脱落，故其屏障作用较弱，其余部分较均匀，对外界物质透入的屏障作用则较强。

一、皮肤通透性测定

角质层的屏障作用是对弥散阻力的作用，为纯粹的物理化学作用，它不依赖于活细胞的需要能量的活力。用水分弥散作为通透指标来观察皮肤的通透性，可见分离下来的表皮与整个皮肤有同样的阻力。比如，用斑蝥素引起的大疱壁顶（仅含角质层）其屏障作用与其邻近正常皮肤一样大。用胶布将角质层粘剥则可大大减弱其对水的屏障作用。Malkinson[1] 发现 ^{14}C 标记的氢化可的松在正常皮肤只吸收 1%~2%，而在粘剥后的皮肤可吸收 90%。胶布粘剥后角质层愈薄，物质愈易通透，这可用 Fick 原理来解释：物质透过薄膜的量与膜的厚度成反比[2]。

低浓度时，单位时间单位面积内物质的通透率与其浓度成正比，也就是说服从 Fick 定律。Fick 定律公式如下（式 6-1）：

$$\frac{Q}{At} = F_s = K_P \Delta C_s \qquad （式 6-1）$$

其中，Q 表示溶质的通透量；A 表示薄膜的面积；t 表示时间；F_s 表示单位面积单位时间的通透量；K_P 表示通透常数；ΔC_s 表示薄膜两侧溶质浓度之差。

但当透入物质的浓度极高时，单位面积单位时间的通透量 F_s 就不与膜两侧的浓度差成正比，不服从 Fick 定律。

　　此公式还没有把物质在薄膜本身内的溶解度计算在内，通透物在角质层内的溶解度愈大，单位面积单位时间的通透量 F_s 也愈大。通透物在角质层内的运动能力（弥散常数）愈大，F_s 也愈大，而薄膜（角质层）厚度增加时 F_s 减少。分子大小、极性和屏障的性质均可影响通透率。

　　Fick 定律进一步可以下列方式表示（式 6-2）：

$$F_S = \frac{k_m D \Delta C_S}{\delta} \qquad （式 6-2）$$

　　式中，F_s：单位面积单位时间的通透量；k_m：物质在角质层和在赋形剂中的分配系数；D：物质在角质层中的弥散常数；δ：角质层厚度；ΔC_s：薄膜（角质层）两侧溶质浓度之差。

　　上述公式假定皮肤角质层是一均匀的弥散屏障，实际上角化细胞是由角蛋白细丝和基质交替镶嵌而成，并非均质，再说尚有许多附属器官。

　　分配系数（partition coefficient，PC），如式 6-3 所示：

$$PC = \frac{C_S}{C_v} \qquad （式 6-3）$$

　　式中，C_s：在平衡时药物在角质层的浓度；C_v：在平衡时药物在赋形剂中的浓度。

　　PC 接近 1 时经皮吸收最好。能使药物全部溶解的最低浓度的溶剂能获得最高的分配系数。若溶剂太少，则药物不能全部溶解，有一部分处于悬垂相，药物的释出受影响。若溶剂太多则 C_v 值将降低。若不能增加溶剂使药物得到充分溶解，则应减少药物量使其能达到饱和溶液状态。

二、影响通透性的因素

（一）一般影响因素

　　（1）年龄、性别　Rook[3]认为儿童皮肤虽然缺乏表面皮脂但也没有易受刺激损伤的证据。大多数研究显示新生儿和婴儿的皮肤其经皮吸收减少或正常[4]。Cunico 等测试 22 名婴儿和 30 名成人的经表皮水分丧失（trasepidermal water loss，TEWL），新生儿中稍低 [（0.31 vs 0.39mg/(cm^2·h)]，但 CO_2 释出率与成人无显著差异 [21.8 vs 23.1ml/(cm^2·h)]。Wildnauer 和 Kennedy 用电阻液体比重测定法测 TEWL，新生儿比成人显著减少，39 名新生儿的平均 TEWL 为 0.18mg/(cm^2·h)，42 名成人的平均值为 0.27mg/(cm^2·h)。他们认为新生儿小汗腺不活跃也是造成差异的一部分原因。Baker 报告老人的 TEWL 也减少。性别之间则无差异[3]。

　　（2）部位　人体皮肤的屏障作用随部位而有不同。阴囊最易透入。面部、前额、手背比躯干、上臂和小腿更易透过水分。手掌皮肤除水外几乎一切分子均不能透过，这也是接触性皮炎在手掌比手背明显减少的主要原因。Marzulli[5]发现前臂角质层的通透率与跖部及指甲的同样厚度的角质层的通透率相同,所以认为不同部位的通透性不同可用不同部位角质层厚度不同来解释。

(3)时间 在同一部位测量几个星期,其结果也不一样。其原因有二:其一,角质层在不断地生长、脱落,不同时间内角质层呈变异状态;其二,湿度和温度有改变,温度从 26℃增至 35℃时,表皮的水的弥散可增加 1 倍。

(4)对脂质和水分的溶解度 表皮的通透性很大程度由细胞膜的脂蛋白结构所决定。脂溶性物质(如酒精、酮等)可透入细胞膜(含脂质),水溶性物质因细胞膜中含蛋白质可吸收水分,故也可透入。角质层细胞的内部切面也为镶嵌性,脂质为 20%~25%,蛋白质为 75%~80%,所以水溶性物质可通过蛋白质,有机溶剂通过脂质而透入。

(5)皮面脂膜 皮面质层对阻止吸收的作用极微,可予忽视。Winsor 和 Burch[6] 报告去除皮面质层后不影响皮肤对水的通透性,使用脂溶剂如酒精和乙醚后可促使某些化合物更易吸收是因为损及表皮屏障层而非单纯去除表皮脂膜之故。

(6)透入物的分子量 分子量与通透常数之间尚无单相关。氦极易通过人体皮肤而其他小分子则不易。相反,大分子也可透过皮肤如汞软膏的涂擦。噬菌体颗粒(49×330nm)和葡聚糖分子,其分子量为 15300,均可透过皮肤。

(二)促使皮肤吸收的因素

1.促进生理性吸收的因素

(1)温度 温度增高时皮肤的吸收加速,其作用机制有二:增加弥散速度;引起血管扩张。

(2)充血 当皮肤充血,血流增速时,经过表皮到达真皮的物质很快被移去,所以皮肤表面与深层之间的物质浓度差距大,物质易于透入。

(3)浓度 气体及大多数物质浓度愈大,透过率愈大,但少数物质浓度愈大,吸收率却显著减低,如酚和硫化氢气体浓度大时对皮肤有腐蚀作用。

(4)电离子透入 一般促进经皮肤附属器官透入,但 Fleischmajer 和 Witten[1] 用钍 X 标记的氯化钍电离子透入后,其经皮透入量显著增加。

2.损伤屏障而使吸收增速的因素

(1)物理性创伤 磨损和粘剥后的皮肤易透入。若用胶布将角质层全部粘剥去,水经皮肤外渗可增加 30 倍,各种外界分子的透入也同样加速。

(2)湿度 角质层水合后,细胞的通透性增加,其屏障作用即减弱。一般温暖气候角质层含 10%~20%(重量)的水。若将离体的角质层浸在 37℃的水中,它可逐渐吸收其重量 600% 的水。当外界湿度升高时,角质层内外水分浓度差减少,因此身体中水分外渗也减少。

角质层水合后其屏障作用减弱的机制还不完全清楚。强效的含氟皮质激素不溶于水,但在封包疗法中可因角质层水合作用而使其透入大大增加。封包疗法除了促使角质层水合外，也可使局部温度升高，血管舒张，这样更易于药物透入。长期的过量的吸收水分后由于细胞间黏附受影响，细胞进行性肿胀，最后细胞膜破裂，使屏障功能更加下降。

（3）脱水 水是角质形成所不可缺少者。若角质层水含量低于10%，角质层即变脆易裂，肥皂和去污剂易于透入。

影响角质层水分下降的因素有：①湿度：当露点下降时，水分即从皮肤表面蒸发，直到角质层表面和外周环境达成新的平衡为止。②温度：温度低时角质层水含量也降低，所以，寒冷、干燥天气皮肤易开裂。③角细胞包膜受损：即使在良好的环境下水分也可以从细胞中丧失。摩擦，过度接触肥皂、去污剂或脂溶剂也可损伤细胞膜。细胞膜损坏后束缚细胞内水分的收湿分子可流到细胞外，使细胞功能不可逆地丧失。④化学性损伤：芥子气、酸、碱等可伤害屏障细胞，使其通透性增加。⑤皮肤疾患：影响角质层的皮肤病可影响其屏障作用。急性红斑和荨麻疹对皮肤的屏障和吸收作用无影响。角化不全的皮肤病，如银屑病和湿疹，可减弱屏障功能。皮损处水分弥散总是增速。外用的治疗药物在该处也比正常皮肤处更易透入。

参考文献

[1] Montagna W, Lobitz WC. The epidermis [M]. NY, London：Academic Press Inc, 1964.

[2] 刘承煌. 皮肤病理生理学 [M]. 北京：中国医药科技出版社，1991：48-53.

[3] Baker H. The skin as a barrier. In：Rook A, et al. Textbook of Dermatology. Vol 1.4th ed [M]. Oxford：Blackwell Scientific Publications, 1986：355-366.

[4] Rasmussen JE. Percutaneous absorption in children [M]. Year Book Medical Publishers, 1979：15-28.

[5] Mali JWH. Current problems in dermatology [M]. Vol 5, S. Karger Press, 1973.

[6] Rook A, Champion RH. Progress in the biological sciences in relation to dermatology [M]. Cambridge University Press, 1964：245-261.

第四节 皮肤屏障的生理与病理

皮肤的生理功能主要有保护、分泌、排泄、吸收、感觉等。皮肤的正常功能可以保护体内各种器官和组织免受外界有害因素的损伤，也可以防止体内水分、电解质及营养物质的丢失。如果皮肤屏障受损出现病变，就容易导致受损部位的皮肤泛红、干燥、脱屑、增生、脓肿等问题。导致皮肤屏障损害的原因有很多，比如过度去角质（过度清洗或磨皮等）、日光照射、使用含酒精或激素等超标的护肤品、过度采用激光美容术等。

一、皮肤屏障的生理学基础

角质层是防止外界物质进入人体的主要屏障。角质层的屏障作用是对弥散阻力的作用，为纯粹的物理化学作用，它不依赖于活细胞提供需要的能量。

（1）屏障阻力在体内和离体时一样，皮肤离体后很长时间仍有屏障阻力作用。

（2）一般服从理化定律。

（3）在实验室中可将表皮的方向倒置而不影响其弥散结果。

（4）角质层是高度分化、代谢上不活跃的组织。水分经表皮外渗是一个被动过程，仅取决于外界湿度，角质层温度、厚度及其完整性。人体的绝大部分在外界湿度接近零时，经表皮丧失的水分约为 $0.25mg/(cm^2 \cdot h)$。

二、皮肤屏障的生理功能[2]

1. 保护作用

皮肤是人体面积最大的器官，它完整地覆盖于身体表面，一方面可防止体内水分、电解质和营养物质的丧失；另一方面可阻止外界有害的或不需要的物质侵入，使机体受机械性、物理性、化学性和生物性等因素的侵袭，达到有效的防护，保持机体内环境的稳定。

（1）物理性损伤的防护 皮肤对机械性损伤（如摩擦、挤压、牵拉以及冲撞等）有较好的防护作用。角质层致密而柔韧，是主要防护结构，在经常受摩擦和压迫部位，角质层可增厚进而增强对机械性损伤的耐受力；真皮内的胶原纤维、弹力纤维和网状纤维交织成网状，使皮肤具有一定的弹性和伸展性；皮下脂肪层对外力具有缓冲作用，使皮肤具有一定的抗挤压、牵拉及抗冲撞的能力。

皮肤对电损伤的防护作用主要由角质层完成，角质层含水量增多时，皮肤电阻减小，导电性增加，易发生电击伤。

皮肤对光线的防护主要通过吸收作用实现，皮肤各层对光线的吸收有选择性，如角质层主要吸收短波紫外线（波长 180~280nm），而棘层和基底层主要吸收长波紫外线（波长 320~400nm）。黑素细胞与紫外线照射后可产生更多的黑素，使皮肤对紫外线的屏障作用显著增强。

（2）化学性刺激的防护 角质层是皮肤防护化学性刺激的最主要结构。角质层细胞具有完整的脂质膜、丰富的胞质角蛋白及细胞间的酸性胺聚糖，有抗弱酸和抗弱碱作用。

（3）微生物的防御作用 角质层细胞排列致密，其他层角质形成细胞间也通过桥粒结构相互镶嵌排列，能机械性防御微生物的侵入；角质层含水量较少以及皮肤表面弱酸性环境，均不利于某些微生物生长繁殖；角质层生理性脱落，可清除一些寄居于体表的微生物；一些正常皮肤表面寄居菌（如痤疮杆菌和马拉色菌等）产生的脂酶，可将皮脂中的甘油三酯分解成游离脂肪酸，后者对葡萄球菌、链球菌和白念珠菌等有一定的抑制作用。

2. 感觉作用

皮肤的感觉作用可以分为两类：一类是单一感觉，皮肤内的多种感觉神经末梢将不同的刺激转换成神经动作电位，沿相应的神经纤维传入中枢，产生不同性质的感觉，如触觉、压觉、痛觉、冷觉和温觉；另一类是复合觉，即皮肤中不同类型感觉神经末梢共同感受的刺激传入中枢后，由大脑综合分析形成的感觉，如干、湿、光、糙、硬、软等。另外，有形体觉、两点辨别觉、定位觉、图形觉等。这些感觉经大脑分析判断，作出有益于机体的反应。有的产生非意识反应，如手触到烫物的回缩反应，以免使机体进一步受到伤害。借助皮肤的感觉作用，人类积极地参与各项生产劳动。

3. 调节体温作用

皮肤对体温的调节作用：一是作为外周感受器，向体温调节中枢提供环境温度的信息；二是作为效应器，是物理性体温调节的重要方式，使机体温度保持恒定。皮肤中的温度感受器细胞可分为热敏感受器和冷敏感受器，呈点状分布于全身，感受环境温度的变化，向下丘脑发送信息，使机体产生血管扩张或收缩、寒战或出汗等反应。

4. 分泌和排泄作用

正常皮肤的角质层具有半透膜性质，可防止体内营养物质、电解质的丢失，皮肤表面的皮脂膜也可大大减少水分丢失。正常情况下，成人经皮丢失的水分每天为240~480ml（不显性出汗），但如果角质层全部丧失，每天经皮丢失的水分将增加10倍以上。

皮肤的分泌和排泄作用主要通过汗腺和皮脂腺完成。小汗腺周围分布有丰富的节后无髓鞘交感神经纤维，支配小汗腺的分泌和排泄活动。神经末梢释放的神经介质主要是乙酰胆碱，乙酰胆碱作用于腺体细胞，分泌出类似血浆的超滤液，再通过导管对 Na^+ 的重吸收变成低渗性汗液排出体外。感情冲动时顶泌汗腺的分泌有所增加，肾上腺素能类药物能刺激它的分泌，于晨间分泌稍高，夜间较低。皮脂腺是全浆分泌，即整个皮脂腺细胞破裂，胞内物全部排入管腔，然后分布于皮肤表面，形成皮面脂质，润滑皮肤；此外，脂膜中的游离脂肪酸对某些病原微生物生长起抑制作用。皮脂腺分泌直接受内分泌系统的调控。

5. 吸收作用

皮肤具有吸收外界物质的能力，这种吸收功能在皮肤病外用药物治疗作用上和化妆品使用上有着重要的意义。皮肤的吸收作用主要通过以下 3 条途径：①角质层细胞；②角质层细胞间隙和毛囊；③皮脂腺和汗管。如果角质层甚至全表皮丧失，物质可几乎完全通过真皮，吸收更完全。

6. 代谢作用

皮肤的代谢作用包括糖代谢、蛋白质代谢、脂类代谢、水和电解质代谢、黑素代谢等功能，可能的作用有两个方面：一是参与皮肤正常的生理功能；二是参与某些皮肤病理反应。

7. 免疫作用

皮肤具有很强的非特异性免疫防御能力，是人体抵御外界环境有害物质的第一道防线，它能有效地防御物理性、化学性、生物性等有害物质对机体的刺激和侵袭，对人体适应于周围环境、健康的生长发育和生存起了十分重要的作用，且表皮与真皮都具有主动参与免疫反应的细胞成分。因此，皮肤不只是一个被动的防御器官，同时也是一个活跃的免疫调节器官。许多免疫反应首先产生于皮肤，它同样具有免疫系统的防御功能、自稳功能和免疫监视三大功能。因此，皮肤也构成了具有免疫作用的独特单位，称为皮肤免疫系统。

（1）细胞免疫　皮肤免疫系统的主要细胞成分有 KC 细胞、LC 细胞、淋巴细胞和巨噬细胞等。KC 细胞可以分泌白细胞介素（IL）1、2、3、6、7、8 等细胞因子，参与皮肤免疫功能的调节，能趋化和激活白细胞。LC 细胞能处理抗原，并能将抗原信息传递给免疫活性细胞，主要是 CD4+ T 淋巴细胞，以启动免疫反应。它还能分泌表皮细胞衍生的胸腺活化因子（ETAF），以促进 T 淋巴细胞增殖活化。其免疫功能主要为发挥抗感染免疫作用，包括非特异性免疫和特异性免疫。前者如多形核粒细胞和单核－巨噬细胞的杀菌作用，后者针对各种微生物，是一种细胞免疫。

（2）体液免疫　细胞因子、免疫球蛋白、补体、神经肽等发挥免疫监视作用，以识别发生突变的恶性细胞，从而调动各免疫活性细胞进行防御直至将其消灭。

三、皮肤屏障的病理

从细胞分化和组织形成的角度来看，皮肤的物理性屏障功能不仅依赖于表皮角质层，而且依赖于表皮全层结构：从生化组成和功能作用方面来看，表皮的物理性屏障结构不仅和表皮的脂质有关，也和表皮的各种蛋白质、水、无机盐以及其他代谢产物密切相关。这些成分的任何异常都会影响皮肤的屏障功能，不同程度地参与或触发临床皮肤疾病的病因及病理过程。

1. 表皮角质层部分[3]

（1）角化过度　角质层较同部位正常角层增厚，分为两个类型。

正常型角化过度：指角层的增厚系角质形成过多，常伴表皮各层的增厚，角层全部是由正常角层构成。角层增厚又分网篮状和板层状。网篮状见于正常皮肤及急性皮肤病；板层状见于慢性皮肤病。

潴留性角化过度：角层的增厚是由于角层的潴留性堆集所致，不伴下方表皮各层的增厚，见于寻常型鱼鳞病。

（2）角化不全　角层中出现核残留现象，常出现在表皮细胞代谢旺盛或炎症时，角层增厚，有残留固缩的核，粒层常消失，角化不全细胞间常有空隙，有时含血浆及白细胞，称浆痂，见于湿疹及银屑病。

（3）角化不良　在角层以外的表皮如出现角化现象，称角化不良，是提前角化的现象。扁平苔藓中的 Civatta 小体，也是角化不良的一种，艾克曼教授认为这是一种坏死的角朊细胞。角化不良不仅见于良性的毛囊角化病，也见于鲍温病、鳞癌等恶性肿瘤中。

（4）角栓　毛囊及汗孔开口处角质堆积，形成角栓，使毛囊、汗孔扩大，多见于角化过度的表皮，如硬化萎缩性苔藓、盘状红斑狼疮等。

（5）粒层增厚　常见于角化过度的皮肤病，如寻常疣、慢性湿疹等，扁平苔藓的粒层呈楔状增厚，是一种诊断特征。

（6）棘层增厚　棘细胞层增生肥厚，常见于慢性皮炎、湿疹等慢性炎症性皮肤病，或肿瘤性皮病增生，如尖锐湿疣、鳞癌等。

（7）鳞状涡　鳞状上皮细胞呈旋涡状排列，中心部无明显的角化，见于刺激性老年疣。

（8）角珠　又称鳞珠或癌珠，是一种表皮角化不良现象。由呈同心圆排列的鳞状上皮细胞组成，中心可见完全或不完全角化，鳞状上皮细胞常有异型。

（9）角囊肿　有一个完全角化的中心，周围由扁平的基底细胞包绕，角化突然而无颗粒层，见于毛发上皮瘤。在脂溢性角化病中常可以见到由于过度角化陷入表皮而形成的假性角囊肿。

（10）表皮松解性角化过度　又称颗粒变性，可见角化过度，颗粒层增厚，细胞内含大量透明角质颗粒，核周围出现空泡，细胞边界不清，出现大小不等的腔隙，甚至细胞松解。见于大疱性先天性鱼鳞病样红皮病、表皮松解性掌跖角化病、疣状痣和表皮松解性棘皮瘤等。

2. 脂质屏障结构异常[4]

细胞间脂质与皮肤角质层屏障保持水分的能力密切相关。结构性脂质的任何变化包括数量的减少或组成比例的变化，均会直接影响皮肤的屏障结构，导致透皮水分丢失（trans epidermal water loss，TWEL）增加，皮肤干燥、脱屑等。以 X 性连锁隐性遗传鱼鳞病为例，患者的基因缺陷致类固醇硫酸酯酶缺乏，不能正常代谢角质层中的类固醇硫酸盐，后者在角质细胞间的堆积影响了细胞间脂质的正常结构，最终出现片状脱屑，皮肤干燥，屏障结构破坏，临床上表现为鱼鳞病[5]。其他皮肤病伴有结构性脂质的代谢异常而发生相应的临床症状见表6-1[5, 6]。

表6-1　以皮肤脂质屏障破坏为病理特征的皮肤病

皮肤病名称	脂质代谢异常
肠病性肢端皮炎	必需脂肪酸缺乏
重型胶样婴儿	异常固醇升高
板层状鱼鳞病	n-烷基升高

续表

皮肤病名称	脂质代谢异常
Refsum's 病	植烷酸升高
特应性皮炎	神经酰胺降低
敏感性皮肤	神经酰胺降低
银屑病	角质层脂质降低

3. 皮肤水脂膜部位

覆盖在皮肤表面的这层水脂膜是皮肤屏障结构的最外层防线。其水分来自汗腺分泌和透表皮的水分蒸发，脂类来自皮脂腺的分泌产物，除此以外还有许多表皮代谢产物、无机盐等。

皮脂中的脂质的作用一是润滑皮肤，二是减少皮肤表面的水分蒸发。过度洗涤可除去皮肤的皮脂，破坏皮肤的水化膜屏障，造成皮肤干燥和透皮水分丢失增加，这是老年性皮肤瘙痒症的发病基础。油性皮肤、痤疮患者过度清洗会导致皮肤表面脂质丢失，经皮丢失水分增多，皮肤干燥。

参考文献

［1］刘承煌. 皮肤病理生理学［M］. 北京：中国医药科技出版社，1991：48-53.

［2］向光，何湘. 皮肤性病学［M］. 武汉：华中科技大学出版社，2014：11-13.

［3］纪华安，肖尹. 皮肤组织病理彩色图谱［M］. 天津：天津科学技术出版社，2006：10-12.

［4］刘玮. 皮肤屏障功能解析［J］. 中国皮肤性病学杂志，2008，22（12）：758-761.

［5］赵辨. 临床皮肤病学［M］. 3 版. 南京：江苏科学技术出版社，2001：68-92.

［6］Choi MJ, Maibach D. Role of Ceramides in Barrier Function of Healthy and Diseased Skin［J］. American Journal of Clinical Dermatology，2005，6（4）：215-223.

第五节　皮肤屏障的调节

表皮细胞的分裂、增殖受神经内分泌系统的调节，表皮本身也产生影响细胞分裂的物质。

一、表皮生长因子的调节

表皮生长因子（epidermal growth factor，EGF），又名人寡肽 -1。EGF 在上皮细胞增殖分化等方面起着重要作用，即刺激表皮细胞生长、抑制其分化，保护细胞抵抗紫外线相关损伤，抑制炎症并加速创面愈合。它可以刺激表皮生长因子的受体酪氨酸磷酸化，达到修补和增生肌肤表层细胞的目的。

EGF 是 Levi Moutalcin 在发现神经生长因子（NGF）后偶然发现，并在 1962 年由 Cohen 将这种生长因子分离纯化。血浆中几乎测不出 EGF，但在血小板中含有大量的 EGF。创伤早期，血小板在局部就释放 EGF。凝血后局部血清中的 EGF 含量足以诱导细胞的有丝分裂特异性，以多种方式作用于靶细胞；对外胚层和内胚层来源的组织有促进分裂和刺激合成代谢的作用，因而可加速创伤的愈合。EGF 受体与 EGF 结合后其胞内段酪氨酸激酶活化，使胞质内其他一些蛋白质磷酸化，形成信号传递的联级反应，水解 4,5- 二磷酸磷脂酰基醇，产生三磷酸肌醇（IP3）和二酰基甘油（DAG），IP3 作为第二信使促使钙离子从内质网中释放，进一步激活多种蛋白质，最终加速基因转录、表达，细胞 DNA、RNA 及蛋白质合成加快，促进细胞有丝分裂[1]。

近年来大量的临床试验表明，重组人表皮生长因子（recombinnant human Epidermal Growth Factor，rhEGF）对烧伤浅 II 度、深 II 度、供皮区及残余创面均具有不同程度的加速愈合作用，特别对 II 度创面的促愈合效果最为显著，并发现创面炎症反应及分泌物消失时间较对照组明显提前[2, 3]。EGF 一方面诱导表皮干细胞快速增殖及定向分化，并使已分化的表皮基底层上部的表皮细胞重获增殖能力，另一方面促进真皮成纤维细胞的生长，并对细胞外基质存在一定的影响[4]。

二、炎症介质的调节

介质（Mediators）是贮存在细胞内或体液内的非活性物质或属于酶的前驱物，是变态反应病理生理过程的主要有关物质。它们分为原发性介质和继发性介质两大类。继发性介质是由原发的免疫反应间接引起释放的。主要由肥大细胞和碱性粒细胞释放。肥大细胞释放的介质有以下作用：①增加血管通透性，并收缩平滑肌；②趋化或激活其他炎性细胞；③调节其他介质的释放。

介质在体内引起的反应除决定于介质本身外，还取决于靶组织的敏感性，例如，啮齿类动物的平滑肌对 5- 羟色胺有较高的敏感性，而在人类，组胺对平滑肌的作用明显。

1. 组胺

组胺是由细胞内的组氨酸经组胺脱羧酶作用而生成的胺类。组胺以预成的方式存在于肥大细胞和碱性粒细胞中，与肝素结合在一起，处于不活动状态。在人体中，也可以肥大细胞外的形式存在于表皮、胃肠道和中枢神经系统。当肥大细胞受抗原抗体刺激反应脱颗粒时，组胺即被释放，同时也释放出 5-HT、SRS-A、缓激肽和 PG 等活性物质。

组胺具有强烈的药物活性，可引起血管扩张、平滑肌收缩、分泌腺活动、渗出、酸性粒细胞浸润等一系列反应。组胺大量进入血液，则发生过敏性休克。组胺的药理作用通过两种不同的受体来介导：即组胺一型（H_1）和组胺二型（H_2）受体，H_1 受体激活后可提高细胞内 cGMP（环磷酸鸟苷）水平，H_2 受体被激活后则细胞的 cAMP（环磷酸腺苷）水平升高。就它们的作用来看，在某些情况下，它们是互相拮抗的；然而，在另一些情况下，它们又是协同的。比如，就炎症反应而言，低浓度的组胺触发 H_1 受体，引起炎症反应；而高浓度组胺则触发 H_2 受体，由于 H_2 受体有抗炎效应，所以这两种受体的存在可能是验证过程的调节机制，以保护机体免受严重损伤。所以，组胺可增强磷酸二酯酶的活性，导致表皮有丝分裂旺盛，促进细胞增殖。

组胺，以及许多外周炎性递质参与皮肤瘙痒的形成。皮肤瘙痒是患者到皮肤科就诊的最主要原因之一，皮炎、湿疹、荨麻疹、银屑病、结节性痒疹和其他系统性疾病引起的皮肤炎性反应或刺激多伴有瘙痒。大量的基础研究发现，抗组胺药特别是第 2 代抗组胺药有一定的抗炎作用，是目前治疗皮肤瘙痒的主要药物之一。第 2 代 H_1 抗组胺药具有水溶性高、口服吸收迅速、起效快的特点。以地氯雷他定为例，已有体外和动物实验结果显示除对 H_1 受体有高度的亲和力外，还可以抑制 NF-κB 的活性，有效抑制细胞因子的转录、合成和分泌，同时通过稳定肥大细胞膜阻止各种变应性及炎性递质如组胺、5- 羟色胺、白三烯、C4 和各种 IL 细胞因子的释放。另外，它亦阻止嗜酸性粒细胞向炎症部位的迁移。因此，地氯雷他定在高效特异性的拮抗外周 H_1 受体的基础上，能够从多个环节阻止变态反应的发生和发展，故可以用于治疗多种炎症性瘙痒性皮肤病[5]。

2. 5- 羟色胺

5- 羟色胺（5-Hydroxytryptamine，5-HT）亦称血清素，是一种血管活性胺。5-HT 具有与组胺和变态反应的慢反应物质（SRS-A）一样的收缩平滑肌和增进血管通透性的活性。人类 5-HT 90% 存在于胃肠道黏膜中，其余的贮存在中枢神经系统和血小板。它由胃肠铬细胞和神经元合成。血小板不能合成 5-HT，但可贮存和转运。5-HT 是由血小板凝集激活因子（PAF）激活血小板而释放，属继发性介质。目前不能证明它在速发型超敏反应中有何作用，但 5-HT 对皮肤的红斑、水肿、发绀、出血、疼痛及瘙痒有一定的作用[6]。5-HT 是一种强效的致痒因子，具有在大鼠中将瘙痒输送到脊髓的感觉传入纤维的属性。$5-HT_3$ 受体亚型拮抗剂昂丹司琼，三、四环类抗抑郁药和 SSRIs 都被推荐为治疗瘙痒的药物[7]。

3. 激肽释放酶（kallikreins，KLKs）

激肽（Kinin）系统包括一系列具有化学趋化性、血管活性和平滑肌收缩功能的血浆蛋白，一般包括缓激肽、胰激肽、血管紧张素和 P 物质，它们可因炎症而激活。该系统中主要具有生物活性的是缓激肽。激肽的产生始于 Hageman 因子（亚凝血因子）的激活。缓激肽可作用于特异性受体，引起平滑肌收缩、血管通透性增加，刺激粒细胞反应，增强组织水肿和引起疼痛。

KLKs 是丝氨酸蛋白酶类，弱碱性环境下活性最强，是参与表皮脱屑等过程的蛋白酶[8]。KLKs 被激活后，可降解维持细胞屏障的结构蛋白，致表皮脱屑[9]。其中角质层糜蛋白酶（human tissue kallikreins 7，KLK7）和角质层胰蛋白酶（human tissue kallikreins 5，KLK5）是与皮肤屏障关系密切的两种酶。KLKs 是参与脂质代谢相关的酶，角质层细胞间脂质是构成皮肤屏障的主要结构脂质成分，因此，KLKs 与皮肤屏障的功能与调节起着重要作用[10].

KLKs 活性增强可加速角质细胞过早脱落，角质层变薄，外界过敏源和刺激物趁机而入，引起炎症反应。在皮肤疾病特应性皮炎（AD）和内瑟顿综合征的研究中发现，炎症反应的发生会造成皮肤表面 pH 值升高，使 KLKs 活性增强[11]。活性增强的 KLKs 有三个副作用：一是降解角质细胞桥粒，使角质层细胞凝聚力下降产生脱屑等现象；二是降低 aSMase 和 GCase 的活性同时也加速了这两种酶的降解，导致角质层细胞间脂质整体性减少，皮肤凝聚力下降[12]；三是活性升高的 KLKs 可激活蛋白酶激活受体 2（protease-activated receptor 2，PAR2），激活的 PAR2 会抑制板层小体的分泌[13]，大量的板层小体掩埋在角质层细胞内难以释放，导致细胞间的脂质含量减少，造成皮肤屏障功能受损。

三、激素

激素是生物体内特定细胞制造的微量调节物质，其作用主要是通过调控效应细胞内的各种代谢反应来调节机体内部之间相互关系的作用。甾体激素，包括糖皮质激素、盐皮质激素、雄激素、雌激素、孕激素及 1,25(OH)$_2$ 维生素 D3，是一类对机体的生长、发育、分化、生殖及免疫等重要生理过程具有调节作用的激素[14]。

1. 糖皮质激素

糖皮质激素在治疗各种皮肤病中已被广泛应用。已有充分证据表明糖皮质激素对皮肤各种成分均有影响，如影响表皮细胞的增生和分化，皮肤免疫细胞的功能，真皮纤维母细胞的增生以及胶原纤维的合成等。皮肤作为一个靶器官，人皮肤组织中的糖皮质激素受体主要位于胞质中，与糖皮质激素具有高亲和力。

皮肤科系统应用糖皮质激素的适应证包括：①急性或危及生命的皮肤病：如急性重症荨麻疹或血管神经性水肿并发喉头水肿、多发性蜂蜇伤、过敏性休克等。②病情较严重的皮肤病：如重症多形红斑、重症药疹、中毒性表皮坏死松解症、剥脱性皮炎、过敏性紫癜和变应性血管炎等。③病程长而病损广泛的皮肤病：如疱疹样脓疱病、银屑病的红皮病型、关节病型和泛发性脓疱型。④病情严重威胁患者生命需长期治疗的皮肤病：如 SLE、皮肌炎、结节性动脉周围炎、各型天疱疮、过敏性血管炎、Wegener 肉芽肿、Letter-Siwe 病、剥脱性皮炎等[14]。

2. 性激素

真皮层的成纤维细胞上存在雌激素、雄激素受体和孕激素受体。在 20 世纪 80 年代，人们已从正常人皮肤分离出这三种性激素受体，从而证实皮肤及其附属器是性激素的靶器官之一。雄激素和雌激素可刺激表皮有丝分裂。

人体各解剖部位的皮肤都有雄激素受体，生殖器部位较非生殖器部位皮肤的浓度高，颈部、腹部、腕部皮肤浓度较低。人皮肤雄激素受体不受循环雄激素水平调节。

雌激素受体也存在于皮肤中，但水平较低，其中面部皮肤浓度最高，而乳房和大腿部皮肤浓度最低。雌激素受体对雌激素具有较高的亲合力和特异性。人皮肤雌激素受体水平不受循环雌激素和孕激素水平调节。雌激素可提高真皮层的水分、黏多糖和胶原蛋白，所有这些因素可以使皮肤质量和外观得到改善。

参考文献

［1］黄跃生，柴家科，胡大海，等. 烧伤关键治疗技术及预防急救指南［M］. 北京：人民军医出版社. 2015，6：123.

［2］衣承东，陈玉林，韦多，等. 重组人表皮细胞生长因子对Ⅱ度烧伤创面愈合的促进作［J］. 中华创伤杂志，1998，14（6）：350-352.

［3］周亮，王世岭，马建丽，等. 重组人表皮生长因子外用治疗烧伤创面的多中心研究［J］. 中国新药与临床杂志，2001，20（5）：337-340.

［4］邱学文，李志清，王甲汉. 表皮细胞生长因子与烧伤创面修复的研究进展［J］. 医学综述，2004，10（10）：585-587.

［5］瘙痒炎症性皮肤病的相关递质与抗组胺药应用·专家共识［J］. 临床皮肤科杂志，2007，36（3）：191-193.

［6］倪容之. 现代皮肤病治疗学［M］. 北京：人民军医出版社，1994，62.

［7］黄建国，黄朝颐，龚启英，等. 5-羟色胺与瘙痒［J］. 中国皮肤性病学杂志，2014，28（10）：1072-1082.

［8］Cork MJ，Danby SG，Vasilopoulos Y，et al. Epidermal barrier dysfunction in atopic dermatitis［J］. J Invest Dermatol，2009，129（8）：35-58.

［9］Ovaere P，Lippens S，Vandenabeele P，et al. The emerging roles of serine protease cascades in the epidermis［J］. Trends Biochem Sci，2009，34（9）：453-463.

［10］崔乐，高莹，张高磊，等. 皮肤屏障结构脂质研究进展-脂质代谢相关酶［J］. 中国皮肤性病学杂志，2016，30（9）：964-967.

［11］Peter ME，Joan SW. Mechanisms of abnormal lamellar body secretion and the dysfunctional skin barrier in patients with atopic dermatitis［J］. J Allergy Clin Immunol，2014，4（4）：781-791.

［12］Hachem JP，Man MQ，Crumrine D，et al. Sustained serine proteases activity by prolonged increase in pH leads to degradation of lipid processing enzymes and profound alterations of barrier function and stratum corneum integrity［J］. J Invest Dermatol，2005，125（3）：510-520.

［13］Demerjian M，Hachem JP，Tschachler E，et al. Acute modulations in permeability barrier function regulate epidermal cornification：role of caspase-14 and the protease-activated receptor type 2［J］. Am J Pathol，2008，172（1）：86–97.

［14］张开明，王刚，尹国华. 最新皮肤科学理论与实践［M］. 北京：中国医药科技出版社，2001：5–6；70–74.

第六节　皮肤屏障模型的建立

皮肤覆盖全身表面，是人体最大的器官之一。近年来，皮肤作为药物进入人体的重要通道，越来越受到重视，经皮给药制剂迅速发展。在药剂学领域，系统、全面地研究药物以及制剂的皮肤通透性，能够促进处方的设计与优化，保证药物的有效与合理，是十分必要的。皮肤通透性研究是经皮给药制剂研发与改进过程中不可缺少的一部分。另一方面，在化工、农业、化妆品、家居行业中，存在大量有害化学物质具有潜在的毒性和危险性，对这些有害物质的经皮肤吸收及毒理研究也是十分重要的。目前，已发展出了多种皮肤通透性实验模型，用于满足对化合物及制剂皮肤通透性研究的需求。

皮肤通透性实验模型主要包括体内研究模型、体外研究模型以及数学预测模型。这些模型各有优缺点，可根据实际需求进行选择。通常来说，体内研究模型是获得皮肤透过性数据最准确的方法，也是其他模型的参照，但通常价格较高，费时费力；体外研究模型的实验操作相对简单，重现性好，但通常难以全面地反映人体皮肤透过的真实情况，和实际通透性相比存在一定偏差；数学模型可以实现对化合物库进行高通量的皮肤透过性预测，获得渗透能力数据并进行化合物筛选，用于后续药物及制剂的研发。

一、皮肤通透性体内研究方法

（一）体内动力学研究

体内测定皮肤的吸收，通常是基于测定血浆和（或）排泄物中化合物或其代谢产物的浓度。如比较经皮给药和其他参照途径给药后的总排泄量，可以计算经皮吸收总量。根据经皮给药后的血药浓度与时间的关系曲线，可以通过卷积或去卷积的方法获得详细的皮肤动力学数据。这种方法能够计算相关的皮肤吸收参数，如最大流量（Max Flux）、渗透系数（k）等。这些吸收参数可以直接作为体外实验结果的参照。

（二）原位适应扩散池模型

在动物麻醉的状态下，将动物皮肤钝性分离，尽量避免可见的出血，以减少该皮肤区域血流的变化。将合适的接收扩散池植入动物皮下，扩散池中有接收小室。

将供给池置于接收池的相应位置的皮肤外侧固定，使皮肤形成两个扩散池中间的密封膜。供给室中加入受试化合物，以一定的流速向接收池中灌注缓冲液，按照时间从接收小室中收集液体并进行分析。以单位面积累积透过量对时间作图，通过曲线拟合求得参数可计算渗透系数（K_p）和渗透流量（Flux）。

（三）微透析技术

1. 微透析技术的特点

微透析（Microdialysis）是一种在体取样技术，最早由美国和瑞士的研究人员发明用于获取体内组织液分析其中的物质。这一技术从 80 年代初开始逐步发展趋向成熟，最早、最广泛地应用于神经生理学以及神经药理学方面的研究。90 年代后，随着各种分析技术和相关理论学科的完善，微透析技术也取得了进一步的发展，应用领域延伸，常被应用于药物动力学、组织分布、药物代谢研究、临床药物监测等方面。

与传统取样技术相比，微透析技术具有在体（in vivo）、原位取样（in situ）、在线（on line）和实时（real time）等特点。微透析的优势还在于对机体组织的损伤性小，微创，无体液损失；几乎可以在所有组织以及血液中进行实验取样；可以连续、不间断地取样，持续数小时甚至数天；由于微透析探针透析膜的作用，内源性大分子不能进入透析液，取得的样品无需进行前处理除去大分子；可以在同一动物体内同时监测血液及多种组织液，形成自身对照，减少实验误差和实验动物数量。

2. 微透析技术的原理

在微透析技术中，微透析探针是一根很细的透析膜管，连接着灌注液输入管和微透析输出管。实验中，将其植入机体组织，用于模拟体内细小的血管，探针中的人工生理溶液则模拟了血流。根据实验需求配制合适的生理溶液，由人工泵泵入探针中作为灌注液，经过渗透膜与机体组织发生物质交换后，流出形成透析液，可以进行取样与后续分析。灌注液以一定的速度通过探针，在渗透膜的两侧产生浓度差，当探针周围组织液中药物的浓度大于灌注液中的浓度，药物会扩散进入探针中。探针上的渗透膜具有一定的滤过作用，只有小于膜孔径的分子才能自由通过渗透膜，在组织液和灌流液之间进行物质交换，如水分子和药物小分子等，其他大分子则不能透过渗透膜。根据探针渗透膜渗透性的不同，可应用不同规格的探针对不同分子量的化合物取样。

药物顺浓度梯度进入连续流动的灌流液，扩散不能完全达到平衡，其回收是不完全的，因此需要用相对回收率对渗析液中的浓度进行校正。相对回收率（relative recovery）是指药物在渗析液中的浓度和在组织液中的浓度的比值，简称回收率。探针回收率的测定是微透析实验的重要部分，有浓差法、反向渗透法、零流速法、近似平衡透析法等，视具体实验情况选用不同的方法，目的都在于使所得结果准确可靠。

3. 微透析技术在皮肤通透性研究中的应用

1991 年 Anderson 等[1]对微透析探针进行改进，探讨该技术在溶剂经皮吸收领域的实用性，研究了乙醇经人体皮肤的吸收，为人体皮肤屏障功能的研究开辟了新的方法。随着经皮微透析技术的发展，现已成为了经皮给药系统研究的重要方法之一。经皮微透析可以对实验动物或人体皮肤组织进行在体、连续的药物浓度测定，在研究皮肤屏障功能、经皮吸收制剂药物动力学、生物利用度和生物等效性等方面发挥了重要作用。

Morgan 等[2]研究了角质层屏障对亲水性药物阿昔洛韦和喷昔洛韦经皮吸收的影响，采用微透析技术对健康志愿者的前臂掌侧表面真皮层进行了 5 小时的采集取样，用胶带剥离法去除角质层，比较后证实角质层是亲水性药物吸收的主要屏障。

Stagni 等[3]评价了皮肤微透析技术在研究离子导入普萘洛尔的皮肤药物动力学特性和定量中的适宜性，将线性微透析探针埋入受试者的前臂皮肤取样，用高效液相色谱法进行分析，得到了普萘洛尔经皮吸收的药代动力学数据，表明普萘洛尔在真皮中为一级消除，离子导入技术有利于药物的透皮吸收，也表明微透析技术可用于皮肤透过药物动力学及促皮吸收方法的研究。

Kreilgaard 等[4]用微透析方法研究了一种新型局部微乳载体，检测载体中亲脂性药物利多卡因与传统水包油乳剂（o/w）相比透皮生物等效性的差异，测得微乳剂型使利多卡因的皮肤吸收系数提高了 2.9 倍，药物的延滞时间缩短，药效学则没有明显差异，说明该微乳载体可用于增加亲脂性药物的经皮吸收。微透析技术与适当的药代动力学模型相结合，为局部应用药物的生物等效性研究提供了高灵敏度的方法。

二、皮肤通透性的体外模型

与体内研究方法相比，体外评价实验通常更加简单易行，便于测定，价格相对较低，可以减少实验动物和化合物的使用，并且有能力进行高通量的筛查。对于某些剧毒化合物，更适合以体外实验评价皮肤透过性。体外实验还易于控制各种影响因素，可以通过改变实验条件，研究药物透过皮肤的机制及影响药物通透性的因素等。但同时体外实验也有一些各自的不足之处，如不同来源皮肤与人的种属差异、不能反映皮肤的代谢作用、缺少皮肤血流作用、离体皮肤发生生理及结构变化等。

（一）离体皮肤透过模型

1. 皮肤模型

最适宜用于离体皮肤透过性实验的皮肤模型是来源于人类的皮肤组织，但人类皮肤组织主要来源于尸体或外科手术，且涉及伦理问题，获取较为困难。这种皮肤可以立即使用或在 −24℃长期保存。也可用压敏胶剥离大约 15mm 厚的角质层用于研究。一些研究表明，人体皮肤组织的通透性与年龄、性别或贮存条件没有明显的相关性，也有研究通过色酮酸通透实验结果表明，冷冻贮存的离体皮肤比新鲜皮肤的通透性大。对于离体人体皮肤组织通透性的影响因素还需要进一步研究才能得到更为准确的结论。

人体组织来源有限，因此常采用实验动物的皮肤组织代替人类皮肤进行实验。常用的动物模型包括猴、猪、大鼠、小鼠、豚鼠等。

灵长目类动物，包括恒河猴和松鼠猴，在经皮吸收方面是与人类最相关的动物模型，具有较高的价值。它们的演化和人类最接近，因此皮肤也类似于人类的皮肤，如内臂、腿和躯干等区域像人类一样是相对无毛的，其经皮吸收的部位差异也与人体类似。然而，猴在实验中的使用受到成本和可及性的限制。有研究还报道了猴皮肤和人类皮肤透过性的差异，因此，猴皮肤的透过性也并不完全类似于人类的皮肤。

另一种和人类皮肤相关性较高的动物模型是猪。猪的皮肤和人类皮肤有很多相似之处：猪皮肤的毛囊结构，表皮组织形态，角质层的细胞堆叠，真皮血管的数量、分布和通讯都与人类皮肤相似；猪皮肤中的胶原纤维和纤维束的结构与人类皮肤的胶原纤维基本相似；许多抗体在猪皮肤和人类皮肤上表现出类似的免疫反应性；猪表皮中鞘糖脂和神经酰胺和人类皮肤具有生化相似性；家猪皮肤的酶模式与人体相近；皮肤层的厚度相近。但猪皮肤和人类皮肤也存在一些不同之处，如人类的血管化程度很高，但猪的血管化程度很低；人类和猪的汗腺类型不同等。许多实验表明，猪皮肤和人类皮肤具有类似的渗透性，但是不同性质的化合物相似程度不同。

啮齿类动物如大鼠、小鼠、家兔等体积小、易于操作、价格较低、易获得，因此它们最常用于皮肤透过性实验。其中，与人类皮肤最相近的是大鼠。但大鼠皮肤表皮和角质层较薄，附属物数量较多，角质层细胞内脂质成分与人类不同，角质层细胞表面积低于人类皮肤。与人类皮肤相比，大鼠皮肤的通透性通常更高。Van Razenzwaay 等[5, 6]提出了一种结合大鼠体内外及人体皮肤体外吸收的数据，预测人体内表皮吸收的公式（式 6-4）：

$$\% \text{人表皮透过} = \frac{(\% \text{大鼠表皮透过 } in\ vito) \times (\% \text{人体表皮透过 } in\ vitro)}{(\% \text{大鼠表皮透过 } in\ vitro)}$$

（式 6-4）

啮齿类动物的缺点之一是毛囊密度极高，在进行透过实验之前需要去毛。毛囊数量及去毛过程都会影响化学物质的透皮吸收，所以发展出使用无毛啮齿动物进行透皮研究。如无毛大鼠、无毛小鼠、无毛豚鼠等。其中，无毛豚鼠的表皮较厚，具有与人类表皮相似的 5~10 层结构，且角质层的厚度和真皮中血管数量也与人类相似，是研究人类皮肤吸收的又一良好模型。

2. 皮肤透过实验研究方法

体外皮肤透过性实验通常采用扩散池的方法，一般可以分为水平式扩散池和立式扩散池。

（1）水平式（两室）扩散池 水平式扩散池最普遍的形式是使用两个固定容积的半池，池内充满溶液介质，从人或动物身上获得的皮肤膜夹在两个半池的中间。膜的一侧作为供给室，加入受试物，受试物经过皮肤渗透到另一侧的接收池。定时从接收池取样并补充同体积的新鲜液体介质。以药物累计透过量与时间作图，计算透过参数。常用的有 Durrheim 扩散池和 Valia-Chien 扩散池。

（2）立式（限量）扩散池 限量扩散池适合用于制剂经皮通透性的研究，可以较好地模拟在体条件。其中常用的是 Franz 扩散池，能够使体外实验与局部用剂型的实际传递药物环境和条件尽可能接近。实验中，将剥离的皮肤固定于扩散池之间，皮肤角质层面朝向供给池，真皮层面朝向接收池。在加入含受试物的供给液前进行平衡，加入供给液后，定时从接收池取样并补充同体积的新鲜液体介质。

根据药物单位面积的累积透过量与时间作图，得到药物经皮渗透动力学曲线。药物的累积透过量由下式（式 6-5）计算。

$$Q = (C_n \times V + \sum_{i=1}^{n-1} C_i \times V_i)/A \qquad （式 6-5）$$

其中 Q 为单位面积累积透过量，V 为扩散池体积，V_i 为每次取样体积，C_n 和 C_i 分别为第 n 次和第 i 次取样时接收液中的受试物浓度，A 为扩散池面积。以累积透过量对时间作图，所得直线部分的斜率为稳态透皮速率（Jss），直线部分的反向延长线与 X 轴的交点为滞后时间（Tlag）。

（3）流式扩散池 流式扩散池是一个半池作为供给池，接收池受到充分的搅拌，定期更换全部接收液或连续大量冲洗接收池使接收液的浓度保持为零，优点是可以模拟毛细血管血流的作用。这类扩散池更适合药物在接收介质中溶解度很低的情况。

（二）动物组织灌注模型

常见的用于研究皮肤透过性的动物组织灌注模型包括猪皮瓣、猪耳、兔耳、牛乳房等。

Rivier 等[7] 在 1986 年建立了离体灌注猪皮瓣模型，用于研究经皮吸收和皮肤毒理学。通过手术在猪体内创造一个皮瓣，2~6 天后转移到控温的灌注室上，灌注液中含有白蛋白和葡萄糖，可进行 10~12 小时的研究。该模型中保持了皮肤的活性，保留皮肤的正常的结构和完整的微血管，可以在正常的、隔离的、受控制的组织中测定经皮吸收和代谢。然而，这一模型的手术和灌注技术较为复杂，费时费力。

离体猪耳灌注模型中，用血液代替缓冲液作为接收介质，同时没有忽略化学物质对真皮血管系统的影响。该模型不需要复杂的外科手术，但实际灌注时间限制在6小时左右。

单向灌注兔耳模型是在实验中手术切下兔耳，进行主要动脉和边缘静脉的插管，并将兔耳移入灌注仪中。该技术常应用于研究皮肤中的代谢反应，价格较为昂贵。

（三）组织细胞培养模型

组织细胞培养技术在药理学、药剂学的各方面研究中有着广泛的应用。通过细胞培养技术，可以建立起简便快捷、高通量、高平行性的实验方法。目前的体外细胞模型有人类表皮细胞原代培养、转化的细胞株培养、重构人体皮肤模型等。

用酶消化皮肤，表皮细胞可以从皮肤样品上分离，获得表皮细胞混悬液用于细胞培养。将细胞混悬液倾倒在经射线处理死亡的3T3细胞饲食层上，饲食层有利于角质细胞的附着和生长，抑制成纤维细胞的生长，获得人类表皮细胞的原代培养。同原代细胞培养相比，细胞株具有传代能力强、重现性好的特点。如NCTC-2544细胞是一种商业化的细胞株，来源于上皮组织，可形成单层细胞，但缺少表皮特殊的标记物，如角质透明蛋白微粒，常用于皮肤代谢的研究。

重构人体皮肤是从机体获取少量的活体皮肤组织，将细胞从组织中分离，并在体外进行培养扩增，然后将扩增的细胞与生物材料按照一定的比例混合，使细胞黏附、生长于生物材料上形成3D皮肤模型。在3D皮肤模型的构建过程中，皮肤的结构、力学强度、基质成分以及功能基因的表达都能得到一定的控制，因此3D皮肤模型的结构和生理代谢与人体皮肤具有一致性。目前，3D皮肤模型只要包括表皮模型、黑色素皮肤模型、全层皮肤模型等。已有多种皮肤模型构建成功，如表皮模型有法国的EpiSkin、SkinEthic RHE，美国的EpiDerm，德国的epiCS，日本的LabCyte EPI-MODEL，中国的EpiKutis等。其中EpiKutis采用中国人角质形成细胞，经组织工程专利技术培养而成，是国内首款实现产业化生产的皮肤测试模型，和人体正常皮肤结构高度相似。黑色素皮肤模型有法国的SkinEthic RHPE、美国的MelanoDerm、德国的epiCS-M以及中国的MelaKutis。全层皮肤模型有法国的T-Skin、美国的EpiDerm FT、德国的Phenion FT以及中国的FulKutis，通常含有成纤维细胞构成的真皮层以及复合其上的表皮层。这些3D皮肤模型具有广泛的应用，可用于皮肤屏障、经皮吸收、抗炎保湿等多方面的研究。

（四）脂质人工皮肤膜模型

为了简化药物皮肤渗透性的预测，采用人工手段构建脂质膜，对其进行修饰，用于在体外模拟皮肤屏障的功能。现有的脂质人工皮肤膜包括硅氧烷膜、角质层替代模型（SCS）、皮肤平行人工渗透模型（skin-PAMPA）、磷脂囊泡基质渗透模型（PVPA）等，这些模型通常具有高通量、制备简单、可修饰性强等优点。

SCS 是在多孔性的材料上覆盖脂质混合物（神经酰胺类、胆固醇、游离脂肪酸）来模拟角质层的脂质结构，亲水性和亲脂性适中的模型药物在 SCS 模型和人角质层中的稳态流量非常相似。SCS 模型易于对其脂质基质进行修饰，从而可以考察脂质组成和脂质结构对膜屏障功能的影响，如通过模拟一些患病皮肤角质层，包括过敏性皮炎、尼曼病等来研究皮肤屏障功能和结构的变化。

PAMPA 模型最初用于模拟口服给药后药物在小肠上皮的吸收。2006 年，Ottaviani 等[7]用二甲基硅油和十四烷酸异丙酯的混合物作为 PAMPA 的脂质层模拟皮肤吸收，发现当十四烷酸异丙酯 - 二甲基硅油为 70：30 时，测得的渗透系数与人体皮肤的渗透系数相关程度最高。脂质中将神经酰胺类似物与硬脂酸和胆固醇混合，模拟皮肤的屏障功能，测得的渗透系数与全皮的相关性良好。以上说明 skin-PAMPA 模型作为预测皮肤渗透性的工具有很大潜力，可作为高通量的筛选工具。

Skin-PVPA 模型包括 PVPAc 和 PVPAs。PVPAc 是由用卵磷脂和胆固醇制备的脂质体制得，PVPAs 用皮肤中主要的脂质成分神经酰胺、胆固醇、游离脂肪酸、胆固醇硫酸酯等制备。Skin-PVPA 模型不仅模拟角质层的脂质组成，还应用脂质体来模拟角质细胞的结构和形态特征，从而更好地模拟角质层，常应用于药物载体对药物透皮吸收的影响研究。

三、数学模型预测皮肤通透性

随着各类化合物透皮吸收研究的增加以及计算机技术的不断发展，研究者们希望能够建立一些模型描述化合物的透皮吸收特性，总结规律，进而获得能够预测皮肤透过性的数学模型。应用适宜的数学模型可以在研究初期快速、简便、大规模地预测化合物的皮肤透过性。预测皮肤通透性的数学模型可以分为经验性模型和机械理论模型。

1. 经验性模型

经验性模型一般基于实验得到的大量化合物的吸收数据，大部分预测皮肤通透性的数学模型都属于经验性模型，如定量结构渗透关系（quantitative structure permeability relationships，QSPR）模型和人工神经网络模型（artificial neural network，ANN）等。

早期有研究发现化合物的皮肤透过性与其亲脂性线性相关，于是很多研究将化合物的皮肤透过系数与其辛醇 - 水分配系数、分子量联系起来，形成了多种 QSPR。Potts 和 Guy 等[8]人建立的模型具有较好的预测性，线性关系如下所示。

$$\log K_p = 0.71 \log K_{ow} - 0.0061 \text{Mw} - 6.3$$

式中，K_p（cm/s）为皮肤渗透系数；K_{ow} 为化合物的辛醇 - 水分配系数，Mw 为分子量。其他一些研究将皮肤透过性与化合物分子结构中更基本的参数联系起来，如氢键数量、熔点、剩余摩尔折射率、偶极 – 极化性、总氢键酸度、总氢键碱度、McGowan 特征分子体积等，建立了更复杂的 QSPR，也具有良好的相关性。

人工神经网络模型是受生物神经系统处理信息方式的启发而建立的信息处理模式，尤其是对于存在非线性关系的数据，是一种潜力巨大的模型技术。人工神经网络模型已被应用于解释药剂学、药理学领域的复杂现象，如结构 – 活性关系分析、药动学模型、处方设计等。如 Lim[9] 等人利用人工神经网络技术，提出了一种以化合物的三维分子结构预测人体皮肤通透性的方法，通过分子轨道参数计算分子描述符，利用前馈和反馈神经网络对这些分子描述和 logKp 之间的相关性进行了检验，结果显示这种神经网络模型能够合理准确地预测皮肤通透性。

2. 机械理论模型

机械理论模型一般和化合物透皮吸收的机制有关。化合物透过表皮吸收一般可以通过 3 种途径，包括跨细胞途径、细胞间途径和皮肤附属器通路途径。对于各个途径，均有一些模型描述。如对于经细胞间隙与细胞内转运，Chen 等[10] 基于角质层的形态学结构，结合机械原理、定标粒子理论与流体力学的阻碍扩散理论，把每个细胞与其周围的细胞间质划为一网格，得到了药物在两网格之间转移质量的计算公式，称为"水泥砖块模型"，预测结果较好。对于经角质层与活性表皮层转运，Simon 等[11] 考虑到皮肤的角质层与活性表皮层不是静止的，活性表皮层往外推移，细胞功能逐渐退化成为角质层，并最终脱落，与药物进入体内的方向相反，建立了对流扩散模型。对于经表皮与真皮转运模型，Kasting 等[12] 综合考虑角质层、活性表皮与真皮对药物的屏障作用，假设角质层与真皮层是均质层，活性表皮中没有药物，提出一维的综合瞬态模型。这些模型通常较为复杂，一般使用微积分建立，且部分微积分方程无法得到精确解，只能通过计算机模拟的方式估算。此外，同一皮肤样本所测数据有限，数学模型能否准确预测还有待验证。

一般来说，机械模型能够提供更多的关于化合物透皮吸收过程和机制的信息，而经验模型的预测性通常优于机械模型。使用者需根据实际需要进行的模型的选择。

参考文献

[1] Anderson C, Andersson T, Molander M. Ethanol absorption across human skin measured by in vivo microdialysis technique[J]. Acta Derm Venereol, 1991, 71(5): 389-393.

[2] Morgan CJ, Renwick AG, Friedmann PS. The role of stratum corneum and dermal microvascular perfusion in penetration and tissue levels of water-soluble drugs investigated by microdialysis[J]. Br J Dermatol, 2003, 148(3): 434-443.

[3] Stagni G, O'Donnell D, Liu Y J, et al. Intradermal microdialysis: Kinetics of iontophoretically delivered propranolol in forearm dermis[J]. J Control Release, 2000, 63(3): 331-339.

［4］ Kreilgaard M, Kemme MJ, Burggraaf J, et al. Influence of a microemulsion vehicle on cutaneous bioequivalence of a lipophilic model drug assessed by microdialysis and pharmacodynamics［J］. Pharm Res, 2001, 18（5）: 593-599.

［5］ van Ravenzwaay B, Leibold E. A comparison between in vitro rat and human and in vivo rat skin absorption studies［J］. Hum Exp Toxicol, 2004, 23（9）: 421-430.

［6］ van Ravenzwaay B, Leibold E. The significance of in vitro rat skin absorption studies to human risk assessment［J］. Toxicol in Vitro, 2004, 18（2）: 219-225.

［7］ Riviere J E, Bowman K F, Monteiro-Riviere N A, et al. The isolated perfused porcine skin flap（IPPSF）. I. A novel in vitro model for percutaneous absorption and cutaneous toxicology studies［J］. Fundam Appl Toxicol, 1986, 7（3）: 444-453.

［8］ Potts RO, Guy RH. Predicting skin permeability［J］. Pharm Res, 1992, 9（5）: 663-669.

［9］ Lim CW, Fujiwara S, Yamashita F. Prediction of human skin permeability using a combination of molecular orbital calculations and artificial neural network［J］. Biol Pharm Bull, 2002, 25（3）: 361-366.

［10］ Chen L, Lian G, Han L. Use of "bricks and mortar" model to predict transdermal permeation: Model development and initial validation［J］. Ind Eng Chem Res, 2008, 47（17）: 6465-6472.

［11］ Simon L, Goyal A. Dynamics and control of percutaneous drug absorption in the presence of epidermal turnover［J］. J Pharm Sci, 2009, 98（1）: 187-204.

［12］ Kasting GB, Miller MA, Bhatt VD. A spreadsheet-based method for estimating the skin disposition of volatile compounds: Application to N, N-diethyl-m-toluamide（DEET）［J］. J Occup Environ Hyg, 2008, 5（10）: 633-644.

第七节　皮肤屏障与药物应用

随着现代制剂技术的不断发展，经皮给药制剂在临床上发挥的作用越来越大，主要包括皮肤局部外用制剂和经皮给药系统（transdermal drug delivery systems，TDDS）。皮肤疾病的局部治疗主要针对疾病部位，从而最大限度地减少了身体其他部位的不良副作用；而通过皮肤进行的全身治疗可以避免药物在胃肠道内的降解和肝脏的首过效应，此外还可以避免与注射相关的疼痛和安全问题。经皮给药系统也叫作经皮治疗系统（trandermal thrapeutic systerms，TTS），是指药物从特殊设计的装置释放，通过完整的皮肤吸收，进入全身血液系统并达到有效治疗浓度，最终产生疗效的控释给药剂型，被广泛应用于全身和局部治疗[1]。经皮给药系统，特别是通过长效贴剂，可以减少给药频次并且维持稳定的药物水平[2]。

一、药物的选用原则

（一）局部外用药物的选择

1. 适宜的药物种类

根据皮肤病的病因与发病机制等选择适宜的药物种类，如表 6-2[3]。

表6-2 不同种类的皮肤病可选择的外用药物种类

皮肤病种类	药物种类
化脓性皮肤病	抗细菌药物
真菌性皮肤病	抗真菌药物
过敏性皮肤病	抗过敏药物
角化不全	角质促成剂
角化亢进	角质松解剂
有糜烂和渗出	收敛剂

2. 适宜的药物剂型

根据皮肤病的皮损特点选择适宜的药物剂型，如表 6-3[3]。

表6-3 不同皮损特点可选用的外用药物的剂型

皮损特点	药物剂型
急性炎症性皮损，仅有潮红、肿胀，无糜烂	粉剂、振荡剂
急性炎症性皮损，有水疱、糜烂、渗出	湿敷
亚急性炎性皮损	油剂、乳剂、糊膏
慢性炎症性皮损	软膏、糊膏、硬膏
仅有瘙痒（无皮损）	醋剂、酊剂、乳剂、振荡剂

3. 个性化用药

根据患者的实际情况，个性化用药。如对皮肤敏感性强的患者，应使用温和无刺激性的药物，同时从低浓度到高浓度逐渐增加药物的剂量。此外，使用新药时，应先小面积应用，无不良反应再大面积使用。

4. 注意禁忌证

药物选择时应注意禁忌证，如含硫（S）和含汞（Hg）的药膏不能同时使用。

（二）经皮给药系统药物的选择

1. 经皮给药系统药物的选择原则

（1）经皮给药系统具有缓释和控释的特点，适合于一些生物半衰期短、治疗指数小的药物[4,5]。

（2）大部分药物通过皮肤的渗透性低，只适合于剂量小、药理作用强的药物。

（3）作为经皮给药系统的药物应对皮肤没有刺激性，不产生过敏反应。

（4）高熔点药物的透皮速度小，宜选择低熔点的药物。

（5）药物的溶解度应适宜，通常药物在油及水中的溶解度均应大于 1mg/ml，且油水分配系数适中。药物分子量应小于 1000[6]。

2.TDDS 临床使用的注意事项

TDDS 临床使用中，应注意以下事项[7]：

（1）由于不同的部位的经皮吸收程度不同，一般来说，阴囊＞前额＞大腿屈侧＞上臂屈侧＞前臂＞掌趾，使用时应选择说明书中推荐的给药部位。为了提高治疗效果和避免皮肤刺激，应在推荐范围内的不同位置轮换用药，同一给药部位皮肤一周后可重新用药。

（2）TDDS 给药部位皮肤应清洁、干燥、几乎无毛发、不油腻、不易受刺激、无炎症、无擦破处或硬块。皮肤潮湿可增大渗透率，容易导致药物过量；油性皮肤影响粘贴性；如果皮肤擦伤或割伤，药物就会直接进入皮下组织和毛细血管，可能引起体内药物过量。

（3）给药部位应避免使用皮肤洗剂，因为它们可影响皮肤水合作用并改变药物在 TDDS 和皮肤中的分配系数。

（4）TDDS 不可切割，否则会破坏制剂的完整性。

（5）TDDS 应用在不经常受衣服摩擦的皮肤位置。当淋浴、洗澡或游泳时通常应撕去 TDDS。

（6）应在药品说明书所示的推荐时间内使用 TDDS，到时立即除去，并换上新的 TDDS。

（7）使用 TDDS 前后应洗手，同时注意在使用 TDDS 时不要揉眼睛或接触口腔。

（8）用过的 TDDS 含有残留药物，为了儿童和宠物的安全，应适当处置。

3.经皮给药系统的优点和局限性[4]

（1）经皮给药系统的优点 ①避免了药物在胃肠道降解和肝脏首过效应，提高了生物利用度；②可以保持恒定的释放速度，延长了有效作用时间；③对于半衰期短的药物，可以减少给药频次；④避免了注射相关的疼痛和安全问题；⑤提高了患者的依从性；⑥减少了毒性：无峰值，总吸收剂量较低；⑦副作用低，出现副作用后可及时停药；⑧降低了患者的治疗费用，由于减少了综合给药剂量和给药频次（增加了疗效）；⑨通过改变面积调节给药剂量，减少了个体差异，且患者可以自主用药，也可以随时停止用药；⑩适用于婴儿、老人或因呕吐不宜口服药物以及长期用药的病人。

（2）经皮给药系统的局限性 ①部分药物对皮肤有刺激或致敏作用；②皮肤的吸收率低，药物大剂量时不适用；③控释装置破坏时，容易造成突释，引发不良反应。

（三）常见疾病的药物选择

1. 皮肤疾病

与完好的皮肤相比，受损或患病的皮肤具有更强的渗透性。鱼鳞病、皮炎、脓疱疮、湿疹和银屑病都是相当常见的皮肤病，可导致皮肤屏障性降低，治疗上应促进皮肤屏障的恢复。

（1）特应性皮炎　特应性皮炎（atopicdermatitis，AD）是一种慢性、复发性的炎症性疾病，多发于儿童。刘秋慧等人[8]的研究显示 AD 儿童部分皮肤角质层含水量明显低于健康儿童，而皮肤表面 pH 值、经皮水分丢失量（TEWL）明显高于健康儿童，提示其皮肤屏障功能受损，皮肤保湿能力下降。Lee 等人[9]的研究发现保湿剂的使用可以有效改善特应性皮炎的相关症状，降低皮损的严重程度，提高治疗效果。李妍等人[10]的研究也显示，对于轻中度特应性皮炎患者，丁酸氢化可的松乳膏联合保湿剂的治疗效果更好。因此，积极保湿对于修复 AD 患者的皮肤屏障功能具有重要作用。常用的保湿药物包括油脂性软膏，如白色凡士林、含有尿素的外用药、含有肝素类似物的外用药。

（2）银屑病　银屑病是一种慢性、易复发的炎症性皮肤疾病。银屑病患者中角蛋白 K17 强阳性表达，提示角质形成细胞增殖活跃，表皮更替时间缩短，可出现角化过度并伴有角化不全，颗粒层变薄或消失的情况，而且银屑病患者的神经酰胺合成障碍，皮肤屏障结构不全，容易受损[11]。顾华等人[12]的研究显示，与健康组相比，银屑病患者的角质层含水量下降，而 TEWL 值明显增加，提示皮肤屏障障碍。因此，加强保湿，恢复皮肤屏障功能，是银屑病治疗的重要手段之一。李双等人[13]观察了卡泊三醇联合保湿剂的治疗方案对银屑病患者的治疗效果，结果显示联合方案能有效改善皮肤屏障功能，减轻患者的临床症状，有利于减少药物的单用量，降低不良反应的发生。

2. 其他疾病

TDDS 主要用于心血管疾病（如高血压、心绞痛）、中枢神经系统疾病（晕动症、疼痛）和激素替代治疗等。

（1）高血压　第一个用于治疗高血压的 TDDS 是 Catapres TTS，该制剂可乐定贴剂控释长达 7 天[7]。现阶段，硝苯地平、美托洛尔等降压药物的 TDDS 制剂也逐渐应用于临床。

（2）疼痛　疼痛常用于的经皮给药系统为芬太尼透皮贴剂。芬太尼是一种阿片类镇痛药物，可用于癌性疼痛等疾病。芬太尼透皮贴剂在应用后 72 小时内可恒速持续地释放芬太尼[14]，其使用剂量应根据患者的个体情况而定，并在给药后定期进行剂量评估。

（3）激素替代治疗　对于性腺功能减退、女性卵巢切除术、原发性卵巢功能衰竭及由于内源性雌激素产生不足诱发的衰退症状，可选择雌二醇经皮给药系统。对于睾酮缺乏的男性，可以选择睾酮经皮给药系统。

二、药物的皮肤屏障透过性研究

由于皮肤角质层厚度、药物分子量大小、药物浓度、用药时间长短以及外用药物基质类型等，可以影响药物经皮吸收[6]，通过选择适宜的药物剂型、联用促渗剂、改变药物的浓度等方法，可以促进或减慢药物经皮吸收，达到增加药物治疗效果或延长作用时间等目的。临床上广泛应用的透皮贴剂，就是通过将药物制备成TDDS来治疗或预防疾病。

（一）影响药物经皮吸收的因素[4]

1.皮肤的生理构造

（1）应用部位 皮肤的吸收能力与角质层的厚薄、完整性和通透性有关。不同的部位皮肤的角质层厚薄不同，吸收能力也存在差异。一般来说，阴囊＞前额＞大腿屈侧＞上臂屈侧＞前臂＞掌趾。如皮质类固醇经皮吸收情况的部位差异如下：足底 0.14%；手掌 0.83%；前臂 1.0%；头皮 3.5%；额部 6.0%；下颌 13%；生殖器42%。

（2）皮肤的水合程度 皮肤水合作用是影响许多药物经皮吸收的一个重要的生物学因素。一般来说，角质层的水合程度越高，经皮吸收的能力越强。正常生理条件下，水分仅占角质层重量的 10%~20%；然而，如果皮肤在水中浸泡一小段时间后，角质层可以吸收比正常情况下多 20 倍的水。角质层的水合程度经常因某些疾病状态，如湿疹和鱼鳞病，以及环境湿度和温度而变化。天然保湿因子（natural moisturizing factor，NMF）被认为是角质层吸湿性的中介。一些研究人员认为，皮肤的水合作用可以导致角质形成细胞肿胀，进而影响角质层脂质堆积。然后，这些干扰会导致中断的极性和非极性细胞间通路的合并，在角质层中形成一个连续的极性和非极性路线，从而增加一些渗透剂的通量。目前，皮肤水化引起渗透增加的机制尚不清楚。

（3）皮肤温度 皮肤的渗透性与其温度成正比，温度越高，角质层脂域的流动程度越高，药物的扩散系数越大。与保持在 37℃ 左右的体内温度不同，皮肤温度受环境因素的影响，如环境温度、空气循环、湿度等，这些都会导致皮肤温度发生较大的变化。此外，由于交感/副交感神经系统的作用，皮肤表面的温度可能会随着个人的情绪/心理状态而变化。这种皮肤温度的差异可能导致药物经皮吸收程度的增加或减少。一些经皮给药系统通常会明确列出避免暴露在极端阳光或高温下的注意事项，如治疗带状疱疹后神经痛的皮肤贴剂 Lidoderm。

（4）病变皮肤 与完好的皮肤相比，受损或患病的皮肤具有更强的渗透性。鱼鳞病、皮炎、脓疱疮、湿疹和银屑病都是相当常见的皮肤病，可导致皮肤屏障性降低。研究表明，氢化可的松对正常健康人体皮肤的渗透作用低于对银屑病皮损皮肤的渗透作用。在某些情况下，皮肤屏障的破坏会导致药物的过度吸收而引发不良反应。因此，在皮肤患病时，最好避免使用经皮给药系统。

（5）"贮库"效应　皮肤的贮库效应是指药物在经皮吸收的过程中可能会在皮肤内产生积累形成贮库，其主要积累部位是角质层。贮库的形成是由溶解于角质层中的游离药物与结合于角质层中的药物所引起，而后者起主要作用。现已发现亲脂性与亲水性的药物都可能由于与角质层结合，或由于很小的扩散系数而蓄积在角质层中，然后缓慢地扩散出。角质层中含有 40% 的角蛋白，具有高血浆蛋白结合率的药物可能与其结合。如研究表明普萘洛尔通过角质层的渗透过程并不是简单的分配扩散过程，它可能与角质层发生了结合，而且在角质层内的吸附符合 Langmuir 吸附等温式。

2. 药物的理化性质

（1）分子大小　除了分子的电荷，穿过角质层的最大障碍就是分子的大小。"500 道尔顿规则"反映了分子能够穿透皮肤的分子量上限。"500 道尔顿规则"的依据是①几乎所有常见的接触过敏原都低于 500Da，较大的分子不称为接触致敏剂，它们不能穿透人体，因此不能作为人体的过敏原；②局部皮肤治疗最常用的药物大小均在 500Da 以下；③所有已知用于经皮给药系统的外用药物均低于 500Da。

（2）脂溶性及分配系数　由于药物主要通过细胞间通路（富脂区域）透过角质层的，根据相似相溶的原理，脂溶性的药物更容易通过。经皮给药系统候选药物理想的分配系数为 logP（油/水）介于 1~4。

（3）药物的化学结构　氢键不超过两个的药物更容易通过皮肤。

（4）熔点　熔点低的易透过皮肤。

3. 经皮给药系统

根据药物的 *pKa* 值，通过改变经皮给药系统的处方组成，调节经皮给药系统介质的 pH，或选用与离子型药物电荷相反的物质作为介质或载体形成电中性的离子对，增加非离子型的比例，提高药物在角质层的渗透。此外，也可在处方中使用透皮吸收促进剂提高药物的皮肤通透性，促进经皮吸收。

4. 外界环境因素

环境温度升高时，皮肤血管扩张、血流速度增加，加快已透入组织内的物质弥散，从而使皮肤吸收能力提高。环境湿度可以影响皮肤对水分的吸收，当环境湿度增大时，角质层水合程度增加，皮肤吸收能力增强。

（二）常见局部外用药物的皮肤屏障透过性研究

（1）特比萘芬　特比萘芬是一种常用的抗真菌药物，临床上其乳膏剂型较为常用。邓红等人[15]的研究发现特比萘芬几乎并不透过皮肤（体外皮肤透过率低于 0.05%），而是在皮肤中贮存（皮肤贮药量约为 43%），主要发挥局部治疗的作用。

（2）糖皮质激素　常用的外用糖皮质激素包括氢化可的松、丙酸倍他米松、曲安奈德等，多项研究显示糖皮质激素使用不同基质时，皮肤屏障透过性不同，药物效果也不同。需要注意的是，过去曾认为软膏比乳膏更有效，但是随着制剂学的不断发展，使乳膏、凝胶和溶液能够专门配制成与软膏同等功效甚至更有效的制剂，如倍他米松软膏效价等级为1，乳膏为2，洗剂时可以达到5。基质对糖皮质激素的效价影响如表6-4[4]。张健明等人[16]的研究发现氢化可的松水溶性基质软膏较易透过糖尿病模型大鼠皮肤，而油脂性基质软膏不易透过糖尿病模型大鼠皮肤，为糖尿病患者合理选择外用糖皮质激素提供了实验证据。

表6-4 基质对糖皮质激素的效价影响

糖皮质激素	效价
丙酸倍他米松	
丙酸倍他米松软膏（0.05%）	1
丙酸倍他米松凝胶（0.05%）	1
丙酸倍他米松乳膏（0.05%）	2
二丙酸倍他米松软膏（0.05%）	2
二丙酸倍他米松乳膏（0.05%）	3
二丙酸倍他米松洗剂（0.05%）	5
丙酸氯倍他索	
软膏（0.05%）	1
乳膏（0.05%）	1
凝胶（0.05%）	1
E乳霜（0.05%）	1
外用泡沫（0.05%）	1
头皮贴（0.05%）	2
醋酸氟轻松	
软膏（0.05%）	2
乳膏（0.05%）	2
凝胶（0.05%）	2
溶液（0.05%）	2
E乳霜（0.05%）	3
曲安奈德	
Aristocort A 软膏（0.1%）	3
Kenalog 乳膏（0.1%）	4
Kenalog 洗剂（0.1%）	5
Aristocort A 乳膏（0.1%）	6

（三）常见 TDDS 的皮肤屏障透过性研究

1. 常见 TDDS 的类型

广义上，经皮给药系统包括软膏、硬膏、贴剂、凝胶、涂剂以及气雾剂。通常情况下，经皮给药系统专指起全身治疗作用的透皮吸收贴剂。贴剂可以分为膜控释型（membrance-moderatedtype）、黏胶分散型（adhesive-dispersiontype）、骨架扩散型（matrix-diffusiontype）、微贮库型（microreservoirtype）[7]。

（1）膜控释型　膜控释型主要由背衬层、药物贮库、控释膜、黏胶层和防黏层 5 部分组成。在此系统中，药物贮库黏附在背衬层上，另一面覆盖控释膜，贮库中药物分子通过控释膜释放。背衬层通常以软铝塑材料或不透性塑料薄，如聚苯乙烯、聚乙烯、聚酯等制备而成，要求封闭性强，对药物、辅料、水分和空气均无透过性，易于与控释膜复合，背面方便印刷商标、药名和剂量等文字。控释膜的外层涂有压敏胶，以帮助贴片黏附与皮肤。压敏胶中也可加入药物作为负荷剂量，使药物能够较快到达治疗的血药水平。

（2）黏胶分散型　黏胶分散型的药库层及控释层均由压敏胶组成。药物分散或溶解在压敏胶中成为药物贮库，均匀涂布在不渗透背衬层上。为了增强压敏胶与背衬层之间的粘结强度，通常用空白压敏胶先行涂布在背衬层上，然后覆以含药胶，在含药胶层上再覆以具有控释能力的胶层。由于药物扩散通过的含药胶层的厚度随释药时间延长而不断增加，故释药速度随之下降。为了保证恒定的释药速度，可以将黏胶分散型的按照适宜浓度梯度制备成多层含不同药量及致孔剂的压敏胶层。由于扩散距离的延长而引起的速度降低，随着浓度梯度或孔隙率的增加而得到补偿。

（3）骨架扩散型　药物均匀分散或溶解在疏水或亲水的聚合物骨架中，然后分剂量成固定面积大小及一定厚度的药膜，与压敏胶、背衬层及防黏层复合即成为骨架扩散型 TDDS，也可以在复合后再行分割。

（4）微贮库型　微贮库型兼具膜控释型和骨架扩散型的特点，其一般制备方法是先把药物分散在水溶性聚合物的水溶液中，再将该混悬液均匀分散在疏水性聚合物中，在高速切变机械力下，使之成微小的球行液滴，然后迅速交联疏水聚合物分子使之成为稳定的包含有球型液滴药库的分散系统。将此系统制成一定面积及厚度的药膜，置于粘胶层中心，加防粘层即得。

（5）其他　随着制剂工艺的不断发展，现在市场上也出现了其他经皮给药系统，如离子导入型和微针型。离子导入技术是利用直流电将离子型药物或荷电中性药物粒子经电极导入皮肤，进入组织或体循环的一种方法。离子导入经皮给药系统由 5 部分组成：电池、控制线路、电极和贮库。即有一个正极，一个负极，两个胶性贮库（一个贮库含药物离子，另一个含生理相容的盐类如 NaCl）。正离子药物的传递要求将药物置于正极贮库中，负离子药物则置于负极贮库中。将距离接近的一对电极放在皮肤上，电极之间产生的电流驱动带电荷药物分子离开递药电极进入皮肤，一般选择 Ag/AgCl

作电极材料。鉴于该技术是借助于外部电场的作用，可实现人工开、关及改变电流量，故药物的离子导入转运能快速发动和取消，能根据时辰药理学的需要，调整电场强度满足不同时间的剂量要求。电场的调整可按时间自动进行，并可方便、有效地控制和调整药物的透皮速度和临床给药剂量，能适应个体化给药，只要简单地调整电场及其强度就能解决个体间药物动力学差异的问题。微针（Microneedles）通常的做法是，用硅或金属制成几百微米的实心或空心微针阵列（该长度既可透过经皮给药的最大障碍角质层，又可不触到痛觉神经），然后通过贴片的形式经微针将药物导入皮肤内。利用微针技术不仅可轻松导入小分子药物，而且还可导入蛋白质类的大分子药物，甚至通过皮肤植入疫苗，但微针的制造工艺复杂，且具体给药方法还有待进一步研究。

2. 代表性 TDDS

（1）东莨菪碱贴剂　东莨菪碱贴剂是第一个获 FDA 批准的 TDDS，用于旅行中的晕车和手术麻醉与镇痛所致的呕吐，为一环形扁平贴剂，由四层组成[7]。该 TDDS 内共含 1.5mg 东莨菪碱，其中在黏胶层中含 200mg 的首剂量，使药物在皮肤用药部位饱和，血药浓度迅速达到所需的稳态水平。控释微孔膜可以使东莨菪碱持续释放，一般 3 天内向体循环接近恒速释放 1mg 的东莨菪碱，维持血浆浓度恒定。通常用药 4 小时后，才显示抗呕吐的效果，一片贴剂使用后可维持 3 天以上。

（2）可乐定贴剂　第一个用于治疗高血压的 TDDS 是 Catapres TTS，该制剂可乐定控释长达 7 天。用药后，黏胶层中的可乐定先使皮肤饱和，接下来药物贮库中的可乐定开始通过控释膜，在 7 天使用期内能恒速释药，再经皮肤进入体循环系统，使用 2~3 天后可达到治疗血药浓度。

（3）雌二醇贴剂　口服雌二醇时，药物会被肝脏迅速代谢成雌酮和它的结合物，生物利用度较低；而使用透皮贴剂时，雌二醇皮肤代谢较低，生物利用度提高。因此，经皮给药达到雌二醇治疗血药浓度比口服所需要的剂量要小，同时能降低口服雌二醇的副反应。张振中等人[17]发明了 2- 甲氧基雌二醇透皮搽剂和贴剂两种剂型，通过局部透皮可使药物直达病灶，可使病灶长时间维持较高的治疗浓度，从而提高疗效，避免了肝脏的首过效应和全身分布。雌二醇 TDDS 治疗性用药通常采用循环给药（如连续治疗 3 周后，停药 1 周）的方式，尤其适用于没有做过子宫摘除术的妇女。

参考文献

［1］华晓东，任变文. 经皮给药系统的研究进展［J］. 现代药物与临床，2009，24（5）：282-285.

［2］Singh I，Morris A P. Performance of transdermal therapeutic systems：Effects of biological factors［J］. International Journal of Pharmaceutical Investigation，2011，1（1）：4.

［3］张学军. 皮肤性病学［M］. 第 8 版，北京：人民卫生出版社，2013.

［4］Prausnitz MR，Elias PM，Franz TJ. Skin barrier and transdermal drug delivery［J］.

Dermatology，2012：2065-2073.

［5］Patel D，Chaudhary S，Parmar B，et al. Transdermal Drug Delivery System：A Review［J］. The Pharma Innovation Journal，2012，1（4）：66-75.

［6］Chandrashekar N S，Shobha Rani R H. Physicochemical and Pharmacokinetic Parameters in Drug Selection and Loading for Transdermal Drug Delivery［J］. Indian Journal of Pharmaceutical Sciences，2008，70（1）：94-96.

［7］吴久鸿，薛克昌. 经皮给药系统的临床使用［J］. 临床药物治疗杂志，2008，6（6）：58-62.

［8］刘秋慧，徐子刚，李丽，等. 特应性皮炎患儿与健康儿童皮肤屏障功能的对比［J］. 中国皮肤性病学杂志，2012，26（2）：3.

［9］Lee JH，Lee SJ，Kim D，et al. The effect of wet-wrap dressing on epidermal barrier in patients with atopic dermatitis.［J］. Journal of the European Academy of Dermatology and Venereology，2007，21（10）：1360-1368.

［10］李妍，徐薇，李邻峰. 外用丁酸氢化可的松乳膏联合一种皮肤膏剂敷料治疗特应性皮炎的随机开放对照研究［J］. 中华皮肤科杂志，2021，54（5）：4.

［11］张建中. 皮肤性病诊治新进展［M］. 北京：人民军医出版社，2011.

［12］顾华，李娜，涂颖，等. 银屑病患者皮肤屏障功能受损的研究［J］. 中华皮肤科杂志，2012，45（2）：2.

［13］李双，谭茜，李惠，等. 卡泊三醇联合保湿润肤剂对寻常性银屑病皮肤屏障功能的影响［J］. 临床皮肤科杂志，2014，43（4）：5.

［14］Margetts L，Sawyer R. Transdermal drug delivery：principles and opioid therapy［J］. Continuing Education in Anaesthesia，Critical Care & Pain，2007，7（5）：171-176.

［15］邓红，张蜀，林华庆，等. 2种盐酸特比萘芬乳膏体外透皮扩散试验研究［J］. 中国药房，2011，22（29）：3.

［16］张健明，李沙沙，谢灼骥，等. 不同基质氢化可的松软膏经糖尿病模型大鼠皮肤的透过性研究［J］. 中国药房，2015，26（19）：4.

［17］2-甲氧基雌二醇透皮搽剂和贴剂［P］. 中国专利：CN101716134A. 2010-06-02.

第七章
血淋巴屏障

第一节　血淋巴屏障的起源

第二节　淋巴系统

第三节　微循环的超微结构与功能

第四节　淋巴管前通路与血淋巴屏障的研究方法

第五节　血淋巴屏障的通透性

第六节　肝脏的血淋巴屏障

第七节　肿瘤与血淋巴屏障

第八节　抗菌药物与血淋巴屏障

血淋巴屏障是血液与淋巴液进行交换的场所。血淋巴屏障中的淋巴和单核吞噬细胞系统作为非特异性免疫的一部分，是机体防御外来微生物的第二道防线。当微生物突破外围皮肤这第一道屏障，进入机体组织以后，多数沿组织细胞间隙的淋巴液经淋巴管到达淋巴结，但淋巴结内的巨噬细胞会消灭他们，阻止他们在机体内扩散，这就是淋巴屏障作用。但是如果微生物数量大、毒力强，就有可能冲破淋巴屏障，进入血液循环，扩散到组织器官中去。这时，他们会受到单核吞噬细胞系统屏障的阻挡。这是一类大的吞噬细胞。机体内还有一类较小的吞噬细胞，其中主要的是中性粒细胞和嗜酸性粒细胞。他们不属于单核吞噬细胞系统，但与单核吞噬细胞系统一样，分布于全身，对入侵的微生物和大分子物质有吞噬、消化和消除的作用。

第一节　血淋巴屏障的起源

近几十年来关于血淋巴屏障的研究较少。20世纪的研究者G.Arturson[1]首次指出狭义上的血淋巴屏障指的是：一侧毛细血管壁的内皮细胞和基底膜，另一侧的终末淋巴细胞以及位于组织间隙之间的淋巴细胞。简单的可理解为一侧的毛细血管与另一侧的毛细淋巴管以及中间的组织间隙构成了我们人体内的血淋巴屏障[2]。在20世纪五六十年代，刚开始对血淋巴通道进行研究，研究的重点主要是毛细血管壁的性质。最初主要是对休克时毛细血管通透性进行研究[3]，测量了血液的血细胞压积的变化以及右旋糖酐从血流中消失的情况，从而开始揭示血淋巴屏障的生理特性。

参考文献

[1] Arturson G. Aspects of the Blood-lymph-barrier in Shock[J]. Upsala Journal of Medical Sciences, 1988, 93(2): 193-200.

[2] Elliott Rebekah Omarkhail, He Mei. Unlocking the Power of Exosomes for Crossing Biological Barriers in Drug Delivery[J]. Pharmaceutics, 2021, 13(1): 122-128.

[3] Arturson G, Thoren L. Capillary Permeability in Haemorrhagic Shock; Studies of the Blood-Lymph Barrier with Dextran as a Test Substance[J]. Acta Chir Scand, 1965, 129(129): 345-351.

第二节　淋巴系统

在了解血淋巴屏障之前，首先需要对淋巴系统有基本的了解。淋巴系统是由淋巴管道、淋巴组织和淋巴器官（包括淋巴结）等组成。其在人体的大致构成见图7-1。淋巴系统的作用是维持非淋巴细胞和组织器官良好的生存环境，抗细菌、抗病毒、抗肿瘤、清除自身的废物以及保持对自身抗原的耐受，例如从伤口处释放的抗原。在功能上淋巴系统用于维持适合于组织细胞生存最佳细胞间隙成分和基质成分，运送细胞分泌的化学物质（如酶、细胞因子）以及细胞的亚成分（受体、碎片、DNA片段），但不对自身抗原起免疫反应，清除变异和死亡的细胞，除去非自身的有机物（细菌、真菌、病毒等）和无机物以及从外界进入机体细胞间隙的颗粒物[1]。

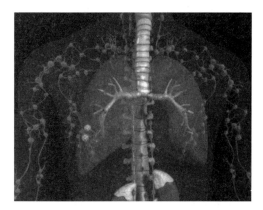

图7-1 部分人体淋巴系统分布示意图

一、淋巴管道

淋巴管道是淋巴系统的重要组成部分，是淋巴液流通的管道。根据汇集的顺序、口径大小和管壁的厚薄，可分为毛细淋巴管、淋巴管、淋巴干和淋巴导管。毛细淋巴管沿着毛细血管分布，多位于毛细血管网的深侧，两者间不互相吻合。毛细淋巴管通透性更大，一些大分子物质如细菌、蛋白、异物、癌细胞等可以进入毛细淋巴管，毛细淋巴管不断汇合成淋巴管。

淋巴管形态结构与静脉相似，管壁较薄，但管径粗细不均匀，常呈串珠状，瓣膜较多，通常有一个或者多个淋巴结与之连通。全身上下各个部位的浅、深淋巴管经过局部淋巴结，最后汇合成为较大的淋巴干。全身的主要淋巴干一共有9条，分别为：成对的颈干、锁骨下干、支气管纵膈干、腰干以及肠干。最后全身的淋巴干汇合成为两条粗大的淋巴导管，即右淋巴导管与胸导管。

二、淋巴组织

淋巴组织是由淋巴细胞和网状结缔组织构成的特殊组织。淋巴组织在人体内分布非常广泛，存在形式多样，它参与构成了淋巴结、脾、胸腺和扁桃体等淋巴器官。它是网状细胞和网状纤维组成的网状支架，网眼中含有大量淋巴细胞和一些巨噬细胞。根据其形态的不同，可以分为淋巴小结（密集淋巴组织）和弥散淋巴组织。

三、淋巴器官

淋巴器官是由被膜包裹的淋巴组织构成，包括淋巴结、脾、胸腺、腔上囊类同器官和扁桃体等[2]。根据其功能的不同可分为两类，中枢淋巴器官与周围淋巴器官，前者包括胸腺和腔上囊类同器官，而淋巴结、脾、扁桃体和血淋巴结为周围淋巴器官。在中枢淋巴器官中，造血干细胞增殖分化为 T 淋巴细胞和 B 淋巴细胞，并且像周围淋巴器官输送这些细胞。以下简单介绍淋巴器官的构成。

淋巴结是圆形或椭圆形的小体，其大小不一，直径一般在 0.1~2.5cm 之间，灰黄色，质地柔软，边缘清晰，一侧凸起，另一侧凹陷。在成人中还有 300~600 个淋巴结，淋巴结多集合成群，沿着血管周围分布。当身体的某一器官发炎或罹患癌症时，其附近的局部淋巴结有阻截和清除细菌、毒素、癌细胞的作用，成为阻止其扩散的屏障。

脾是体内最大的淋巴器官，质地柔软脆弱呈暗红色，具有滤血、造血、储血以及参与免疫反应等多种机能。扁桃体是机体最常接触抗原引起免疫应答的淋巴器官，主要功能是对抗原刺激引起相应的免疫应答，在机体中发挥着重要的防御保护作用。

四、淋巴液

当血液流经毛细血管时，其中部分液体通过毛细血管壁渗出，进入到人体组织间隙形成组织液。组织液与组织进行物质交换后，被毛细淋巴管重吸收形成淋巴液。

在正常的情况下，毛细血管动脉端滤出的液体会略多于静脉端吸收的量，组织中这些增加的液体会由淋巴管重吸收，形成淋巴液，淋巴液沿着淋巴导管向心运动，最终沿着淋巴循环注入静脉又重新进入血液循环。淋巴液在回流的过程中经过淋巴结进行的物质交换，途中浓度梯度不断改变。毛细血管壁的两侧的静水压增高，胶体渗透压增高，毛细血管通透性增高都会使得组织液增加。组织间隙中的液体通过毛细淋巴管被吸收，其动力来源于组织液和毛细淋巴管内淋巴液之间的压力差，压力差越高则淋巴液形成越快。假如淋巴液形成或是回流受阻，组织液则会在组织间隙积聚，如果淋巴管受阻，则会导致淋巴水肿。

淋巴液来源于组织液，成分相似但也略有不同。淋巴液中蛋白质的浓度比血浆低，当口服或者静脉输液以后，机体淋巴液中的蛋白浓度会降低。淋巴液中还含有各种凝血因子、电解质、非蛋白氮、尿素、氨基酸、肌酐等，含量与血浆之间无明显差别。淋巴液中的电解质，正离子的量比血浆中更高，但氯离子、碳酸氢根离子比血浆略高，这些离子浓度的微小差异符合 GibbsDonnan 平衡学说[3]。淋巴液中的细胞以淋巴细胞为主，偶尔可见单核细胞和巨噬细胞，并无血小板存在，若淋巴液见红细胞，可能是因为血管破裂，红细胞进入组织间隙导致。如肠道寄生虫会引起胸导管淋巴液出现红细胞。

五、机体的淋巴通路

在人体内，几乎所有的组织都具有可使液体直接从组织间隙回流到血液的淋巴通路和相应结构。皮肤的最外层、外周神经的深部、中枢神经系统、骨骼、肌肉的内表面等等都含有微小的组织间隙的通道，称之为前淋巴管。这些组织液经由前淋巴管进入淋巴管道。在人体内，下部的淋巴经胸导管，在左颈内静脉和锁骨下静脉交角处流入血液；左侧的头部、左臂和左胸部区域的淋巴液经胸导管流入静脉。而在右侧头、颈部，右臂和右胸部的淋巴则经过右淋巴导管，在右颈内静脉和右锁骨下静脉交界处流回静脉[4]。

参考文献

［1］Brouillard Pascal, Witte Marlys H, Erickson Robert P, et al. Primary lymphoedema［J］. Nat Rev Dis Primers, 2021, 7: 77.

［2］Jalkanen Sirpa, Salmi Marko. Lymphatic endothelial cells of the lymph node［J］. Nat Rev Immunol, 2020, 20: 566-578.

［3］Marinsky, Jacob A. Gibbs-Donnan-Based Interpretations of the Hydrolysis Behavior of Zeolites［J］. Industrial & Engineering Chemistry Research, 1995, 34（8）: 2898-2909.

［4］Logan R. Lymphoscintigraphy［M］. Treasure Island（FL）: Stat Pearls Publishing, 2021.

第三节　微循环的超微结构与功能

一、毛细淋巴管

毛细淋巴管（lymphahatic capillary）是淋巴管末端最为细小的封闭管道，一般认为在除脑、脊髓、骨髓以及无血管结构（上皮、软骨、眼角膜、晶状体等）的人体内都存在毛细淋巴管。毛细淋巴管的管壁很薄，是由单层连续的内皮细胞和少量的结缔组织构成，内皮细胞的结构与毛细血管的内皮细胞类似，最薄处仅 0.1μm，毛细淋巴管管径细小，但粗细不一，在 10~45μm 之间。毛细淋巴管内皮细胞周围有基膜，但时常缺少或断续，无周细胞，相邻的细胞之间常相互重叠，没有孔或窗的结构。在有基膜的部位，基膜与包膜之间有 400nm 的间隙，这也是为什么毛细淋巴管的通透性要高于毛细血管。毛细淋巴管内皮细胞与周围结缔组织之间有细小的纤维丝，称为锚丝。锚丝可使毛细淋巴管壁与周围结缔组织联系紧密，当组织间隙渗出增多，压力上升时，可通过锚丝的牵引作用使得毛细淋巴管的腔隙增大，原本重叠的内皮细胞因此成为开放状态，使组织间隙的物质迅速进入到毛细淋巴腔内[1]。在膈和皮肤等身体活动量较大的部位，内皮细胞之间的间隙更大，组织液中的大分子物质因此更容易进出。同时在毛细淋巴管内皮细胞中存在有大量的质膜小泡，直径在 50~80nm 之间。很多学者认为，组织液和大分子物质的转运是通过内皮细胞间连接和小泡系统两个系统共同完成的。

在感染性休克中，由于微血管通透性增加，血管外积液发生。在组织间隙中增多的蛋白质和液体完全超过了淋巴的转运能力。此外，Johnston 等人[2]的研究表明，静脉注射内毒素可抑制淋巴管中的液体运输。类似的结果在兔子皮内注射大肠杆菌后，血管通透性大量增加，但血管外的蛋白的清除率降低。

二、间质组织与淋巴管前通路

机体中的疏松的结缔组织称之为间质组织，在体内分布甚为广泛，支持和连接着各种组织和器官。间质组织主要由纤维细胞和基质（透明质酸）组成，间质组织内多存有丰富的毛细淋巴管和淋巴管。淋巴管前通路，也常被称之为前淋巴系统，它不具备淋巴管结构上的特征，只是一种组织细胞间的小间隙，并且由于一般情况下组织液很少，而多为潜在性[3]。所以，这些间隙很不易确认，特别是因通道弯曲而在切片上更难看到它的全貌。它与起始淋巴管间的交通情况：在间质组织中存在着一些相互连通、形不规则的狭窄的腔隙，称之为组织通道。这些无内皮细胞组成的通道遍布于全身，也是作为血淋巴屏障的最重要的组成部分。值得一提的是，组织间隙并不包括所有组织中的通道系统。间质组织可以认为是一个双相的系统，即溶液相和凝胶相。透明质酸在这些组织中广泛存在，在某些区域比较集中，形成凝胶相，而在另一些区域量又较少，这些区域就形成溶液相。即使是在溶液相区也有透明质酸等物质对分子的转运产生影响。

淋巴管前通路可将过多的组织液和蛋白质等大分子物质引入毛细淋巴管，从而形成淋巴液，参与淋巴循环。由于全身各部位和各器官结构以及淋巴管的分布情况不同，不同的淋巴管前通路粗细不一，长短不同。一般情况下，淋巴管分布丰富的部位如小肠，淋巴管前通路较短，而无淋巴管分布的脑部，淋巴管前通路则较长。在肝脏和胰脏，这些器官仅小叶中分布有毛细淋巴管，淋巴管前通路长度属中等。90 年代有研究者用活体显微镜观察发现，淋巴管前通路是组织内的低阻力通道，淋巴管前通道有利于毛细淋巴管引流液体以及大分子物质。目前被普遍认可的液体与大分子物质的转运方式主要是内皮细胞之间的开放连接和小泡系统的转运。淋巴管前通路和毛细淋巴管直接的交通有两种形式：其一，淋巴管前通路经内皮细胞间的开放连接直接与淋巴管腔相通，不同器官的淋巴管细胞开放率不一，肝、肾、膈、皮肤处的淋巴管内皮细胞的开放率很低，不足1%，而小肠淋巴管内皮细胞开放率约为 20%~40%；其二，通过内皮细胞中的小泡系统间接与管腔相通，在肝、肾、甲状腺、卵巢等实质性器官的毛细淋巴管内皮细胞中的物质转运以小泡系统运输为优势。通过上述这两种途径使毛细血管动脉端漏出的大分子物质与液体经淋巴管前通路进入毛细淋巴管。目前关于淋巴管前通路的研究并不多，且大多仍然停留在 90 年代末，仍有一些问题有待进行更加深入的探讨。

在正常情况下，人体皮肤的组织间隙压力是有负压的，平均 –3.1mmHg（–5 至 –0.5mmHg），一般认为是毛细淋巴管的"抽吸泵"来维持这个压力。在创伤发生之后，受热损伤的组织中，组织间隙中的压力会很快变得非常低，大约在 –150mmHg 到 –200mmHg 之间。出现如此低的负压的原因，一部分可能是因为透明质酸盐和胶原纤维的快速降解，使血管外渗透活性增加。更重要的是，烧伤休克不仅由于微血管通透性增加引起的血浆泄漏，而且因为液体非常迅速地被吸入到间质，引起局部、富含蛋白质的水肿。

三、毛细血管的结构

毛细血管由内皮细胞构成，内皮细胞之间多为紧密连接，细胞基底面有电子密度较大的基膜，基膜位于细胞非管腔面，正常情况下与内皮细胞外膜保持着 20~50nm 的间隙。内皮细胞的外围可见周细胞，有的周细胞在基膜中，可直接与内皮细胞接触[4]。毛细血管中物质的出入主要通过内皮细胞间的连接，内皮细胞中的小泡与大泡，以及部分器官如肠道、肝、肾等部位的毛细血管内皮细胞上的窗孔。其中内皮细胞间的连接是决定毛细血管通透性的最主要因素，小泡位于内皮细胞内，直径为 25~50nm，负责细胞内外物质的转运。通过以上几种超微结构，血液与组织液之间的物质通过渗透扩散，泡饮以及滤过和重吸收的方式进行交换。

小分子物质如水分子，溶解于水中的气体，晶体分子质量小于 10000 者，均可自由地通过毛细血管的内皮细胞以及其间的连接进行渗透扩散。而内皮细胞中的小泡可以看作为内皮细胞中转运的通道，对各自酶有良好的通透性，多个小泡可以聚合成为大泡，液体和一些大分子物质则通过大泡进行转运。在感染或者损伤的情况下，很多大分子物质均是通过大泡进行运输。

参考文献

[1] Elshikh Mohamed, Moawad Ahmed W, Salem Usama, et al. Oncologic Imaging of the Lymphatic System: Current Perspective with Multi-Modality Imaging and New Horizon[J]. Cancers(Basel), 2021, 13(18): 4554.

[2] uan Z Y, Rodela H, Hay J B, et al. 51Cr-RBCs and 125I-albumin as markers to estimate lymph drainage of the peritoneal cavity in sheep[J]. J Appl Physiol(1985), 1994, 76: 867–74.

[3] Bernaudin J-F, Kambouchner M, Lacave R. Lymphatic vascular system, development and lymph formation. Review[J]. Rev Pneumol Clin, 2013, 69: 93–101.

[4] Masum, Anatomy. Arterioles[M]. Treasure Island(FL): StatPearls Publishing, 2021.

第四节　淋巴管前通路与血淋巴屏障的研究方法

一、淋巴管前通路的研究方法

由于淋巴管前通路是无内皮的通道，在显微镜下观察，它并不会表现出淋巴管的结构特征，只是组织细胞之间的小间隙。而且一般情况下，组织细胞之前的液体很少，且多为潜在性的，所以这些间隙很难确认。研究脑淋巴管前通路最初采用的是示踪剂蛛网膜下腔注射法，用于观察该腔与淋巴管之间的关系。在 20 世纪 60 年代有研究者将印度墨汁注入大脑皮质，结果在脑血管外膜出现墨汁颗粒，并进入了颈深淋巴结。我国王怀经等人[1]也将印度墨汁注入大鼠的小脑皮质，部分颈淋巴结变黑，在电镜下同样看见了碳颗粒的存在。证明了存在于组织间隙的引流。这些研究均说明了大脑和小脑与颅外淋巴管之间存在联系，即淋巴管前通路。研究淋巴管前通路的基本方法是将墨汁或示踪剂注射入器官实质内，用光镜或者电镜进行观察。赵玲辉[2]等人将 30% 普鲁士蓝溶液注入到胰腺，然后连续切片发现，在镜下可以看到胰腺小叶内蓝色的细管，并且和小叶间的起始淋巴管相连通，认为这就是胰腺小叶的淋巴管前通路。

除以上这种基本的研究方法以外，还有研究者使用铸型和扫描电镜的方法，酶组织化学法，免疫组化法来区分淋巴管和血管，从而鉴别淋巴管前通路。此外还有使用 5- 核苷酸 - 碱性磷酸酶双重染色法，氢氧化钾或氢氧化钠消化法观察结缔组织纤维，使得结缔组织间隙显现出来，并可最终其与起始淋巴管之间的联动。这些手段均为研究淋巴管前通路提供了新的观察手段。

二、病理状态的血淋巴屏障

在五六十年代，血淋巴通路的研究重点是毛细血管壁的性质。在早期对休克毛细血管通透性的研究中，测量了血液压积的变化或不同检测物质从血流中消失的情况。1964 年 Arturson 和 ThorEn 发表了第一个旨在描述出血性休克血淋巴屏障功能超微结构的研究[3]。结果表明，如果血氧分压维持在正常范围内，在低血压期间或两小时后（动脉血压 35 或 50mmHg），毛细血管通透性无明显变化。热损伤后创伤性休克血淋巴屏障的研究结果与单纯出血热休克有较大差异。热损伤组织中的微血管通透性增加，但在一定程度上也普遍存在于大面积烧伤创伤的组织中。

三、血淋巴屏障的研究方法

血淋巴屏障的研究，主要是通过研究血管与淋巴管之间的通透性，为了研究该屏障的通透性，主要是通过给予不同分子量的右旋糖酐，检测血液与淋巴液中物质的含量，建立相应的模型来对血淋巴屏障进行研究。

ARTURSO 等人[4]的研究中通过对 Starling 犬的心脏 – 淋巴模型进行实验，通过对犬心脏部位的一根淋巴管进行插管，用于对心肌的左心室进行引流。心肌的微血管通透性通过使用不同分子量葡聚糖作为测试物质进行研究并用"筛网系数"表示：CL/CP（CL 和 CP 分别代表的是淋巴和血浆中葡聚糖的浓度）。通过改变中心静脉压可以改变毛细血管与淋巴管直接的压力差。通过这种方式，可以改变流体和测试分子的运输速度，从而获得有关血淋巴屏障超微结构的新信息。研究结果表明在正常静脉压力和正常淋巴流量下，滤过系数 CL/CP 随分子量的增加而降低。在淋巴流量增加期间，分子量低于 40000 的 CL/CP 值较低，分子量高于 40000 的 CL/CP 值较高，其中，中心静脉压对淋巴流量与筛网系数影响较大。

Gunnar 等[5]采用荧光染料标记的甲基丙烯酸甲酯固体球形颗粒（半径 300~700nm）连续为犬静脉注射，以获得稳定的血浆浓度。通过淋巴管插管，并从身体的四个区域：腿、肝、心脏和支气管淋巴管收集淋巴液。颗粒通过血淋巴屏障，可同时测量血液和淋巴中的浓度，颗粒半径可达 700nm，稳定状态下可轻易进入肝淋巴，淋巴 – 血浆含量的比值约为 0.20。在腿部、心脏或支气管的淋巴管中没有发现这些颗粒的含量。在这些区域，蛋白质分子能够进入淋巴的有效扩散半径可达 120nm。

参考文献

［1］王怀经. 经椎动脉的小脑淋巴管前淋巴系统［J］. 解剖学报，1990，21（3）：225.

［2］赵玲辉，李玉兰. 兔，鼠肝起始淋巴管的分布及形态学测量［J］. 解剖学报，1997，28（3）：248–251.

［3］Barrier. Computer Analysis of Data from Dog Heart–Lymph Experiments using Theoretical Models［J］. Acta Physiologica Scandinavica Supplementum，2010，85（s374）：1–30.

［4］Arturson G. Aspects of the Blood–lymph–barrier in Shock［J］. Upsala Journal of Medical Sciences，1988，93（2）：193–200.

［5］Grotte G，Juhlin L，Sandberg N. Passage of solid spherical particles across the blood–lymph barrier［J］. Acta Physiologica，2010，50（3–4）：287–293.

第五节 血淋巴屏障的通透性

HIROSHI 等人[1]为了研究肠道血淋巴屏障的通透性，使用异硫氰酸荧光素标记的不同分子量的右旋糖酐进行试验，各组的右旋糖酐分子量分别为：10500、17500、39000 以及 64200（分别缩写为 FD10，20，40 和 70）。研究者选用 wistar 大鼠作为实验对象，麻醉后，清洁肠道，结扎十二指肠近端与回肠末端，肠内注射 FD

6mg/只，颈动脉置管取血，胸导管取淋巴液，最后用分光光度法测定各组织中右旋糖酐的含量。肠道内注射右旋糖酐 5 小时后，淋巴/血液的浓度比值分别为：0.2~1.2（FD10），0.4~1.3（FD20），1.3~7.3（FD40），2.6~11.9（FD70），在淋巴液中测得的 5 小时累计吸收量（%）分别为 0.46%（FD10），0.51%（FD20），1.17%（FD40），1.89%（FD70）。通过此项研究的结果表明，能够透过小肠血淋巴屏障的右旋糖酐的最佳分子量在 17500 到 39000 之间。全身其他部分的血淋巴屏障的通透性还需要更多的研究进一步证实。

参考文献

［1］Yoshikawa H, Takada K, Muranishi S. Molecular weight dependence of permselectivity to rat small intestinal blood-lymph barrier for exogenous macromolecules absorbed from lumen［J］. Journal of Pharmacobio-Dynamics, 1984, 7（1）: 1-6.

第六节　肝脏的血淋巴屏障

　　肝脏内的淋巴管从肝窦出发，水和其他溶质转运到窦周隙，并进一步进入到肝门与肝间质，位于肝间质间隙的终末淋巴管将肝淋巴引流到沿静脉收集的血管中。因此，肝血淋巴屏障是由一排或多或少确定的空间和通路串联而成的：窦壁、窦周间隙、窦周间隙与门周/包膜下间隙之间的交通，并以终末淋巴管结束[1]。

　　在肝功能正常的情况下，肝脏中的小分子的渗透系数很大，是肝脏的灌注量限制了肝细胞之间的运输速率（流量受限运输）。小分子物质在运输中不存在选择渗透性。大分子（蛋白）的转运主要为滤液对流（filtrative-convective），但在非常低的淋巴液流动扩散率下可察觉。可能会对大分子进行筛分。因此，蛋白质和右旋糖酐常被用来研究肝的血淋巴屏障的选择性。大多数研究者认为，从细胞间质到末梢淋巴管的运输是一种无穿透选择性的大体积运输，这种一般性特征是否能适用于肝淋巴系统还不得而知，但目前还没有足够的证据反驳这一假设。血淋巴屏障对几乎所有蛋白质缺乏选择性的最显著后果是在正常肝窦中没有明显的胶体渗透压梯度。在门静脉和囊下区域，从窦周空间到间质空间的通路不太清楚，但似乎缺乏选择性。肝间质内的末梢淋巴管随血管流入较大的导管。计算出正常滤过系数（窦－淋巴）与动物所得值相似，但比在骨骼肌等组织中发现的滤过系数高 5 倍。因此，正常的肝微血管系统是为快速输送液体和溶质而设计。正常肝窦内不存在胶体渗透压梯度。

　　在肝硬化的患者中，毛细血管滤过显著增加，主要是由于静水压升高，导致淋巴液生成增加。最初，淋巴管系统扩张有助于通过将液体返回到体循环来防止液体积聚。然而，随着肝硬化的进展，淋巴功能受到损害，因此淋巴代偿机制不堪重负，导致腹水和水肿的发展和最终恶化[2]。并且肝硬化患者的肝淋巴中淋巴/血浆蛋白比例显著下降：患者的淋巴/血浆蛋白比值为0.65，明显低于正常比值0.95。从功能研究来看，没有迹象表明肝硬化患者窦壁孔的尺寸显著减小[3]。相反，在不改变选择性的情况下，渗透率的降低表明肝硬化后肝内的窗孔大小没有改变，而是数量减少，肝硬化患者的窗孔数目比正常情况下减少了十倍，这可能是窦性管壁紧缩的结果。在肝硬化患者中，可能是由于周围和门静脉的纤维化改变，导致窦－淋巴滤过系数降低，渗滤系数的降低会促进血液与组织间物质的交换，增加液体过滤与淋巴的流量，从而最终导致肝硬化患者肝功能的下降[4]。

参考文献

[1] Ohtani Osamu, Ohtani Yuko. Lymph circulation in the liver[J]. Anat Rec (Hoboken), 2008, 291: 643-52.

[2] Kumar Ramesh, Anand Utpal, Priyadarshi Rajeev Nayan. Lymphatic dysfunction in advanced cirrhosis: Contextual perspective and clinical implications[J]. World J Hepatol, 2021, 13: 300-314.

[3] Tanaka Masatake, Iwakiri Yasuko. Lymphatics in the liver[J]. Curr Opin Immunol, 2018, 53: 137-142.

[4] Chung Chuhan, Iwakiri Yasuko. The lymphatic vascular system in liver diseases: its role in ascites formation[J]. Clin Mol Hepatol, 2013, 19: 99-104.

第七节　肿瘤与血淋巴屏障

淋巴管是癌细胞的一项重要的转移途径。以往认为癌细胞的淋巴管转移是通过肿瘤周围的原生淋巴管进行的，但是近年来有研究表明，有许多实体肿瘤可以诱导淋巴管的生成[1]，从而促进肿瘤转移。并且在皮肤恶性黑色素瘤和头颈部肿瘤等中发现，淋巴管的新生是与淋巴结的转移成正相关[2]。肿瘤细胞是如何突破血淋巴屏障，目前对于癌淋巴管的研究还在不断扩展，有望作为避免癌细胞转移的新突破口，指导今后抗癌细胞淋巴管转移的治疗。

国外有许多研究发现在肿瘤的中央与边缘部位可看到淋巴管的生成，淋巴管的新生与肿瘤淋巴结转移存在正相关。国内的研究者观察了人的结肠癌，胃癌，乳腺癌，胰腺癌以及鼠的原发肠癌、胃癌和皮下移植瘤组织淋巴管，发现在肿瘤的中心部位并未发现毛细淋巴管，但在癌灶周边区可见较多的毛细淋巴管和淋巴管。研究者大都认为随着肿瘤体积的不断增大，肿瘤内部压力逐渐增加，造成毛细淋巴管周围组织间隙内压力增高，使得锚丝牵引淋巴管的内皮细胞，造成淋巴管的管腔扩张，相互连接的内皮细胞之间开放连接不断增加。原本相互连接的内皮细胞之间开放连接增加，致使组织液和其间的颗粒成分及肿瘤细胞进入毛细淋巴管，同时由于肿瘤细胞的快速繁殖以及其分泌的溶解酶可导致组织局部缺氧以及毛细淋巴管壁细胞的明显破坏，从而大大削弱淋巴管管壁的屏障功能，从而为癌细胞转移提供了便利的条件。

淋巴转移是癌细胞转移中最常见的形式，一般情况下上皮来源的癌变细胞均会发生淋巴转移[3]。一般认为癌细胞沿着淋巴管转移的方式有两种，沿着淋巴液流向的淋巴转移与逆行性的淋巴转移，无论哪种淋巴转移途径，最终的结果都是癌细胞停留在淋巴结。一般研究者认为，在恶性肿瘤中，都容易发生淋巴管的堵塞，在阻塞部位的远侧，由于淋巴流受阻，压力增高，可使得预先存在的淋巴管和静脉之间的侧副支（潜在吻合通道）扩大，从而形成血管与淋巴管的吻合，即造成了血淋巴屏障的破坏，淋巴管和静脉的吻合，可加速癌细胞的转移，最终形成吻合的患者生存率较无吻合的患者更低。

参考文献

［1］Saharinen P, Tammela T, Karkkainen M J, et al. Lymphatic vasculature：development, molecular regulation and role in tumor metastasis and inflammation［J］. Trends in Immunology, 2004, 25（7）：387–395.

［2］Dadras S S, Paul T, Bertoncini J, et al. Tumor Lymphangiogenesis：A Novel Prognostic Indicator for Cutaneous Melanoma Metastasis and Survival［J］. American Journal of Pathology, 2003, 162（6）：1951–1960.

［3］Wu Min, Frieboes Hermann B, McDougall Steven R, et al. The effect of interstitial pressure on tumor growth：coupling with the blood and lymphatic vascular systems［J］. J Theor Biol, 2013, 320：131–151.

第八节 抗菌药物与血淋巴屏障

在很早以前，奎宁与砒霜（三氧化二砷）治疗剂量下的耳毒性就已被人悉知。目前已有的血淋巴屏障与抗菌药物之间关联的文献也基本存在于造成耳毒性的相关药物中。一些常见的抗菌药物，如链霉素、卡那霉素、新霉素、庆大霉素等氨基糖苷类抗菌药物会产生特异性的耳毒性。有研究表明[1]，抗菌药物的耳毒性与其在内耳的浓度有关。以上这些抗菌药物在淋巴液中的浓度很高，而且会在淋巴液中留存很久，因此就会表现出相应的耳毒性。然而当全身或局部使用其他类型的抗生素时，如有神经毒性的多黏菌素和四环素不会对听力造成任何影响，因为它们无法穿透内耳，即通过血淋巴屏障。不仅如此，当氯霉素、红霉素全身用药时，也会造成感觉细胞的损伤，仅有青霉素全身用药时，未发现有以上不良反应。

早时因为结核病的治疗需要用到链霉素，因此耳毒性也越来越引起人们的重视。在那之后人们相继发现了双氢链霉素，卡那霉素。与链霉素相比，双氢链霉素、卡那霉素会造成更加显著的前庭功能紊乱，从而导致听力的损害。新霉素，被认为其结构与庆大霉素相似，抗菌活性更强的同时，其耳毒性同样更强。但是耳毒性只是奎宁和砒霜的众多不良反应中的一个症状。对于氨基糖苷类抗菌药物，它的毒性仅表现对肾脏和内耳的损害。目前会引起耳毒性的抗菌药物见下表7-1。

表7-1　可引起耳毒性的抗菌药物汇总

序号	会引起耳毒性的抗菌药物
1	链霉素
2	双氢链霉素
3	卡那霉素
4	万古霉素
5	氨基比林
6	新霉素
7	庆大霉素

大量动物实验发现，氨基糖苷类抗菌药物进入内耳后，主要引起毛细胞破坏，早期发生在耳蜗基底部，损害加重，毛细胞损失向耳蜗尖部扩展。损害以下列顺序进行：第一排外毛细胞首先受损，依次是中排，然后是最外一排。大部分外毛细胞破坏以后，内毛细胞开始损伤，然后支持细胞被破坏。对内毛细胞的损伤耳蜗尖部最严重，逐渐向耳蜗基底部蔓延。毛细胞是人听觉终器的换能细胞，被破坏以后不能再生。因此当毛细胞被破坏后，听觉功能必然受损，听力下降也是必然的。而且，迄今为止仍无法使它恢复。

Stupp 等[2]研究发现为豚鼠通过肌内注射氨基糖苷类抗菌药物，检测全身各器官组织与内耳淋巴液中的浓度，结果发现新霉素、卡那霉素在淋巴液中的浓度远远高于血清中的浓度，而多黏菌素 E 和四环素在脑和淋巴液中的浓度为 0。药物的剂量与血液中的浓度是呈线性相关，而内耳中药物的浓度会随着剂量的上升，急速增高。内耳淋巴液中浓度由高到低依次是新霉素，双氢链霉素，卡那霉素，链霉素，青霉素，这些氨基糖苷类的内耳浓度与其内耳毒性恰好呈正相关的趋势，耳毒性越高的氨基糖苷类抗菌药物，其在内耳的浓度也更高。因此避免药物血液中峰浓度过高可以避免内耳中药物浓度过高，为达到这种目的，可以给药物接上一个油性基团，从而延长药物作用时间，降低峰浓度，但依然维持在有效浓度以上，同时内耳中的浓度不会等比例的上升，从而降低药物的耳毒性[3]。

但是为何上述氨基糖苷类药物容易在内耳内蓄积，这主要与上述药物在细胞外的重吸收率较低有关。这些药物通过被动扩散分布到各器官，有血液中快速地扩散到内耳中，但是在内耳中只能通过被动扩散缓慢消除。这时候内耳就像一个筛子，保留收集住有毒性的抗生素，但是水和其他物质可以自由的通过。

参考文献

[1] Laurell G. Pharmacological intervention in the field of ototoxicity [J]. HNO, 2019, 67: 434–439.

[2] Stupp H, Küpper K, Lagler F, et al. Inner ear concentrations and ototoxicity of different antibiotics in local and systemic application [J]. International Journal of Audiology, 1973, 12 (5–6): 350–363.

[3] Pecora Francesco, Abate Luciana, Scavone Sara, et al. Management of Infectious Lymphadenitis in Children [J]. Children (Basel), 2021, 8 (10): 691–695.

第八章

血睾屏障

第一节　血睾屏障的定义与历史

第二节　血睾屏障的组织结构

第三节　血睾屏障的生理生化特性

第四节　血睾屏障通透性测定及影响通透性因素

第五节　血睾屏障的生理学意义

第六节　血睾屏障的病理与临床

第七节　血睾屏障在临床诊断上的意义

第八节　血睾屏障在临床治疗上的意义

第一节　血睾屏障的定义与历史

人体器官睾丸中的生精小管与血液之间存在着血睾屏障（blood-testis barrier, BTB），BTB 是一种对哺乳类动物有保护性屏障作用的结构，是人体几大物理屏障之一，其他屏障包括血脑屏障、血眼屏障等[1]。广义的血睾屏障由血管内皮细胞、支持细胞、生精细胞、基膜及细胞外基质通过紧密连接、黏附连接、缝隙连接等连接复合体间相互作用而形成。狭义的血睾屏障是由相邻的支持细胞紧密连接构成的。BTB 在阻止机体代谢废物、环境污染物或者有害分子影响机体生殖代谢，尤其为保证精母细胞一步步变化为精子的过程中，提供了一个相对稳定的内环境，同时形成 BTB 结构的支持细胞能在精子形成过程中提供足够的营养与能量[2]。

血液与睾丸之间存在屏障最初是基于 20 世纪初期的一项观察性实验提出的概念。Bruyn 在 1950 年进行动物实验时，当使用着色剂给实验动物染色，观察到多种器官会出现染料，但这些实验动物的大脑与睾丸器官并未见染料侵入，研究者推测并提出，在哺乳类动物中可能存在着血液脑组织屏障与血液睾丸屏障，这些屏障能够发挥组织隔断的作用。Chiquoine 在 1964 年开展的一项研究中首次使用血睾屏障的概念，并称之为支持细胞输精管上皮细胞屏障，该研究主要探索了镉毒性导致睾丸坏死的病理机制。尽管 BTB 的概念早在 100 年前被提出，但其功能直到 20 世纪 60 年代才得到充分的认识。当时的研究报道称，能够透过成熟期大鼠精管的染料被阻隔在成年大鼠精管之外，研究者们发现生精小管的肌样细胞层及支持细胞间的紧密连接构成了物质通透的屏障。1970 年，Fawcett 使用电子致密物质标记法在电镜下揭示了血睾屏障的存在，随后的研究（1975 年 Setchell 与 Waites，2008 年 Setchell）分别从不同动物睾丸的不同部位（睾丸网、生精小管与血浆和睾丸淋巴管）中收集液体，研究者发现在这些组织的液体中，其组成存在明显的差异，如小分子亲水有机化合物（例如肌醇）和蛋白质，这些现象表明，睾丸内不同部位的液体间相互流通受到一定的内在限制[2-3]。

20 世纪 70 年代，Fawcett 与 Russell 及其同事使用电子显微镜对哺乳动物睾丸中 BTB 的超微结构进行了进一步的深入研究。大多数哺乳动物的血组织屏障，如大脑中的血脑屏障和眼睛中的血视网膜屏障，几乎完全由大脑小毛细血管内皮细胞之间的紧密连接（tight junction, TJ）- 通透性屏障构成，部分由周细胞或血管周围巨噬细胞支持。同样，眼部几乎完全由视网膜毛细血管内皮细胞的 TJ 屏障构成，并由周细胞和视网膜色素上皮细胞支持[3]。然而，哺乳动物睾丸中的 BTB 与其他血液组织屏障不同，其广泛存在于哺乳动物的睾丸组织中，支持细胞是曲细精管中与生精细胞相接触的唯一体细胞，参与形成血睾屏障，可分泌多种生精细胞分化成熟所需的物质。精子发生是一个由精原干细胞通过系列形态学变化最后形成高度分化和特异性精子的过程，整个过程包括精原干细胞增殖、精母细胞减数分裂、精子形成及精子获能四个主要阶段。在精子的发生过程中，由支持细胞与周围结构相互作用构成的血睾屏障为其顺利进行提供了保障。血睾屏障可调控精子发生所需的营养物质（例如糖类与氨基酸）、重要分子（例如激素）以及阻碍精子发生的有害毒物（例如环境毒物和化学品）进入曲细精管管腔，调节曲细精管内生物活性物质的浓度，进一步研究表明，BTB 的动态开合能够调控精子发生所需的营养物质、重要分子以及危害精子发生的有毒物质进入减数分裂期与分裂后期生殖细胞形态变化的结构腔室，为哺乳动物的精子发生提供一个适宜的微环境。BTB 还能赋予生精上皮细胞极性，参与生精细胞迁移，为生精细胞的迁移提供导向，保证了生精细胞在曲细精管内迁移方向的正确性，同时能阻止自身对精子抗原产生的自体免疫反应[4]。

20 世纪 80 年代，研究者使用水貂进行繁殖实验，发现在生精不活跃期，血睾屏障不能阻挡示踪物进入生精上皮中。随后，研究者使用金黄地鼠进行血睾屏障研究，发现血睾屏障在出生后 16 天形成，在 30 天后可以发育成熟。到了九十年代，Meyer 发现，在男性不育的患者中，生精小管的支持细胞之间虽然存在紧密连接，但金属镧元素却能通过紧密连接。1998 年，中国学者研究了慢性镉中毒对小鼠血睾屏障的影响，发现镉对血睾屏障的不同结构具有损伤作用。1999 年，研究者使用老年的金黄地鼠进行睾丸屏障研究，发现其睾丸中缺少典型的紧密连接，支持细胞膜内缺少内质网层，但是在支持细胞质膜间存在着许多连接点，这些连接点能够阻止镧进入生精小管，但缺少足够的证据证明这些连接点是否是紧密连接[5]。

血睾屏障结构与功能的维持对精子发生具有至关重要的作用。如果血睾屏障的功能被破坏，可导致参与生精细胞的分化成熟的物质缺乏，从而导致生精障碍。构成血睾屏障的各连接结构破坏，也会导致 BTB 的破坏，从而引起精子发生所需内环境的变化及生精细胞的损害。探讨血睾屏障及其在精子发生中的作用及机制已成为近年来的研究热点，这将为今后血睾屏障调控男性不育的防治提供线索。

参考文献

［1］Ploen L, Setchell BP. Blood-testis barriers revisited. A homage to Lennart Nicander［J］. Int J Androl, 1992, 15: 1-4.

［2］Pelletier RM. The blood-testis barrier: the junctional permeability, the proteins and the lipids［J］. Prog Histochem Cytochem, 2011, 46: 49-127.

［3］Franca LR, Auharek SA, Hess RA, et al. Blood-tissue barriers: morphofunctional and immunological aspects of the blood-testis and blood-epididymal barriers［J］. Adv Exp Med Biol, 2012, 763: 237-259.

［4］Mao B, Bu T, Mruk D, et al. Modulating the Blood-Testis Barrier Towards Increasing Drug Delivery［J］. Trends Pharmacol Sci, 2020, 41: 690-700.

［5］Xia W, Wong CH, Lee NP, et al. Disruption of Sertoli-germ cell adhesion function in the seminiferous epithelium of the rat testis can be limited to adherens junctions without affecting the blood-testis barrier integrity: an in vivo study using an androgen suppression model [J]. J Cell Physiol, 2005, 205 (1): 141-157.

第二节　血睾屏障的组织结构

哺乳动物睾丸中 BTB 存在于生精小管与血液之间，主要包括间质内毛细血管的内皮细胞及其基膜、生精小管的界膜、毛细血管内皮及其基膜、结缔组织、生精上皮基膜和支持细胞间的紧密连接，支持细胞间的紧密连接是构成血睾屏障的主要结构基础。支持细胞紧密连接异常导致生精细胞在生精小管内的移行受阻可能是引起寡精症的重要原因[1]。

一、毛细血管

睾丸间质内的毛细血管构成了血管的渗透性屏障，参与生精小管与睾丸间质的物质交换，生理条件下，毛细血管的内皮细胞能选择性调节不同分子量物质通过毛细血管，疾病或病理状态下导致的内皮细胞受损，能够影响血管内皮细胞功能，进而影响物质的通过。早期研究发现，大分子物质相对容易透过毛细血管，其内皮细胞间缺少紧密连接，睾丸间质内生精小管朝向侧的毛细血管为有孔型，而朝向间质的毛细血管无内皮孔。在动物实验中，大鼠睾丸间质内的毛细血管分为有孔型与连续型两种，后者无间质细胞包围。内皮细胞和成纤维细胞产生的毛细血管基膜由Ⅳ型胶原等组成。基膜构成了内皮细胞与结缔组织间的界面结构，其对生物大分子具有选择性通透作用[1-2]。

二、生精小管界膜

生精小管界膜存在于毛细血管与生精上皮之间，对生精小管与睾丸间质的物质交换有屏障功能，能够选择性地允许体内生物分子通透。生精小管界膜分为成纤维细胞层、基膜及类肌细胞层。成纤维细胞能够修复界膜，类肌细胞层对物质通透具有屏障功能，通过收缩细胞功能促使生精小管产生收缩运动，促进精子排出。生理状态下，基膜对生物大分子或小分子物质的通透没有显著影响。生精小管界膜含有Ⅰ、Ⅲ、Ⅳ、Ⅵ型胶原、层粘连蛋白、纤维粘连蛋白与蛋白多糖等[2]。

三、支持细胞

支持细胞（sertoli cell）能够为精子发育提供营养与保护，其参与精子发育的每一个阶段。支持细胞的形状不规则，细胞底部紧贴基底膜，顶端可以到达生精小管的管腔，细胞外侧与腔内表面呈凹凸状，相邻细胞间镶嵌着不同发育期的生精细胞，细胞侧面近基部的相邻细胞膜形成紧密连接，将生精上皮肺胃基底室与近腔室连接。前者位于生精上皮基膜与支持细胞的紧密连接之间，室内含有 A 型与 B 型精原细胞；后者靠近生精小管管腔，含有精子细胞与精子。精子发生时 B 型精原干细胞分化到精母细胞需要跨越紧密连接进入近腔室，才能进一步的发育成成熟精子。因此，精子发生时生殖细胞穿越生精上皮的运通同紧密连接的结构重建密切相关[3]。

支持细胞在血睾屏障中发挥结构性支持、形成血睾屏障、参与生殖细胞的运动与排精、通过分泌营养物质滋养生殖细胞。支持细胞含有肌动蛋白和微管等组成，而肌动蛋白由 42kDa 大小的肌动蛋白单体组成，单体聚合成 8nm 宽的螺旋线性链。而肌动蛋白单体包括肌动蛋白 G 与肌动蛋白 F 两种亚型。微管由微管蛋白构成，目前已经确定的微管蛋白有 6 种，通过内部不同的细胞骨架，在维持支持细胞形状、细胞器定位、细胞连接的形成、定位锚定辅助生精细胞的运动以及精子的释放中发挥重要作用。BTB 位于生精上皮基底三分之一的支持细胞紧密连接处[3-4]。

支持细胞促进血睾屏障的形成。血睾屏障将生精上皮划分成基底室与近腔室，前者含有精原细胞、细线前期细胞和细线期细胞。血睾屏障有三个主要功能：提供微环境；调节特定分子通过；提供免疫屏障。血睾屏障创造的微环境有利于生殖细胞发育与运动。比如，管腔内的生殖细胞无法获得血清铁蛋白时，支持细胞可以将其合成的转铁蛋白分泌至微环境内，供生精细胞生长发育。营养物质与废物进出生精上皮主要依靠血睾屏障的调节。血睾屏障提供免疫屏障，可以确保免疫细胞不能识别存在于生殖细胞表面的特异性抗原。支持细胞也能产生干扰素（interferon，IFN）、白介素（interleukins，ILs）和细胞因子来维持独特的防御系统。血睾屏障也能阻止免疫球蛋白和淋巴细胞进入近腔室。

血睾屏障不同于血脑屏障，其必须定期开启，以保证精子发生过程中生殖细胞的通过。例如，发育中的细线前期或细线期的精母细胞必须通过血睾屏障。这个过程涉及到紧密连接的解离与重组。但生殖细胞在血睾屏障内的运动机制尚未被充分阐明。缺乏合适的体外与体内模型来研究支持细胞紧密连接动力学是其中一个重要原因。支持细胞能够直接参与生精细胞的运动，因为生精细胞缺少迁移细胞的结构特征。有研究表明细胞外基质能够赋予精子细胞在延展或伸长状态下的跨越生精上皮的过程。微管与体内的几种相关运动蛋白，例如肌球蛋白、动力蛋白、GTP 酶和腺嘌呤核苷三磷酸酶能够协助生精上皮内部的精子细胞迁移过程。虽然，早期有研究尝试阐明生殖细胞运动的潜在机制可能涉及三磷酸鸟苷酶家族的成员，但还是有许多问题没有得到详尽的解读。例如生殖细胞所涉及的运动需要与其发育状态相一致的前提下，在上皮细胞周期中精细胞在上皮细胞中的适时运动由什么信号所调控决定？细胞怎样向支持细胞发出信号满足其向前移动的需要？调节外质特化重组的机制是什么？为了能够很好解答这些问题，需要对细胞外基质的生物化学结构进行完整的解读。在支持细胞维系早期减数分裂的精母细胞从基底到腔室移动的过程中，可能需要支持细胞之间和支持细胞 – 生殖细胞连接的解离与重组，这一过程具有高度选择性。同时，A 型精原干细胞需要保留在基底膜上，不能移动，这需要一个合理的高效选择机制来确定可以穿越生精上皮的特性细胞。在排精过程中，一系列细胞生物学事件相继进行，构成血睾屏障的支持细胞参与其中，包括对精细胞的包裹、从支持细胞近腔端推动精子细胞移动以及释放精细胞。在精子细胞变态发育为精子的过程中，会释放出来残余成分，以及在精子发生过程中会产生一些退化的生殖细胞，均需要支持细胞的吞噬作用来处理。支持细胞能够为生精细胞提供养分，实验表明，如果生殖细胞与支持细胞共同培养，其在体外存活时间能够超过一周，这表明支持细胞能够将其合成的氨基酸、碳水化合物和离子元素运输到精子细胞与精子中，为精子的存活提供营养物质[4]。

四、紧密连接

紧密连接参与促进血睾屏障与相对封闭环境的形成。在睾丸中，紧密连接由 50~100 个原纤维组成的相邻细胞的质膜包围单一细胞的基底区域间的紧密接触的区域形成。其组成成分主要包括 claudin 与 occludin 蛋白。与在其他上皮细胞形成的紧密连接不同，睾丸中紧密连接的接触部位较为独特。紧密连接通过形成渗透膜性质的物理屏障，阻隔体内一些物质的透过。体内物质分子能否透过往往取决于物理与化学性质。不同组织中紧密连接的通透性不是完全一样，可以进行自主的生理性调节。体内的一些酶抑制剂能够改变细胞间紧密连接的通透性，其作用机制可能为影响支持细胞紧密连接屏障的组装过程。同时，睾丸中紧密连接形成的分割区能够将支持细胞划分为基底与近腔两部分，这一功能使得上皮细胞具有一定的极性，可以辅助其运动迁移。上述功能被称为紧密连接的栅栏功能，可以阻止基底与近腔区域间的蛋白质等分子物质的相互流通与混合[5]。

五、紧密连接相关的蛋白

Claudin 蛋白：claudin 蛋白家族有 24 个成员，作为紧密连接的主要构件，定位于紧密连接部位，claudin 的拓扑结构与 occludin 相似，claudin 的细胞质结构域和第二个细胞外环明显更小外，不同的 claudin 蛋白与 occludin 无任何显著的序列同源性。不同 claudin 蛋白在不同组织中的表达具有明显的差异性。例如 claudin11 在睾丸与大脑中表达较高，在肾脏中几乎不表达。蛋白磷酸化水平研究较少，其 C 末端含有蛋白激酶 C、酪蛋白激酶 2 以及 cAMP 依赖性蛋白激酶的磷酸化位点。正是因为 C 末端结构的差异，导致不同 claudin 蛋白参与不同器官中的紧密连接，两种细胞之间不同 claudin 蛋白的组合决定了紧密连接的通透性与物理尺寸，这些因素能够使不同细胞与组织间的紧密连接具有独特性质。大多数 claudin 的 C 末端有共同的氨基酸残基 Tyr 与 Val，有研究报道，形成血睾屏障的细胞在任何时候均可以表达两种以上的 claudin 蛋白。在睾丸中分布着七种 claudin 蛋白（claudin1、claudin3-5、claudin7-8 以及 claudin11）。在所有的紧密连接蛋白中，对 claudin11 进行的研究较为详细，该蛋白仅存在于支持细胞的血睾屏障部位。Claudin11 的表达水平在小鼠睾丸中与第 6 至 16 天的血睾屏障屏障组装一致，其表达受促卵泡生成激素（FSH）与肿瘤坏死因子（TNF）的调控。血睾屏障的完整性对于精子的正常生成具有极为重要的作用，通过基因敲除技术制备的 claudin11 基因缺陷小鼠表现出不育现象。

Occludin 蛋白作为紧密连接构造中的重要蛋白质。在人体中，*occludin* 基因位于 5q13.1 位点，分子量为 64kDa，由 504 个氨基酸组成，有四个跨膜结构域，其羧基端与氨基端存在于细胞膜内的胞质区，细胞膜外有两个细胞外环，分别称为 Occ-1 与 Occ-2，它们均含有丝氨酸、苏氨酸以及酪氨酸残基。Occ-1 由约 60% 的酪氨酸与甘氨酸残基组成疏水结构，相邻支持细胞间的 Occ-1 外环交叉形成封闭区域，参与细胞间黏附；Occ-2 能够特异性调控紧密连接，其作为紧密连接的必需结构域，参与旁细胞屏障的形成。相邻支持细胞 occludin 的细胞外环通过接吻式接触，以拉链式结构开启或关闭细胞的紧密连接。Occludin 蛋白的异常会引起多种疾病的发生，例如在肠细胞之间，occludin 装配的紧密连接能够保护肠黏膜，如果 occludin 表达异常，会引起肠炎腹泻等症状；在血睾屏障中，occludin 作为紧密连接的组分，是生精上皮中支持细胞间形成紧密连接的结构基础，其规律性的开合是保证精子生成的必要条件，若异常开放则会影响精子生成的正常程序，干扰睾丸支持细胞内 occludin 蛋白的功能状态，导致不育[5-6]。

BTB 的紧密连接不同于血脑屏障及其他屏障的紧密连接，影响精原细胞在支持细胞间的运行及分化，牵扯到支持细胞间紧密连接的瓦解与重建，但其调控机制未见深入报道。对 BTB 结构中紧密连接的分解与重建的分子机制探索，尤其是探究 occludin 在此过程中的动态进程，对进一步了解精子发生的机制以及少精症产生的病因阐释有着重要意义。

参考文献

［1］ Setchell BP. Blood-testis barrier, junctional and transport proteins and spermatogenesis ［J］. Adv Exp Med Biol, 2008, 636：212-233.

［2］ Wen Q, Tang EI, Li N, et al. Regulation of Blood-Testis Barrier（BTB）Dynamics, Role of Actin-, and Microtubule-Based Cytoskeletons［J］. Methods Mol Biol, 2018, 1748：229-243.

［3］ Arenas MI, Fraile B, Paz de Miguel M, Paniagua R. Cytoskeleton in Sertoli cells of the mosquito fish（Gambusia affinis holbrooki）［J］. Anat Rec, 1995, 241（2）：225-234.

［4］ Wu S, Yan M, Ge R, Cheng CY. Crosstalk between Sertoli and Germ Cells in Male Fertility［J］. Trends Mol Med, 2019, 26（2）：215-231.

［5］ Mital P, Hinton BT, Dufour JM. The blood-testis and blood-epididymis barriers are more than just their tight junctions［J］. Biol Reprod, 2011, 84（5）：851-858.

［6］Vogl AW, Young JS, Du M. New insights into roles of tubulobulbar complexes in sperm release and turnover of blood-testis barrier［J］. Int Rev Cell Mol Biol, 2013, 303: 319-355.

第三节　血睾屏障的生理生化特性

血睾屏障提供"栅栏"和"门卫"功能。在生理状态下，血睾屏障通过自身结构如紧密连接、黏附连接与缝隙连接维持与更新变化协调有序的开放和闭合，不仅有效调控各级生精细胞不断地由曲细精管基底部向曲细精管管腔的迁移，促进精子发育与成熟；还能通过调控一些大分子物质通过曲细精管上皮细胞间隙进入管腔，调控曲细精管内部生物活性物质的浓度，为精子的发生提供适宜的微环境，同时BTB还能阻隔生精细胞的特异性抗原，为精子发生提供免疫屏障[1]。

一、选择性通透生物分子

根据解剖学的生理特点，BTB将输精管上皮分为基底室与近腔室。BTB的主要功能是允许体内物质（例如水、电解质、营养物质、激素、旁分泌因子和生物分子）选择性通过支持细胞上皮进入近腔室。因为位于间质与细精管之间的毛细血管和淋巴管与输精管上皮细胞不相通，BTB调节营养物质（如糖、氨基酸）、重要分子（如激素、电解质）和有害毒物（如环境毒物、药物、化学物质）进入减数分裂后生殖细胞发育的近腔室部分。因此，BTB的"选择性渗透"功能为哺乳动物近腔室睾丸精母细胞减数分裂后产生精子细胞以及为生精上皮细胞的发育提供了一个独特的微环境[1-2]。

二、为精子形成的细胞周期提供不同的环境

BTB的"栅栏"功能将曲细精管的上皮分隔为基底室与近腔室，基底室靠近曲细精管上皮基膜，近腔室与曲细精管管腔相连，为精子的产生提供不同的环境。基底室内的早期生精细胞分为A型精原干细胞、B型精原干细胞以及初级精母细胞，A型精原干细胞包括As、Apr和Aal三种细胞，初级精母细胞通常也被称为前细线期精母细胞。BTB的栅栏功能对精原细胞的更新具有重要意义。在有丝分裂增殖、分化的过程中，它们就可以最大限度的利用与吸收从微血管释放到间隙空间中的营养物质、激素和生物分子，而高度专业分化的BTB能够为精子的进一步发育与新陈代谢活动提供免疫屏障。以单体存在的As型精原干细胞，通过有丝分裂完成增殖过程，在基底室进一步分化为Apr型与Aal型精原干细胞，它们分别以胞质桥连接成对或成行存在，进一步经过分化形成B型精原细胞，之后B型精原细胞经过数次分裂发育为前细线期精母细胞。前细线期精母细胞在进入近腔室的过程中需要借助

血睾屏障连接复合体的快速解聚、重组形成暂时性开放。精母细胞在近腔室内经过连续两次减数分裂，发育成精子细胞，最终经过形态学改变形成正常结构的精子，随后进入曲细精管的管腔[2-3]。

三、为精子产生提供免疫屏障

为了避免机体的免疫系统接触到近腔室内的初级及次级精母细胞、精子细胞及精子的自身抗原，产生免疫应答，血睾屏障能够对生殖细胞的特异抗原产生阻隔作用，为精子发生提供免疫屏障。在动物实验中，通过移入异体胰岛素实验，在隐睾狗的睾丸中使用免疫组化方法虽然能够观察到较多的胰岛组织，但并没有检测到淋巴细胞浸润或炎性反应，各项肝功能指标也能够逐渐恢复正常，说明睾丸的屏蔽功能能够对抗异体移植排斥反应，以避免产生抗精子抗体和自身免疫性疾病，导致男性不育。另一方面，也说明了 BTB 产生了一种免疫屏障来隔离许多生殖细胞特异性抗原，值得注意的是，除了在病理条件下，雄性啮齿动物和人类都没有对 BTB 外生殖细胞内的自体抗原产生抗体。研究表明，局部免疫调节机制可预防睾丸自身免疫性疾病，如非特异性免疫抑制、抗原表达、淋巴细胞转运和（或）辅助加压 T 细胞，以及雄激素，也许在这些过程中，某些特定的白细胞群可能在发挥相关的作用。

除了 BTB，体外进行的共移植实验表明，在精子发生过程中，支持细胞可通过自身分泌一些免疫抑制因子或自身抗体来阻断睾丸中的精子发生免疫反应。然而，在这些异基因和异种移植研究中发现的免疫抑制生物分子的成分与具体性质仍然未知。可以推测，他们由一系列分子组成，这些分子包括细胞因子（如白细胞介素、干扰素）和前列腺素，其理论依据是在早期的研究中已证明支持细胞能够产生细胞因子和前列腺素。在此前提下，支持细胞系（如 MSC-1）缺乏与原代支持细胞相关的免疫保护特性，这也从侧面表明，使用支持细胞系的研究不能准确反映支持细胞在体内的生理功能。是否其他支持细胞系也缺乏在体内培养的原代支持细胞的免疫保护特性，有待商榷。BTB 在精子发生和精子形成过程中，对减数分裂后生殖细胞中的抗原形成提供了一种免疫屏障；由于血液和淋巴管位于间质输精管外，同时仅在病理状态下检测到存在于输精管上皮内的巨噬细胞和其他抗原呈递细胞，因此，支持细胞在一定程度上对免疫防御机制确实发挥了应有的作用。事实上，已经有实验证实了支持细胞与生殖细胞能够产生抗病毒与抗菌分子，如防御素及干扰素，精子上皮细胞具有特异的免疫、抗菌和抗病毒防御机制，以赋予睾丸免疫屏障功能，这一机制不完全依赖于 BTB 的作用[3]。

四、赋予生精上皮细胞极性

BTB 赋予生精上皮的支持细胞极性。支持细胞的核定位实验解释了生精上皮细胞的极性特点，支持细胞核起初局限于基底室，位于固有膜附近；支持细胞内的细胞质和细胞器（如高尔基体、溶酶体）在胞质中的分布不均匀，正如其他上皮细胞屏障中的紧密连接，在维持细胞极性中发挥着重要作用。目前研究表明，成年哺乳动物睾丸生精上皮细胞中极性功能在某种程度上，与BTB的三个极性复合物有关：Crumb、PAR和Scribble。这三种极性蛋白复合物的许多成分已在睾丸中得到鉴定，其在精子发生中的生理意义也陆续被报道。血睾屏障通过三种极性复合物赋予生精上皮细胞极性，参与生精细胞迁移，在生精细胞迁移过程中发挥引导作用，为生精细胞在曲细精管内朝着正确的方向迁移提供保障。早期研究结果表明，PAR3与PAR6能够调节紧密连接的渗透性，从而调控血睾屏障中蛋白质的分布。血睾屏障中的细胞因子发生内吞作用受到Cdc42的调控，进而改变相关的屏障功能，使紧密连接纤维丝结构分解过程加快，促进前细线期精母细胞的转运。此外，许多细胞器和超微结构，包括细胞骨架，在支持细胞胞质内的分布并不均匀。例如，肌动蛋白丝束和内质网池在BTB基底部以及近腔室的含量比较高，参与精子的生成与发育。因此，这些发现表明极性蛋白（如Cdc42，PAR3，PAR6）在BTB内吞囊泡介导的蛋白转运过程中作为关键调控因子发挥作用。最近在极化细胞上皮细胞中开展的研究，也表明极性蛋白和内吞途径共同发挥作用形成独特的细胞结构域的新概念[4]。

参考文献

[1] Stanton PG. Regulation of the blood-testis barrier [J]. Semin Cell Dev Biol, 2016, 59: 166-173.

[2] Li N, Wang T, Han D. Structural, cellular and molecular aspects of immune privilege in the testis [J]. Front Immunol, 2012, 3: 152.

[3] Meinhardt A, Hedger MP. Immunological, paracrine and endocrine aspects of testicular immune privilege [J]. Mol Cell Endocrinol, 2011, 335 (1): 60-68.

[4] Yazama F. Continual maintenance of the blood-testis barrier during spermatogenesis: the intermediate compartment theory revisited [J]. J Reprod Dev, 2008, 54 (5): 299-305.

第四节　血睾屏障通透性测定及影响通透性因素

睾丸组织内支持细胞与生殖细胞在不同阶段表现的功能不同，每一个支持细胞与多达40个生殖细胞密切接触，相互之间形成的血睾屏障，主要包括紧密连接、锚定连接、桥粒与basal ES，从而为生殖细胞提供稳定的环境。在精子生成与发育的过程中，血睾屏障起到了很大的作用。研究影响血睾屏障功能的分子及作用机制对雄性生殖功能研究具有重要的意义。

血睾屏障中不同类型的连接赋予了精子不同的动态特性。BTB在生理上将输精上皮分为基底室和近腔室，如前所述，BTB由紧密连接、基底室ES、桥粒和缝隙连接组成。这种多类型的交叉连接方式，特别是基底室 ES 中不寻常的超微结构特征（例如沿着支持细胞 – 支持细胞排列紧密的肌动蛋白丝束，进一步增强了黏附功能）与紧密连接共同存在，使 BTB 成为哺乳动物体内最紧密的血组织屏障。然而，构成 BTB 的多种连接类型的生理意义直到最近才为人所知。研究表明缝隙连接和细胞桥粒协调 BTB 基底 ES 和紧密连接处的蛋白分布，这一过程受到一些非受体蛋白激酶如 c–Src、c–Yes、FAK 的调控，在上述蛋白共同作用下，血睾屏障在必要的时候选择开合，而且开合空间受蛋白的调控，以便其能够促进前精母细胞的转运，在前精母细胞发生分化的过程中，将从基底室向近腔室移动。此外，由于基底 ES 与 TJ 在 BTB 中同时存在，因此，既能发生结合现象，也会出现解离现象。"旧"的完整 BTB 在前精母细胞运输途中可以发挥部分维护作用，当"旧"的 BTB 分解后，"新"的 BTB 就能够继续维护精母细胞的运输过程。以下着重介绍一些影响血睾屏障中常见的物质与分子信号通路[1]。

十溴联苯醚被广泛用作阻燃剂添加于电器与生活用品中，能够干扰体内激素的合成、分泌与代谢，具有神经与生殖毒性。研究表明多溴联苯醚能减轻新生儿的附睾重量，表现出生命早期毒性，在干扰人体内分泌系统的同时，尤其对生殖系统影响较大，十溴联苯醚不仅可以直接作用于生殖系统，还会通过循环系统影响激素分泌紊乱进而加重生殖毒性。动物实验中表明，低剂量下可引起小鼠睾丸组织精子的损伤，引起小鼠睾丸的重量、精子数目、精母细胞的形态、精子畸形率以及核染色质 DNA 的变化与损伤。此外，十溴联苯醚能够下调紧密连接蛋白 claudin-11 的表达。除此之外，各种类型的病毒如 HIV、常见的体内代谢产物如乳酸、细胞因子如白介素 –6、环境污染物对血睾屏障均有不同程度的影响。

核糖体蛋白 S6（rpS6），作为核糖体蛋白的一种，在组装 40s 核糖体亚基调节蛋白质的翻译过程中发挥重要作用，目前研究已证实，在脊椎动物、无脊椎动物以及真菌中，rpS6 蛋白通过与 m7GpppG 顶端发生相互作用，调控血睾屏障的通透性。RpS6 通过磷酸化激活五个丝氨酸残留的糖基，包括 Ser235、Ser236、Ser240、Ser245、Ser247，目前的研究已表明在前四种糖基发生磷酸化后能够被激活，Ser-247 的激活作用机制尚不明确。血睾屏障在生理状况下的重组与改装依赖于 rpS6 的作用，当过表达 rpS6 后能使紧密连接功能紧缩，通过抑制 rpS6 或采用 siRNA 下调 rpS6 后，血睾屏障的紧密连接结构会被破坏，在此过程中，occludin 与 claudin-11 的表达下降较为明显。在实验中，如果 rpS6 发生变化，会引起磷酸化 -Akt1/2 的表达改变，进而导致血睾屏障的紧密连接结构发生破坏。RpS6 除了能够直接调节血睾屏障的结构与功能，也能通过改变 Arp2/3 等小分子化合物、肌动蛋白（F-actin）结构来发挥调节血睾屏障功能的作用。

睾丸细胞的细胞骨架网络在细胞代谢与血睾屏障的组建过程，具有重要的生物学效应，能够起到调节结构的作用。在哺乳动物的睾丸细胞中，肌动蛋白（F-actin）、微管（MT）与其他分子或骨架性物质一起组装成细胞骨架。在精子生成的生理过程中，初级精母细胞依次发育为次级精母细胞、前细线期精母细胞、细线期精母细胞、圆形精子、长型精子，在附睾中形成成熟的精子。在精子形成的分子机制中，在上皮细胞周期阶段变化的关键时期如第五、六、七三个时期，这一时期是精子细胞由前细线期转变为细线期的关键阶段，也是精子细胞通过血睾屏障的过程。既往研究表明，结合蛋白在这一过程发挥重要作用，这类细胞骨架作用的分子以及结构的研究，受到越来越多的关注。

微管（MT）主要由 a/b-tubulin 两种主要蛋白组成，他们在 r-tubulin 的作用下，能够相互络合，形成一个有机的整体，因为单一 tubulin 蛋白都是以首尾相连的方式相互咬合排列，因此 a/b-tubulin 能够形成具有极性的二聚体模式，这是 MT 具有极性的重要原因。虽然微管在形成过程中可以从两端同时进行，但是极性性质以及排列方式不一致能够引起两端形成速率不一致，因此，将生长较快的一端定义为正端，生长较慢的一端被定义为负端，负端生长过程中需要将微管锚定到微管的组织中心末端，这是导致其生长缓慢的重要原因。在许多细胞的细胞核中也发现了中心体，这对微管产生极性特点具有重要意义，因为在此过程中，微管结构由中心体沿着质膜向外生长与发育[2-3]。

血睾屏障在生精过程中发挥怎样的作用，以及生精细胞转化为精子的深入机制一直不甚明确。微管与肌动蛋白在支持细胞间血睾屏障的结构组成中发挥着主体作用，其他所有分子多通过黏附到微管与肌动蛋白的表面发挥各自的功能与相互作用。在睾丸组织中进行实验，通过化学试剂干扰破坏支持细胞的 MT 功能，能够引起精子生成障碍，睾丸的病理切片结果表明储存精子的曲细精管中出现大量空泡。在使用 MT 抑制剂如秋水仙碱等进行 MT 抑制实验时发现，给予化学剂后 MT 的超微结构发生改变，MT 急性紊乱，这一过程中精子的运动指标也出现病理改变。也有研究表明，F-actin 在内环境稳定过程中发挥重要作用，通过吞噬作用清除体内的代谢垃圾，在吞噬的过程中，调控血睾屏障的开放与关闭，在此过程中，精子细胞发生分化与成熟。一些毒理研究表明，使用双酚 A 会引起睾丸组中的细胞连接结构的改变，这将导致精子生成过程发生紊乱。一些药物实验表明，如果通过破坏紧密连接的结构，达到扰乱精子的生成过程将能够产生男性避孕的效果，目前市场上的一些男性避孕药正是基于这一原理实现，他们通过干扰肌动蛋白的细胞骨架，破坏紧密连接结构，引起精子生成障碍。

激素也会影响血睾屏障的结构与功能，血睾屏障的建立受性激素的调节，动物实验中可以观察到在血睾屏障建立前，血液内的促性腺激素会出现一个高峰，如果给予大鼠服用雌激素，血睾屏障将会推迟建立。有学者研究发现，糖皮质激素对睾丸生精小管上皮细胞具有扩张作用，能引起细胞间隙变大，导致多种生精上皮细胞以及支持细胞间的结构被破坏，进而扰乱了睾丸组织中的血睾屏障功能，使生理状态下的微环境被破坏，毒性物质进入组织中，同时也会引起钠泵功能紊乱，不能形成必要的渗透压梯度，水分进入组织细胞内，在支持细胞中形成多个大小不一的空泡，这些超微结构的改变将导致睾丸功能的异常，对机体的生殖功能造成不利影响。动物实验中，如果给予大鼠过高剂量的睾酮，睾丸的间质血管将发生透明样改变，产生过多的胶原纤维，排列也会发生紊乱，引起精子生成障碍。

金属镉作为脂质过氧化的诱导剂，能够引起细胞膜发生脂质过氧化，造成膜结构的破坏。研究表明，镉对雄性生殖器官具有明显的毒性作用，其机制较为复杂，慢性镉中毒时，血睾屏障发生破坏，受损血管内的镉将从破损处渗出，通过弥散的方式透过受损的生精小管管周组织进入生精上皮内，尤其在基底膜附近，通过直接作用于支持细胞和各级生精细胞，导致精子发生异常改变。也有研究表明，镉对血睾屏障的各部分结构均有损伤作用，例如血管内皮细胞胞质内空泡增多，内皮细胞发生坏死与脱落，生精小管基膜明显增厚且呈波浪形，相邻支持细胞间的紧密连接处细胞膜发生分离，出现较大间隙，与紧密连接相关的膜下微丝束排列发生紊乱，在睾丸损伤的实验中，使用镉进行探索发现，大鼠的睾丸对镉比较敏感，表现出毛细血管受损，血睾屏障的通透性等功能发生破坏，精子的生成也出现异常。镉对睾丸组织的毒性机制暂不明确，有研究报道，组织中 Ca^{2+}、Fe^{2+} 的浓度随镉接触的时间延长而升高，镉引起睾丸组织严重损伤，使细胞外钙离子发生内流现象，镉引起亚铁离子含量升高的原因可能是睾丸出血性炎症与睾丸损伤后逐渐萎缩导致的结果。脂质过氧化引起的睾丸组织损伤以及炎症反应，可能在镉引起睾丸毒性的过程中发挥着重要作用。目前镉对支持细胞产生的毒性作用是否通过细胞骨架的改变引起，尚不明确[4]。

目前，关于血睾屏障通透功能的研究报道较少，支持细胞间的细胞连接在不同发育阶段以及病理状态下的改变尚缺乏深入的研究，关于不同分子量的物质如何通过血睾屏障进行代谢，可能是未来研究的工作重点。

参考文献

[1] Goncalves A, Ambrosio AF, Fernandes R. Regulation of claudins in blood-tissue barriers under physiological and pathological states[J]. Tissue Barriers, 2013, 1(3): e24782.

[2] Umeda K, Matsui T, Nakayama M, et al. Establishment and characterization of cultured epithelial cells lacking expression of ZO-1 [J]. J Biol Chem, 2004, 279(43): 44785-44794.

[3] Mruk DD, Cheng CY. The Mammalian Blood-Testis Barrier: Its Biology and Regulation [J]. Endocr Rev, 2015, 36(5): 564-591.

[4] Miller SR, Cherrington NJ. Transepithelial transport across the blood-testis barrier[J]. Reproduction, 2018, 156(6): 187-194.

第五节　血睾屏障的生理学意义

血液睾丸屏障又称血睾屏障，是由毛细血管的内皮和基膜、肌样细胞、曲细精管基膜和支持细胞（Sertoli cell）间的紧密连接组成的物理屏障。其中支持细胞间的紧密连接是血睾屏障的主要结构，其参与形成和维持生精细胞分裂和分化的微环境，防止有害物质干扰精子发生，以及构成精细胞的免疫屏障，保证了精细胞的正常发育成熟[1]。

一、形成和维持生精细胞分裂和分化的微环境

血睾屏障中 Sertoli 细胞之间的紧密连接为睾丸组织中最致密的屏障，将生精细胞及屏障内外物质相隔。在 Sertoli 细胞的侧面和腔面的不规则凹陷中镶嵌着不同阶段的精细胞，其分泌功能也非常活跃。这是精子发生的必要条件，精原细胞的有丝分裂是在基部小室内进行的，而精母细胞的减数分裂是在近腔小室内进行。在发育成熟的过程中，血睾屏障的周期性变化保证了屏障的完整性，同时使精细胞成熟过程中向生精小管腔面移动。精子发生时生精细胞穿越血睾屏障模式图见图 8-1[2]。

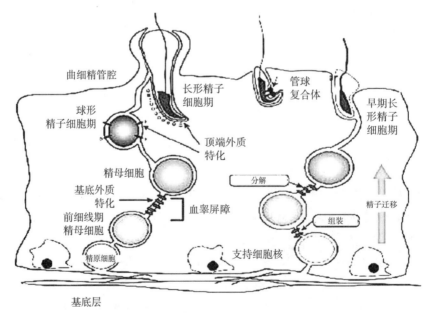

图 8-1　精子发生时生精细胞穿越血睾屏障模式图

Sertoli 细胞参与构成锚定连接的完整性保证了生精细胞在生精上皮的迁移过程的顺利进行。睾丸中含有两种特异的结构。其中细胞外质特化（ES），可分为基底 ES 与近腔 ES 两种。钙黏素 2（cadherin 2，CDH2）是基底 ES 中一种主要蛋白，由 Cdh2 基因表达合成。在生精过程中，Cdh2 基因仅在 Sertoli 细胞中表达。精细胞必

须紧贴 Sertoli 细胞，缓慢向生精小管腔面方向移动，才能逐步完成发育。精细胞在此移行过程中，精细胞因 Sertoli 细胞间的黏附连接分开和合拢而间歇黏附于其上。而肌动细胞的收缩则可以使生精小管产生收缩运动，以利于精细胞排出。雄激素结合蛋白亦是支持细胞的功能标志，它可与雄激素结合，从而缓冲曲细精管内雄激素的波动，使雄激素相对恒定且高于血液中雄激素含量百倍以上，促进精子的生成。该过程由下丘脑 – 垂体 – 性腺轴调控，维持生精过程周期性进行并维持相对稳定[3-4]。

除此之外，维持精原干细胞正常增殖还依赖 Sertoli 细胞产生的胶质细胞源性神经营养因子（GDNF），其主要通过旁分泌途径促进精原干细胞（SSC）自身更新和维持。还有研究表明苗勒管抑制物质（MIS）、抑制素（INH）、内皮素（ET）、干细胞因子（SCF）、骨形态蛋白 4（BMP4）和视黄酸（RA）这些蛋白以调控 DNA 合成、生精细胞的分化代谢等作用于生精过程，均为促进精原干细胞自我更新和分化的必要因子。作为分裂分化活跃的生殖细胞，精原干细胞自我更新和分化需要精细的调控。精原干细胞自我更新以及分化为精母细胞最终发育为精子是其分化去路。若精原干细胞的自我更新占优势，那么超量复制的精原干细胞将导致睾丸恶性肿瘤的发生。反之，若精原干细胞的分化超过干细胞自我更新的速度，精原干细胞将会耗尽从而导致 Sertoli 细胞综合征的发生。Sertoli 细胞可分泌多种转运蛋白与调节蛋白，为精子形成即生精细胞发育及代谢提供营养物质并起到精确的调节作用[5-6]。

二、构成免疫屏障

精子是一个抗原，但在正常人体内精子抗原并不引起自身免疫反应，这就是因为有血睾屏障存在。生精小管中的细胞连接可分为紧密连接、锚定连接以及缝隙连接，这些连接均由 Sertoli 细胞参与构成。其中，紧密连接和锚定连接中的细胞外质特化和桥粒连接是血睾屏障的主要组成部分。BTB 形成了免疫豁免区域，为精子的发生提供了安全的环境。一旦血睾屏障受到破坏，精子抗原就有可能与机体本身的免疫系统相接触，引起自身免疫性睾丸炎而致不育。Sertoli 细胞能分泌大量的免疫调节因子，这些生物活性因子有利于睾丸的免疫豁免功能，起到保护生精细胞的作用[7-8]。

1. 免疫调节

Sertoli 细胞是睾丸中重要的免疫调节器，具有诱导调节性免疫细胞的功能，但相关机制还未完全明确。现研究表明，Sertoli 细胞可通过行使致耐受性抗原呈递细胞的功能，直接诱导产生调节 T 淋巴细胞，产生不同种类的免疫调节因子，直接或间接地影响免疫系统，辅助免疫豁免的形成。Sertoli 细胞还表达固有免疫反应相关活性蛋白（如 Toll 样受体（TLRs）和细胞因子）的基因，并通过此类蛋白直接作用于细菌配体，起到保护睾丸和抗感染的作用。

2. 免疫豁免

现普遍认为，睾丸的免疫豁免作用并非完全通过睾丸的自身解剖学结构实现，而是同时依赖于 Sertoli 细胞分泌的 Fas/FasL 介导，引起炎性细胞浸润，杀伤 T 细胞、B 细胞、中性粒细胞、单核细胞。近年来，有关 Sertoli 细胞在移植领域的研究已成为热点。作为一个重要和理想的移植协同者，Sertoli 细胞被异位移植后仍能存活，且能保护共移植的细胞行使正常功能。*Cldn3* 是一类睾酮调节基因，当 *S-Ar* 基因突变时，Sertoli 细胞的紧密连接发生缺陷，睾丸内 IgG 浓度上升，睾丸间质中出现大量的巨噬细胞、中性粒细胞、浆细胞、嗜酸性粒细胞以及针对生精细胞抗原的抗体，导致睾丸丧失免疫豁免功能，提示 Sertoli 细胞的雄激素信号通路被抑制可能是特发性男性不育症发病的极为重要的病因之一[9-10]。

参考文献

[1] 姚泰. 生理学 [M]. 7 版. 北京：人民卫生出版社, 2001：503-504.

[2] Vogl AW, Young JS, Du M. New insights into roles of tubulobulbar complexes in sperm reIease and tumover of bIood-testis barrier [J]. Int Rev CeU Mol Biol, 2013, 303: 319-355.

[3] Pfaff T, Rhodes J, Bergmann M, et al. Inhibin B as a marker of sertoli cell damage and spermatogenic disturbance in the rat [J]. Birth Defects Res B Dev Reprod Toxicol, 2013, 98(1): 91-103.

[4] Yan HH, Mruk DD, Cheng CY. Junction restructuring and spermatogenesis: the biology, regulaIion, and implication in maie concraceptive development [J]. Curr Top Dev Biol, 2008, 80: 57-92.

[5] Kaur G, Mital P, Dufour JM. Testisimmune privilege-Assumptions versus facts [J]. Anim Reprod, 2013, 10(1): 3-15.

[6] Bilinska B. Interaction between Leydig and Sertoli cells in vitro [J]. Cytobios, 1989, 60(241): 115-119.

[7] Rato L, Socorro S, Cavaco JE, et al. Tubular fluid secretion in the seminiferous epithelium: ion transporters andaquaporins in Sertoli cells [J]. J Membr Biol, 2010, 236(2): 215-224.

[8] Chen Yabing, Pan ChunHan, Xiaodong Wang, et al. Microcystin-leucine-arginine causes blood-testis barrier disruption and degradation of occludin mediated by matrix metalloproteinase-8 [J]. Cellular and molecular life sciences, 2018, 75(6): 1117-1132.

[9] 刘晓静, 陶羽, 夏玉凤, 等. 缝隙连接及其在细胞屏障中的作用 [J]. 生理科学进展, 2020, 51(3): 239-240.

[10] 陈楸露, 刘明, 陈德宇. 血睾屏障中支持细胞间紧密连接结构和功能的研究进展 [J]. 癌变·畸变·突变, 2018, 30(6): 486-489, 493.

第六节 血睾屏障的病理与临床

各种原因造成的血睾屏障结构破坏，会影响其对物质的屏障作用。不育患者的睾丸间质血管呈明显的透明样变性，其程度与生精小管界膜的透明样变程度一致。睾丸间质小动脉和小静脉外膜的胶原纤维明显增多，排列紊乱，平滑肌细胞之间以及平滑肌细胞与内皮细胞之间的基膜物质增多。毛细血管基膜增厚，毛细血管周细胞呈鞘样增生，内皮细胞变形、增生，胞体向管腔内突出，使管腔狭窄甚至消失。睾丸血管的病变导致精子发生所需的营养物质供给不足，机体内分泌调节信息不能正常进入睾丸，因而睾丸失去了内分泌环境的调节，最终导致睾丸生精障碍。不育患者睾丸生精小管的界膜病变表现为基膜增厚，肌样细胞间隙增宽，界膜纤维组织增生、透明样变性。界膜增厚主要是由 I、III 型胶原增生所致。生精小管界膜病变造成膜纤维化增厚和肌样细胞性状的改变，破坏了睾丸内微环境的局部调节，使支持细胞和精原细胞失去赖以生存的依托。同时也造成界膜通透性改变，使常状态下不能进入生精小管的物质得以自由通行，而营养物质的运输受阻。研究还发现，不育患者生精小管的界膜厚度 ≥ 3.8μm 时开始出现轻度生精障碍；界膜厚度 ≥ 6.11μm 出现重度生精障碍，甚至为不可逆生精障碍。

除了结构改变导致病理改变之外，炎症、氧化应激、凋亡、屏障和免疫异常、内分泌变化、相关分子变化等也同时介导血睾屏障的病理过程[1]。

一、炎症及氧化应激反应对血睾屏障的影响

一般认为睾丸组织中细胞因子主要来源于中性粒细胞、单核细胞、巨噬细胞。炎症细胞浸润、细胞因子释放、睾丸组织细胞能量代谢障碍以及线粒体损伤，使自由基产生增多。后者使一氧化氮合酶（NOS）合成更多的一氧化氮（NO）及氮氧化物底物超氧阴离子（O_2^-）。NO 和 O_2^- 都属于反应性氧化物质（ROS）。过多的 ROS 破坏抗氧化系统［包括超氧化物歧化酶（SOD）、过氧化氢酶（CAT）、谷胱甘肽过氧化物酶（GSH-px）等］，使该系统的这些物质降低。环氧合酶（COX）包括 COX-1 和 COX-2，是不饱和脂肪酸和花生四烯酸合成前列腺素的关键酶。在炎症中，细胞因子、甾族激素和线粒体损伤使 COX-2 表达增加。COX-2 可作为细胞炎症和能量代谢障碍的标志物。有研究显示，单侧睾丸附睾炎、睾丸扭转、精索静脉曲张（VC）、睾丸癌或创伤以及睾丸活检都可能引起抗精子抗体的产生。抗精子抗体使精子大片凝集，精子的运动显著下降，因而影响精子与卵子结合形成受精卵，导致不育。但并非有抗精子抗体就一定出现不育，血睾屏障在之间起到重要的隔绝作用，当抗精子抗体与精子的结合率达到 50% 才能明显损伤精子的活力。正常人群中抗精子抗体含量较低，而 VC、睾丸炎不育患者的精液中抗精子抗体的含量显

著高于正常人群。VC 患者的精子中 COX-1 和 COX-2 过量表达，尤其是在精子的顶部和整个尾部以及线粒体外膜。对 VC 患者施行精索静脉高位结扎术后，抗精子抗体的含量会逐渐减少，精子运动能力也明显提高，这提示 VC 引起血睾屏障的破裂[2-3]。

二、凋亡对血睾屏障的影响

凋亡又称 I 型程序性死亡，其在组织或器官的正常生长发育以及病理条件下的代偿应激中，发挥重要作用。细胞凋亡主要通过两条途径：一条是膜受体（如 Fas/FasL）途径，也称外启式途径；另一条是线粒体途径，也称内启式途径。Fas 是一种跨膜蛋白，属于肿瘤坏死因子受体超家族成员。Fas 与 FasL 结合可以启动凋亡信号的转导，引起细胞凋亡。线粒体途径是介导凋亡的重要途径，主要通过 Bcl-2 家族来完成。Bcl-2 家族包含众多蛋白，如促进凋亡的蛋白（如 BAX、BAK 等）、抑制凋亡的蛋白（如 Bcl-2、Bcl-xL 等）和仅含 BH3 结构域的 BH3-only 蛋白。正常情况下，抗凋亡蛋白 Bcl-2、Bcl-XL 能与凋亡蛋白和 BH3-only 蛋白的 BH3 结构域结合，形成异源二聚体，阻线粒体外膜透化（MOMP）。而在缺氧、氧化应激、高温、炎症等不利因素下，促凋亡蛋白生成增多，Bcl-2 绝对或相对减少，促凋亡蛋白与线粒体膜相结合，开启线粒体上的膜孔蛋白，最终导致 MOMP。MOMP 释放出大量的水解酶，包括细胞色素 C（CytC）、半胱氨酸的天冬氨酸蛋白水解酶。这些水解酶释放到细胞质后，启动程序性死亡，引起睾丸细胞的凋亡。最终引起生精细胞、支持细胞及睾丸附属组织的异常凋亡，可能是引起不育的最直接原因[2]。

三、血睾屏障与精子细胞的免疫豁免

血睾屏障的紧密连接是睾丸组织中最致密的屏障结构，精细胞紧贴 Sertoli 细胞向生精小管腔面方向移动，同时完成发育。精细胞在此移动过程中，Sertoli 细胞间的黏附连接不断的分开和合拢。炎症、创伤、缺氧等可导致 ROS 升高、激素水平异常等一系列变化，使得 Sertoli 细胞之间紧密连接破坏，导致精细胞不能正常依附生精上皮（主要为 Sertoli 细胞）而脱落，导致不育。正常情况下，由于血睾屏障及免疫耐受的存在，机体对精子不会产生主动免疫。任何损伤血睾屏障的因素都可引起对睾丸的自身免疫反应。敲除 Sertoli 细胞特异性雄激素受体（Sertoli cell-specific Ar，S-Ar）基因会使 Cldn3（Claudin 3）的表达降低。Cldn3 是一类睾酮调节基因，其产物是重要的 Sertoli 细胞紧密连接蛋白之一，可对睾丸的免疫豁免功能发挥重要的影响。另外，当 S-Ar 基因突变时，Sertoli 细胞的紧密连接发生缺陷，睾丸内 IgG 浓度上升，睾丸间质中出现大量的巨噬细胞、中性粒细胞、浆细胞、嗜酸性粒细胞以及针对生精细胞抗原的抗体，导致睾丸丧失免疫豁免功能[4-5]。

四、下丘脑 – 垂体 – 性腺轴与精子正常的生成

下丘脑分泌促性腺激素释放激素（GnRH）作用于腺垂体，腺垂体分泌两种激素：卵泡刺激素（FSH）和黄体生成素（LH）。FSH 作用于支持细胞，后者分泌抑制素和雄激素结合蛋白（ABP），抑制素通过负反馈调节 FSH 的分泌从而调控支持细胞的功能。LH 则作用于间质细胞，后者合成睾酮（T），T 也可经 5α- 还原酶还原成双氢睾酮（DHT），DHT 生物活性明显增加。支持细胞分泌的 ABP 与 T 或 DHT 结合，使二者转运至生精小管，提高生精小管 T 浓度。雄激素受体（AR）是 Sertoli 细胞表达的一种重要蛋白。它对黏附连接和紧密连接的调控有着重要作用。功能性雄激素/雄激素受体信号通路可抑制 *Sox9* 基因的表达，继而进一步抑制抗菌勒管激素（anti-Mullerian hormone，AMH）的分泌，这对支持细胞的成熟至关重要。如缺乏该信号通路的抑制，*Sox9* 基因表达上调，可进一步促进 AMH 的分泌，这是造成唯支持细胞综合征（SCOS）的无精子症患者其 Sertoli 细胞受损的重要原因之一，图 8-2 为下丘脑 – 垂体 – 性腺轴示意图[6-7]。

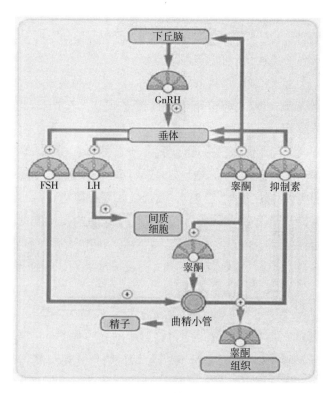

图 8-2　下丘脑 – 垂体 – 性腺轴示意图

五、精子发生与支持细胞参与构成的锚定连接重构作用

睾丸中含有两种特异的、以肌动蛋白为基础的结构。其中之一即为细胞外质特化（ES），并可分为基底 ES 与近腔 ES 两种。钙黏素 2（cadherin 2，Neural-cadherin，or N-cadherin，CDH2）是基底 ES 中一种主要蛋白，由 *Cdh2* 基因表达合成。在生精过程中，*Cdh2* 基因仅在 Sertoli 细胞中表达。Sertoli 细胞中 *Cdh2* 的缺失除了可导致血睾屏障损伤外，还可引起减数分裂和精子形成障碍。管腔复合物（TBCs）是另一种特异的以肌动蛋白为基础的结构，是锚定连接的重要组成部分。其主要功能是消除精子细胞中多余的胞浆、内吞并回收连接分子（junctional molecules）、塑造精子顶体的形状并在成熟精子被释放前形成临时的锚定装置。此外，Cx43 是

Sertoli 细胞形成缝隙连接的主要连接蛋白。Giese 等发现患有生精障碍的男性经常会表现出精原细胞与支持细胞中 Cx43 表达量减少甚至不表达的情况。

如上所述，血睾屏障维持生精微环境在相对稳定状态，参与并构成结构、免疫屏障，而组织结构、炎症与氧化应激、凋亡、屏障和免疫异常、内分泌变化、相关分子变化引起血睾屏障病理变化可导致微环境紊乱，进一步导致生殖细胞损害甚至不育。其免疫豁免机制在血睾屏障相关研究领域中应用广泛，以下介绍有关移植与男性不育的临床应用[6-9]。

六、移植相关临床应用

1. Sertoli 细胞与胰岛移植

抑制排斥反应已成为延长胰岛移植物存活的关键因素之一。Sertoli 细胞可与胰岛细胞共移植用于治疗糖尿病，其作用机理为：Sertoli 细胞通过表达和分泌 Fas/FasL 系统可诱导 T 淋巴细胞凋亡，使胰岛移植物产生免疫豁免作用，延长其存活时间。研究表明：通过悬滴制备法将小鼠 Sertoli 细胞与胰岛细胞混合液经门静脉移植到因化学诱导产生的糖尿病小鼠体内，此不同细胞混合物可长期存活，并未发生免疫排斥现象，且能有效延长胰岛移植物存活时间以及降低外周血淋巴细胞和细胞因子水平。此外，另有实验结果表明内皮细胞即胰岛血管化的基础，与 Sertoli 细胞共培养且与胰岛共移植后，胰岛细胞的存活率和功能都有所提升。

2. Sertoli 细胞与皮肤、肾及其他组织或细胞移植

当联合异体或异种细胞/组织移植时，Sertoli 细胞可引起系统性的免疫抑制。如皮肤排斥反应目前仍然是皮肤重建移植手术中的主要障碍。最新研究表明移植至腹膜内具有强生命力的微胶囊化的异种猪 Sertoli 细胞（microencapsulated xenogeneic porcine SC，SC-MCS）能显著延长同种异体皮肤移植后不发生排异现象的时间，且观察到 80% 的受体动物中调节性 T 细胞（Treg 细胞）表达的显著提高，这一研究进一步证实 Sertoli 细胞移植技术是由 Sertoli 细胞诱导宿主免系统改变促成的，同时也展示了皮肤组织移植治疗的新视角和新策略。此外，Sertoli 细胞植入术也是延长大鼠肾移植存活时间的一种有效方法，它可作为环孢素 A 等免疫抑制类药物潜在的替代品。近年来，诱导性多功能干细胞已成为生物医学和转化医学研究的热点之一。由 Sertoli 细胞诱导生成的多功能干细胞（sertoli cell induced pluripotent stem cells，Ser-iPS），在早期时会保留 Sertoli 细胞的体细胞记忆，使 Ser-iPS 及其子代在活体内也能发挥免疫豁免功能，iPS 细胞具有自我更新和分化的全能性，这样可避免移植过程中发生的免疫排斥问题[10]。

3. 血睾屏障与雄性不育

男性避孕药物的开发也是研究热点之一。血睾屏障可防止药物对生精过程的干扰，因此药物对生精上皮产生作用，首先要通过 Sertoli 细胞。利用药物达到人工不育时，由于血睾屏障的存在，常需服用大量药物后才能有效。故如能用药物首先打

开血睾屏障，然后再用抗精子药物，可提高该药物的避孕效果，减少药物的副作用。另外研究发现一个作用于生精上皮功能轴，即顶部外胞质特化区－血睾屏障轴，可调控各类生精细胞穿越 Sertoli 细胞，如释放精子等。此功能轴的组分，尤其是血睾屏障功能相关的蛋白复合体（α6β1-integrin 和 occluding），可成为男性避孕的重要靶点，如设计对血睾屏障穿透性高以及对 α6β1-intergrin 受体亲和力高的 adjudin 类似物，可激活相关调节蛋白（如 p-FAK，DOCK180，PKB）和下游的 ERK1/2 信号转导通路，这使 Sertoli 细胞与生殖细胞粘连更紧密，以致生精细胞在生精小管内未能向管腔移动，最终导致雄性不育的发生。由于该避孕方法并未影响下丘脑－垂体－睾丸轴，故副作用亦较小，图 8-3 为常见避孕方式[11-12]。

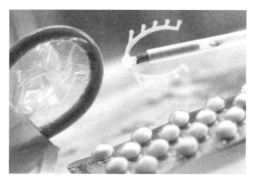

图 8-3　常见避孕方式

参考文献

［1］ Ha HK, Park HJ, Park NC. Expression of E-cadherin and α-catenin in a varicocele-induced infertility rat model［J］. Asian Journal of Andrology, 2011, 13（3）: 470-475.

［2］ Green DR, Walczak H. Apoptosistherapy: driving cancers down the road to ruin［J］. Nat Med, 2013, 19（2）: 131-133.

［3］ Grima J, Silvestrini B, Cheng CY. Reversible inhibition of spermatogenesis in rats using a new male contraceptive, 1-（2,4-dichlorobenzyl）-indazole-3-carbohydrazide［J］. Biol Reprod, 2001, 64（5）: 1500-1508.

［4］ Cesur Ö, Aslan MK, Ayva SK, et al. Effect of P/E-selectin blockage on antisperm antibody development and histopathological alterations in experimental orchitis［J］. J Pediatr Surg, 2013, 48（10）: 2164-2170.

［5］ 王涛，王更新，曹玉纯，等. 对睾丸源性不育患者睾丸间质血管的形态观察［J］. 解剖科学进展，1997, 3（3）: 262.

［6］ Li Y, Xue W, Liu H, et al. Combined strategy of endothelial cells coating, Sertoli cells coculture and infusion improves Vascularization and rejection protection of is/et gralf［J］. PLOS One, 2013, 8（2）: e56696.

［7］ Mai HX, Yu L, Chen LJ, et al. Renoprotective effects of cotransplanted allogeneic testicular sertoli cells in a renal acute rejection model in rats［J］. Exp Clin Transplant, 2012, 10（6） 554-560.

［8］ Meng J, Greenlee AR, Taub CJ, et al. Sertoli cell-specific deletion of the androgen receptor compromises testicular immue privilege in mice［J］. Biol Reprod. 2011, 85（2）: 254-60.

［9］Zhu CJ, Zhang S, Liang Y, et al. Elicitation of metastasis associated protein 2 expression in the phagocytosis by murine testicular Sertoli cells［J］. Biochem Biophys Res Commun. 2014, 445（8）: 667–672.

［10］Liu Luqing, Chang Xiuli, Zhang Yubin, et al. Fluorochloridone induces primary cultured Sertoli cells apoptosis: Involvement of ROS and intracellular calcium ions–mediated ERK1/2 activation［J］. Toxicology in vitro, 2018, 47: 228–237.

［11］Tao S, Wang L, Zhu Z, et al. Adverse effects of bisphenol A on sertoli cell blood–testis barrier in rare minnow Gibiocypris rarus［J］. Ecotoxicol Environ saf, 2019, 171: 475–483.

［12］陈子龙，管斯琪，李海松，等. PM2.5对男性生殖功能的影响［J］. 医学综述，2021, 27（1）: 42–47.

第七节　血睾屏障在临床诊断上的意义

已婚夫妇中，约有15%因各种原因导致不孕不育，其中10%~30%的人可能存在免疫学方面的因素。血液睾丸屏障受到各种因素被破坏时产生的抗精子抗体与男性免疫性不育密切相关，本章主要对血液睾丸屏障被各种因素破坏后产生抗精子抗体而导致男性免疫性不育的诊断进行论述。

一、生殖系统与血液睾丸屏障

（一）生殖系统与抗精子抗体

男性生殖系统由睾丸、附睾、输精管、尿道、附属性腺及外生殖器组成，图8-4为男性生殖系统示意图。其中睾丸是最重要的男性生殖器官，具有产生精子并分泌雄激素的功能。睾丸内微观结构分为生精小管和睾丸间质。生精小管由生精上皮（精原细胞、精母细胞、精子细胞、精子、支持细胞）、生精上皮下基膜、基膜外面的胶原纤维和一些梭形的肌样细胞组成。睾丸间质是富含血管和淋巴管的疏松结缔组织，其内含有结缔组织细胞和间质细胞，间质细胞分泌雄激素。

血睾屏障是睾丸中血管和生精小管之间的物理屏障。位于间质、毛细血管腔和曲细精管腔之间，两腔之间有毛细血管、淋巴管的内皮细胞和基底膜、肌样细胞、生精小管基底膜和

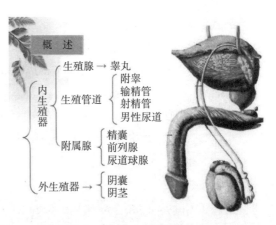

图 8-4　男性生殖系统示意图

支持细胞等结构。支持细胞之间的紧密连接是这个屏障最主要和最关键的成分。血睾屏障存在的生理意义如前几章所述主要有以下几个方面：①形成免疫屏障。②防止有害物质干扰精子发生和损害已形成的精子。③为精子产生创造良好环境，保证精子发生有一个正常的微环境。总的来看其作用是保证精子的正常形成与功能，维持男性正常的生育功能[1-3]。

本章主要对由于各种原因导致血睾屏障遭到破坏，其免疫屏障作用消失，产生抗精子抗体，对精子的发生、精卵结合乃至到胚胎形成与发育产生一系列不利的作用，导致男性免疫性不育的诊断与治疗进行阐述。

（二）抗精子抗体与不孕不育

因各种因素导致的不孕不育在我国已婚夫妇中已达约 15%，其中 10%~30% 与免疫性抗体有关。正常的免疫调节机制紊乱、物理创伤、化学创伤后血睾屏障被破坏，精子被识别为抗原，B 淋巴细胞引发体液免疫应答，从而产生抗精子抗体，以下内容对不孕不育、免疫性不育以及血睾屏障被破坏产生抗精子抗体进行相关介绍。

1. 不孕不育

不孕不育指育龄夫妇婚后有正常性生活，未采取任何避孕措施，较长时间未能怀孕者。1995 年世界卫生组织（WHO）将不孕不育年限标准定义为 1 年。对女性而言不孕指精卵不能结合，不能形成胚胎，不育指受精卵着床后胚胎或胎儿孕育障碍，虽有受孕但未能获得活婴。一般来说由于女性原因造成不孕不育称为不孕，对于男性而言则称为不育。

不孕不育的原因错综复杂，引起不孕不育的原因多种多样，女方的原因占 40%~55%、男方的原因占 25%~40%，男女双方的原因 20%，免疫及其他不明因素占 10%。女性原因有排卵功能障碍：①月经周期中无排卵或有排卵，但排卵后黄体功能不全，导致无法受孕，产生不孕不育。②生殖器官先天性发育异常或后天性生殖器官病变：如生殖通道通畅性和功能受损，精子与卵子不能相遇，导致不孕。③免疫学因素：指女性生殖道或血清中存在有抗精子抗体，引起精子互相凝集，丧失活力、死亡或引起胚胎发育异常等情况导致不孕。此外也有部分不孕妇女的血清中存在除了抗精子抗体以外其他类型的抗体，如对自身卵子透明带抗体样物质、抗心磷脂抗体等，引起不孕。④性生活失调、性知识缺乏、全身系统性疾病及不明原因也可引起不孕。男性原因：①生精机能障碍是导致男性不育的主要原因，表现为少精子症、弱精症、精子畸形、血精症、无精子症、死精症、精液不液化，其中生精机能障碍的一个原因就是血睾屏障受到破坏，抗精子抗体产生。②输精管堵塞导致的输精障碍是导致男性不育的另一个重要原因，如闭塞性无精子症的原因是精子的产生没有问题，但精子因输精管输送功能障碍导致精子不能正常被输送到精液而造成男性不育。③无法正常性生活如性欲改变、勃起功能障碍、射精功能障碍（包括早泄、不射精和逆行射精)等问题也是导致男性不育的原因。男女共同疾病和生活习惯:肥胖症、糖尿病、甲状腺功能障碍、便秘、大量食用油炸食物、饮酒过量、吸烟、营养不良和偏食、精神紧张、心情欠佳、生活压力大等一些社会心理因素均会影响生育[2-3]。

2. 免疫性不育

不孕不育的原因错综复杂,有女方的原因、男方的原因、男女双方的原因、还有一些其他不明因素。在原因不明的不孕不育夫妇中约 10% 为免疫性因素所致。免疫性不育定义为正常性生活情况下,机体对生殖过程中任一环节产生自发性免疫,延迟受孕二年以上,称为免疫性不孕症。

免疫性不育相关抗体包括抗精子抗体、抗子宫内膜抗体、抗心磷脂抗体、抗卵巢抗体等,抗精子抗体免疫因素是不孕不育的一个重要原因,也是免疫性不孕中最常见的一种。1921 年 Wegeli 首次描述人体内存在针对精子抗原的自身抗体。1954 年,Wilson 和 Rumke 首先在男性不育患中发现抗精子抗体。Sumlman 等于 1982 年报告约 9% 的男性不育患者可检出抗精子抗体。世界卫生组织报道,体内存在抗精子抗体的不孕不育患者占不孕不育患者总人数的 20%~30%。

男性免疫性不育是指以精子作为抗原在体内激发免疫反应所引起的不育。2000年世界卫生组织规定男性免疫性不育的诊断标准如下:性及射精功能正常,在至少一份精液标本中混合抗球蛋白免疫 MAR 试验或免疫珠蛋白试验有不少于 50% 活动精子表面被覆抗体。机体的免疫系统具有保护自身抗原,识别并排斥外来抗原的作用。在正常情况下,机体不会对自身抗原产生免疫反应。精子为自身抗原,它于青春期出现,被自身免疫系统视为"异己"。精子因为血睾屏障的存在被阻挡在男性生殖道内,与免疫系统隔离,从而血液系统中的免疫系统不能够对男性精液产生反应,但是当血睾屏障因为某些因素被破坏时,精子或其可溶性膜抗原逸出,使自身的免疫系统对精液中的抗原产生免疫反应,导致机体产生抗精子自身抗体(抗精子抗体),造成男性不育症的产生[2-4]。

3. 抗精子抗体

血睾屏障被破坏、精浆免疫抑制因子异常、生殖道局部免疫功能异常、异常性活动、遗传因素及其他病理因素如哮喘、风湿病、亚甲状腺炎等自身免疫性疾病可导致抗精子抗体产生。临床上还有一些发病机制不清楚的特发性免疫性不育,找不到抗精子抗体产生的具体原因。本章主要就男性血睾屏障因各种因素被破坏,而使精子抗原与免疫系统接触,从而产生抗精子抗体,导致男性免疫性不育进行阐述。

抗精子抗体有 3 个亚类:IgA,IgG 和 IgM。首先出现的是 IgM 抗精子抗体,随后转化为 IgG,且可长期存在。血清中以 IgG 和 IgM 为主,局部体液(如精浆,子宫颈黏液)以 IgA 为主。这些不同类型的抗体各有不同的作用。IgA 为精子凝集抗体,主要存在于精液中。表面附有 IgA 的精子穿透宫颈黏液的能力大大降低。IgG

为精子制动抗体，主要存在于血清中，可能是通过一种非特异性的 Ig-Fc 段介导的一种反应，精子与 IgG 结合可能促进精子与巨噬细胞或中性粒细胞 Fc 结合，从而介导对女性生殖道内过量精子的杀伤。IgM 可以固定补体，介导细胞溶解，促进精子聚集从而影响精子功能，并且其升高常常预期早期感染，炎性产物进一步改变精子的功能而影响生育。

抗精子抗体通过以上机制可以影响精子的发生，导致少精子症，无精子症或异常形态精子增多症，或者导致精子凝集，活力下降，影响精子的存活。抗精子抗体不仅在补体存在时可导致细胞溶解，而且抗体本身的 Fc 片段与巨噬细胞上的 Fc 受体结合后也能增强对巨噬细胞对精子吞噬作用。此外还能影响精子的获能与顶体反应，并降低精子穿透透明带和与卵细胞融合的能力，最后又影响受精卵的分裂，胚胎的存活，最终导致不孕不育的发生[4-9]。

二、血睾屏障破坏、抗精子抗体、男性免疫性不育的诊断

诊断应从病史、体征、实验室检查等综合分析判断，确定不孕不育是否与血睾屏障被破坏后产生的抗精子抗体有关。其中抗精子抗体的测定是关键。首先排除女性因素所致不孕不育后，根据男性患者病史、症状、体征初步判断是否有睾丸屏障受损因素，下一步检查精液常规是否异常及体内抗精子抗体是否滴度增高。如果精液常规异常、抗体滴度特异性增加并且达到一定的比例，则证明不孕不育有免疫因素在起作用，再结合其血液睾丸屏障有破坏的病史、症状及体征并且排除其它可导致男性不育的明确疾病后（输精管梗阻、先天性无精子症、性生活不和谐等），可以诊断为血睾屏障破坏后产生的抗精子抗体导致了男性免疫性的不育的发生。以下将从导致血睾受损的疾病诊断和抗精子抗体实验室检查两方面来诊断抗精子抗体导致的男性免疫性不育[10]。

（一）血睾屏障受损的因素

腮腺炎并发睾丸炎、附睾炎、精索炎。附睾囊肿、附睾结核、精索结核、急、慢性前列腺炎、精囊炎、睾丸损伤（扭伤）、睾丸活检术后、隐睾、精索静脉曲张。阴囊、睾丸、精索、输精管、腹股沟疝、前列腺、射精管等损伤和手术史。这些均可引起血睾屏障破坏而导致抗精子抗体形成，引起免疫性不育。如不孕不育患者诉有上述可能致血睾屏障受损的病史，则下一步进行相应症状采集、体格检查及影像学检查，进一步验证是否有相关病史。不孕不育病人未诉有明显的上述病史，这些症状采集、体格检查、影像学检查也是诊断血睾屏障受损导致抗精子抗体产生的必不可少的一个环节。

（1）泌尿系感染（上尿路感染、下尿路感染）、生殖系统感染（前列腺炎、附睾、睾丸炎、精索炎）　如有发热、尿频、尿急、尿痛、会阴部、下腹部隐痛不适、耻骨上、腹股沟区酸胀感、阴囊肿胀、阴囊皮肤发红、疼痛等不适等临床表现，体格检查发现尿道脓性分泌物，耻骨上膀胱区压痛，肾区叩痛，直肠指诊提示前列腺

肿胀，压痛，局部温度升高，表面光滑伴有饱满或波动感，附睾睾丸肿大，质硬，触痛。下一步行尿常规、血常规、前列腺液化验，必要时行超声、CT、膀胱镜等检查明确情况，若伴随上述症状、血常规、尿常规白细胞升高、影像学检查伴有相应异常则可诊断患者泌尿系生殖道感染。感染可破坏血睾屏障，产生抗精子抗体，导致男性免疫性不育。

（2）睾丸扭转　睾丸扭转后，血流减少，最初是间质水肿伴有血管扩张和充血，精原细胞和精母细胞核退行性病变，随后支持细胞开始受损。典型临床表现是一侧睾丸和阴囊突发剧烈疼痛，伴有呕吐、恶心或发热，阴囊部位出现红肿。查体可见睾丸触痛明显，托高睾丸不能缓解或加重疼痛。睾丸和附睾的位置异常或触诊不清楚，彩色多普勒超声检查提示患侧睾丸内血流信号明显减少或消失。睾丸扭转（图 8-5）可致血睾屏障受到破坏，产生抗精子抗体，导致男性免疫性不育。

（3）隐睾　对于摸不到睾丸的隐睾和睾丸缺如者，可根据 B 超确定睾丸是否存在并对其定位，来明确隐睾诊断。有研究表明隐睾患者有血清抗精子抗体，这些抗体可能在不孕不育中起到一定的作用。

（4）精索静脉曲张　患侧阴囊坠胀感、隐痛，步行或站立过久则症状加重，平卧休息时可缓解或消失，查体可见患侧阴囊松弛，可触及到曲张的精索静脉似蚯蚓团块状，超声检查可见迂曲扩张的精索静脉。有研究表明精索静脉曲张的患者体内存在有血清抗精子抗体（图 8-6）[11-13]。

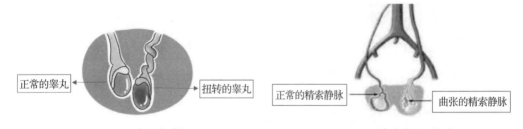

正常的睾丸　　扭转的睾丸　　　正常的精索静脉　　曲张的精索静脉

图 8-5　睾丸扭转　　　　　　　　图 8-6　精索静脉曲张

（二）抗精子抗体的检测手段

体内存在抗精子抗体可导致不育，这类不育患者占 10%~30%。一般男性不育患者均以测定血清中的抗精子抗体为主，精浆中抗精子抗体要比血清中的抗精子抗体对精子受精能力的影响更大，故在临床上对可疑的男性免疫性不育患者测定精浆中抗精子抗体更为重要。实验室检查确定是否有抗精子抗体出现并特异性升高，是诊断免疫性因素作用的关键。检测指标分为间接证明抗精子抗体存在的间接指标和直接检测抗精子抗体存在的直接指标。尽管抗精子抗体影响生育，可以导致免疫性不育，但是它并不能完全消除自然生育的可能性，有一部分抗精子抗体阳性的患者仍然可以自然受孕。

1. 间接指标

抗精子抗体作用于生精细胞而影响精子的生成，也可作用于精子影响精子活动力下降、精子凝集、阻止精子穿透宫颈黏液及卵透明带，还可以作用于受精卵引起胚胎的死亡，下列指标可以作为免疫性不育的间接参考指标。

（1）精液常规分析 正常精液表现为精液量（2~6ml）；精液酸碱度（7.2~7.8）；精液液化时间（20分钟完全液化）；精子量（2000万~2亿/ml）；精子活动力（前向运动精子定量，第1小时不少于60%，2~3小时不少于50%）；精子存活率（死精子不大于50%）；精子形态（正常形态精子不少于70%）；精液酸性磷酸酶（2.5~6万单位/ml）；精液果糖（150~800mg/ml）。抗精子抗体阳性患者1/3精子计数及活动力正常，1/3精子计数及活动力降低，1/3缺乏精子。有些患者可见精子的自发性凝集现象。如精液常规发现异常则不除外抗精子抗体在起作用，这时需要进行抗精子抗体的直接检测来进一步确证。

（2）精子-宫颈黏液相互作用体内性交后试验（post-coital test，PCT） 本试验测定宫颈黏液中活动精子数，来评价性交后若干小时内精子存在及功能表现，反应精子和宫颈黏液异常情况。当有抗精子抗体存在时，精子很快失去动力而表现为PCT异常。

（3）体外精子毛细血管穿透试验 当抗精子抗体存在时，影响精子的穿透能力。体外玻片穿透试验：将一滴宫颈黏液滴在玻片上，在盖玻片边缘滴精液，查精液能否穿透进入宫颈黏液中，反映精子的穿透能力。体外精子-宫颈黏液接触试验：取一滴排卵前期宫颈黏液滴在玻片上，加一滴精液，加盖玻片使之混匀，室温静置30分钟，观察快速颤动而不前进的精子的百分率，＞50%为阳性，证明精液或宫颈黏液中有抗精子抗体存在。精子穿透去透明带仓鼠卵试验（SPA）：SPA可检测人精子受精能力，抗精子抗体可影响精子与卵子的结合。

2. 直接检测指标

男性免疫性不育中，主要起作用的是精子抗原与抗精子抗体，因为精子抗原的多样性、未发现与生育有关的特异性精子抗原，以及缺乏有效的分离、纯化技术，因此目前对于男性的免疫学检测对象主要是抗精子抗体。血清中抗精子抗体滴度增高与生育能力下降有关，世界卫生组织（WHO）建议：用MAR法检测抗精子抗体，当大于10%的精子结合有抗体时被认为是阳性，10%~50%的精子结合有抗体时被疑为可能不育，大于50%时则很可能不育。因此将抗精子抗体作为免疫性不育的辅助诊断指标，临床疗效考核指标，病情监测指标，预后判断指标。抗精子抗体滴度高，持续时间长，往往和疗效差、预后不佳密切相关。需要注意的是正常生育男性也有2%抗精子抗体阳性率。抗精子抗体的检测方法有精子凝集试验、精子制动试验、免疫荧光试验、放免分析法（RIA）、酶联免疫分析法（ELISA）、混合凝集试验（MAR）、免疫珠结合试验（IBT）、流式细胞仪（FCM）等。以下主要介绍后四种方法。

（1）酶联免疫分析法（ELISA） 本法是目前引用最为广泛的一种检测方法，主要用于体液标本中抗精子抗体的检测，需要提取精子表面抗原，这种抗原－抗体反应的特异性不高。

（2）混合凝集试验（MAR） 本法能够直接检测出新鲜精子表面附着的以及体液中能同精子表面结构发生特异性结合的抗精子抗体，以活动精子与标记颗粒间的混合凝集作为精子表面存在精子抗体的指征。对临床治疗及疗效的观察具有重要的指导意义。MAR法是世界卫生组织（WHO）和美国生育协会推荐用于精子抗体检测的首选方法。世界卫生组织建议：用MAR法检测抗精子抗体，当大于10%的精子结合有抗体时被认为是阳性，10%~50%的精子结合有抗体时被疑为可能不育，大于50%时则很可能不育。其优点有：①直接观察到抗体附着于活动精子的比率、部位，从而反映抗体对生育的影响。②操作简便、无需血清，可免除受检查者抽血的痛苦，仅需精液标本，可结合精液常规同时进行。③具有快速、准确率高的优点，10分钟可观察结果。④可观察计数活动精子附着的抗体比率是否下降，了解治疗效果，对临床诊断与治疗具有重要指导意义。

（3）免疫珠结合试验（IBT）检测抗精子抗体 本方法是常用的方法之一，原理是采用抗IgA的单克隆抗体作为精子表面探针，然后用包裹抗鼠Ig的免疫珠测定单抗，以判定样品中有无抗精子抗体，IBT既可以检测结合于人精液中的抗精子抗体，也可检测血清、子宫颈黏液中的抗精子抗体。

（4）流式细胞仪（FCM）检测抗精子抗体 流式细胞术是20世纪70年代发展起来的一种单细胞快速定量分析技术。它能在单个精子中同时查到IgG、IgA和其他类型的抗精子抗体，其检出同种Ig型的敏感性分别为IgG100%、IgA86%和IgM100%，特异性均为100%。FCM还能检出IgG和IgA型抗精子抗体的比例，检测每条精子表面抗精子抗体的分子数量以及表面抗体阳性精子所占的比例，因而尤其适用于免于性不育的诊断。其优点有：①此方法可排除与抗精子抗体非特异性结合的死精子，并在数秒内完成成千上万个精子的检验。②不仅能测定精子表面抗体的存在，还能测定精子表面不同抗体的准确数量，可把男性免疫性不育的精液检查由定性的描述过渡到定量的研究，并可进行数据统计，为客观地评价男性的生育能力提供了有利的条件。

综合来看针对男性免疫性不育的诊断应在综合其病史症状、体征、实验室检查的基础上个性化。排除女方不孕因素后，在男性患者中找到相应血液睾丸屏障受损证据并且在男性患者体内检测到抗精子抗体滴度增高，尤其是用MAR法检测抗精子抗体，当大于10%的精子结合有抗体时被认为是阳性，10%~50%的精子结合有抗体时被疑为可能不育，大于50%时则很可能不育。满足以上条件后即可以诊断为血液睾丸屏障受损产生抗精子抗体导致男性免疫性不育。但需要注意的是，在免疫性不孕不育诊断中抗精子抗体起到关键作用，虽然抗精子抗体对生育的影响与其滴度有直接关系，但由于其导致不孕不育也取决于抗体的类型、抗体与精子特殊部位的亲和力以及有关抗体在生殖过程中的作用，所以仅凭抗体滴度高于或低于某一参考值或者体内存在与不存在抗精子抗体，就得出有无免疫性不育的结论太过武断。当然其他因素导致的不孕不育也不能忽视。值得注意的一点是尽管抗精子抗体影响生育，可以导致免疫性不育，但是它并不能完全消除自然生育的可能性，有一部分抗精子抗体阳性的患者仍然可以自然受孕[14-18]。

参考文献

［1］Bronson R，Cooper G，Rosenfeld D. Sperm antibodies：their role in infertility［J］. Fertil Steril，1984，42（2）：171-183.

［2］Bals-Pratsch M，Doren M，Karbowski B，et al. Cyclic corticosteroid immunosuppression is unsuccessful in the treatment of sperm antibody-related male infertility：a controlled study［J］. Hum Reprod，1992，7（1）：99-104.

［3］Solis EA，Gatti VN，Brufman AS，et al. Immunology and deterioration of seminal parameters in varicocele［J］. Arch Esp Urol，2001，54（8）：797-800.

［4］王璟琦. 抗精子抗体的检测方法［J］. 山西医科大学学报，2002，33（1）：93-95.

［5］邓荣进，刘继红，叶章群. 精浆抗精子抗体的定量检测与男性不育［J］. 中华男科学杂志，2004，（12）：948.

［6］李广为. 抗精子抗体的研究现状［J］. 中华男科学，2004，10（5）：385-388.

［7］崔应东. 男性不育症血清抗精子抗体水平及其临床意义［J］. 实用医药杂志，2004，21（4）：304-305.

［8］秦庆，胡瑛. 男性不育患者血清抗精子抗体与精液主要参数的关系分析［J］. 检验医学与临床，2010，7（2）：118-119.

［9］陈雪峰，朱卫中. 血清、精液抗精子抗体检测方法评价［J］. 中国计划生育学杂志，2011，19（6）：372-374.

［10］Cesur O，Aslan MK，Ayva SK，et al. Effect of P/E-selectin blockage on antisperm antibody development and histopathological alterations in experimental orchitis［J］. J Pediatr Surg，2013，48（10）：2164-2170.

［11］李立华. 酶联免疫法检测血清抗精子抗体研究现状与进展［J］. 齐齐哈尔医学院学报，2015，36（19）：2913-2914.

［12］白志杰，张国辉. 男性不育的相关病因小结［J］. 中国性科学，2016，25（3）：11-14.

［13］朱少明，程帆. 精索静脉曲张致不育机制的研究进展［J］. 安徽医药，2017，21（11）：1945-1949.

［14］孙智. 免疫性抗体对女性不孕不育检测的影响［J］. 中国医药指南，2017，15（1）：60-61.

［15］祁冬冬. 生殖免疫性抗体检测对不孕不育的诊断价值分析［J］. 临床检验杂志

（电子版），2017，6（3）：563-564.

［16］龚亮，陈韡. 男性不育症精液检验与血清中抗精子抗体的关系［J］. 临床合理用
　　　药杂志，2020，13（31）：141-142.

［17］王雪纯. 不育症患者精子形态及常规参数检测结果分析［J］. 基层医学论坛，
　　　2021，25（32）：4661-4662.

［18］范妮，张海波，王康扬，符雄. 抗精子抗体与精子密度、精子活率、精子正常形态
　　　及人工授精助孕结局关系［J］. 中国计划生育学杂志，2021，29（10）：2109-2111.

第八节　血睾屏障在临床治疗上的意义

血液睾丸屏障受到破坏产生抗精子抗体，由于抗体的影响使精子密度、精子活动率以及 a+b 级活动精子率明显降低，同时精子畸形率明显增高，从而导致精子质量变差，使精子通过女性生殖道到达受精部位的能力变差，并且抗精子抗体对早期胚胎的发育也产生一些不良作用，所以针对其治疗目前的办法是防止产生抗精子抗体、消除抗精子抗体或消除其作用。目前消除抗精子抗体的治疗仍处于经验性治疗阶段，不同病因所致的抗精子抗体阳性需要用不同的方法进行治疗，当病因消除后，若仍发现存在抗精子抗体和不孕不育，可用免疫抑制、中医中药、睾酮反跳疗法、辅助生殖技术、还有一些其他方法来治疗。

一、病因治疗

1. 抗感染治疗

男性免疫性不育的发生与泌尿生殖道感染密切相关，感染分为泌尿系感染、生殖系统感染。泌尿系统感染可分为上尿路及下尿路感染，生殖系统感染包括各种类型的前列腺炎、附睾睾丸炎、精囊炎、输精管炎。泌尿系统感染常常伴随着生殖系统感染的出现，感染的病原体可以是常见的革兰阴性菌，也可以是一些特殊的病原体（生殖道溶脲脲原体、沙眼衣原体等）感染。这些泌尿生殖系感染可致血液睾丸屏障破坏，产生抗精子抗体，进而影响生育。当一些特殊类型的细菌感染（沙门菌、大肠埃希菌、肺炎链球菌、二型酵母菌）时，由于人精子上的一些抗原与这些细菌有共同的抗原（交叉抗原），发生交叉反应，也可以导致抗精子抗体产生，影响生育。当询问患者病史、体格检查、实验室检查、影像学检查发现有泌尿系生殖道感染时，应积极明确感染的部位以及感染细菌的类型，从而针对性抗感染治疗，有助于消除因泌尿生殖道感染产生的抗精子抗体，从而达到治疗男性不育的目的。如未发现明显感染症状，仅实验室检查及影像学检查指向了泌尿生殖道感染，这些情况也可以尝试经验性抗生素抗感染治疗，一般抗生素用多西环素及喹诺酮类药物，这部分药物副作用小，不杀精，抗感染治疗应及时尽早治疗并且最好能通过药

敏试验明确感染细菌类型后针对用药，一般治疗期限为 6~12 个月。治疗期间定期门诊行相关复查，如果彻底治愈生殖泌尿道炎症，则有助于抑制抗体形成，促进抗体转阴，从而达到治疗不孕不育的目的。同时女性生殖道感染同样应积极治疗，避免月经期性交。

2. 外科治疗

对于有明确生殖道病变而不能以非手术疗法治疗的这部分患者可予以相应的外科手术治疗，手术后定期复查体内抗精子抗体的变化，有部分患者术后可助体内抗精子抗体消失，达到治疗男性免疫性不育的目的。这部分疾病包括隐睾、精索囊肿、附睾结核、精子肉芽肿和一侧输精管梗阻或一侧睾丸严重损伤等。对精索静脉曲张的患者施行精索静脉高位结扎术后，抗精子抗体的含量会逐渐减少，精子运动能力也明显提高，可以恢复一部分的生育能力，但证据不充分，仍待进一步研究[1-3]。

二、免疫抑制疗法

对于消除病因后，仍有抗精子抗体持续高滴度的不育患者，可采用以下方法。

1. 肾上腺皮质激素

肾上腺皮质激素具有免疫抑制、抗炎症、抗过敏反应的功效。糖皮质激素能干扰淋巴组织在抗原作用下的分裂与增殖，阻断致敏 T 淋巴细胞所诱发的单核细胞和巨噬细胞的聚集，从而发挥免疫抑制的作用，在临床上的应用点相当于增加了精液内免疫抑制剂的作用，另外还有减轻全身免疫系统对精子发生反应的作用。有报道其配合中药治疗可以取得更加理想的结果。现在主要是应用其小剂量长期疗法，配合其它药物治疗，疗效确切。以下是其具体的一些使用方法。

（1）低剂量疗法 强的松每天 15mg，分 3 次口服，连续用 3~12 个月，可以发现精子计数明显升高，抗精子抗体滴度可逐渐降低，可能生育。

（2）大剂量间隙疗法 甲泼尼龙每天口服 80mg，分 3 次口服，每月连服 3 天、5 天或 7 天。一般抗体滴度明显降低出现于服药的 3 周后，服用时间应与妻子月经周期同步，在使用期间要动态监测抗精子抗体滴度变化，如果未怀孕而抗体滴度降低则应该重复使用此法，如抗体滴度无变化则应放弃此疗法。在服药期间应注意类固醇类激素的并发症，其主要的并发症有水、盐、糖、蛋白质及脂肪代谢紊乱、机体抵抗力下降、阻碍组织修复，延缓组织愈合、阻碍生长发育。

（3）此外还有周期疗法、隔周递减疗法的激素服用方式[4-6]。

2. 巯唑嘌呤

该药有免疫抑制作用，开始剂量为每天 100mg，治疗 1~3 个月，可降低抗精子抗体滴度，然后逐渐减少至每天 50mg，直至女方妊娠。

3. 左旋咪唑

作用于巨噬细胞和淋巴细胞，使抗精子抗体消失。左旋咪唑 50mg 每次，1 天 3

次，连续 3 天，然后停 11 天，以此为一疗程，不断循环，总共治疗 6 个月时，有部分患者可转阴性[7-8]。

三、辅助治疗方法

维生素 E 可以减少抗原的产生加快抗体的消除，腺嘌呤核苷三磷酸对抗精子抗体阳性的弱精症有明显的疗效，硫酸锌、亚硒酸钠对抗精子抗体阳性的少精症也有一定的疗效，此种方法一般为辅助治疗方法，有助于加快抗体的消除，其原理有待进一步研究。

四、睾酮反跳疗法

高剂量的睾酮可抑制精子产生，引起无精子症，去掉了精子形成的刺激，抗体滴度将逐渐降低，治疗停止后，抗体和精子又恢复到治疗前的水平，有一部分患者在一段时间内未出现抗体而生育。此法可引起睾丸组织损害而出现永久性无精子症，故较少应用。具体应用方法有两种。第一种是应用睾酮 250mg，每 2 周肌内注射 1 次，直至出现无精子症，并维持 2 个月，然后每日用甲泼尼龙 16mg，持续 1 个月，再减为 8mg，继续服用 1 个月。第二种是每 2 周肌内注射睾酮 250mg，治疗 6~12 个月。前者效果更好[9-11]。

五、辅助生殖技术

1. 结合卵子泡浆内精子注射（ICSI）

（1）常规试管体外受精（In vitro fertilization，IVF） 将男性的精液进行特殊的处理，通过药物促排卵和取卵手术把女方的卵子取出来，再将精子和卵子放在实验室的培养基中，让它们自然结合形成受精卵。该方法可能出现受精失败或受精率低的现象。常规 IVF 受精失败的发生率约 5%~25%，其失败的一个重要原因就是有抗精子抗体的存在导致了精子的活动力、穿透力等能力下降，导致体外受精率下降，甚至失败（图 8-7）。

（2）单精子卵胞浆内注射术（ICSI） 在显微镜下将精子注射到卵子内使卵子受精，应

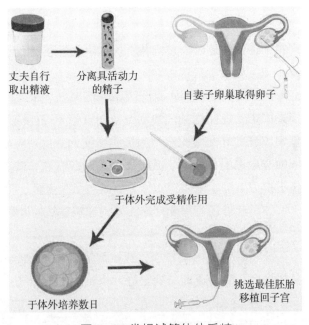

图 8-7　常规试管体外受精

用 ICSI 由于人工辅助，避免了抗精子抗体对精子活动力、穿透力的不利影响，所以尽管没有去除抗体或选择无抗体结合的精子，一样可以都达到很高的体外受精率，从而达到治疗男性免疫性不育的目的（图 8-8）。

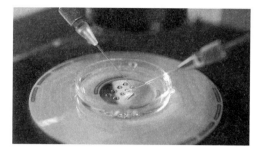

图 8-8　单精子卵胞浆内注射术

2. 结合精子洗涤的宫内人工授精（IUI）

通过洗涤可以去除精浆内的抗精子抗体，并用洗涤过的精子做宫腔内人工授精，以达到受孕目的。IUI 是单纯免疫因素相关男性不育的首选治疗方法。当精子性状超过正常值下限，而且 MRA 或免疫珠蛋白试验标记颗粒主要附着在精子中段或尾部时效果相当满意。

六、其他治疗

1. 频繁射精

通过此方法可一定程度上使男性生殖道的抗精子抗体耗竭，从而增加孕育概率，达到治疗目的。

2. 血浆交换

通过血浆交换的方法去除循环中的抗精子抗体，达到治疗免疫性不育的目的。

3. 中医治疗

中医在男性不育的临床治疗中已有上千年历史，并发挥着重要的作用，中医认为免疫失调是因为人体阴阳失衡所致，具体治疗方法及原理后续章节详细叙述。

综上，治疗因血液睾丸屏障受到破坏、抗精子抗体阳性导致的免疫性不育，应在诊断明确的基础上积极寻找原发病因，消除病因，然后定期检测局部体液（精液、生殖道分泌液）、血液循环中的抗精子抗体滴度，若无明显下降，患者临床表现为不育，则应进一步采取各种方法来降低体内抗精子抗体的滴度，如无法消除抗精子抗体，那么尽可能选用一些方法来最大可能减少抗精子抗体对精卵结合，乃至胚胎发育的影响，也可以提高受孕率，达到治疗免疫性不育的目的[12-16]。

参考文献

［1］ Shulman S, Harlin B, Davis P. New method of treatment of immune infertility［J］. Urology, 1978, 12（5）: 582-586.

［2］ 刘继红, 章咏裳. 男性免疫性不育［J］. 男性学杂志, 1989, （2）: 123-126.

［3］ Adeghe JH. Male subfertility due to sperm antibodies: a clinical overview［J］. Obstet Gynecol Surv, 1993, 48（1）: 1-8.

［4］ 汪李虎, 林飞鸿. 强的松大剂量递减疗法治疗男性免疫性不育［J］. 中国男科学杂志, 2000, 14（3）: 185-186.

［5］Solis EA，Gatti VN，Brufman AS，et al. Immunology and deterioration of seminal parameters in varicocele［J］．Arch Esp Urol，2001，54（8）：797–800.

［6］张振卿．十子延宗散配合强的松递减疗法治疗男性免疫性不育症体会［J］．四川中医，2004，22（12）：47–48.

［7］Bohring C，Krause W. The role of antisperm antibodies during fertilization and for immunological infertility［J］．Chem Immunol Allergy，2005，88：15–26.

［8］Fijak M，Meinhardt A. The testis in immune privilege［J］．Immunol Rev，2006，213（1）：66–81.

［9］Djaladat H，Mehrsai A，Rezazade M，et al. Varicocele and antisperm antibody：fact or fiction［J］．South Med J，2006，99（1）：44–47.

［10］阮衍泰．精液液化异常与溶脲脲原体、沙眼衣原体感染以及抗精子抗体相关性研究［J］．中国男科学杂志，2006，（2）：57–59.

［11］张建国，王蓓玲，薛宗勇．男性不育症及治疗药物概况［J］．中国药物与临床，2006，6（11）：851–854.

［12］戴继灿．抗精子抗体检测指征以及临床处理［J］．中国男科学杂志，2009，23（3）：62.

［13］张光明．男性免疫性不孕不育症的中西医结合治疗效果观察［J］．黑龙江医学，2016，40（12）：1109–1110.

［14］Buhling K，Schumacher A，Eulenburg CZ，et al. Influence of oral vitamin and mineral supplementation on male infertility：a meta–analysis and systematic review［J］．Reprod Biomed Online，2019，39（2）：269–279.

［15］Lu SM，Li X，Wang SL，et al. Success rates of in vitro fertilization versus intracytoplasmic sperm injection in men with serum anti–sperm antibodies：a consecutive cohort study［J］．Asian J Androl，2019. 21（5）：473–477.

［16］Barbonetti A，Castellini C，D'Andrea S，et al. Relationship between natural and intrauterine insemination–assisted live births and the degree of sperm autoimmunization［J］．Hum Reprod，2020，35（6）：1288–1295.

第九章

微透析技术在人体
屏障学中的应用

第一节　微透析技术的简介

第二节　微透析技术定量方法

第三节　微透析技术的取样分析

第四节　微透析技术在血脑屏障研究中的应用

第五节　微透析技术在血眼屏障研究中的应用

第六节　微透析技术在皮肤屏障研究中的应用

第七节　微透析技术在血胰屏障研究中的应用

第八节　微透析技术在肿瘤中的应用

第九节　微透析技术在其他屏障中的应用

第一节 微透析技术的简介

微透析技术（microdialysis，MD）是一种活体细胞外液（Extracellular fluid，ECF）生化物质采样分析技术，是从神经化学领域发展起来的，对内源性神经递质及其代谢物进行实时取样的新技术。微透析技术以透析原理为基础，可从组织、器官和体液中连续动态取样，具有微创、活体、实时、在线检测等突出特点，现已被广泛应用于脑组织各种病理生理现象的探索性试验和体内生理物质的监测。近年来随着微透析技术的发展与改进，结合其应用领域已扩展至药理、药物代谢、药物开发等研究中，这项技术在国内也越来越受到人们的重视。

一、微透析技术的发展进程

微透析这一概念可回溯到20世纪60年代早期，当时推挽式插管、透析袋和电极都插入动物体内以直接检测组织生化指标。1966年，Bito等首次报道了用半透膜对狗血液和脑细胞外液中的游离氨基酸和其他电解质进行采样。1972年，Delgado等使用一种自制的MD探针研究药物在猴脑内的分布和代谢，这是现代MD探针的雏形。1974年，Ungerstedt和Pycock报道了"中空纤维"的应用，严格意义来讲，是这两位研究者发明的MD[1]。此纤维逐渐并最终发展为可介导引套管插入体内的探针，并于1987年发表了第一篇微透析技术应用于人类的文章[2]。20世纪80年代至今，随着MD技术及各种分析检测手段的发展，MD技术已成为研究药动学的重要工具，同时，也广泛应用于研究药物在靶组织中的分布和代谢[3]。

二、微透析系统与基本原理

1. 微透析系统的组成

微透析的装置包括导管、探针、微量灌流泵、样品收集器和定量分析仪等。典型的微透析导管由一根入液管和一根出液管及一根引入组织内部探针组成，导管必须是惰性材料，不能与药物发生反应。其中最关键的是微透析探针，探针的顶端有一个半透膜，借助于引套管插入组织内。所选用的常用膜材料有再生纤维素、聚丙烯腈、聚碳酸酯，它们都有很好的生物兼容性和稳定性。为了适应不同的组织取样，微透析探针分为并联（parallel）和串联（serial）两种。并联探针中入液管、出液管以并行的方式与透析膜连接，根据材料的不同，可以分为刚性和柔性探针，分别用于脑内和静脉物质微透析分析。并联探针又可分为环型、并列型和同心型3种。环型探针制作简单，但探针直径太大，组织损伤大；并列型探针制作复杂；同心型探针直径很小，对体内取样组织造成的损伤最小，应用最多。串联探针中入液管、出液管与透析膜以串联的方式连接，其微透析膜暴露在中间某一区域，探针的两边用环氧树脂覆盖，可将透析膜部分充分包埋在靶组织里，主要用于球型组织的取样，适合脑、皮肤、肿瘤等部位，优点是简便易行，一旦植入可随动物移动，其缺点在于要在出入口各打一孔，引起所经过脑区、颅骨及肌肉产生过多的损伤。另外还有分流式探针，是由医用聚乙烯输液管和透析中空纤维组成，透析膜在输液管内部。灌流液从中空纤维内流过，样品则从输液管内逆向流过，可以从流动的体液（如胆汁或血液）中取样。由于此透析膜的面积较大，因而取样效率较高。

从某种意义上来说，灌流液是一种生理溶液，其组成、浓度、渗透压等应该与细胞外液接近，一般选用人工脑脊液、各种 Ringer's 液或 Krebs 溶液，这样除了检测的物质分子可以自由通过半透膜外，其他小分子物质在半透膜两边保持平衡状态。取样时首先在脏器组织或血液中植入具有半透膜的探针，微量灌流泵将灌流液（Perfusate）以一定的流速（一般控制在 0.5~5μl/min）注入探针，到达探针顶端的透析膜处，与被取样的基质发生物质交换，灌流液和细胞外液中待测物质达到一个动态平衡。进入透析膜的待测物质被连续流动的灌流液带出探针储存在样品收集器中，这种取样方式是一种连续动态的过程。透析液进入收集器后，通过分析透析液（Dialysate），就可以了解待测物质在 ECF 中的浓度和代谢变化。可以联用其他分离检测仪器，也可以在线连接高效液相色谱（HPLC）仪、高效毛细管电泳（HPCE）仪、气相色谱（GC）仪等检测仪器，直接在线检测。

2. 微透析技术的基本原理

微透析技术以透析原理作为取样的基础，在非平衡条件（即流出的透析液中待测化合物的浓度低于它在探针膜周围样品基质中浓度）下，利用半透膜对小分子化合物具有通透性和物质沿浓度梯度扩散的原理。通过改变半透膜的通透性，可以筛选出相对分子质量在 5000~20000 范围内的物质。将微透析探针置入组织后，由于灌流液的组成与 ECF 中组成接近，渗透压相同，因此水分子和其他小分子物质不会进入探针内，与蛋白相结合的药物及其他大分子化合物由于不能通过半透膜而被排斥在探针外，因此只有相对分子质量合适的物质，如游离的小分子药物，会顺浓度梯度通过半透膜扩散进探针，并被灌流液连续不断带出探针。由于透析管中的灌流液不断流动更新，因此，跨膜浓度梯度始终存在，微透析得以持续进行。通过测定流出液即透析液中待测物的浓度来研究组织中待测物水平，这是一种动态连续的取样方法。由于结合型药物分子无药理作用，因此相对其他取样技术而言，微透析技术所测定的 ECF 中的游离药物分子浓度与药物的效应之间相关性更强。图 9-1 是微透析的原理图。

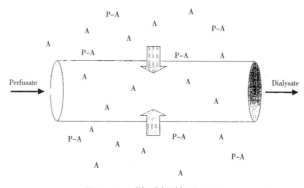

图 9-1 微透析的原理图

三、微透析技术分析方法

微透析技术的时间分辨性取决于分析方法的灵敏度和半透膜的面积，高效液相、质谱、紫外、电化学等检测手段可使检测灵敏度达到 μg 和 ng 水平，这些技术都极大地推动了微透析技术的应用。根据分离检测手段的不同，微透析实验又可以分为基于非分离和基于分离的微透析方法。

1. 基于非分离的微透析方法（non-separation based approaches）

基于非分离的方法主要有生物传感器法、免疫法和质谱法。生物传感器主要部分是酶电极，可以特异地与透析液中的待测物反应，并被检测器检测。生物传感器联用微透析技术已经成功用于一些内源性物质的研究。

2. 基于分离的微透析方法（separation based approaches）

基于分离的微透析方法主要有高效液相色谱法（HPLC）和毛细管电泳法（CE）。微透析样品属于亲水性物质的离子性溶液，因此，HPLC 中的反相液相色谱和离子交换色谱以及 CE 中的毛细管区带电泳和胶束电泳适合样品的直接分析。与传统的 HPLC 相比，CE 所需样品少，灵敏度高，分析时间短，所以适合与微透析联用在线检测药物在体内的动力学变化。与非分离的微透析方法相比，基于分离的微透析方法一般可以同时测定多个化合物。这在研究药物在体内的代谢变化需同时检测药物和代谢产物时十分有用。

基于分离的微透析方法中检测方法很重要，因为微透析的时间分辨性取决于检测器的灵敏度，一般来说，根据检测物质的不同，紫外、荧光、电化学检测和质谱法是 HPLC 常用的检测方法。而 CE 常用电化学检测器和激光诱导荧光法检测。

四、微透析技术在临床研究中的应用

1. 微透析技术在组织内源性物质研究中的应用

微透析技术最初用于测定大鼠脑中神经递质的浓度，且其早期应用仅限于脂肪组织，随着不同类型的探针和检测方法的进步，微透析技术逐渐用于人类肌肉、皮肤、眼、胆汁等组织的物质代谢研究中[4]。

（1）监测缺血[5]　目前，微透析技术已广泛用于神经科监护病房，监测继发性缺血，它是一种脑外伤、颅内出血后常见的并发症，对患者预后有着严重的影响。引用微透析可发现一些与能量相关的代谢产物浓度发生了显著变化，这些可作为比颅内压更敏感、更早、更精确的指标，并有助于评价治疗措施是否有效。

实验发现甘油浓度升高，提示神经元膜被破坏，乳酸/丙酮酸（lactate/pyruvateratio，LPR）的比值是反映由缺血等引起细胞氧化还原状态改变的明显标志。组织缺血时，氧供减少，糖酵解增加，丙酮酸向乳酸转化增加，LPR 随之升高；随着糖含量的降低，丙酮酸生成减少，LPR 进一步增高，缺血恶化。丙三醇是胞膜的一种组分。缺血时，能量衰竭可导致胞膜分解，丙三醇释放入组织间液。丙三醇是

组织低氧与细胞破坏的有效监测指标，增高可提示缺血脑组织开始恶化。严重或完全缺血时，丙三醇可以升高 4~8 倍。其他研究发现，兴奋毒性是继发性脑损伤的一个机制，脑血流减少则伴随具有潜在神经毒性的兴奋性氨基酸（EAA）包括谷氨酸和天冬氨酸的大量释放。它通过谷氨酸介导的离子通道开放，引起细胞大量钙离子内流而造成细胞损伤。脑透析液中谷氨酸的增加是细胞损伤的直接标志。

（2）在代谢研究中的应用[6] 代谢高低可增加或减少糖的摄取，影响组织中糖的含量，导致分析液中糖浓度的增加或减少。微透析可动态监测葡萄糖，特别适用于那些糖代谢控制不稳定的患者。目前已开发了一些严密监测组织葡萄糖的仪器，包括便携式的微透析系统，它可连续监测皮下葡萄糖浓度长达数天，这些仪器无需反复侵入性操作，并可改善对糖的控制。甘油是脂肪分解作用很好的标记物，试验表明肥胖者腹部和臀部甘油水平较高，这代表腰围和代谢综合征之间的关系。未来将会有更多的研究人员利用微透析技术对肥胖研究中运动时、低血糖发生时的脂肪进行研究。大孔径的半透膜可用于人体周围组织中的蛋白质，如微透析用于人体内胰岛素、生长因子和血管内皮生长因子的鉴定。

（3）其他 在人类疼痛的病理生理状态复杂多变，需要多种不同技术来阐明。微透析技术可直接在体内疼痛相关的中枢神经区域监测大脑不同区域和脊髓处的神经递质浓度，从而阐明神经递质的释放如何介导疼痛信号的传达和调节。目前微透析技术已成为一种公认的用于疼痛研究的试验技术，并可能有助于发现和评价新的疼痛治疗方法[7]。阿尔茨海默病（Alzheimer's disease，AD）是由脑细胞间质中 β 样淀粉蛋白（amyloid-β，Aβ）蓄积引起的。微透析通过广泛的试验及研究，能够持续评估脑间质液中 Aβ 的浓度。癫痫发作前谷氨酸增加和 γ- 氨基丁酸连续增加，微透析技术有助于阐明癫痫发作的化学基础。

2. 微透析技术在体内药物分析中的应用

近年来随着微透析取样技术的进一步进展，可以在单个脏器、在同一脏器不同区域以及在不同脏器中同时进行取样分析，这对于研究药物在各个作用部位的真实浓度、分布及代谢变化有着重要的意义。

脑组织是微透析技术应用最早、也最成熟的领域。与传统的组织匀浆法相比，微透析取样技术可以在清醒、自由活动的动物个体或人体上对脑组织中游离药物及其代谢产物进行实时监测，从而使研究结果更加科学，这点对于分析研究药物透过血脑屏障（blood brain barrier，BBB）有着极其重要的作用。肝脏是药物代谢最重要的脏器，与传统的组织匀浆法相比，微透析取样技术不仅能更准确研究某一时间点药物在肝脏内的代谢情况，而且还可以研究药物在单个动物肝脏中的经时代谢变化过程。此外，微透析取样技术还能测定药物在胆、肺部、眼、肌肉、皮肤等组织器官中的浓度，为临床合理用药提供了科学的依据。由于微透析探针直径小、创伤轻微、不破坏机体完整性、不损耗体液，因此可以在同一脏器的不同区域同时植入微透析探针进行取样，这对于研究药物在同个脏器中不同区域的浓度差异和代谢变化，阐明药物的作用机制，有着重要意义。同样，微透析取样技术也可以在多个不同的脏器同时植入探针进行取样，这对于研究各时间点药物同时在各个脏器中的真实分布及其代谢变化有着重要意义。

（1）抗感染药物的研究[8] 感染一般发生于细胞间质液中，仅游离药物可发挥抗感染作用。由于微透析可测定组织间液中游离状态药物的浓度，所获得的分布曲线结果比传统的血药浓度定量结果更具预测性，因此，此项技术已成为抗微生物药物"组织穿透力"的鉴定方法。数据显示，在健康人群中，β-内酰胺类组织中浓度在血清浓度范围内，而喹诺酮类和大环内酯类的组织中浓度明显低于血清浓度。利用微透析技术进行抗感染药物研究的另一个重点是特殊生理病理状态下患者的药物组织分布。应用微透析技术可评估脓毒症严重程度不同是否会引起药物在血浆与细胞间质液中分布的差异。在菌血症和感染性休克时，即使抗菌药物如哌拉西林在血清中浓度已达有效范围，但组织中浓度却处于亚剂量抑制状态，这种组织中药物低浓度现象或许可以解释治疗失败及耐药菌的产生，因此可能需要较高剂量的药物以改善组织渗透率。此外，微透析技术还可用于量化糖尿病患者的健康与感染组织中游离抗感染药物水平，及测定超重与肥胖患者靶部位实际游离药物浓度以避免给药剂量不足的情况。

（2）在抗肿瘤药物研究中的应用[9] 抗癌药物的疗效与肿瘤中的药物浓度关系密切，药物对实体瘤的穿透力不足已成为影响化疗效果的关键问题。因为药物在肿瘤组织中的浓度很难直接测得，所以常用血药浓度来预测和评价药物的抗癌效果，但是在多数情况下，肿瘤组织的特殊生理情况使肿瘤中的药物浓度与血药浓度并不一致，用血药浓度来预测药物疗效并不合适。微透析技术由于可以用于肿瘤组织取样，因此对于设计抗癌药物给药方案，研究抗癌药物在肿瘤中的代谢有很大优势。

（3）局部用药 以局部用药来避免全身副作用是一种值得推荐的方法，但常难以明确是否有足够的药物进入组织内。微透析使其成为可能，并可帮助确定局部用药的剂量的剂型，从而产生有效的局部浓度。

（4）其他微透析技术 可以帮助病人选择穿透血脑屏障的药物，其在中枢神经系统用药中也具有重要意义。例如建立特定的药代动力学和药效学模型，模拟的结果可用于帮助设计临床试验和弄清小儿中枢神经系统肿瘤剂量。由于物质的跨膜扩散为双向，微透析技术可作为靶向给药途径，提高药效分析和药代谢动力学研究的水平。

3.微透析技术在中医药研究领域中的应用

（1）在针灸治疗方面的应用 微透析技术在针刺效应机理研究方面的应用比较广泛[10]，主要集中在电针以及其他干预手段对脑内环境改变前后细胞外液中相应氨基酸或单胺类物质水平的影响的研究。有研究发现，电针可抑制细胞外兴奋性氨基酸的过量堆积。人体经络是一个完整的、动态的系统，只有在线研究能考察针刺部位所产生的一系列生理变化。微透析的在线、多靶点监测特点全面反映了考察针刺反应的起效部位、微环境的变化，有可能成为诠释经络脉穴功能的有力工具。

（2）在中药现代化研究中的应用 中药的研究已达到分子、基因水平，微透析所提供的药物浓度－时间动态变化的数据将使中药有效单体研究更加准确，成为分析并揭示中药有效成分及作用机制的重要技术支持。例如利用微透析技术研究表明，3 味中药（主要成分为川芎嗪、天麻素、麻黄碱等）能显著增加抑制性氨基酸，为揭示其治疗脑血栓的机理提供帮助。其他方面的应用主要集中在针对具有潜阳镇静、活血化瘀等功效的组成方、单味药、有效成分提取物的药效学的研究。微透析技术在中药的药代动力学的研究方面应用较少。

五、微透析技术的优点和局限性

与传统取样技术（如取血或组织匀浆法等）相比，微透析技术具有以下显著优势：①它对取样部位的伤害很小，无体液损失，几乎不影响组织中的生理过程，得到的样品更能反映物质进入人体后的实际变化；②微透析技术可以直接对 ECF 中的物质进行分析，与采血取样技术相比，药物在 ECF 中的浓度与其药理或毒理作用的相关性更大；③微透析技术不改变组织细胞外液中的液体平衡，既可以对同一脏器进行长时间连续采样，也可以对同一脏器不同部位或不同脏器进行多个部位采样，因此，用较少的实验动物就可以得到足够的数据，避免了由于动物的个体差异所造成的实验误差；④由于微透析技术只允许小分子物质通过半透膜，大分子的蛋白、脂质类物质不随透析液进入检测装置，所得样品干净，可以直接进行样品分析，省去了提取和除蛋白等繁琐的样品前处理步骤；⑤可在清醒、自由活动的动物个体上取样，在接近正常生理条件下得到实验结果，更有科学性和实际意义；⑥能与多种分析仪器（如 HPLC 仪、HPCE 仪、GC 仪等）联用，实现在线持续分析。因此，从 20 世纪 80 年代起，微透析技术被广泛用于药学研究的各个领域。

同时，微透析技术也有自身的缺陷。该技术为一种动态连续、非平衡条件下的取样技术，但是检测出来的浓度只是探针周围的一部分，回收率低，通常在 15% 左右，回收率的测定虽然种类繁多，但每种方法都不够完善，影响了实际浓度的计算，不能完全反应样品的浓度；由于探针置入组织内，所以存在一定的感染风险；微透析对脂溶性药物和蛋白结合率很高的药物提取率低，时间受到限制，很难进行以秒为单位的动态观察，以及药物与半透膜黏附的问题等，这些问题都有待于继续研究。

六、总结与展望

微透析技术是近年新兴的生物活体动态微量检测技术，为测量组织中内源性物质和药物的浓度变化、药代动力学和药效学研究提供了有效手段，在临床诊断领域具有巨大的应用前景。除了作为研究手段外，它将成为神经科重症监护中不可缺少的一个方面，并成为药物开发中监测药物分布的标准方法。"床旁微透析"将用于监测多种疾病时的组织代谢和药物对组织器官的穿透力。此外，微透析技术对中药现代化有巨大的推动作用，中药的药代动力学研究将是微透析技术发挥优势的重要领域，与高效灵敏的检测手段联用，可以得出其中有效成分的药动学参数，为临床药理研究提供更加可靠的实验数据。

参考文献

［1］ Ungerstedt U, Pycock C. Functional correlates of dopamine neurotransmission［J］. Bull Schweiz Akad Med Wiss, 1974, 30（1-3）: 44-55.

［2］ Lonnroth P, Jansson P A, Smith U. A microdialysis method allowing characterization of intercellular water space in humans［J］. Am J Physiol, 1987, 253（2）: E228-E231.

［3］ Azeredo F J, Dalla C T, Derendorf H. Role of microdialysis in pharmacokinetics and pharmacodynamics: current status and future directions［J］. Clin Pharmacokinet, 2014, 53（3）: 205-212.

［4］ Schaeftlein A, Minichmayr I K, Kloft C. Population pharmacokinetics meets microdialysis: benefits, pitfalls and necessities of new analysis approaches for human microdialysis data［J］. Eur J Pharm Sci, 2014, 57: 68-73.

［5］ Liao W, Yu J, Guo Z, et al. Microdialysis combined with UPLC-MS/MS method for determination of tetramethylpyrazine and ferulic acid in striatum of awake and anesthetic rats subjected to cerebral ischemia［J］. J Pharm Biomed Anal, 2016, 128（1）: 510-518.

［6］ Sheu W H, Chuang H C, Cheng S M, et al. Microdialysis combined blood sampling technique for the determination of rosiglitazone and glucose in brain and blood of gerbils subjected to cerebral ischemia［J］. J Pharm Biomed Anal, 2011, 54（4）: 759-764.

［7］ Gerdle B, Ghafouri B, Ernberg M, et al. Chronic musculoskeletal pain: review of mechanisms and biochemical biomarkers as assessed by the microdialysis technique［J］. J Pain Res, 2014, 7: 313-326.

［8］ Brunner M, Derendorf H, Muller M. Microdialysis for in vivo pharmacokinetic/pharmacodynamic characterization of anti-infective drugs［J］. Curr Opin Pharmacol, 2005, 5（5）: 495-499.

［9］ Jacus M O, Throm S L, Turner D C, et al. Deriving therapies for children with primary CNS tumors using pharmacokinetic modeling and simulation of cerebral microdialysis data［J］. Eur J Pharm Sci, 2014, 57: 41-47.

［10］ Wu Y, Huang M, Xia Y, et al. Real-time analysis of ATP concentration in acupoints during acupuncture: a new technique combining microdialysis with patch clamp［J］. J Biol Eng, 2019, 13: 93.

第二节 微透析技术定量方法

微透析技术是近年来迅速发展的一种生物活体取样技术，它能够在不破坏生物体内环境的前提下，实现对生物体细胞间隙内源性和外源性物质的直接取样。该技术基于透析的原理，将具有半透膜尖端的探针植入到相应组织或部位，用微量注射泵灌注灌流液，内源性和外源性小分子物质能够沿浓度梯度扩散到半透膜的另一侧，而蛋白质、酶等大分子物质则无法透过，收集的样品可以不经预处理直接进行测定。然而，由于在实验过程中空白灌流液不间断进行透析，并不会达到绝对的平衡状态，微透析样本中待测物质的浓度低于该组织部位真实浓度。因此，如何将微透析液浓度与探针外实际浓度联系起来，是微透析最重要的问题之一，本节重点阐明透析技术如何定量及影响定量的主要因素。

一、微透析回收率

微透析回收率是微透析定量方法基础，了解熟悉微透析回收率基本概念和数学模型是掌握微透析定量方法的重要前提。

1.基本概念

微透析回收率描述了探针周围组织细胞外液与透析液中待测物浓度之间的关系，为了获得组织细胞外液中物质的实际浓度，首先必须考察探针对待测物的回收率，通过对探针回收率进行系统性的研究，最后根据回收率计算得到真实的组织或部位细胞外液游离待测物质的浓度。

根据结果表达方式，回收率可分为相对回收率（relative recovery，R）与绝对回收率（absolute recovery，A）。相对回收率是指微透析液中待测物浓度与探针外待测物实际浓度的比值，即：

$$R = C_{out} / C_0 \qquad\qquad （式9-1）$$

式中 C_{out} 为微透析液中待测物的浓度，C_0 为探针外待测物的浓度。

通常在微透析实验中，回收率是指相对回收率。

绝对回收率，即微透析液中提取的待测物质的总量作为时间的函数。其与相对回收率的关系式可表达为：

$$A = C_0 \times P \times R \qquad\qquad （式9-2）$$

式中 A 为绝对回收率，C_0 为探针外待测物的浓度，P 为灌流液的灌流速度，R 为相对回收率。

在体微透析取样过程中，绝对回收率通常可作为评价实验中探针对待测组织部位生物动力学的影响程度。绝对回收率越高，单位时间内灌流液从组织内获取的待测物越多，那么对组织的干扰程度也越大。

另外，在具体的实验过程中，回收率也可根据探针取样环境不同而分为体内回收率与体外回收率。体内回收率即指通过一定的手术操作，将微透析探针埋置于生物体内的待测组织部位，结果为在一定的组织病理生理状态下的真实回收率；而体外回收率是指将微透析探针浸没在体外已知溶液中，通过已知（或测得）的微透析液（或探针外）中待测物质的浓度可以直接得出体外回收率。由于没有受到体内组织细胞外液环境对探针回收率的影响，其结果并不等同于体内回收率。由于在体内埋置探针部位的组织细胞外液中待测物质浓度未知，因此体内回收率需要通过体外回收率进行校正。

2. 回收率的数学模型

半透膜是微透析探针实现物质交换的主要部分。根据渗透原理，特定化合物在一定的半透膜及渗透条件下渗透效率是一定的。在微透析取样技术中，渗透效率又称为提取比率（extraction fraction，E）

$$E=C_{in}-C_{out}/C_{in}-C_0 \tag{式9-3}$$

式中 C_{in} 为通入半透膜管灌流液中的待测物质浓度，C_{out} 为流出半透膜管透析液中的待测物质浓度，C_0 为半透膜外待测物浓度。

上述公式表示的提取比率计算方法，也就是相对回收率的检测方法。因此，相对回收率在许多文献资料中也常简写为 E。

研究者们为了探索建立微透析回收率关于探针外部条件的数学模型进行了大量研究，其中 Jacobson 等人提出：

$$E=C_{out}/C_0=1-\exp(-K_mS/Q) \tag{式9-4}$$

式中 C_{out} 为微透析液中待测物质浓度，C_0 为半透膜外待测物浓度，K_m 为待测物质的质量传递系数，S 为探针半透膜表面积，Q 为灌流速度。该表达式将相对回收率表示为灌流速度的函数，随灌流速度的增加，回收率呈指数下降。

之后，Bungay 和 Morrison 通过一系列的微透析实验研究提出了透析液、探针半透膜和探针外组织相对于扩散的阻力 R_d、R_m、R_e 与回收率之间的关系[1]：

$$E_d=(C_{out}-C_{in})/C_0-C_{in}=1-\exp\{-1/[Q(R_d+R_m+R_e)]\} \tag{式9-5}$$

式中 E_d 为体内回收率，C_{out} 为透析液待测物质浓度，C_{in} 为灌流液待测物质浓度，C_0 为半透膜外待测物浓度，Q 为灌流液流速，R_e 为待测物质在半透膜外遇到的组织细胞外液中其他介质的阻力，R_m 为待测物质渗透半透膜时遇到的阻力，R_d 为待测物质在透析液中遇到的阻力。

而对于组织内探针来说，三个阻力对物质扩散的影响大小关系为 $R_e \gg R_m > R_d$，因此，R_e 为主要影响因素，其他两个可以忽略不计，

$$R_e=\{(K_0/K_1)/2r_0LDeje\}\Gamma \tag{式9-6}$$

式中 K_0 和 K_1 分别为 0 阶和 1 阶第二类修正贝塞尔函数，r_0 为探针的半径，L 为半透膜的长度，De 为待测物质在探针膜外组织细胞外液中的扩散系数，je 为待测物质在探针膜外组织细胞外液的体积分数，Γ 为截面深度参数。截面深度参数被定

义为：

$$\Gamma = \sqrt{\{D_e/(k_{ep}+k_{em}+k_{e\rightarrow im})\}} \qquad （式9-7）$$

式中，k_{ep}，k_{em} 和 $k_{e\rightarrow im}$ 为微血管外排的一阶速率常数，k_{ep} 为血液与组织液的交换速率常数，k_{em} 为不可逆的细胞外代谢速率常数，$k_{e\rightarrow im}$ 表示不可逆的细胞内代谢和细胞外代谢相互交换。由上式可看出，体内回收率与 R_e 成反指数关系，而 R_e 与待测物质在探针膜外组织细胞外液的体积分数成反比。在稳态条件下，所有参与待测物质体内消除的过程都影响其体内回收率。

二、微透析回收率的测定方法

测量微透析探针的回收率是微透析技术进行定量的前提。目前测定回收率的方法主要有以下几种：

1. 正透析法（增量法）

正透析法（增量法）即将微透析探针置于含有待测物质的溶液或埋置于体内组织器官中，透析膜完全浸没于溶液或组织细胞外液中，用不含有待测物质的灌流液以一定的灌流速度提取待测物质，收集不同时间的透析液，通过相应的检测方法，检测透析液中待测物质的浓度，按照下列公式计算目标物质的回收率：

$$RG(\%)=C_{dialysis}/C_{perfusate}\times100\% \qquad （式9-8）$$

式中，RG（%）为增量法回收率，$C_{dialysis}$ 为微透析液中待测物质浓度，$C_{perfusate}$ 为微透析探针外液中药物浓度。

正透析法测得的回收率更能够反映体内微透析探针的真实回收率，因此用于体外回收率的校正。但是体内透析法实验操作困难，很难实现，所以一般以反透析法代替来进行探针体内回收率的校正，前提是体外回收率实验中，正透析法与反透析法测得的回收率相近。

2. 反透析法（减量法）

反透析法（减量法）即将探针埋置于体内待测组织部位中，将已知浓度的待测物加入灌流液中，以一定速度灌流，平衡后测定透析液中待测物浓度。按照下列公式计算目标物质的回收率：

$$RL(\%)=(C_{perfusate}-C_{dialysis})/C_{perfusate}\times100\% \qquad （式9-9）$$

式中，RL（%）为反透析法回收率；$C_{dialysis}$ 为微透析液中药物浓度；$C_{perfusate}$ 为探针灌流液中药物浓度。

采用该方法计算体内回收率的条件是体内待测组织部位的待测物浓度为零。需要注意的是，上述公式反映的待测物质是从探针半透膜内向膜外渗透的，而真正的体内回收率待测物质渗透方向应该为从探针半透膜外向膜内。因此，并非所有待测物质都可以用此方法校正，应用反透析法的前提条件是待测物质在膜内外双向渗透时的效率相等或接近。双向渗透效率是否相等或接近，这与待测物质、半透膜本身的性质以及待测部位的生理环境有关。所以，在进行体内反透析法之前，会在体外设置相应的实验条件，利用透析法与反透析法得出双向渗透的体外回收率并进行比较。

在具体实验过程中，反透析法测得的体内回收率比相同方法测得的体外回收率低，分析原因可能与探针所处的环境相关。在体内回收率实验中，探针处于相对复杂的体内环境，周围器官组织或大分子物质会与膜材料发生相互作用，影响膜内外物质交换，导致探针回收率降低。反透析法是目前应用最广泛的体内回收率计算校正方法。

3. 超低流速法

在上文中提到，Jacobson 等提出了透析液待测物质浓度与灌流速度之间的关系式[2]：

$$E=C_{out}/C_0=1-\exp\left(-K_m S/Q\right)$$
$$C_{out}=C_0\left[1-\exp\left(-K_m S/Q\right)\right] \qquad (式9-4)$$

实验表明灌流速度越低，回收越高，待测物质透析液浓度越接近于外部介质浓度，即灌流速度与回收率成反比。此方法是通过控制灌流速度提高回收率，实验证明灌流速度控制在 50nl/min 以下，且当待测物质的相对分子质量＜ 500 时，回收率＞ 95%。虽然减小灌流速度可以提高回收率，但是流速降低会使样品量减少，为了收集足够的样品以达到检测限，需要延长取样的时间间隔，从而影响体内待测物质浓度变化的及时监测，降低了微透析技术的实时性和真实性。因此，一般实验操作中的实际灌流速度根据待测物质的检测的灵敏度范围确定在 0.1~5μl/min，其中 1~2μl/min 最为常用。

4. 改良超低流速法

为了克服在超低流速法中遇到的困难：低流速导致的微透析液收集量低及较长时滞导致的不能实时监测浓度变化，近年又发展了一种新型的探针采样技 MetaQuant 方法，即改良超低流速法。该方法的主要原理为在进入探针的入口管路增加辅助管，管路中以一定的流速灌注传递液，传递液的灌入并不影响整个透析过程的生物变化，主要是为增大收集透析液的速度，以便在有效的时间内收集到足够的透析液。这种新型技术不仅克服了回收率低，灌流时间长，收集样品量少的缺点，而且可适当稀释体内生物样品的浓度和增大进样量，从而降低对分析仪器的灵敏度要求。

5. 零净流量法

零净流量法是指在恒定的灌流液流速下，分别采用含有不同浓度梯度待测物质的灌流液连续进行灌注平衡探针，检测达到稳态后透析液中待测物质的浓度[3, 4]。当灌流液中待测物质的浓度低于探针外部组织液中的浓度时，待测物质由组织液到灌流液进行扩散；反之，则待测物质从灌流液到组织液中扩散。以透析液和灌流液的待测物质浓度差值做纵轴，灌流液的待测物质浓度为横轴拟合一条直线，当透析液与灌流液中待测物质浓度差为零时，灌流液与体内组织液中的待测物质浓度相等，则通过探针半透膜的待测物质净通量为零，即零净通量点。这条直线的斜率为回收率，横轴截距为探针外组织液中待测物质浓度。

值得注意的是，在实验过程中每次更换灌流液浓度重新采集透析液之前，应使微透析系统稳定一段时间之后再进行。该方法与反透析法计算得到的回收率结果相近，但是实验时间较长，且高剂量待测物质灌流液可能会对实验对象组织造成一定的影响。

6. 动态零净流量法

动态零净流量法是零净流量法的改进方法，即将连续不同的时间点都视为达到平衡状态，不断进行零净流量法测定，多次反复实验计算得出回收率[5]。该方法提供了待测组织细胞外待测物质浓度及体内探针回收率的时间函数。该技术是基于稳态条件下的零净流量法，通过在一个选定的浓度下对一组实验对象连续灌注，而并非在不同的待测物质浓度下对每个实验对象平行灌注。在一个特定时间点，对不同组平均数据回归分析，可得出该时间点与体内浓度回收值相关的实际的胞外浓度与体内浓度的恢复。此方法虽然测定结果精细，但是操作时间长，消耗探针多，更重要的是需要更多的动物实验，这部分降低了微透析技术尽量减少活体实验动物的优点。

7. 内标法

内标法是一种典型的应用于分离取样技术的校正方法，也是反透析法的一种特殊形式。原理是在实验过程中在灌流液中加入已知浓度且理化性质与待测物质相似的量一种物质，即内标物，通过体外实验得到待测物质与内标物的回收率比值，并且假设在体内实验中两者的回收率比值将保持不变，通过测定内标物在体内的回收率来计算待测物质的回收率。

待测物质回收率为：

$$R_{\text{In vitro}}=(C_{\text{in}}-C_{\text{dial}})/C_{\text{in}} \qquad (式 9-10)$$

内标物回收率为：

$$R_{\text{In vivo, IS}}=(C_{\text{in, IS}}-C_{\text{dial, IS}})/C_{\text{in, IS}} \qquad (式 9-11)$$

内标物的损失为：

$$L_{\text{In vivo, IS}}=(C_{\text{in, IS}}-C_{\text{dial, IS}})/C_{\text{in, IS}} \qquad (式 9-12)$$

假设体外待测物质和内标物的回收率比例与体内相等，且内标物的体内损失量和回收与体内获得量相等，则体内待测物质浓度可由以下公式计算：

$$C_{\text{In vivo}}=C_{\text{dial}} \times 1/(L_{\text{In vivo,IS}}) \times (R_{\text{In vivo}}/R_{\text{In vitro, IS}}) \qquad (式 9-13)$$

选择合适的内标物质是应用该方法进行计算回收率的关键。好的内标物应该具有与待测物质相似的溶解度、半透膜滤过率及在组织体内相似的物质代谢和吸收特性。该方法的优点在于于每一取样时间均可测得活体回收率，回收率在实验期间的变化易于发现，常用于病理生理状态。缺点是内标物不仅要在扩散性质上与待测物一致，在体内代谢过程中也要尽可能一致，内标与待测物在体内的动力学情况不可能完全相同，而且能否寻找到合适的内标物也是该方法的关键，这些问题在一定程度上限制了该方法的应用。

三、回收率的影响因素

微透析回收率受到很多因素的影响，其中包括灌流速度、灌流液组成、灌流液 pH、温度、半透膜表面积、膜材料、导管材料和尺寸、被测物质性质等。以下将对各个影响因素逐一进行介绍。

1. 灌流液

（1）灌流速度　灌注速度是影响回收率的一个重要因素。灌流速度越大，回收率越低；相反，灌流流速越慢，探针回收率越高[6]。低流速有利于提高回收率，但是相同时间内收集的样本量也相对较少，收集足够的样品则需要更长取样时间，从而降低了微透析的时间分辨率，不能快速捕捉到物质浓度变化信息。因此，在选择灌流速度时应兼顾收集的样本量和回收率。目前报道的实验研究多将灌流速度范围确定在 0.1~5μl/min，其中 1~2μl/min 最为常用[7]。

（2）灌流液组成　在微透析实验中灌流液的组成对回收率的影响很大。理想状态下，灌流液组成应该尽可能接近透析组织细胞外液，这样可减少实验对待测组织和待测物的影响。目前最常用的灌流液一般由 140mmol/L 钠、3.0mmol/L 钾、1.2mmol/L 钙、1.0mmol/L 镁和 147mmol/L 氯化物组成。探针对亲水性的小分子的回收率一般较高，但是对于亲脂类和蛋白多肽类物质回收率较低。这是由于待测物质与探针半透膜和（或）透析管路之间存在相互作用，待测物质在灌流液中的溶解度小等原因。为了避免或减少相互作用、增加溶解度，实验过程中会在基础灌流液中使用添加剂。如何选择适宜的添加剂提高回收率成为研究的热点。对待测组织的影响小、提高待测物质的回收率是评价添加剂的标准。大量研究发现，在灌流液中加入环糊精、牛血清蛋白、脂肪乳、有机溶剂、抗体或其他亲和力物质，可以通过抑制亲脂性成分与半透膜的非特异结合和（或）增加待测物质在灌流液中的溶解度，达到提高回收率的目的[8-10]。此外，金属离子也可与氨基酸和肽类物质的某些结构牢固结合生成化合物，从而提高回收率；对于一些易被再摄取和被氧化的物质，可在灌流液内加入再摄取阻断剂和氧化酶抑制剂，例如 5-HT 易被再摄取并且易被单胺氧化酶氧化，当在灌流液内加入再摄取抑制剂和氧化酶抑制剂时，可提高灌流液中 5-HT 的浓度。

添加剂浓度的高低也是影响因素。例如，牛血清蛋白在多数情况下为 0.2%~0.5%，较高的浓度会增加灌流液的渗透压，导致探针半透膜外组织细胞外液水分进入到透析液中，影响结果的判定。

（3）灌流液 pH　灌流液 pH 对探针回收率的影响主要有以下 2 个方面：①引起透析膜结构的改变，影响物质顺浓度梯度的跨膜运动；②影响待测物质的稳定性。通常灌流液 pH 的选择需要尽量与待测组织细胞外液微环境 pH 保持一致，但是有些物质在生理 pH 下不溶解，即无法在具有同样 pH 条件下的灌流液中实现跨膜转运，因此，需要调整灌流液 pH 值以得到满意的回收率。

（4）灌流液温度　根据粒子扩散 Stokes-Einstein 方程，

$$D=kT/6\pi\eta\delta \qquad （式 9-14）$$

式中，D 为扩散系数；k 为波尔兹曼常数；T 为温度；π 为圆周率；η 为液体黏滞系数；δ 为粒子直径。

由上述公式可以看出，在一定范围内，随着温度的增加，待测物质在探针膜外组织细胞外液中的扩散系数增大，物质的扩散速率与扩散系数成正比，物质进出透析膜的速率也随之加快，回收率也相应增大。经验表明，温度每升高 1℃，扩散系数增加 1%~2%。但是进行在体回收率测定时，要尽量保持环境温度和生物体内的温度一致，才能确保回收率的准确性。

2. 微透析探针

（1）探针的膜表面积　探针的透析膜表面积越大，回收率越高。在一定范围内，回收率随表面积的增加呈线性增加，当已经达到较大膜面积时，回收率的增加会落后于膜表面积的增加程度。而随着膜长度的增加，探针周围液体与透析液之间的浓度差逐步递减。微透析探针的几何构型决定了膜表面积的大小。探针可分为同心圆形探针、线性探针等。不同结构类型的探针适用于不同部位的取样而且回收率也相应不同。同心圆形探针有刚性结构和柔性结构 2 种，刚性探针难被固定在血管和柔软组织上，可固定于颅骨等坚硬部位，因此多用于脑部取样。典型的刚性同心型探针长 15mm，直径 200~500μm，半透膜长 1~4mm。柔性探针主要用于血管内采样，该探针可以弯曲，能避免清醒的实验对象在移动时对其造成血管的损伤，此种探针在流动血液中的回收率要高于相对静止的组织间隙液。线性探针主要用于外周软组织器官，如肌肉、皮肤、肿瘤、肝等。由于软组织均一性比脑组织好，空间分辨率对此种探针就不是那么重要，因此该探针膜长较长，在 4~10mm，探针的回收率相对也较高。

（2）探针的半透膜材料　探针的半透膜是探针内部与外部进行物质交换的通道，其作用是允许小分子的目标待测物质渗透进入透析液，同时阻止大分子物质进入，达到提取的目的。半透膜材料一般可分为纤维素膜、改性或再生纤维素膜、合成膜等。纤维素膜是将天然纤维溶解、再生后，制成再生纤维素和纤维素衍生物最后制成的膜；纤维素衍生物膜则包括醋酸纤维素膜血仿膜等；合成膜是高分子聚合物，具有较好的生物相容性和稳定性，不会与体内成分发生反应，常用的有聚丙烯腈膜、聚甲基丙烯酸甲酯膜、乙烯基乙烯醇共聚膜、聚砜膜、聚酰胺膜等。研究发现高负电性的聚丙烯腈膜比其他膜材厚，可一定程度增加探针回收率，该膜坚固耐用非常适用于脑组织采样，但是该膜对阴离子化合物的回收率非常低。再生纤维素膜孔较小，适用于小分子化合物的采样，聚丙烯腈和聚乙烯膜膜孔较大，一般用于大分子物质的收集。有研究在比较再生纤维素膜、聚丙烯腈和聚乙烯膜对 A 肽和

IL-6 的体外回收率时发现，在灌流流速为 0.12L/min 时，再生纤维素膜对这两种物质的回收率在 1% 左右，而聚丙烯腈膜和聚乙烯膜对这两种物质的回收率可达 10%。由此可见膜材不同，回收率也会有差异。

常见半透膜的截留分子量在 5~75kDa，其中 10~30kDa 的半透膜应用最为广泛。在实际实验过程中，应选择半透膜分子截留量远大于待测物质分子量的探针，通常是待测物质分子量的 4 倍，同时应保证透析膜孔径的均一性。

表 9-1 详细介绍并比较了微透析半透膜的制造材料及其特性情况。

表9-1　微透析半透膜的制造材料及其特性

分类	材料	特性
纤维素膜	铜仿膜	由铜氨纤维制成，壁薄，亲水性好，小分子清除能力强，但生物相容性差，中分子物质清除能力差
再生纤维素膜	双醋酸纤维素膜	与铜仿膜比较，尺寸稳定，膜面光滑，可高温消毒
	血仿膜	与铜仿膜比较，生物相容性提高
	三醋酸纤维素膜	超滤率高，可清除中、小分子物质，生物相容性较好
	聚砜膜	机械性能优良，膜薄，生物相容性好，溶质透过性能好，中分子物质清除率高
合成膜	聚碳酸酯膜	对尿素、维生素 B_2 和水的透过率均高于再生纤维素膜，机械强度高
	聚醚砜膜	与聚砜膜比较，亲水性和耐热、耐腐蚀性能更高，与强氧化剂接触时，不产生甲基自由基
	聚丙烯腈膜	超滤率高，可清除中、小分子物质，可吸附毒素，缺点为膜脆、机械强度差、不耐高温消毒等
	聚甲基丙烯酸甲脂膜	具有吸附功能，生物相容性高，但对中分子物质的清除仍不足

3. 导管材料及尺寸

管路材料的选择也尤为重要。导管与待测物质之间是否存在相互作用也可能对透析液中待测物质浓度与探针周围液体浓度之间的关系产生较大的影响，这类似于与探针半透膜之间的作用。因此，理想状态下微透析取样系统中一系列管路材料都不应与待测物质发生相互作用。此外，连接管的内径对于建立流体压力以及由此导致穿过半透膜时液体的流失可能具有重要意义。管路内径小于探针本身入口管和管路内径大于探针出口管可能防止此类问题的发生。

4. 实验操作

（1）探针埋置手术及部位　适宜的实验条件是获得准确定量数据的先决条件。微透析探针的置入会对组织造成损伤，从而影响回收率，精细的手术操作，是准确取样定量的有利保障。实验过程中，在保证准确度和精密度的条件下，应尽量选用膜径较细的探针。同时为保证回收率的稳定性，每次探针置入的部位要相同。将探针埋置入皮下时可能发生炎症反应、组织中小分子物质浓度和组织血液灌流量的改变，影响物质回收率[11]。有研究发现，在进行脑部微透析时，探针埋置的最初 2 小时局部的血流量和葡萄糖浓度显著下降，并且探针边缘的神经元和突出密度会下降50%[12]。而且，由于探针体积比脑部血管大，埋置时会损伤血管，引起组织缺血、胶质增生及细胞凋亡，这些因素都会影响探针回收率。动物研究中发现，实验过程中给予地塞米松、抗氧化剂可以减少探针置入大鼠纹状体时引起的局部缺血、核神经元的损伤及巨噬细胞渗出，使微透析回收率测定更为准确。

埋置部位的血流量也是影响探针回收率的因素之一，研究发现组织血流速度越快，物质的回收率相对较高。通常情况下，探针在血液中的回收率高于肌肉组织，而肌肉组织中的回收率又高于脂肪组织，而皮肤微透析探针的回收率与血流量直接相关。

（2）探针埋置时间 随着探针植入时间的延长，回收率会有所降低。现今微透析技术在慢性实验中的应用越来越广泛，探针的在体使用时间有时需长达数天，而探针回收率有时具有时间依赖性。随着探针埋置时间的延长，回收率会降低，而透析时间越长，回收率下降越多。

5. 被测物质特性

许多体外研究发现被测物质可能会与透析膜产生相互作用，尤其多肽和蛋白质类分子会非特异性地与膜及微透析管路黏附或与其他聚合物结合，阻碍物质的回收，回收率降低。因此，为了减少脂溶性、肽类及蛋白质类大分子物质与探针半透膜及管路的结合，研究者们尝试通过加入亲和性物质来提高这些物质的回收率。目前研究较多的亲和性物质有糊精、微球、肝素、抗体、小牛血清及维生素。

四、微透析数据分析

通过微透析方法可以获得待测物质的浓度－时间曲线，计算出药动学参数。但是，应意识到微透析定量数据也只是代表了在采样间隔时间段内所获得的平均浓度，采样间隔通常为 5 分钟~20 分钟。因此，采用微透析方法获得的血药浓度－时间曲线中，浓度随时间的变化也并不是严格意义上的连续。对药代动力学的数据而言，在大多数情况下，使用时间间隔的中点来表示透析液浓度。然而，当待测物质在体内的吸收或消除半衰期比采样时间间隔短时，由测得的浓度－时间曲线计算出的半衰期则需要进行调整。相同的时间间隔内，半衰期和斜率的计算结果与标准方法相似。利用微透析数据得到的曲线以下面积和清除率可能比正常采样技术得到的结果更加准确。这是因为，与经典采样技术相比较，微透析技术具有更频繁的采样点数据及监测时间的完整性。

综上所述，探针体内回收率能否实现准确的校正是微透析取样技术进行定量的前提，也是现在面临的一大挑战，直接影响其在各领域的广泛应用。因此，如何准确获得体内回收率，如何通过控制影响因素提高探针的回收率仍然是目前研究的热点。随着微透析技术的不断成熟，新型探针、半透膜材料、灌流液添加剂的发现及研究，探针回收率会大大提高，定量更加准确，微透析取样技术将会拥有更加广阔的前景。

参考文献

［1］ Bungay P M, Morrison P F, Dedrick R L. Steady-state theory for quantitative microdialysis of solutes and water in vivo and in vitro［J］. Life Sci, 1990, 46（2）: 105-119.

［2］ Jacobson I, Sandberg M, Hamberger A. Mass transfer in brain dialysis devices——a new method for the estimation of extracellular amino acids concentration［J］. J Neurosci Methods, 1985, 15（3）: 263-268.

［3］ Lonnroth P, Jansson PA, Smith U. A microdialysis method allowing characterization of intercellular water space in humans［J］. Am J Physiol, 1987, 253（2）: E228-E231.

［4］ Menacherry S, Hubert W, Justice J J. In vivo calibration of microdialysis probes for exogenous compounds［J］. Anal Chem, 1992, 64（6）: 577-583.

［5］ Olson RJ, Justice JJ. Quantitative microdialysis under transient conditions［J］. Anal Chem, 1993, 65（8）: 1017-1022.

［6］ Lange EC, Boer AG, Breimer DD. Methodological issues in microdialysis sampling for pharmacokinetic studies［J］. Adv Drug Deliv Rev, 2000, 45（2-3）: 125-148.

［7］ Ekberg NR, Wisniewski N, Brismar K, et al. Measurement of glucose and metabolites in subcutaneous adipose tissue during hyperglycemia with microdialysis at various perfusion flow rates［J］. Clin Chim Acta, 2005, 359（1-2）: 53-64.

［8］ Fletcher HJ, Stenken JA. An in vitro comparison of microdialysis relative recovery of Met- and Leu-enkephalin using cyclodextrins and antibodies as affinity agents［J］. Anal Chim Acta, 2008, 620（1-2）: 170-175.

［9］ 鄢欢, 曹玲娟, 李焕德. 提高微透析探针回收率方法的研究进展［J］. 中南药学, 2014, 12（2）: 140-144.

［10］ Mogopodi D, Torto N. Enhancing microdialysis recovery of metal ions by incorporating poly-L-aspartic acid and poly-L-histidine in the perfusion liquid［J］. Analytica Chimica Acta, 2003, 482（1）: 91-97.

［11］ Pena A, Liu P, Derendorf H. Microdialysis in peripheral tissues［J］. Adv Drug Deliv Rev, 2000, 45（2-3）: 189-216.

［12］ Watson CJ, Venton BJ, Kennedy RT. In vivo measurements of neurotransmitters by microdialysis sampling［J］. Anal Chem, 2006, 78（5）: 1391-1399.

第三节　微透析技术的取样分析

本章将详细介绍微透析取样的多种分析技术。通常情况下这些方法也用于其他生物样品的分析, 如血液、尿液和组织等。微透析技术中分析方法的准确度易受多种因素影响，分析方法和取样过程中的任何一个因素都有可能影响检测结果。因此，简单地将不同采样系统分析方法套用于微透析取样是不恰当的，我们必须探寻一种可识别小体积、预浓缩难及高离子强度基质的样品的分析方法，应用于微透析技术的取样分析的进一步发展需要。本章将集中讨论如何将各种分析方法恰当地用于微透析技术。

一、微透析取样分析面临的挑战

MD 取样分析面临着一些挑战，微透析实验的设计决定了选用的分析方法，而分析方法也影响微透析实验的参数（表 9-2）。由于微透析实验的目的是监测动态过程，因此取样实验的时间分辨率是一个关键参数。而微透析样品的体积与取样间隔成正比，因此取样间隔必须能够满足分析方法所要求的样品体积。微透析样品体积也与灌注流量成正比，在相同的取样间隔内，较高流速能提供更多的样品体积。然而，随着灌注流量增加相对回收率降低，因此尽管收集了更大的样品体积，它们的浓度也非常低。较高的灌流速率要求较低的浓度检测限。最后，灌流液与取样组织细胞外液相匹配导致了微透析样品具有较高的离子强度。微透析实验与相关分析方法之间的相互依赖关系要求微透析取样的分析方法必须有较低的浓度检测限、较小的样本量、可以承受样品基质的高离子强度。最后一个常被忽略的注意事项，与其他取样方法相比微透析取样实验的样本量显著更大，这就要求用于微透析研究的分析方法应具有相对较高的样品通量。

表9-2 微透析相关参数：时间分辨率、样本量、检测限间的相互关系

微透析相关参数	相互关系
检测限	更好的检测限提供更好的时间分辨率或较小的样品体积要求
时间分辨率	较高的时间分辨率要么导致较小的样品体积要么导致较少的浓缩样品
样品体积	样品量小要求有较低的检测限

二、离线分析技术

传统微透析实验中通常采用高效液相色谱法（high performance liquid chromatography，HPLC）或毛细管电泳法（capillary electrophoresis，CE）对微透析样品进行离线分析。由于微透析样品中不含蛋白质，不易受酶降解作用，性质较稳定，因此可将样品置于 $-80\,℃$ 条件下长期保存。样品收集可采取手动或自动取样方式，手动方式可以方便及时收集保存分析物，而自动方式则可以明显减少实验者的操作误差使取样更精确，因此自动取样方式应用更广泛。尽管自动取样方法简单而强大，但微透析离线分析结果的准确度仍受到时间分辨率、流速、样本量等因素的影响。当时间分辨率高、流速低、样本体积少时，微透析实验将更具有挑战性，需要考虑的有小样本的蒸发、低流速导致的时间分辨率的损失等。此外，当对清醒的、自由活动的动物进行取样时，由于连接管的死体积较大，这些问题将会进一步

被扩大。研究者为了改善以上问题，发明了其他的样品收集方法及在线分析方法。这些方法将会在本章中进行分别论述。

1. 液相色谱法

液相色谱（liquid chromatography，LC）是目前分离和分析微透析样品最常用的分析方法[1]。由于微透析样品溶液具有高离子强度、样本量少、分析物复杂的特点，使 LC 成为最强大的分离技术。在微透析取样分析时常选择水溶性化合物，因此反相色谱系统在微透析实验中应用最广。其他类型的固定相，例如离子交换色谱柱，苯基、氨基和碳水化合物键合色谱柱也有少量应用。

色谱柱填料颗粒大小、长度及内径决定了色谱柱的性能，直接影响微透析实验的灵敏度和检测限。当微透析样品量少时，就要求有更高的灵敏度和更低的检测限。而微孔毛细管柱就可以改进色谱柱性能，改善分离度，提高实验的灵敏度。毛细管柱内径小（150~300μm），具有灵敏度高、低流速、样品低消耗的优点。常见进样量为 50nl，流速为 1~100μl/min，适用于微透析样品的在线分析。然而，毛细管柱分离时间长，易于堵塞等也是影响其发展的因素。

超高液相色谱法（ultra performance liquid chromatography，UPLC）是指借助于 HPLC 的理论及原理，在超高压系统下，使用小粒径填料（> 2μm）、短色谱柱（> 5cm）和高流速（< 0.5ml/min）的现代液相色谱系统，将小容量样品实现快速、高效分离的色谱分离方法[2]。由于 UPLC 与 HPLC 分离原理相同，也可用于 MD 样品的分析。UPLC 应用于小鼠大脑 MD 样品中 5- 羟色胺，注入 500nl 透析样品在高温高压下条件下，1 分钟内达到很好的分离效果。

通常情况下，UV 检测是在线检测药物药代动力学研究中较为常用的检测方法。电化学检测法已经应用于检测儿茶酚胺及其他氧化还原性化合物。荧光检测（fluorescence detection，FLD）包括激光诱导荧光（laser-induced fluorescence，LIF）已经被广泛应用于氨基酸的分析。最后，LC 分离之后的质谱检测在 MD 样品分析方面应用越来越广。检测方法的概要参见表9-3，并将在后文中详细讨论。

表9-3　微透析加上液相色谱分析的常见检测方法

方法	代表待测物和检测限
化学发光法	一氧化氮（nmol/L），抗氧化能力
电化学法	多巴胺，芳香胺，和内源性醌（nmol/L~pmol/L） 8- 氧鸟嘌呤和 8 羟基脱氧鸟苷（nmol/L） 甘油和甘露醇（nmol/L） 3- 巯基丙酸（μmol/L）
酶活性测定法	谷氨酸（μmol/L） 葡萄糖和乳酸（μmol/L）
荧光法	羟基酪醇（nmol/L~μmol/L） 左氧氟沙星（nmol/L） 氨基酸类神经递质（nmol/L）

续表

方法	代表待测物和检测限
质谱法	氨基酸类神经递质和芳香胺（fmol/L~pmol/L） GSH 和 GSSG（nmol/L） 奥卡西平及其代谢产物
紫外线法	对乙酰氨基酚及其代谢产物（nmol/L~μmol/L） 头孢氨苄（μl） 尼古丁和可替宁（nmol/L）

2. 毛细管电泳

由于 CE 具有进样量少（1~10nl），快速分离（< 1 分钟）的特点，使其应用于微透析样品分析有很大优势[3]。随着 CE 电场强度的增加，在无焦耳热产生的情况下，可以显著改善分析速度和分离效率。在高场强和短的毛细管条件下，样品可实现非常快速、高效分离，塔板数可以达到百万级别。

利用 CE 分析 MD 样品的难题是样品的高离子强度。CE 一般是在低离子强度缓冲液条件下（通常是 10~50mmol/L）进行的，而微透析样品是高盐浓度（约150mmol/L）样品。高离子强度的后果是在分离条件下的样本去堆积（观察到的是谱带增宽）。样品去堆积的产生是因为样品内的场强与背景电解质（background electrolyte，BGE）存在差异。为解决这个问题，开发出各种样品堆积富集的方法。

CE 样品富集最普遍的方法是场放大富集。对于 MD 样品，主要用水来稀释样品，而高离子强度性质恰好需要这样的样品稀释，从而使 MD 样品几乎不受高离子强度的影响。第二种常见的方法是推扫富集技术（sweeping），其中待测物被分配进入胶束中。当样品基质是低导电性而且待测物是相对疏水性时，在 CE 中使用胶束推扫富集技术是理想的。

HPLC 常见的检测器理论上也可以用于 CE 检测，包括 UV、激光诱导荧光检测FLD/LIF、电化学检测（安培法和电导法）和质谱。然而，由于分离毛细管较细，使得 CE 检测检测体积较小。因为进样体积小，吸光度检测器不能提供足够的检测限，CE 不适用于光学检测。使用激光激发光源（即 LIF），可以克服荧光检测这种限制。此外，电化学检测也适用于 CE 小体积样品的检测。综上，微透析实验中 CE 常用的检测方法有 LIF 和 EC 检测。

CE 的高场强需要将分离电路和检测电路隔离，因为在电场强度可能会影响检测器响应和噪声（电化学法和质谱法）。将毛细管从检测器隔离的相关具体细节下文将详细介绍。

三、检测方法

应用于 LC 和 CE 系统的检测方法有多种，如紫外 - 可见分光光度法（ultraviolet and visible spectrophotometry，UV–VIS）、荧光检测法（fluorescence detection，FLD）、化学发光法（chemiLuminescence，CL）、电化学法（electrochemical，EC）、质谱法

（mass spectrometry，MS）等。一般情况下，UV-VIS 吸光度法可用于检测有紫外吸收的大多数物质，电化学法可检测单胺类神经递质如多巴胺等，荧光法可检测氨基酸，质谱法可检测几乎所有的化学物质，包括金属离子。

1. UV-VIS 分光光度法

UV-VIS 分光光度法是研究物质在紫外 - 可见（200~800nm）分子吸收光谱的分析方法[4]。UV-VIS 吸收检测器价格便宜，操作简单，灵敏度较高，尽管存在选择性差、检测限高的缺点，但仍然是一种比较常见的检测方法，应用广泛。在药代动力学研究中，应用 UV-VIS 分光光度法检测静注或口服两种给药方式下阿莫西林或酮洛芬的浓度，发现微透析取样与直接血浆取样后药物的生物利用度差异无统计学意义[5]。

2. 荧光检测法

荧光检测法（fluorescence detection，FLD）是指利用某些物质被光照射后从激发态返回基态时发射的荧光，根据荧光谱线位置及强度进行定性或定量分析的方法[6]。由于绝大多数生物学和药学化合物本身不发射荧光（或荧光很弱），这就需要把不发射荧光的物质转化成发射荧光的物质。一些荧光衍生试剂，可使待测物具有适当的荧光基团，用于极低浓度待测物的定量测定（nmol/L-pmol/L）。这些荧光衍生试剂（表9-4）具有多种官能团包括胺、硫醇类、糖类、羧酸、醛等。荧光分析法中荧光强度与荧光效率、待测物的浓度和激发源的强度成正比。激光诱导荧光（laser-induced fluorescence，LIF）可通过使用单色光极好，强度更大的激光作为光源，从而大大提高方法的灵敏度和选择性，降低检测限。然而，荧光分析法一般采用氙灯做光源，激发源不可调，从而限制检测几个特定的荧光基团。例如，富马酸二甲酯 -2,3- 二醛（naphthalene-2,3-dicarboxaldehyde，NDA）和邻苯二甲醛（o-phthalaldehyde，OPA）是氨基酸类神经递质和其他伯胺类物质的最常见试剂，广泛应用于柱前衍生化荧光分析[7]。

表9-4　常见的荧光衍生剂

官能团	衍生试剂
胺/氨基酸	3-（4- 羧基苯甲酰基）-2- 喹啉甲醛（CBQCA）；萘二醛/氰化物（NDA）；异硫氰酸荧光素（FITC）；4- 氟 -7- 硝基 -2,1,3- 苯并噁二唑（DBDF）
糖类	丹磺酰肼；2- 氨基苯甲酰胺（2-AB）；2- 氨基吡啶（2-AP）
羧酸	4- 溴乙基 -7- 甲氧基香豆素（BR-MMC）；9- 蒽重氮甲烷（ADAM）；3- 溴乙基 -6,7- 二甲基 -2（1H）- 喹喔啉酮（Br-DMEQ）；2-（2,3-napthalimino）三氟甲磺酸乙酯（NE-Otf）；4-（N,N- 二甲基氨基磺酰基 dimethylminosulfonyl）-7-（5- 氨基苯氨基 aminopentylamino）-2,1,3- 苯并噁二唑（DBDCD）；和5- 溴乙基荧光素（5-BMF）
硫醇	马来酰亚胺类：N-（9- 吖啶基）马来酰亚胺（NAM），N-（对 -（2-（6- 二甲基氨基）苯并呋喃基）苯基）马来酰亚胺（DBPM），N-［对 -（2- 苯并咪唑基）苯基）马来酰亚胺（BIPM）和荧光素 -5- 马来酰亚胺（FM）；5,50- 二硫代双（2- 硝基苯甲酸）DTNB
亚硝酸盐	2,4- 二硝基苯肼（2,4-DNPH）；Griess 反应；2,3- 二氨基萘（DAN）
醛类	荧光素 5- 氨基硫脲；丹磺酰肼（DNSH）；BODIPY- 丁酰肼；FMOC- 肼

3. 化学发光法

化学发光法（Chemiluminescence，CL）主要是依据化学检测体系中待测物浓度与化学发光强度在一定条件下呈线性定量关系的原理，通过对体系化学发光强度的检测，而确定待测物含量的一种分析方法[8]。然而由于大多数待测物不具有内在的化学发光，而化学发光衍生物分子量又大，导致化学发光法应用不如 UV–VIS 分光光度法和荧光检测法广泛。化学发光反应大多为氧化还原反应，因此化学发光检测能很好地检测寿命短、性质活泼的自由基物质，如一氧化氮 NO。NO 是一自由基气体，携带一个未配对电子，可以参与在生物体内众多的生理及病理过程，是体内重要的信使分子。目前已有学者将化学发光法应用于大脑中 NO 的定量分析，但由于NO 半衰期短，且在大脑中的生理浓度极低（1~5nmol/L），使研究面临巨大挑战。常用的发光剂，如鲁米诺，已用于大鼠脑中 NO 的检测。

4. 电化学法

电化学（EC）法是应用电化学原理和技术，利用待测溶液中物质的组成及含量与其电化学性质的关系而建立起来的一类分析方法。具有很多优点，包括检测限低（nmol/L）、选择性好、待测物无需衍生，易于微型化等。目前，已将电化学检测用于 MD 样品中神经递质（多巴胺，去甲肾上腺素等），异丙肾上腺素等的测定。也可采用双电极检测，其中第二个电极被立即放置于第一个电极的下游以保持氧化还原状态，可能会提高选择性。例如，3- 硝基酪氨酸（3–NT）（过氧亚硝酸盐的分解产物和 RNS 的生物标志物）在高电位时（800mV vs Pd/H_2）发生氧化，这可能会导致在更大的浓度下从透析液中回收时受其他电活性化合物干扰。为了提高该方法的选择性，3–NT 首先在上游电极（–1200mV）被降解为 3- 氨基酪氨酸，3- 氨基酪氨酸随后在下游电极 –100mV 发生氧化，从而具有更高的选择性[9]。此方法可用于检测2nmol/L 浓度的肝脏透析液中的 3–NT。

电化学检测与 CE 的联用要求检测电极从分离电路分离出来，通过使用解耦器或在毛细管外放置电极。已经有好几种方法可用于这种分离，包括在毛细管面引入断裂和通过导电性高分子接头连接两个毛细管。

5. 质谱法

质谱法是通过电场和磁场的作用将运动的离子按它们的质荷比分离后进行检测的方法[10]。质谱法可以测出离子的准确质量，进而确定离子的化合物组成，更好地解决了 MD 取样相关的各种分析方面的挑战。而且 MS 技术具有低检测限的强大优势。为了提高分离步骤中的分离度、提高待测物鉴定的准确性，或为使其更适合于电离，可以考虑将待测物进行衍生化。但由于透析液中样本基质的高离子强度，使得电离抑制是 MD 样品 MS 分析的一个限制因素。

MS 可以用于肽类，如谷胱甘肽（GSH）及氧化型谷胱甘肽（GSSG）的定性和定量分析。但待测物的前体和代谢物会对定量过程造成干扰，为了提高 GSH 及 GSSG的灵敏度，注入硝酸银作为柱后添加剂，Ag^+ 的加入后使 GSH 和 GSSG 的峰强度提高了五倍，检测限分别降低到 1.3 和 0.8nmol/L[11]，大大提高方法的灵敏度和准确性。

MS 可以与 HPLC（特别是小口径）和 CE 联用。MD 样品的高盐浓度在引入到 MS 之前需要脱盐步骤，可以通过在将样品转换到分离柱之前使用离子交换柱来克服。此外，该分离条件，必须在低盐缓冲液和高挥发性溶剂中进行。当然，不经脱盐分离的步骤直接将 MS 与 HPLC 或 CE 联用也是可以实现的。基质辅助激光解吸离子化技术（matrix-assisted laser desorption ionization，MALDI）是一种新的质谱离子化技术，可用于研究阿片肽的代谢，包括 β- 内啡肽和强啡肽 A。一些基质，如 N-(1-萘基）乙二胺二盐酸盐（NEDC）可以产生足够的 [M-H]⁻ 和 [M+H]⁻，用于检测未预处理或脱盐的高离子强度溶液中的葡萄糖、蔗糖、天门冬氨酸和谷氨酸等。

6. 酶检测法

酶检测法能够快速将加有特异性酶的 MD 透析液进行检测，存在检测限低、耗时短的优点。目前，MD- 联用酶检测常采用烟酰胺腺嘌呤二核苷酸（nicotinamide adenine dinucleotide，NAD）或烟酰胺腺嘌呤二核苷酸磷酸（nicotinamide adenine dinucleotide phosphate，NADP）作为特异性酶，通过检测产生荧光或电化学活性的产物来达到定量的目的。目前可应用酶检测法的有 L- 谷氨酸、葡萄糖、乳酸等。市售分析仪采用酶试剂和比色法来检测葡萄糖、乳酸、丙酮酸、甘油、谷氨酸盐和尿素。每个样品中最多可分析 4 种待测物，需要 0.2~1μl 体积的待测物，而且每种待测物的分析时间约 2 分钟。

7. 衍生方法

待测物的衍生化（即引进荧光发色团）将提高检测的灵敏度和选择性。衍生化可发生在分析过程的各个阶段，可在离线或在线状态下，引入至分离系统之前（CE 或 HPLC）或在分离之后。无论是离线或在线的微透析取样方式，衍生化方案的选择取决于以下几个因素，包括待测物与衍生物的稳定性、反应条件、衍生反应动力学常数和基质中干扰物质等。

柱前衍生也叫分离前衍生，主要适合于衍生化反应时间较长、温度、pH 值、溶剂条件等要求严格的情况。分离前衍生可以与离线和在线 MD 取样联合应用。在一般情况下，样品与衍生化试剂反应，然后进入分离系统进行分离；某些情况下，所得到的衍生物也相当稳定，可以储存几天至几个月后再进行分离。

在线衍生是将衍生过程与分离和检测步骤联合应用。在线衍生是在进入分析系统之前，样品与衍生剂混合反应，然后衍生的样品直接进入分离系统。在线衍生对于亚微升级别样品和需要高时间分辨率的情况下非常有用。

四、样品的在线与离线分析

在线微透析样品采集分析方法较离线分析具有许多优势。由于样品收集后直接进入分析系统，可减少亚微升体积样品相关的问题（如样品损失、贴错标签、蒸发和表面张力等）。同时，也避免了一些样品暴露于空气中的降解（如抗坏血酸和儿茶酚胺）。收集与分析之间的直接联用，保证了自动化并对样品进行收集和分析。如果选择的分析方法足够快，这样的小样品量可以提高时间分辨率，获得实时分析的数据。

对于分析方法的选择，要解决的第一个问题就是对样品中待测物的分析是否有足够的检测限。例如，微透析探针需要以特有的流速（1μl/min）和时间分辨率（1分钟）的来灌注，如果透析液的浓度为1μmol/L，分析系统必须具有足够的质量/浓度灵敏度来检测1pmol的待测物。如果该分析方法只能够检测10pmol或较高浓度的待测物，那么为定量待测物必须收集更大的样品量（10μl），且在该流速下限制时间分辨率为10分钟。

在线系统的情况下，时间分辨率并不是由采样速率决定的，而是由分析时间来决定。如果分析时间长于采样时间，则无法对待测物进行实时分析监测。相反，当分析时间快于采样时间时，就可以实现待测物的实时分析。通常情况下，在线系统取样速率限制条件是系统的死体积（导管、接头等）、进样方法、透析液流速。

待测物的回收率与流速直接相关，在非常低的流速下可以获得接近100%的回收率（即100nl/分钟）。透析液中待测物的浓度与样品体积又互相制约。因此，如果能获得1分钟或更短的时间分辨率，就需要一种既灵敏又能够分析亚微升样品量的分析方法。这是毛细管和微芯片电泳（microchip electrophoresis，ME）用于微透析样品的分析的一个推动力。提高时间分辨率对于神经系统物质的实验意义重大。体内神经递质释放发生在秒至次秒的时间尺度内，直接联用 MD 取样的分析方法能使样品采集接近这些时间尺度，因此能够观察这些物质的变化，然而大多数离线方法却无法解析这些浓度的变化。

由于时间、体积和浓度的限制因素，基于分离分析 MD 在线系统常用于体内高浓度待测物（即氨基酸类神经递质）和其他具有高检测灵敏度的待测物（如高荧光效率物质等）。当然，MD 在线系统也可用于不需高时间分辨率的研究。如药代动力学实验。

MD 在线系统最大的挑战是在 MD 取样系统和分析系统之间需要一个耐用性好、死体积小的接口。带有此种接口的导管和连接器可以增加系统的死体积，导致实验中响应延迟以及泰勒色散所导致的带宽增加。由于连接到分析系统探针上的旋轴和导管引入的显著的死体积，使得在线系统在清醒、自由活动的动物实验中更具挑战性。

1. 微透析与液相色谱分析在线联用

LC 是在生物样品分析中被广泛应用。LC 用于微透析样品离线分析的优缺点，以及分离和检测原理上文已经讨论过了。在线微透析样品分析所需的一般仪器包括微透析探针出口连接 LC 系统进样器。联用微透析取样和 LC 系统可以简化样品处理和避免样品降解。

微透析取样的时间分辨率有多种影响因素，如样品流速和进样体积。LC 分析所需的样品为 5~10μl，直接连接 MD 取样与 LC 分析系统，使得它有可能准确地注入微升级别的样品量。但由于蒸发、表面张力及其他因素，使得离线分析方式收集样品存在一定困难。如上文所述，在线分析的时间分辨率与离线分析的主要区别在于前者需要考虑分析时间，这是因为一个新的样品不能等到前面的样品分析完才能进样。例如，如果在 1μl/分钟的流速下需要 5μl 的样品，但分析时间为 10 分钟，那么 10 分钟就是最快的取样率，故在分析过程中就会有 5μl 的样品被切换进入废液。有研究通过使用多个样品环路克服这种限制，从一个样品环注入色谱柱的同时，另一个样品环在填充样品。在这种情况下，没有样品损失，并能在取样时间内获得全部浓度数据。研究者使用这种方法，在自由活动的大鼠中测定了对乙酰氨基酚的药代动力学。此方法仅适用于填充进样环路的时间长于分析时间的情况下。直接联用微透析和 LC 还可以避免活性高的待测物由于暴露于空气和光产生的降解，如坏血酸、羟基自由、基丙二醛（MDA）等。

2. 微透析与毛细管电泳的在线联用

与微透析在线联用 LC 类似，在线 CE 的时间分辨率依赖于分析时间和所用分析方法的灵敏度。CE 只需要纳升样品而且大部分分析可在几分钟内完成。

1994 年首次实现了在线微透析取样与 CE 的联用。该仪器包含一个旋转式微量进样阀和内部的 CE 接口，旋转式微量进样阀将微透析样品 60nl 注入至毛细管中，CE 接口是一个连接部件，将样品毛细管和分离毛细管间隔约 50μm，连接处充满 BGE 而且将铂电极置于溶液中，使进样和分离电压可以适用于分离毛细管（图 9-2）。该系统可用来评估抗癌药 SR4233 的药代动力学，并得到 90 秒的时间分辨率[12]。

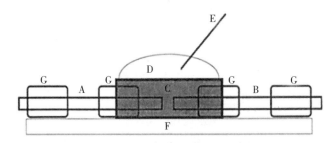

图 9-2　在线联用微透析取样和 CE 分离之间的接口

图 9-2（A）来自旋转式微量进样器的传输毛细管，（B）分离毛细管，（C）BGE 运行缓冲储层（~50μm 的缺口），（D）BGE，（E）铂 CE 接地电极，（F）显微镜载玻片，及（G）导管。经 Hogan BL[12] 许可并改编。

CE 的这种低样品量要求意味着分析时间是确定时间分辨率的关键。正如前文所述，样品去堆积基于微透析样品的高离子强度，这可以导致更长的分析时间和带增宽。离线富集技术在在线系统使用中难以实现，如场放大富集。这是因为这些样品堆积技术，经常使用不同导电性的、新型的 BGE。引入不同成分的 BGE 对于在线系统来说更困难。

在线系统进行场放大富集利用 LC 保护柱将高导电性的样品基质向低导电性的缓冲液转换。当高导电性的基质被冲走后，微透析样品中的待测物被暂时保留在保护柱。然后，待测物被低导电性缓冲液洗脱，并通过施加高电压在电动作用下被注入分离毛细管。在那个时候，样品被夹在分离毛细管中高导电性 BGE 和低导电性 LC 缓冲液中；这会导致样品在刚进入分离毛细管时就开始堆积。清除 LC 缓冲液，在压力作用下高导电性 CE 和 BGE 取而代之。最后，施加分离电压，并开始分离。[13]

3. 微透析与质谱的在线联用

由于灌流液中的高盐含量和样品的复杂性，在线联用 MS（无分离步骤）和 MD 取样具有挑战性。尽管存在这些挑战，已有关于微透析取样联合在线 MS 用于药物化合物和金属离子的检测。静脉注射新型中枢性镇痛剂 R-84760 后，通过 MD 在大鼠血液中进行取样，并利用 MS/MS 定量方式进行分析。有报道关于直接联用微透析与电源，并与先前优化的 LC-MS/MS 方法进行比较。为了消除高盐的问题，并确保与电喷雾电离法的兼容性，采用乙醇：水为 50：50 的灌注液。可用 LC-MS 确定这种药物与蛋白结合的程度，并与超速离心法得到的结果进行比较。利用这种方法可以实现 2 秒的时间分辨率。

MD 取样联用电感耦合等离子体质谱（ICP-MS）中，对铜、锌、锰、钴、镍、钙和镁离子在大鼠脑组织中的浓度进行了监测。在 10 分钟的时间分辨率时，检测限在亚 ng/ml 范围内。

固相萃取（SPE）也可以联用 MD 与 MS。为了监测透析液样品中的微量金属元素，可将在线聚四氟乙烯（PTFE）作为 SPE 环路联用 ICP-MS。PTFE 可用于消除基质中的盐并富集重金属铜、锌、锰、镍、钴、镉，可得到亚 ng/L 的检测限和 14 分钟的时间分辨率。

4. 微芯片电泳法（microchip electrophoresis，ME）

在时间分辨率方面，ME 分析微透析样品较之 LC 和传统的毛细管分析有一定的优势。微芯片电泳分离，一般以秒为单位来完成，需要非常低的样本量。当微透析联用 ME，它可以监测待测物浓度的快速变化。

正如本章讨论的其他分离方法，许多不同的检测方法可以用于 ME，包括质谱法、电化学法和 LIF。

几种不同的方法已用于联用微透析和 ME。这些包括使用门控进样、气动阀和液滴微流体。门控进样已经用于酶反应的在线分析和体内神经递质的分析。在这种情况下，该芯片具有一个分离通道用于微透析流体。通过浮动电压和样品泄漏，将样品从流动的微透析流体中注入到分离通道。门控进样可以实现微透析流体的快速进样，但它会造成待测物的电动偏压。

另一种进样方法是 PDMS 气动阀。它是一种能将 MD 取样、微芯片电泳和电化学检测结合在一起的微芯片设备，当待测物扩散穿过薄膜后，通过环氧树脂包被的毛细管被泵入微芯片，PDMS 气动泵离散的将分析物注入电泳槽。但气动控制阀很难制造并需要激活气体源，而且不能使用脊状基材，如玻璃或硬质塑料。

最新的联用在线微透析与 ME 的方法是利用基于液滴的微流体系统。在这种情况下，分段流动包括分化的连续相和分散相，且这两种液体不可混溶。在微透析的情况下，疏水性液体是连续相，微透析样品溶液是分散相。这些液滴体积非常小并且可以控制，其本质上是一个单一的精确时间点。MD 系统中的液滴通常表现出 fl~nl 范围的体积。如果采用 1μl/min 的流速，那么每个液滴可转换为 60ns~60ms 范围内的时间点。在此时间范围内，时间分辨率实际上受限于透析膜两侧的待测物扩散，这可能花费几秒钟。液滴的生成也可以非常接近取样点，这能最大限度地减少由于扩散导致的样品分散和稀释。在实验过程中，可以在不牺牲时间分辨率的基础上，在稍后的时间或在其他位置收集和分析液滴。

综上所述，大多数分析技术都可以与 MD 取样联用，这些技术也可应用于血液、尿液和组织等生物样品。当使用微透析时，分析和取样必须被看作是一个统一的实验，一个参数的改变会直接影响整个实验的结果，如表 9-2 显示分析参数和微透析取样参数之间的相互作用。因此，几乎没有一种简单地能为不同取样系统而开发的分析方法，可直接用于微透析取样。研究者必须开发一种能识别小体积样品、样品浓缩困难和高离子强度基质的方法。近年来，由于出现了样品量要求减少和检测限改进的新的分析技术，未来微透析取样的应用前景将会更加美好。

参考文献

[1] Cheng GW, Hsu KC, Lee CF, et al. On-line microdialysis coupled with liquid chromatography for biomedical analysis [J]. J Chromatogr Sci, 2009, 47 (8): 624-630.

[2] Nahar L, Onder A, Sarker SD. A review on the recent advances in HPLC, UHPLC and UPLC analyses of naturally occurring cannabinoids (2010-2019) [J]. Phytochem Anal, 2020, 31 (4): 413-457.

[3] Guihen E, O'Connor WT. Capillary and microchip electrophoresis in microdialysis: Recent applications [J]. Electrophoresis, 2010, 31 (1): 55-64.

[4] Bosch Ojeda C, Sanchez Rojas F. Recent applications in derivative ultraviolet/visible absorption spectrophotometry: 2009-2011 A review [J]. Microchemical Journal, 2013, 106: 1-16.

[5] Juluru R, Shukla C, Yin H, et al. Skin microdialysis-based estimation of systemic bioavailability fraction [J]. J Pharm Sci, 2012, 101 (1): 405-413.

[6] Blazkova I, Smerkova K, Blazkova L, et al. Doxorubicin interactions with bovine serum albumin revealed by microdialysis with on-line laser-induced fluorescence detection at subpicogram level [J]. Electrophoresis, 2015, 36 (11-12): 1282-1288.

[7] Shou M, Smith AD, Shackman JG, et al. In vivo monitoring of amino acids by microdialysis sampling with on-line derivatization by naphthalene-2, 3-dicarboxaldehyde and rapid micellar electrokinetic capillary chromatography [J]. J Neurosci Methods, 2004, 138 (1-2): 189-197.

[8] Luo K, Nie F, Yan Y, et al. Study of captopril pharmacokinetics in rabbit blood with microdialysis based on online generated Au nanoclusters and pepsin-captopril interaction in luminol chemiluminescence [J]. RSC ADVANCES, 2014, 4 (106): 61465-61475.

［9］Richards DA，Silva MA，Devall AJ. Electrochemical detection of free 3-nitrotyrosine：application to microdialysis studies［J］. Anal Biochem，2006，351（1）：77-83.

［10］Bantscheff M，Lemeer S，Savitski MM，et al. Quantitative mass spectrometry in proteomics：critical review update from 2007 to the present［J］. Anal Bioanal Chem，2012，404（4）：939-965.

［11］Robin S，Leveque N，Courderot-Masuyer C，et al. LC-MS determination of oxidized and reduced glutathione in human dermis：a microdialysis study［J］. J Chromatogr B Analyt Technol Biomed Life Sci，2011，879（30）：3599-3606.

［12］Hogan BL，Lunte SM，Stobaugh JF，et al. On-line coupling of in vivo microdialysis sampling with capillary electrophoresis［J］. Anal Chem，1994，66（5）：596-602.

［13］Zhao YP，McLaughlin K，Lunte CE. On-column sample preconcentration using sample matrix switching and field amplification for increased sensitivity of capillary electrophoretic analysis of physiological samples［J］. Analytical Chemistry，1998，70（21）：4578-4585.

第四节　微透析技术在血脑屏障研究中的应用

在神经科学的研究中，生理学和药理学的实验方法得到了广泛的应用。本节简要介绍一些常用的生理学和药理学实验方法，包括脑立体定位方法、麻醉状态和自有清醒状态下的微透析技术、脑内神经化学物质的检测、脑内定点给药等方法。20世纪70年代发展起来的脑组织微透析技术，以及脑内神经递质和神经肽的测定等方法，在神经科学研究中发挥了重要的作用，大大推动了人类对神经系统功能的了解，本节也做简要的介绍。

一、脑立体定位

在神经科学的研究工作中常常需要对脑内某一个特定脑区或核团进行精确定位，然后采取某些处理措施，例如在这个脑区内进行微透析或注射药物，或记录这个脑区内的神经细胞的电活动，或定点损毁某一个特定脑区或核团等，然后观察神经细胞功能状态的变化或机体各种生理生化指标的变化。上述实验都需要使用脑区或核团定位的方法。

按照各种动物相应的脑立体定位图谱可以查找并确定脑内某一个特定脑区或核团的立体定位坐标[1]。现在已经有多种动物的脑立体定位图谱，如大白鼠、兔、猫、豚鼠等的脑立体定位图谱。实验室常用的大鼠的脑立体定位图谱也有多个不同的版本。脑立体定位的基本原理大致一样，由彼此相互垂直的三个平面组成空间立体直角坐标系，按这一坐标系对脑内部的结构进行定位。在脑立体定位仪上按照一定的方法固定大鼠的头部，在这种情况下颅骨表面的一些解剖学标志与脑内各个结构的位置是相对固定的，从而可以以颅骨表面某些解剖学标志的坐标来确定脑内某一个脑区或核团的定位坐标。

二、脑内微量注射

在中枢神经系统内注射药物的实验方法主要包括脑室注射，脑组织内注射和脊髓蛛网膜下腔内注射。从实验持续的时间上可分为急性实验和慢性实验两种方式。在慢性实验中首先需要做脑内埋管手术，待动物从手术恢复后才能进行脑内注射药物的实验。

1. 脑内微量注射及检查药物的注射部位

在大鼠脑内注射药物时常用 1~10μl 的微量注射器。可以在微量注射器针头的尖端离注射口约 3mm 处用焊锡加粗，使之可以紧密地与 PE-60 管连接，PE-60 管的另一端连接一个用 0.4mm 不锈钢管制成的注射针头。注射针头的长度按照目标核团或脑区的定位坐标确定。由于埋植的套管在颅骨下长度比注射点少 1mm，所以注射管长度应伸出套管 1mm。用微量注射器抽取药液时先抽取 1μl 的空气以形成一个气泡作为标志，然后再抽取适量药液。在注射药物的过程中要观察气泡是否向前移动，以确定药物是否注射到脑组织内。一般说来，脑组织内注射时药物的体积为 0.1~0.5μl，最多不超过 1μl，注射时间不少于 1 分钟。

在全部实验结束后，向目标核团内注射 0.1μl 染料或墨水，然后用过量的麻醉药将大鼠处死，取鼠脑冷冻后进行厚切片，切片厚度一般为 40~60μm；或取鼠脑冷冻后进行厚切片，进行组织染色。用显微镜观察注射点是否位于目标核团内，剔除注射点位于目标核团外的实验动物数据。

2. 脑内急性注射药物的方法

脑内注射药物的急性实验是在立体定位仪上完成的。动物的手术过程如前所述，按照大鼠脑立体定位图谱，将固定在电极移动架上的微量注射器针头按照目标核团的坐标垂直插入脑组织中，进行微量注射。药物注射后停留数分钟再取出注射针，然后进行后续的实验。

三、脑组织定点损毁

1. 物理性损毁

物理性损毁分为机械性（切除局部脑组织或切断某一神经通路）、高温性射频损伤（radiofrequency lesion）与微波损伤以及电解损毁。电解损毁特定的脑区或核团的方法是在脑立体定位上将金属电极插到特定的脑区或核团，按照需要损毁组织的大小通以毫安级阳极电流（一般为数毫安到数十毫安），通电时间约为数秒到数十秒。实验结束后通过组织学方法检测电解损毁部位的范围。

2. 化学损毁

化学损毁法是通过脑立体定位仪，将微量注射器插到特定的脑区或核团内注射某些神经毒剂，引起局部组织内神经细胞或神经纤维的坏死。神经组织化学损毁时常用的神经毒剂有兴奋性神经毒性氨基酸，如海人酸（kainic acid）、鹅膏蕈氨酸（ibotemic acid）、使君子酸（quisqualic acid）等，它们都是兴奋性氨基酸受体的激动剂，属于非选择性化学损毁剂。向出生后的幼鼠特定脑区或核团内注射兴奋性神经毒性氨基酸，引起神经细胞长时间过度兴奋，从而导致该脑区或核团内的神经细胞死亡。兴奋性神经毒性氨基酸对神经细胞的损毁没有选择性，对各种神经细胞均有损伤作用，这是一种常用的非选择性化学损毁神经细胞的方法。

单胺类毒剂是一种选择性化学损毁剂，这类毒剂能够选择性损毁单胺类能神经纤维，所以也称为神经末梢化学切断剂。常用的有6-羟基多巴胺（6-hydroxy-dopamine，6-OH-DA）、1,6 羟基多巴、5,6- 双羟色胺等。在中枢神经系统内 6- 羟多巴胺选择性损毁单胺能神经纤维，主要损毁单胺能神经纤维末梢，而对单胺能神经细胞胞体的影响较小。6- 羟基多巴胺能够选择性损毁单胺能神经纤维，包括去甲肾上腺素能神经纤维、肾上腺素能神经纤维、多巴胺能神经纤维。这种损伤的选择性较高，对乙酰胆碱能和 5- 羟色胺能纤维的损伤很小。关于 6- 羟多巴胺引起单胺能神经纤维损毁的机制尚不明了，可能是 6- 羟多巴胺被摄入到单胺能神经纤维内，发生氧化作用产生有毒物质，导致神经纤维的坏死。

四、脑内微透析

微量透析技术（microdialysis，MD）是由推挽灌流技术衍生而来的，是一种采集特定脑区或核团内的神经细胞外液中所含有的神经化学物质的方法[2]。实验装置主要由三部分组成：灌流液泵和进液系统、透析探针、透析液收集系统。微量泵以注射泵为佳，有利于减少恒流泵和蠕动泵的波动，流速一般为1~5μl/min。实验装置模式图如图 9-3 所示。

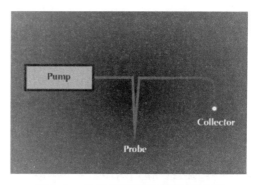

图 9-3 微量透析实验装置模式图

1. 脑内微透析的原理

脑组织微透析的关键部件是微透析探针。脑组织微透析探针由进液管、透析膜和出液管三部分组成（图 9-4）。当脑组织中某些分子较小能透过透析膜的物质的浓度高于透析膜内侧透析液中的浓度时，这些化学物质的分子就会顺浓度梯度向透析膜内侧扩散，进入到透析液中，然后随之流出透析探针，微透析探针有直线性探针、环形探针、同心型探针等不同的类型（微透析管因实验对象不同而形状大小各异）；按照探针的形状分为穿颅探针、U 型探针、I 型探针、环形探针等。目前普遍应用的是同心型探头，微透析探针通常是由一管式半透膜与不锈钢、石英

或塑料毛细管构成双层管道；长度一般
为1~10cm。半透膜由再生纤维素、聚
碳酸酯或聚丙烯腈制成，载留分子量
5~10kDa不等。根据微量透析技术的
原理、实际具体组织和待测物质的不
同，可以选择不同的微量透析探针（图
9-5）。样品收集后可以直接或经一些预
处理后再检测其中某种神经化学物质的
含量。脑内微透析时可以选用通透性不
同的透析膜，以选择性地允许分子量在
某一范围内（小于透析膜孔径）的化学
物质通过透析膜进入灌流液中[3]。所以，
脑内微透析所能监测的神经化学物质主
要是一些分子较小的神经递质和较小的
神经肽，当需要检测一些分子较大的神
经化学物质如蛋白质和多肽时，因为这
些大分子的化学物质不能通过透析膜所
以不能通过脑组织微透析方法进行检测。

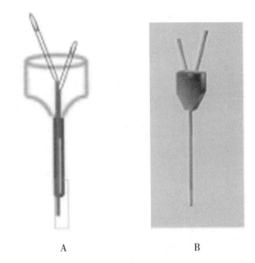

图9-4　脑部微透析探针

A：脑部微透析探针示意图；B：脑部微透析探针

2. 脑内微透析注意事项

脑内微透析实验所使用的透析
液为人工脑脊液，透析的速度一般为
0.1~10μl/min。提高透析液的流速并不
一定能够增加物质的跨膜透析量，透析
速度过大时还可能增加透析处脑组织的

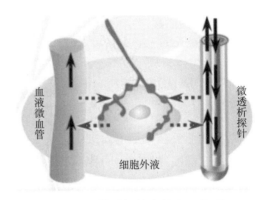

图9-5　微透析技术的应用原理

损伤。透析样品的采集一般在透析开始后30~60分钟开始，这时透析液中的神经化
学物质的回收率趋于稳定。微透析方法特别适用于测定脑内那些分子较小、含量极
低的神经化学物质，如去甲肾上腺素、多巴胺、脑啡肽等。理论上小分子的肽应该
能被检出，但对于含碱性氨基酸较多的肽（如强啡肽），因其容易附着在透析膜上，
透析效率往往较低。另外，在慢性实验中，埋植的微透析探针套管需要在脑组织内
存在较长时间，常常引起套管周围的组织增生，从而导致微透析的效率降低。此
外，在分析脑内微透析实验结果时应注意，所得实验结果表示的仅仅是信息传递过
程中神经末梢释放到突触间隙的神经递质浓度的平均变化，这是以分钟或小时为单
位时间的变化，目前尚不能直接检测突触间隙神经递质浓度的瞬时变化。微透析技
术既可以通过透析膜收集脑组织中的神经化学物质，还可以将某些分子较小的试剂
或药物加到透析液中，这些试剂或药物就可以通过透析膜进入到透析部位的脑组织
中。所以这是一种结合了脑组织定点给药和透析的实验方法。

五、血脑屏障

血脑屏障（blood brain barrier，BBB）是一种高度选择性的半透性边界，血脑屏障是由毛细血管壁的内皮细胞、包裹毛细血管的端足星形胶质细胞和嵌入毛细血管基底膜的周细胞组成[4]。它将循环的血液与大脑以及中枢神经系统（central nervous system，CNS）中的细胞外液体分隔开来。物质通过血脑屏障的难易取决于两方面的影响因素：一是物质本身的性质和状态；另一是血脑屏障的结构和功能。

1. 影响 BBB 通透性的因素

（1）物质的亲脂性与亲水性　细胞膜是以类脂为基础的双分子层结构，所以凡是亲脂性强的物质就易于透过细胞膜；反之，亲水性强者则不易透过。而物质的亲脂性与亲水性又取决于物质的化学结构：含极性基团多者亲水性强；含疏水基团多者则极性小而亲脂性强，即物质的极性与亲脂性之间呈负相关。在药物学上应用这一原理，可以把某些作用于中枢神经系统的药物进行化学修饰，降低其极性，增强其亲水性，使其能更迅速地透过血脑屏障，从而提高药物的疗效。例如把巴比妥转变为苯巴比妥而提高催眠药的效果。

（2）与血浆蛋白的结合　与血浆蛋白结合的物质难以通过血脑屏障，而实际上血浆中的许多物质（激素、脂肪酸、胆红素等）又都是与血浆蛋白结合而运输的，由于物质与血浆蛋白的结合是可逆的，所以结合与解离的动态平衡直接影响到物质通过血脑屏障的速度。例如患高胆红素血症的婴儿，血中胆红素与血浆蛋白结合，从而防止胆红素进入脑组织造成损害。但是如果此时给以磺胺类药物。由于后者能同胆红素竞争与血浆蛋白的结合，使大量游离的胆红素（亲脂性）迅速通过血脑屏障，可引起严重的后果。

（3）载体转运系统　脑内毛细血管内皮细胞膜上有多种载体蛋白，能促进一些本来难以通过血脑屏障的极性分子的转运。已经肯定的载体系统有己糖载体、中性氨基酸载体、碱性氨基酸载体和短链单羧酸载体等。此外，甘露糖亦能较快进入脑组织，半乳糖次之，而果糖则很难通过血脑屏障。由于缺乏酸性氨基酸载体，所以谷氨酸和天冬门氨酸是难以通过血脑屏障的。尽管能通过血脑屏障的氨基酸很多，但已发现的氨基酸载体却只有少数几个，因此，有些氨基酸载体的特异性不是很强，就有可能出现竞争的现象。例如，患先天性苯丙酮酸尿症的小儿，血中苯丙氨酸浓度太高，影响色氨酸进入脑组织，导致小儿脑发育不全[5]。

（4）生物转化作用　某些物质在通过脑毛细血管内皮细胞时将遭受到胞浆内酶系统的作用而被破坏，所以即使能进入毛细血管内皮细胞的物质也不一定都能通过血脑屏障而进入脑实质。现已发现脑毛细血管内皮细胞含有单胺氧化酶可使属于单胺类的神经递质（如儿茶酚胺，5-羟色胺等）氧化分解，如 γ- 氨基丁酸（g-aminobutyric acid，GABA）虽然可被脑毛细血管内皮细胞摄入，但却又遭受细胞内 GABA 转氨酶的作用而被破坏，如果用 β- 氨基乙酸抑制该酶则 GABA 是可以进入脑组织的。脑毛细血管壁内的这种生物转化作用加强了血脑屏障的屏蔽功能，使脑组织的内环境免受血液中化学成分骤然变动的影响。

2. BBB 对药物的隔离作用

BBB 有效地保护大脑免受循环病原体的侵害。因此，血源性脑感染是罕见的。脑部的感染通常很难治疗。抗体太大，无法穿过 BBB，只有某些抗生素能够通过。在某些情况下，药物必须直接进入脑脊液，通过血脑脊液屏障进入大脑。BBB 由大脑毛细血管内皮细胞形成，100% 的大分子神经治疗药物和 98% 以上的小分子药物被排除在脑外。克服向大脑特定区域提供治疗药物的困难是大多数脑部疾病治疗的一大挑战。在其神经保护作用中，BBB 的功能是阻碍许多潜在的重要诊断和治疗药物向大脑传递。在诊断和治疗中可能有效的治疗分子和抗体没有足够数量穿过 BBB。

大脑中的药物靶向机制涉及到"通过"或"滞留"BBB[6]。通过 BBB 以单位剂量提供药物的方式造成渗透手段的破坏；通过使用血管活性物质，如缓激肽，甚至局部暴露于高强度聚焦超声，在生物化学上的作用。其他通过 BBB 的方法可能需要使用内源性转运系统，包括载体介导的转运体，如葡萄糖和氨基酸载体；受体介导的胰岛素或转铁蛋白转运；阻断活性外排转运蛋白如 P- 糖蛋白。然而，以 BBB 转运蛋白为靶点的载体，如转铁蛋白受体，被发现仍然存在于毛细血管内皮细胞中，而不是通过血脑屏障进入脑实质。在 BBB 后给药的方法包括颅内植入和对流增强分布。甘露醇可以用来绕过 BBB。

六、微透析与血脑屏障

微透析（microdialysis，MD）取样可对血液和组织中药物转运的药动学（pharmacokinetics，PK）过程及组织内药 – 时曲线进行描述。此外，除 MD 这项独特的技术外，其他方法均不可直接测定游离的、具药理学活性的有效药物浓度。MD 是应用于 PK 和药效学（pharmacodynamics，PD）的研究中最具价值的成果，同时也是药物分布原则和中枢神经系统中 PK/PD 研究的基础。MD 在中枢神经系统药物的 PK 和 PK-PD 关系的研究中应用，同时也归纳出一些在 MD 不适用或效率较低时，为取得理想研究结果而寻求的替代方法，如新药研发过程。经证实，MD 可在 CNS 相关的受体结合位点测定游离药物浓度。同时，MD 结果还为理解 CNS 中 BBB 的转运对药效方面所起到的定量作用奠定基础。此外，由于 MD 可从较少动物身上获得大量数据，不需对组织采样，体现出伦理学优势。

1. 微透析技术测定脑中药物分布

MD 在揭示体内 BBB 中转运体的作用方面具有重要意义。因为它可通过在脑实质和血管中分别植入探针测定 BBB 两侧游离药物浓度，两侧平衡的游离药物浓度的任何偏差均可通过稳态平衡直接显示（即跨 BBB 的被动转运），随即还可显示出转运体对体内药物量造成的影响[7]。

（1）$K_{p,uu}$，脑间质液与血液中的游离药物浓度比 MD 可获得脑中药物分布的 3 个测定结果，最易获得的是脑间质液与血液中游离药物的浓度比即 $K_{p,uu}$。稳态下该比值表达式为：

$$K_{p,uu}=C_{u,brain\ ISF}/C_{u,blood} \qquad （式 9-15）$$

$C_{u,brain}$ 是脑间质液中的游离药物浓度，而 $C_{u,blood}$ 为血液（血浆）中的游离药物浓度。通过替换，$K_{p,uu}$ 可通过计算脑间质液和血液中游离药物浓度 - 时间曲线下面积得到：$AUC_{u,brain}/AUC_{u,blood}$。血液中游离药物浓度可通过 MD 直接测定，也可通过定期取血并校正蛋白结合力计算得出。

$K_{p,uu}$ 的价值在于它可直接衡量所研究药物体内转运体的作用，这取代了基于大脑和血浆的总药物浓度测定，利于药物研发实验室选择最药物进行深入研究。向外转运效率过高而达不到给药剂量，可用缺乏药剂学效应来解释。在药物研究中，$K_{p,uu}$ 可直接评估体内外向和内向转运体的净活性。该参数决定药物能否用来治疗中枢神经系统紊乱，或判断对于有效药物剂量来说，该比值是否偏低。它也可用来研究是否能避免中枢神经系统的不良反应；若中枢神经系统的不良反应较大，优选低的 $K_{p,uu}$。由 $K_{p,uu}$ 将血浆和大脑中游离药物浓度相结合，对该参数的了解使得将血浆浓度的数据与药效相联系更为简单。所有试验中无需测定 $C_{u,brain}$，即可评估脑中游离药物浓度跟体外受体或相关 PD 测定结果的关系。

（2）$V_{u,brain}$，药物脑组织分布容积脑内分布容积 $V_{u,brain}$，是 MD 第二较易测定的参数，即脑组织中药物量与脑间质液中游离药物浓度的比值。表达式如下：

$$V_{u,brain}=(A_{tot,brain}-V_{blood})\times C_{blood}/C_{u,brain\ ISF} \qquad （式 9-16）$$

为了测定全脑样本中的药物浓度，评估 $V_{u,brain}$ 需校正脑中总药物含量。为补偿血液中含量，需估算脑中血液的生理容积 V_{blood}，也需获得血液中药物浓度 C_{blood}。对于脑中非特异性结合力较低的药物，V_{blood}、C_{blood} 值起至关重要的作用；实际上，一般 V_{blood} 值低于 3%，常被用作脑组织中的容积百分比来代表血液的生理容积。稳态下，同时测量游离药物浓度时，测得的脑中总药物含量值为最佳值。这可通过在以恒定速率灌流结束时进行采样完成。

预估 $V_{u,brain}$ 的价值可用于评估药物非特异性结合的能力或药物在脑实质组织中的溶解能力。该值可用于对比脑中总药物浓度和游离活性药物的浓度。应用 MD 和大脑薄层切片法的相关研究表明，$V_{u,brain}$ 可以在 0.2~3000ml/g 脑组织范围内变化。

（3）渗透性，MD 研究中最难获得的参数即 BBB 中药物的渗透性，或是用不同的方式表示脑中药物输入、输出的转运速度。从 PK 角度来看，其实测定的就是大脑的内外清除率（Cl_{in} 和 Cl_{out}），即药物进入和流出速度。其他方法测定的参数如净内清除率，被称之为体表面积通透性 PS。在 MD 和原位脑灌流技术中 $\mu l/(min\cdot g)$ 来测定脑中 PS。需对 MD 数据建模来获得这些参数。预测结果的可信度取决于实验设计；也应遵循大脑和血液中曲线的增减。

Cl_{in} 和 Cl_{out} 之间的关系与 $K_{p,uu}$ 有关，见下表达式：

$$K_{p,uu}=C_{u,brain\,ISF}/C_{u,blood}=Cl_{in}/Cl_{out}$$ （式 9–17）

因此，当 $Cl_{in}=Cl_{out}$，$K_{p,uu}=1$，即当有效流出物和吸收物相互抵消时（膜两侧浓度相等），跨 BBB 的被动转运就占主导地位。当 $Cl_{in} > Cl_{out}$，$K_{p,uu} > 1$ 时，跨 BBB 的转运以药物主动泵入为主；当 $Cl_{in} < Cl_{out}$，$K_{p,uu} < 1$ 时，跨 BBB 的转运以药物主动泵出为主，净流出大于净流入。

而从 PD 角度来看，如若需要迅速产生药效，则渗透性十分重要，比如麻醉。然而，对于治疗慢性疾病，BBB 处的药物渗透性就显得不那么重要。如果药物渗透性较高，甚至可被胃肠道吸收，因此其在 BBB 处的渗透性就够强，可在脑中分布产生中枢作用。

（4）PK/PD 的关系与生物相浓度有研究表明，与大脑中总浓度、血浆中游离浓度和总药物浓度相比，大脑中游离药物浓度与作用参数相关性更好。MD 适用于以下三种试验：①评价药物生物相的 PK；②评价神经递质释放的形式下产生药效的药物；③评价特定状态如疾病状态下 BBB 的转运能力。

七、微透析术在中枢神经系统研究中的应用

MD 具有活体连续取样、动态观察、定量分析、采样量小、组织损伤轻等特点。可在麻醉或清醒的生物体上使用，特别适合于深部组织和重要器官的活体生化研究。目前已成为实验神经生理学和神经化学的重要研究工具之一，它可提供递质释放、摄取和代谢的必要信息。

1. 麻醉状态下的微透析

首先将实验动物麻醉，常用的麻醉药有水合氯醛、戊巴比妥钠、乌拉坦等。大鼠等啮齿类动物的脑立体定位方法是通过耳杆和上颌固定器将其头部固定，然后参考颅骨表面的矢状缝、冠状缝、前囟中心（bregma）、人字缝尖（lambda）等解剖学标志，以确定脑内部结构的位置。

在实验中尽管所用大鼠的种系可能与图谱上用的不同，但只要体重相近，其头部和脑的差异并不太大。用耳杆和上颌固定器将大鼠头部固定在脑立体定位仪上。首先通过电极移动架上的针电极测定大鼠头部的矢状缝是否在正中线上，然后检测固定在立体定位仪上的大鼠头部是否左右对称。移动电极移动架使电极尖端位于前囟中心，然后向后移动电极移动架到人字缝尖，反复调节齿槽板使前囟中心和人字缝尖处于同一高度。下一步确定三维立体定位系统，通过前囟中心及人字缝尖与主框架平行的平面为标定平面，通过前囟中心与上述标定平面垂直的冠状平面为 AP0 平面，因此前囟中心的立体定位坐标为 AP0、L0、H0。根据各个实验所选的脑区或核团不同，正确选择相对应的定位坐标，例如中伏核的定位坐标为 AP+1.7mm，L 或 R1.8mm，H7mm 或 V7mm（由颅骨面向下 7mm）。其中：A, anterior to Bregma；P, posterior to Bregma；L or R, left or right to midline；H, high；V, ventral to the surface of skull。

2. 自由清醒状态下的微透析

自由清醒状态下的微透析，首先要进行脑内套管的埋植。大鼠腹腔注射戊巴比妥钠麻醉后将其头部固定在立体定位仪上。对大鼠头皮进行消毒后，纵向切开头皮，暴露颅骨，用生理盐水棉球或双氧水棉球清理颅骨顶部表面。调节门齿杆和耳杆，使颅骨顶部表面处于水平位置。根据目标核团的立体定位坐标，确定在颅骨表面上钻孔的位置。用骨钻在这一标定点处钻一直径大约为 1mm 的圆形孔，然后在电极移动架的引导下将不锈钢套管垂直插入颅内。用少许 502 胶水封住套管和颅骨开口之间的缝隙，再用牙科水泥糊在套管周围。等牙科水泥凝固后，插上预先做好的钢针内芯。通常大鼠适应性饲养 48 小时后进行下一步实验，将微透析装置连接好，植入微透析探针，通常稳定 30~60 分钟后开始收集样本。

3. 麻醉状态下与自由清醒状态下的微透析的比较

微透析技术最大的优点是可在基本上不干扰体内正常生命过程的情况下进行在体（in vivo）、实时（real time）和在线（on line）取样，特别适用于研究生命过程的动态变化。微透析技术的优点是活体取样、动态观察、定量分析、采样量小、组织损伤轻等。该技术的另一大优点是样品的采集与分析过程既可在位又可离位进行。此外微透析技术的独到之处是可以单独取得细胞外液，因此可对体内神经递质的释放量进行动态监测，具有重要的生物学意义。麻醉状态下的 MD 不会疼痛、不受行为干扰、方便实验进行、稳定性佳，但是麻醉效应影响很大，不能很好地模拟动物正常生活状态；自由清醒状态下的 MD 实验数据更贴近动物的生理、病理状态，实验技术要求较高，能同时进行行为学等方法的研究。下图 9-6 为自由清醒状态下与乌拉坦（每千克体重剂量为 1.2g/3ml）麻醉状态下葡萄糖的含量变化。

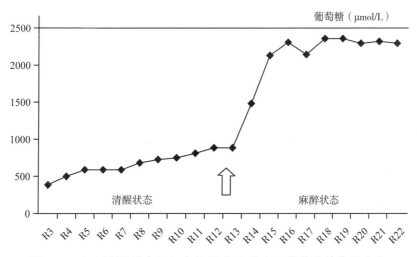

图 9-6　自由清醒状态下与乌拉坦麻醉状态下葡萄糖的含量变化

八、脑内神经化学物质的检测

1. 离体标本生物测定（bioassay）

离体标本生物测定是生理学和药理学研究中常用的一种方法，可以测定透析液、灌流液或组织提取液中某种神经化学物质的含量和作用，以及检测药物的效价和浓度等。离体标本生物测定方法具有以下突出特点：①灵敏度很高，例如用水蛭背肌标本测量乙酰胆碱含量时其灵敏度可以达到 $10^{-10} \sim 10^{-9}$ 水平；②所用的仪器简易，如测量肌肉收缩的幅度所用的是普通的常规生理仪器，包括张力换能器、生理记录仪等。

2. 放射免疫测定

1960 年 Yalow 等建立了一种应用放射性同位素测定蛋白质和多肽的方法[8]。这种方法的原理是利用放射性同位素标记的抗原与样品中含有的同种抗原竞争相应抗体的特异性结合位点，从而测定样品中抗原含有量。Yalow 等利用胰岛素抗体和放射性同位素标记的胰岛素为试剂，应用放射免疫测定方法第一次对血浆中的胰岛素的进行了测定。放射免疫测定方法的特异性强，灵敏度可以达到 $10^{-12} \sim 10^{-9} \mathrm{g/ml}$（pg~ng/ml）水平，是测定蛋白质、多肽等神经化学物质的一种快速灵敏的方法。

3. 反相高效液相层析（RP-HPLC）

反相高效液相层析（reversed phase HPLC，RP-HPLC）是分离检测化学物质的一种常用方法，常常与脑内微透析联合使用，以检测透析样品中神经化学物质的含量或浓度[9]。脑组织灌流液或透析液中的多肽、氨基酸以及单胺类神经递质，不论是否带电荷、带电荷的正负以及带电荷的量，都可以应用反相高效液相层析进行检测。

除了以上几种检测方法外，毛细管电泳和质谱分析等一些技术也可以检测脑组织透析液中的某些化学物质[10, 11]。在检测透析液中的氨基酸类时，可以应用灵敏度更高的结合激光诱发荧光的毛细管电泳（capillary electrophoresis with laser induced fluorescence detection，CE-LIF）进行检测。在检测透析液中的某些神经肽如脑啡肽时，可以应用质谱分析进行检测。

九、总结

MD 技术是一种将灌流取样和透析技术结合并逐渐完善的一种从生物活体内进行动态微量生化取样的新技术。MD 取样的特点是物质代谢通路是完整的、时间上保持连续性、透析部位特定及准确率高、可以多位点同时进行透析、透析样品干净（可直接进样）、主要透析游离的药物浓度以及特定部位的药物浓度、长时间的取样而不造成血容量的减少、有效防止 BBB 对药物代谢的影响，同时考察药物的吸收、分布和排泄等。微透析技术的缺点就是对取出的样品进行准确可靠的校正，主要涉及到对探针的回收率的测定。探针回收率是指从灌流液中流出的待测组分与标准浓度之比的百分数。探针回收率是影响微透析结果的重要因素，取决于取样部位的生物学性质、透析膜的物理性质（材料、孔径、长度及几何形状等）、待测物质的分子量、灌流速度、压力、温度、分析物的特征、分子大小、带电性、立体结构、生物体本身的健康条件和生物节律等。

总之，目前已发表了很多关于 MD 在脑部应用的研究论文。由于 BBB 结构的特殊性和微透析技术的独特性，MD 作为经典的技术手段，用于揭示体内药物的跨BBB 转运及转运体的转运作用。MD 是检测脑内神经化学物质和脑内药物浓度的良好手段，应用 MD 对中枢神经系统药物 PK-PD 的研究空间还很大，有待于进一步开发和利用于生命科学领域。

参考文献

［1］ Feng Z, Li A, Gong H, et al. Constructing the rodent stereotaxic brain atlas：a survey［J］. Sci China Life Sci, 2021, 65（1）：93-106.

［2］ Benveniste H. Brain microdialysis［J］. J Neurochem, 1989, 52（6）：1667-1679.

［3］ Bongaerts J, De Bundel D, Mangelings D, et al. Sensitive targeted methods for brain metabolomic studies in microdialysis samples［J］. J Pharm Biomed Anal, 2018, 161：192-205.

［4］ Dunn JF, Isaacs AM. The impact of hypoxia on blood-brain, blood-CSF, and CSF-brain barriers［J］. J Appl Physiol（1985）, 2021, 131（3）：977-985.

［5］ 中华医学会儿科学分会内分泌遗传代谢学组，中华预防医学会中华预防医学会出生缺陷预防与控制专业. 高苯丙氨酸血症的诊治共识［J］. 中华儿科杂志, 2014, 52（6）：420-425.

［6］ Han L, Jiang C. Evolution of blood-brain barrier in brain diseases and related systemic nanoscale brain-targeting drug delivery strategies［J］. ACTA PHARMACEUTICA SINICA B, 2021, 11（8）：2306-2325.

［7］ Deitchman AN, Heinrichs MT, Khaowroongrueng V, et al. Utility of Microdialysis in Infectious Disease Drug Development and Dose Optimization［J］. AAPS J, 2017, 19（2）：334-342.

［8］ Yalow RS, Berson SA. Immunoassay of endogenous plasma insulin in man［J］. The Journal of clinical investigation, 1960, 39：1157-1175.

［9］ Bocian S, Buszewski B. Residual silanols at reversed-phase silica in HPLC--a contribution for a better understanding［J］. J Sep Sci, 2012, 35（10-11）：1191-1200.

［10］ Guihen E, O'Connor W T. Capillary and microchip electrophoresis in microdialysis：recent applications［J］. Electrophoresis, 2010, 31（1）：55-64.

［11］ Nirogi R, Mudigonda K, Kandikere V, et al. Quantification of acetylcholine, an essential neurotransmitter, in brain microdialysis samples by liquid chromatography mass spectrometry［J］. Biomed Chromatogr, 2010, 24（1）：39-48.

第五节　微透析技术在血眼屏障研究中的应用

一、血眼屏障及眼部微透析技术简介

1. 血眼屏障简介

血眼屏障指循环血液与眼球内（房水、晶状体和玻璃体等）组织液之间屏障，通常包括血房水屏障、血视网膜屏障。

（1）血视网膜屏障（blood retinal barrier，BRB）　血视网膜屏障由内屏障和外屏障组成。内屏障由视网膜血管内皮细胞及其粘连小带和闭锁小带构成，具有严格的选择通透性及单向主动转运作用[1]。外屏障由视网膜色素上皮细胞及其紧密连接组成，具有选择通透性，同时可主动转运各种离子、分子和液体[2]。正常情况下血-视网膜屏障内向通透性明显低于外向通透性，这与视网膜血管内皮细胞的单向主动转运作用及视网膜色素上皮细胞上皮泵作用有关，细胞间紧密连接和转运功能的正常是维持神经视网膜内环境稳定的必要条件[3]。

（2）血房水屏障（blood aqueous barrier，BAB）　血房水屏障包括睫状上皮细胞间的紧密联结及基底膜、虹膜血管内皮细胞间联结丛的毛细血管等比较复杂，但是睫状上皮细胞间的紧密联结及基底膜是此屏障最重要的解剖结构[4]。

血房水屏障具有选择通透性，脂溶性物质如氧、二氧化碳可以高速率通过，而钠离子、大的水溶性离子、蛋白质及其他大的或中等大的分子则受到限制，这对维持眼内环境的稳定及眼部正常代谢、防止外来物质的侵害有着重要的生理意义[5]。

血房水屏障的存在使得房水的化学成分与血浆不同：房水中蛋白质含量低，而维生素 C 和谷胱甘肽浓度高于血浆，维生素 C 和谷胱甘肽可阻止光辐射造成的自由基氧化反应和过氧化损害。

血房水屏障的选择通透性对临床药物使用产生影响：①药物（如某些抗生素）能较好地通过房水屏障发挥治疗作用，而某些临床上使用的高渗剂（如甘露醇）不易通过血房水屏障，却广泛地分布在机体的细胞外间隙，当存在高浓度的甘露醇时，为了平衡细胞外间隙所产生的高渗透压，水分便从细胞内和眼液中吸出，眼内液体的实际容量减少，因而降低了眼压。②血房水屏障能够阻止某些药物进入眼内而降低了其治疗作用。

2. 眼部微透析技术简介

眼部微透析技术（ocular microdialysis，OMD）是一种连续在线监测活体眼内细胞外液物质（包括内源性和外源性物质）动态变化的新型眼生物生化采样技术[6]。OMD 技术与高灵敏度的仪器分析技术相结合，可以对透析液实现在线分析，以定性或定量分析眼球内组织液中化学物质及其释放模式，是监测眼部药物浓度随时间动态变化的一种新型手段。

二、眼部微透析技术模型

眼球通常分为两个隔室：前房和眼后段（后房）。前房由角膜、虹膜、睫状体和晶状体组成，后房由视网膜、脉络膜、玻璃体和视神经构成。房水位于角膜和晶状体之间，存在于前、后房的腔室中。前房约有 250μl 房水，后房约有 55μl 房水[6]。睫状体上皮细胞约以 2~3μl/min 速率产生和分泌房水[7]。由于房水的不断形成和迅速消除，前房在本质上是高度动态的。房水的流体动力学在调节眼部治疗药物方面起着至关重要的作用。玻璃体位于后房（后房 OMD 主要在玻璃体上取样），它由 99% 的水、硫酸软骨素、透明质酸、胶原蛋白和黏多糖等组成。玻璃体内的分子运动主要是简单扩散[8]。与房水相比，可认为玻璃体是一种均一的静态流体[9]。

1. 眼前房微透析

有研究人员设计一种眼部的给药管（图 9-7A），进行房前微透析实验[10]。取重量在 2.0~2.5kg 的新西兰白兔作为实验动物。每隔 40 分钟肌内注射盐酸氯胺酮（35mg/kg）和甲苯噻嗪（3.5mg/kg）以保证在整个实验过程中动物一直处于麻醉状态。在插入探针前，先在眼部滴入 1% 托吡卡胺放大瞳孔。再用 25 G 注射针辅助探针插入房水，将注射针从角膜的一端穿过角膜插入，然后横穿前房到达角膜的另一端。再将探针样品收集端小心地插入注射针的斜面端，然后把注射针慢慢抽出使得探针上的透析膜位于前房的中间。微注射泵以 3μl/min 流速向探针内灌注 pH=7.4 的缓冲盐溶液平衡 2 小时，使眼内压和眼前房内房水得到充分恢复。用开睑器撑开眼睑，将给药管置于眼角膜上，药物加于管内，使药物与角膜保持直接接触，而不流到巩膜上（图 9-7B）[6]。管外部边缘涂少许外科手术粘合剂以防滑脱，平衡 45 分钟，共向管内加入 200μl 的缓冲盐，扩散 2 小时，移走管子，角膜表面用少许蒸馏水清洗。每 20 分钟收集 1 次，共收集 4 小时[11, 12]。另外，有些研究不使用给药管直接给药，其他操作步骤同前[13, 14]。

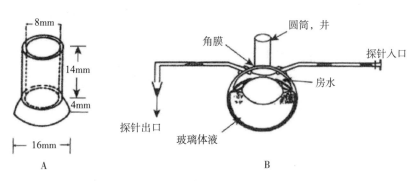

图 9-7 眼前房微透析

（A）给药管图；（B）眼前房微透析局部麻醉取样技术简图

2. 眼后段微透析

治疗眼后段疾病（如黄斑水肿、视网膜母细胞瘤、年龄相关性黄斑变性等），药物需在玻璃体和其他后房组织中达到有效治疗浓度，而复杂的血 – 眼屏障系统阻止药物达到病灶部位[15]。向玻璃体内直接注射是达到更高药物浓度的最好途径，药物根据其自身的理化性质（极性和相对分子质量）迅速从玻璃体内清除[16, 17]。药物在玻璃体内的消除是通过 BRB 转运或从晶状体悬韧带扩散后通过房水[6]，无论是房水还是玻璃体内，药物浓度的测定可能都不会产生确定结果。药物玻璃体内注射给药后消除形式主要有两种[6, 18]：①跨过血视网膜屏障从玻璃体消除；②经由睫状体悬韧带区域扩散至前房房水。无论是房水还是玻璃体内，药物浓度的测定可能都不会产生确定结果。为此，Macha 和 Mitra 开发并验证一种麻醉下的双探针模型，使测定药物完整的眼部药代动力学得以实现[19]。

Macha 和 Mitra 利用一个 25G 针头将线性探针（MD–2000，0.32mm × 10mm 的聚丙烯酯膜和 0.22mm 管）植入麻醉下新西兰大白兔的房水中，又将一个同心圆式探针（CMA/20，0.5mm × 10mm 的聚碳酸酯膜和 14mm 轴）植入相同眼睛的玻璃体内。首先，将一个 22G 针头插入眼睛角巩缘下约 3mm，穿过睫状体平坦部。拔出针头留下探针并调整位置，使透析膜留在玻璃体中间，镜检确认探针位置。给药前用等渗磷酸缓冲液以 2μl/min 的流速灌注探针 2 小时。植入探针图解如图 9-8 所示。

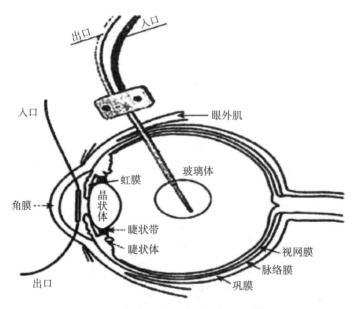

图 9-8　OMD 双探针植入眼睛前房和玻璃体示意图

三、眼内药动学研究的难点及微透析取样的优势

眼内药动学研究需要对眼内的药物浓度进行连续采样及含量测定。传统研究眼内药动学的方法是在将实验动物统一给药后，在不同采血时间点将动物处死，但每

只眼睛仅能用于一个时间点的药物浓度测定。这种方法一方面需要消耗大量的实验动物，另一方面所得的药动学参数基于非连续性的采集样本，并可能产生高度的变异[6, 20, 21]。也有使用毛细管从房水和玻璃体内取样，这样虽可以大大减少动物用量，但这种取样方式由于有液体损失可能会导致药动学参数的改变[22]。

OMD 技术可以在基本不干扰体内正常生命过程情况下进行在体、实时和在线取样，减小因不同动物带来的差异性、改善统计精密度，同时大大减小动物的样本数。此外，OMD 技术可采用具有适宜分子量截留值的微透析膜的探针，透析液中不含蛋白质和酶等生物大分子物质，所采集的样品可直接进行分析而省略萃取等复杂的样品前处理过程，避免由此产生的样品损失和操作误差。然而，OMD 技术对眼球会造成伤害、使视力受损，其应用仅限于动物模型，且 OMD 的探针回收率较低（线性探针为 15%~18%、同心圆探针为 20%~25%），这与膜的直径和长度、药物相对分子质量、灌流液温度、流速以及蛋白结合等多种因素有关[23]。

四、眼部微透析技术的应用及经典案例

1. 眼前房微透析

1995 年，Fukuda 等[24]首次报道 OMD 技术在前房中的应用，采用 OMD 从兔眼前房中取样，对荧光喹诺酮类药物在眼内的动力学进行了分析。Ohtori 等[25]采用 OMD 技术研究卡替洛尔和噻吗洛尔两种 β 肾上腺素受体阻断剂在房水中的药动学，结果显示该技术与传统的穿刺取样相比，可以明显减少动物的使用数量，并能够连续监测药物在房水中的水平。Rittenhouse 等[26]采用 OMD 技术研究 β 肾上腺素受体药物引起房水减少治疗眼内压升高的药代动力学。以家兔和犬作为研究对象，分别采用眼局部给药和房内注射两种给药方式给予普萘洛尔，并比较了两种动物的药动学参数。

Fu 等[27]将 OMD 技术和 LC–MS/MS 技术联合，研究左沙托烷在房水中的药动学特征，结果显示 OMD 技术其作为新的眼部给药方式，可以增加左沙托烷在角膜前的平均驻留时间，提高其生物利用度，有利于对青光眼的治疗。刘雯等[28]将醋甲唑胺（methazolamide，MTZ）开发成混悬剂滴眼液，用于青光眼的治疗。采用 OMD 技术从房水中取样，药动学研究结果显示 MTZ 的眼用混悬剂与口服片剂相比，可以显著提高药物在眼内的生物利用度，符合局部用药剂型设计的要求。Katragadda 等[29]研究了 5 种阿昔洛韦氨基酸酯类前药（L- 丙氨酸 –ACV、L- 丝氨酸 –ACV、L- 异亮氨酸 –ACV、γ- 谷氨酸 –ACV、L- 缬氨酸 –ACV）经角膜吸收给药的药动学特征。经房水 OMD 取样，并比较了它们药动学参数的差异，结果显示 L- 丝氨酸 –ACV 在稳定性、AUC 及最后时间点浓度（ρ_{last}）3 个指标上均有良好表现，在治疗眼部单纯疱疹病毒感染方面是一个很有前景的候选药物。

Gunda 等[30]研究更昔洛韦二肽单酯前药（甘氨酸 – 缬氨酸 – 更昔洛韦，缬氨酸 – 缬氨酸 – 更昔洛韦，酪氨酸 – 缬氨酸 – 更昔洛韦）角膜吸收和药动学。络氨

酸－缬氨酸－更昔洛韦的 AUC 和 C_{max} 比母体和其他前药高，其 AUC 是母体更昔洛韦的 12 倍，是缬氨酸－更昔洛韦的 6.2 倍。酪氨酸－缬氨酸－更昔洛韦和缬氨酸－缬氨酸－更昔洛韦比甘氨酸－缬氨酸－更昔洛韦、缬氨酸－更昔洛韦及更昔洛韦有更好的角膜吸收和生物利用度。Gratieri 等[31] 采用 MD，比较壳聚糖溶液以及由泊洛沙姆和壳聚糖组成的原位凝胶成型系统作为传递媒介在增强角膜渗透和维持氟康唑（FLU）的稳定释放中的差异。以家兔为研究对象，在前房植入线性探针，测定其主要药动学参数。结果显示，在体外，壳聚糖溶液比洛沙姆和壳聚糖组成的原位凝胶成型系统更能促进 FLU 通过角膜；在体内时，两者在保持 FLU 的稳定释放方面表现相近，均可作为良好的剂型用于眼部真菌感染的治疗。

2. 眼后段微透析

Gunnarson 等[32] 首次将 OMD 技术应用于兔眼玻璃体，测定内源性氨基酸的浓度。该研究将出现的放射性标记水 [^{3}HOH] 和 [^{14}C] 甘露醇完全排除在外。在几种确定的氨基酸中，玻璃体内谷氨酸的浓度与血浆和脑脊液中类似，牛磺酸的浓度是脑脊液中的 4 倍。Ben-Nun 等[33] 为研究结膜和玻璃体内注射庆大霉素的药代动力学，将 OMD 技术应用于猫眼：在结膜下注射庆大霉素 8 小时后，在玻璃体内没有发现庆大霉素；在玻璃体内注射后，4~8 小时庆大霉素在玻璃体内的浓度从 30μg/ml 升高至 80μg/ml，9~16 小时浓度从 26μg/ml 下降到 22μg/ml。因此，Ben-Nun 等人证明了 OMD 在玻璃体药代动力学研究中的应用。

Atluri 等[34] 基于 OMD 技术研究短链脂肪醇在兔眼玻璃体内的分布情况，结果显示短链脂肪醇快速从玻璃体中消除，提出视网膜是短链脂肪醇从玻璃体内消除的主要路径，为治疗眼后段疾病药物的合理设计及玻璃体－视网膜疾病药物输送系统的发展奠定基础。Duvvuri 等[35] 研究了转运蛋白 P-糖蛋白（P-gp）对模型药物奎尼丁眼部吸收的影响。药物经兔耳缘静脉（5mg/kg）注射给药后，眼玻璃体内的药时数据符合血管外周给药的开放一室模型，而眼前房的药时数据则适合采用非房室模型处理。当存在 P-gp 抑制剂维拉帕米时，玻璃体内和房水的 AUC 都大于相应的无抑制剂组（$P < 0.05$）。结果表明，玻璃体附近的血管和神经视网膜上的 P-gp 可阻止药物进入玻璃体内。

Macha 等[36] 研究了玻璃体内注射 GCV 酰基二酯前体药物后的眼部处置情况。GCV 前体药物（乙酸、丙酸、丁酸）的眼部处置依赖于酯酶和肽酶的酶解作用：首先将这些酰基二酯前体药物降解为相应的单酯前体药物，随后再降解为 GCV。由 GCV 二乙酸酯、二丙酸酯和二丁酸酯降解而来的 GCV 平均滞留时间（356min ± 16min，341min ± 11min 和 324min ± 19min）约为 GCV（185min ± 28min）的 2 倍。尽管这些前体药物从 GCV 二乙酯—GCV 二丙酸酯—GCV 二丁酸酯的亲脂性递增，玻璃体消除半衰期却是递减的。Katayama 等[37] 基于 OMD 技术测定雌二醇 17-β- 葡糖苷酸（E17βG）和 D- 甘露醇在玻璃体内的浓度，研究了 E17βG 通过大鼠血－视网膜屏障（BRB）的流出运输，提出 E17βG 可能是通过一个载体介导的流出运输过程来通过 BRB 的。该研究揭示有机阴离子在大鼠 BRB 的流出运输，并为研究 BRB 的生理作用及 BRB 如何限制两性有机阴离子在视网膜的分布提供重要的信息。Koide 等[38]基于 OMD 技术和 HPLC-ECD 技术联用测定维生素 C（Vit C）在玻璃体切割术前、术后兔眼玻璃体内的浓度，结果显示：术后玻璃体内 Vit C 的浓度显著的减少，玻璃体切割术对眼产生氧化损伤提示在此类手术时应同时给抗氧化和抗炎药，避免严重的眼部并发症。

王亚玲等[39]采用 OMD 技术研究万古霉素在眼玻璃体中的代谢。在兔眼玻璃体中植入微透析探针 24 小时后，玻璃体内注射 10mg/ml 的万古霉素 0.1ml。OMD 技术直接采样，采用 HPLC 法连续检测 0.5、1、2、4、6、12、24、48、72 和 84 小时正常兔眼和炎症兔眼玻璃体内万古霉素的浓度，拟合药动学曲线、计算药动学参数，结果显示 OMD 技术是活体监测玻璃体内万古霉素浓度的有效方法。Janoria 等[40]于玻璃体内注射生物素化更昔洛韦（Biotin-GCV），采用 OMD 技术取样并分析了 Biotin-GCV 的药动学参数，结果显示与 GCV 眼内的药动学参数大多数无显著性差异，但 Biotin-GCV 可以转化为 GCV，使玻璃体内的 GCV 水平维持在一定的水平，可作为前药使用，用于眼部炎症。Zhang 等[41]基于 OMD 技术研究 Vit C 在光动力反应中的保护作用。结果显示，在光敏剂荧光素存在时，眼球经强光照射后玻璃体内 Vit C 的浓度显著下降。经过强光二次照射后，其浓度减少可达 65.5%。提前给予外源性 Vit C，则可以使玻璃体内 Vit C 的浓度保持在控制水平，有效的保护眼球免受强光的伤害。

五、小结与展望

对于眼部疾病的治疗，评估药物药代动力学特性对于确定特定疾病的给药方案很重要。MD 技术作为近些年来快速发展的微创取样技术能从组织和细胞外液连续取样，基于 MD 技术研究药动学可从同一动物收集完整的浓度－时间数据，不仅可以减少动物数量还增加精密度，为临床前药代动力学研究提供重要的支撑作用。

眼睛中房水和玻璃体内容积较小，OMD 技术目前已成为研究眼部药动学的强力工具，已在用于研究小动物局部玻璃体内和全身给药的小分子药物和内源性物质。但 OMD 技术也有其不足之处：

1. 样品量采集有限，有时会影响分析结果；

2. 回收率的测定标准不统一，从而影响实际浓度的计算；

3. 探针植入眼部所造成的局部轻微损伤可能会对急性实验有一定影响；

4. 透析膜容易受组织或药物的损坏，限制了探针的使用寿命。

相信随着材料工艺和分析技术的快速发展，以上问题会被解决。

总之，OMD 技术为眼部疾病治疗方案和检测手段提供了新的方法和思路，相信在眼用药物研发中会得到更多的关注和应用。

参考文献

［1］Elkouby-Naor L, Tamar-Ben Y. Functions of claudin tight junction proteins and their complex interactions in various physiological systems［J］. Int Rev Cell Mol Biol, 2010, 279: 1-32.

［2］刘哲丽, 吴景天. 视网膜色素上皮的形态与功能［J］. 中国实用眼科杂志, 1997, 15（8）: 450-452.

［3］Xie MS, Xu GX. Culture in vitro modulation of human leukocyte antigenmolecules and costimulatory molecules on human retinal pigment epithelium［J］. Ophthalmologica, 2008, 222（1）: 48-52.

［4］李凤鸣. 眼科全书［M］. 北京: 人民卫生出版社, 眼的生理生化, 1996: 257-287.

［5］王金华, 张虹. 血房水屏障及其影响因素的研究进展［J］. 长江大学学报（自科版）医学卷, 2007, 4（1）: 104-106.

［6］Boddu SH. Ocular microdialysis: a continuous sampling technique to study pharmacokinetics and pharmacodynamics in the eye［J］. Bioanalysis, 2010, 2（3）: 487-507.

［7］Tang-Liu DD. Ocular and systemic bioavailability of ophthalmic flurbiprofen［J］. J Pharmacokinet Biopharm, 1984, 12: 611-626.

［8］Vaishya R, Hari KA, Ashim KM. Microdialysis for vitreal pharmacokinetics［M］. Springer, New York, 2011: 21-45.

［9］Hughes PM, et al. Vitreous disposition of two acycloguanosine antivirals in the albino and pigmented rabbit models: a novel ocular microdialysis technique［J］. J Ocul Pharmacol Ther, 12: 209-224.

［10］DEY S, et al. Pharmacokinetics of erythromycin in rabbit corneas after single-dose infusion: role of P-glycoprotein as a barrier to in vivo ocular drug absorption［J］. J Pharmacol Exp Ther, 2004, 3 11（1）: 246-255.

［11］GUNDA S, et al. Corneal absorption and anterior chamber pharmacokinetics of dipeptide monoester prodrugs of ganciclovir（GCV）: In vivo comparative evaluation of these prodrugs with Val-GCV and GCV in rabbits［J］. J Ocul Pharmacol Ther, 2006, 22（6）: 465-476.

［12］Gratieri T, et al. Enhancing and sustaining the topical ocular delivery of fluconazole using chitosan solution and poloxamer /chitosan in situ forming gel［J］. Eur J Pharm Biopharm, 2011, 79（2）: 320-327.

［13］姚晨, 周绣棣, 曲涛, 等. 微渗析技术研究葛根素滴眼液麻醉家兔眼内药动学［J］. 中国中药杂志, 2011, 36（16）: 2236-2239.

［14］YAO C, et al. Effects of Poly（amidoamine）Dendrimers on Ocular Absorption of Puerarin Using Microdialysis［J］. J Ocul Pharmacol Ther, 2011, 27（6）: 565-569.

［15］Palestine AG, et al. A randomized, controlled trial of foscarnet in the treatment of cytomegalovirus retinitis in patients with AIDS［J］. Ann Intern Med, 1991, 115: 665-673.

［16］Pavan PR, et al. Exogenous endophthalmitis initially treated without systemic antibiotics［J］. Ophthalmology, 1994, 101: 1289-1296.

［17］Stempels N, et al. A removable ocular microdialysis system for measuring vitreous biogenic amines［J］. Graefes Arch Clin Exp Ophthalmol, 1993, 231: 651-655.

［18］LAUDE A, et al. Intravitreal therapy for neovascular age-related macular degeneration and inter-individual variations in vitreous pharmacokinetics［J］. Prog Retin Eye Res, 2010, 29(6): 466-475.

［19］Macha S, et al. Ocular pharmacokinetics in rabbits using a novel dual probe microdialysis technique［J］. Exp Eye Res, 2001, 72: 289-299.

［20］Beal SL, et al. Estimating population kinetics［J］. Crit Rev Biomed Eng, 1982, 8: 195-222.

［21］Sheiner LB, et al. Estimation of population characteristics of pharmacokinetic parameters from routine clinical data［J］. J Pharmacokinet Biopharm, 1977, 5: 445-479.

［22］Darvesh AS, et al. In vivo brain microdialysis: advances in neuropsychopharmacology and drug discovery［J］. Expert Opin Drug Discov, 2011, 6(2): 109-127.

［23］李晓萌, 曹岗, 单琪媛, 等. 微透析技术在眼部药物研究中的应用进展［J］. 中国药学杂志, 2012, 47(9): 657-659.

［24］Fukuda, et al. Application of microdialysis for pharmacokinetic study in rabbit anterior chamber［J］. Nippon Ganka Gakkai Zasshi, 1995, 99(4): 400-405.

［25］Ohtori R, et al. Pharmacokinetics of Topical β-adrenergic antagonists in rabbit aqueous humor evaluated with the microdialysis method［J］. Exp Eye Res, 1998, 66(4): 487-494.

［26］Rittenhouse D, et al. Evaluation of microdialysis sampling of aqueous humor for in vivo models of ocular absorption and disposition［J］. J Pharm Biomed Anal, 1998, 16(6): 951-959.

［27］Fu J, et al. Study of ocular pharmacokinetics of in situ gel system for S (-)-satropane evaluated by microdialysis［J］. J Pharm Biomed Anal, 2008, 48(3): 840-843.

［28］Liu W, et al. Ocular pharmacokinetics of methazolamide ophthalmic suspension in rabbit aqueous humor［J］. J China Pharm Univ, 2010, 41(4): 337- 341.

［29］Katragadda S, et al. Ocular pharmacokinetics of acyclovir amino acid ester prodrugs in the anterior chamber: evaluation of their utility in treating ocular HSV infections［J］. Int J Pharm, 2008, 359: 15-24.

［30］Gunda S, et al. Corneal absorption and anterior chamber pharmacokinetics of dipeptide monoester prodrugs of ganciclovir (GCV): In vivo comparative evaluation of these prodrugs with Val–GCV and GCV in rabbits［J］. J Ocul Pharmacol Ther, 2006, 22（6）: 465–476.

［31］ Gratieri T, et al. Enhancing and sustaining the topical ocular delivery of fluconazole using chitosan solution and poloxamer /chitosan in situ forming gel［J］. Eur J Pharm Biopharm, 2011, 79（2）: 320–327.

［32］ Gunnarson G, et al. Free amino acids in the preretinal vitreous space. Effect of high potassium and nipecotic acid［J］. Exp Eye Res, 1987, 44: 235–244.

［33］ Ben–Nun J, et al. Ocular dialysis. A new technique for in vivo intraocular pharmacokinetic measurements［J］. Arch Ophthalmol, 1988, 106: 254–259.

［34］ Atluri H, et al. Disposition of short–chain aliphatic alcohols in rabbit vitreous by ocular microdialysis［J］. Exp Eye Res, 2003, 76（3）: 315–320.

［35］ Duvvuri S, et al. Effect of P–glycoprotein on the ocular disposition of a model substrate, quinidine［J］. Curr Eye Res, 2003, 27（6）: 345–353.

［36］ Macha S, et al. Ocular disposition of novel lipophilic diester prodrugs of ganciclovir following intravitreal administration using microdialysis［J］. Curr Eye Res, 2004, 28: 77–84.

［37］ Katayama K, et al. Application of microdialysis to evaluate the efflux transport of estradiol17–βlucuronide across the rat blood–retinal barrier［J］. J Neurosci Methods, 2006, 156（1–2）: 249–256.

［38］ Koide K, et al. Ascorbic acid concentration in rabbit vitreous measured by microdialysis with HPLC electrochemical detection before and after vitreous surgery［J］. Exp Eye Res, 2006, 82（5）: 868–873.

［39］ Wang Y L, et al. Pharmacokinetics of vancomycin with microdialysis in vitreous of rabbits［J］. Rec Adv Ophthalmol, 2009, 29（11）: 825–828.

［40］ Janoria K, et al. Vitreal pharmacokinetics of biotinylated ganciclovir: role of sodium–dependent multivitamin transporter expressed on retina［J］. J Ocul Pharmacol Ther, 2009, 25（1）: 39–49.

［41］ Zhang XM, et al. Microdialysis measurement of ascorbic acid in rabbit vitreous after photodynamic reaction［J］. Exp Eye Res, 2001, 73（3）: 303–309.

第六节　微透析技术在皮肤屏障研究中的应用

一、皮肤屏障及经皮微透析技术简介

1. 皮肤屏障简介

广义的皮肤屏障包括物理屏障、色素屏障、神经屏障、免疫屏障以及其他与皮肤功能相关的诸多方面。狭义的皮肤屏障通常指物理屏障，物理屏障由皮脂膜、角质层角蛋白、脂质、"三明治"结构、砖墙结构、真皮粘多糖类、粘多糖类等共同构成，抵御外界有害、刺激物、日光进入，同时具有保湿及调节抗炎作用。从细胞分化和组织形成的角度来看，皮肤的物理性屏障功能不仅依赖于表皮角质层，还依赖于表皮全层结构；从生化组成和功能作用方面来看，表皮的物理性屏障结构不仅和表皮的脂质有关，也和表皮的各种蛋白质、水、无机盐以及其他代谢产物密切相关。

2. 经皮微透析技术简介

经皮微透析技术（cutaneous microdialysis，CMD）最早在 1991 年由 Anderson 等用于乙醇的人体透皮吸收试验。CMD 技术原理：通过在皮肤表面植入与皮肤平行、具有透析作用的探针，透析膜允许水和小分子物质自由透过，透析液连续流动，保持一定的浓度梯度、定时收集透析液，并结合相应的分析技术，最终实现内源性、外源性小分子药物从作用部位（靶组织：真皮、皮下组织、肌内等）的细胞间液中获得药物实时动力学数据的在体取样技术[1]。

二、经皮微透析的特点、优势及局限性

1. 经皮微透析的特点

CMD 具有在体、微创采样及实时、在线检测等特点。通过 CMD 技术可得到药物及其代谢产物在靶部位的游离浓度，可应用于正常皮肤、屏障功能不全皮肤及皮损皮肤，并与渗透路径（例如，滤泡渗透）或药物可能显示的渗透动力学无关[2]。此外，CMD 技术还可用于局部外用药物后引起体内生物标记物变化的药效学研究[3]。

探针在采样过程中不从组织中提取体液，采样的同时不影响物质的转运。由于 CMD 方法的微创性且样品不含蛋白质，更有利于药物浓度的分析。CMD 技术用于比较性的研究，考察体外/体内渗透，以及动物和人体皮肤渗透性之间的相关性是其主要优势。

2. 经皮微透析的优势

CMD 技术的主要优势如下：

（1）CMD 技术实时监测组织中发生的药理学事件，提供高分辨率、详细的实时情况。

（2）组织损失的体液得到实时补充，总体不损失体液。

（3）CMD 取样允许在同一个体内对试样和对照品同时检测。

（4）CMD 技术可同时监测目标药物和其代谢产物。

（5）CMD 技术可提供无蛋白质样本，对其进一步分析具有优势。

（6）CMD 技术所取得的样本中无酶降解。

（7）CMD 是一种相对经济的方法。

（8）CMD 探针可用于收集和传递物质。

（9）CMD 技术可应用于多个部位。

（10）CMD 技术的重现性良好。

（11）测定生物利用度/生物等效性时，局部用药物组分的 CMD 取样不依赖相同剂型中的药物浓度。

（12）CMD 取样能在屏障损害或皮肤病存在下使用与其他评估皮肤渗透性的方法不同。

（13）CMD 技术用于比较性的研究，考察体外/体内渗透，以及动物和人体皮肤渗透性之间的相关性。

3. 经皮微透析的局限性

CMD 技术的主要局限性如下：

（1）高脂溶性药物特别适用于局部应用，但需要对灌流液进行优化以改善探针的低回收率，这将导致分析步骤的复杂化、不利于 CMD 取样。因此对于高脂溶性药物采用皮肤剥离方法和基于胶带粘贴的皮肤药代动力学研究方法往往更适合[2]。

（2）体外相对回收率小于 4% 的化合物不适于 CMD 研究，因为预期 CMD 体内回收率会更低。

（3）透析液中局部用药制剂的浓度非常低时，对分析具有很大挑战。

（4）蛋白结合物质常需向灌流液中加入蛋白质以提高其回收率，这使 CMD 分析过程更复杂。

（5）探针制造和插入的低差异性依赖有经验的实验操作人员，因此 CMD 技术需要加强对实验人员的培训。

（6）物质的相对回收率具有流速依赖性，流速增加可降低透析液浓度，反之亦然，但如果流速非常低，时间分辨率会降低。

（7）体内试验前要对分析过程进行广泛校正。

（8）试验设计阶段需考虑血流量对组织和 CMD 取样的回收液中药物浓度的影响。

（9）多数情况下由于实际原因，CMD 试验持续时间有限，限制了 CMD 技术在缓慢渗透物质中的应用。

（10）CMD 取样永远不适于低剂量/活体皮肤暴露的毒理学研究[4]。

三、经皮微透析技术的技术问题

CMD 试验的准备期间需进行很多选择，以试验设计尤为重要。因为在局部应用中，往往受试者间的差异性大于个体内的差异性，若条件允许，应在同一受试者中选几个试验区和对照区进行研究。

1. 探针类型、探针植入和灌流液的选择

CMD 技术常选用线性探针或同心圆探针。线性探针是直流的，直径约

$200\mu m^{[5]}$，它有一个入口和出口，当其插入时，需穿透皮肤 2 次。同心圆探针是临床研究全身性药物的典型探针，它们是并排的环形探针，出入口彼此并联。与线性探针比，同心圆探针的缺点是需要更大的引导套管（$500\mu m$）、容易引起更大的损伤。

在清洁或无菌的情况下，借助引导管将探针水平植入到真皮或皮下组织，采用超声波扫描确定植入的深度。同时可采用局麻及冰敷等措施减少探针植入时引起的不适。常用部位为前臂曲侧真皮层[6-8]。首先这是非损害测量皮肤血流量和皮肤屏障干扰的标准区域。其次，该区域易于植入，毛发少且平坦。如需除毛，试验前 3 天最佳，以避免皮肤障碍干扰产生的人为现象。受试者常取仰卧位，由于手臂不能自由活动，试验通常在一侧手臂进行。如需同时测定血药浓度时可从另一侧手臂取血。

CMD 灌流液通常是等渗盐溶液或林格液。脂溶性药物需优化灌流液介质，使更多脂溶性物质进入探针，如白蛋白、英脱利匹特®、Encapsin®[9-14]。添加螯合剂如环糊精的增强作用已通过几种花生酸类物质体外回收率研究评估，同样研究了添加小分子有机物如乙醇、丙二醇和二甲基亚飘的作用。结果显示灌流液加入花生四烯酸提高亲水物质的体外回收率[15]。

2. 组织损伤及排除标准

CMD 是一种微创技术，但探针植入带来的皮肤创伤和组胺释放将会导致试验部位血流的反常性升高、皮肤厚度增加和充血。取样须在组织创伤消退后进行，人体试验时，探针植入皮肤后的平衡时间至少为 60~90 分钟，充血持续 90~135 分钟，但是完全正规化的皮肤灌注可能并不存在，局麻可减少损伤反应[16-20]。探针植入约 12 小时后可能引发炎症反应，32 小时后可能出现淤痕组织，这类反应通常是可逆的[21-22]。以往研究中，3 个月后还能观察到皮肤损伤的情况非常少见，除非该受试者是瘢痕体质。因此，建议将该类受试者列入研究方案中的排除标准[23]。

四、经皮微透析技术的应用及经典案例

CMD 技术能获得靶部位游离药物的在体、实时药代动力学相关信息，可用于局部外用制剂的皮肤药代动力学、生物等效性和生物利用度研究[23]。

1. 皮肤 PK-PD 研究

通常组织中的游离药物浓度决定药效，因而 CMD 适用于真皮及皮下组织中药物及其代谢物的药物 PK/PD 研究。有研究比较口服及透皮贴剂给药后酮洛芬在皮肤与膝关节中的渗透动力学，结果显示，透皮给药后膝关节中有足够的药物浓度抑制前列腺素 E2 的合成，且血浆药物浓度明显低于口服给药[24]。研究者对 2 种外用治疗肌肉炎症的药物联苯乙酸透皮贴剂和双氯芬酸喷雾凝胶进行 PK-PD 研究，结果发现，局部给药后皮肤及皮下组织中存在高浓度的药物，两种给药模式均可替代口服非甾体抗炎药物，用于浅表肌肉炎症的治疗[25-26]。研究人员发现含水杨酸甲酯

的消炎性制剂可直接（局部的）渗透到组织，不通过体循环重新分布，提高局部用药后非甾体类消炎药的渗透性与药物高血浆蛋白结合有关[27]。此外，还有报道在光动力疗法治疗基底细胞癌的研究中，运用 CMD 法观察外用药物在皮肤肿瘤组织中的渗透性[28]；采用 MD 技术研究离子电渗疗法对外用制剂（阿昔洛韦、普萘洛尔、氟比洛芬、甲氨蝶呤和阿米替林）的经皮扩散及系统转运的影响等[29-31]。

2. 生物利用度研究

局部用药的生物利用度被定义为"活性成分或活性部分在靶区被吸收和起效的比率和程度"，即皮肤外用制剂的生物利用度反映了活性成分在皮肤内相应靶部位被利用的速度和程度。经皮给药后皮肤药物浓度受诸多因素的影响，如皮肤屏障功能损伤、皮肤血管紧张度变化、剂型、基质或辅料组成等。皮肤屏障功能的破坏意味着经皮水分丧失的增加[32, 33]。

Benfeldt 等[34]考察了不同的皮肤屏障状态对药物经皮渗透的影响，结果表明，角质层剥离皮肤和炎症皮肤药物的经皮渗透性高度增加。此外，采用 CMD 技术进行的人体完整皮肤及胶带粘贴法破坏皮肤屏障情况下阿昔洛韦和水杨酸的渗透性研究[35]及 1% 甲硝唑乳膏分别用于前臂特应性皮炎[36]部位和正常皮肤的渗透性研究，结果均表明皮肤屏障破坏情况下药物的经皮渗透增加。外用制剂在皮肤及皮下组织中的生物利用度不仅取决于皮肤屏障的完整性，还取决于局部血流。生理或药理诱导的血管扩张与收缩均会对局部血流产生较大影响。如局部血流减少，局部用药后皮肤药物浓度增加；而局部血流增加则会增加药物的吸收和随后的全身分布及消除。研究人员[37]通过诱导血管收缩或舒张的研究证实皮肤微循环的变化对局部用药后药物的生物利用度有较大影响，该影响比探针埋置深度的影响要大得多。

基质和剂型也会影响药物的经皮渗透，有研究采用 CMD 技术考察不同的外用双氯芬酸制剂的血液、皮下组织和皮下脂肪中药物的生物利用度，结果表明，不同剂型的双氯芬酸在皮肤中的渗透率出现明显差异[38, 39]。有研究利用 CMD 从皮下组织和骨髓肌取样，探究由四种新的局部双氯芬酸剂型组成的盖伦合剂中不同变化的作用。与市售双氯芬酸凝胶相比，改进后的药物传递至组织的效率提高 2.7 倍[40]。

3. 生物等效性研究

FDA 将生物等效性定义为"在适当设计的研究中，相似状态下给予相同摩尔量的药物时，等值制剂或同成分异含量制剂中的活性成分或活性部分在药物作用区域起效的比率和程度无显著差异"[41]。目前外用制剂的生物等效性评价主要通过仿制药和创新药的临床对比试验进行，需要招募大量志愿者参与者，费时且费用昂贵。

Kreilgaard 等在 2001 年首次证实证明 CMD 技术具有研究局部用药等效性的潜力[42]。McCleverty 等[43]研究表明，进行外用制剂的生物利用度评价时，两种制剂在同一志愿者体内重复采样，每种制剂使用两根探针，选用 20 名受试者，预计能满足 80%~125% 的置信区间要求。有文献报道采用 CMD 技术研究利多卡因软膏和乳膏的生物等效性结果显示：利多卡因乳膏的吸收是软膏的 3~5 倍，所得结果与胶带剥离方法测定结果一致[44]。统计分析结果表明，基于 CMD 技术的生物等效性研究，采用 27 名受试者、在每个采样部位使用 2 根探针，或 18 名受试者每个采样部位使用 3 根探针，可满足 FDA 局部生物利用度的评价要求。统计学分析结果表明：CMD 技术用于评价局部药物的生物等效性需 27 名受试者、在每个部位插入两根探针，或需 18 名受试者在每个部位插入 3 根探针。这种情况下置信区间为 90%，生物等效性限度为 80%~125%，符合 FDA 的规定[45]。试验中 61% 的变异性来源于受试者个体间差异，这对今后的研究是一个重要的发现。

Tettey.Amlalo 等[46] 采用结构相同的探针对酮洛芬凝胶制剂的自身对照生物等效性研究中得到了类似的变异性结果，其中 68% 的变异性来源与个体间差异，而个体内变异仅为 10%。然而，CMD 方法进行不同制剂的经皮渗透研究可能会得到不同的变异性结果，如 3 种市售外用甲硝唑乳膏的生物等效性研究中，CMD 方法显示出较高的变异性，要得出结论性的生物等效性评价，需要 34 名受试者并在每一用药部位使用 3 根探针例[47]。以上研究表明，局部用药后 CMD 变异性的增加主要来源于个体间皮肤渗透动力学或屏障功能的差异，与 CMD 方法学关系不明显。

五、小结与展望

局部用药后 CMD 变异主要来源于皮肤屏障、微循环的改变和皮肤中探针深度。过去的几十年里，CMD 技术经历了不断的发展和改进，但仍有几个方面需要完善：探针植入深度的可重现性是方法标准化的关键问题之一。目前，CMD 技术的应用和普及主要的问题是探针插入皮肤深度的重现性，而这项技能只能通过实验人员的反复实践获得提高。虽然植入深度的影响仍值得商榷，但植入不同部位（真皮浅层、真皮深层和皮下组织）显然会影响收集的数据。对这一问题应进行全面评价。多数 CMD 研究的持续时间有限（通常＜8 小时）并在皮肤组织应答学研究中发现探针植入后并未显示有发生组织炎症的征兆，但更长采样时间的观察研究证实，随着时间的推移，可观察到淋巴细胞浸润，甚至瘢痕组织的出现[48, 49]。

因此，从伦理学观点来看，探针植入（深度、直径、时间）与由此引起的组织损伤之间的确切关系很有必要深入研究。以往基本采用静态或流通扩散池方法进行体外药物渗透研究，因此探讨外用药物体外渗透研究方法与 MD 方法所获数据之间的相关性也是 CMD 研究的方向之一。

参考文献

［1］刘玮. 皮肤屏障功能解析［J］. 中国皮肤性病学杂志，2008，22（12）：758–761.

［2］吴黎莉，陈沄. 国际皮肤性病学杂志［J］. 39（2013）：131–134.

［3］Padolla RR，et al. Dermal microdialysis of inflammatory markers induced by aliphatic hydrocarbons in rats［J］. Toxicol Lett，2009，185：168–174.

［4］Bielecka-Grzela S，et al. Evaluation of ofloxacin penetration into the skin after a single oral dose assessed by cutaneous microdialysis[J]. Pol J Pharmacol, 2003, 55(4): 613–618.

[5] Benfeldt E. In vivo microdialysis for the investigation of drug levels in the dermis and the effect of barrier perturbation on cutaneous drug penetration.Studies in hairless rats and human subjects[J]. Acta Derm Venereol Suppl(Stockh), 1999, 206: 1–59.

[6] Garcia Ortiz P, et al. Impact of adult atopic dermatitis on topical drug penetration: assessment by cutaneous microdialysis and tape stripping[J]. Acta Derm Venereol, 2009, 89(1): 33–38.

[7] Tettey Amlalo RN, et al. Applicationof dermal microdialysis for the evaluation of bioequivalence of a ketoprofen topical gel[J]. Eur J Pharm Sci, 2009, 36(2–3): 219–225.

[8] Benfeldt E, et al. Bioequivalence of topical formulations in humans: evaluation by dermal microdialysis sampling and the dermatopharmacokinetic method[J]. J Invest Dermatol, 2007, 127(1): 170–178.

[9] Carneheim C, et al. Microdialysis of lipophilic compounds–a methodologicalstudy[J]. Pharmacol Toxicol, 1991, 69(5): 378–380.

[10] Ward KW, et al. Enhancement of in vitro and in vivo microdialysis recovery of SB–265123 using intralipid(R) and encapsin(R)as perfusates[J]. Biopharm Drug Dispos, 2003, 24(1): 17–25.

[11] Holmgaard R, et al. Comparison of open–flow microperfusion and microdialysis methodologies when sampling topically applied fentanyl and benzoic acid in human dermis ex vivo[J]. Pharm Res, 2012, 29(7): 1808–1820.

[12] Holmgaard R, et al. Probe depth matters in dermal microdialysis sampling of topical penetration.An ex vivo study in human skin[J]. SkinPharmacol Physiol, 2012, 25(1): 9–16.

[13] Au W L, et al. Application of dermal microdialysis for the determination of bioavailability of clobetasol propionate applied to the skin of human subjects[J]. Skin Pharmacol Physiol, 2012, 25(1): 17–24.

[14] Benfeldt E, et al. Feasibility of measuring lipophilic or protein–bound drugs in the dermis by in vivo microdialysis after topical or systemic drug administration[J]. Acta Derm Venereol, 1998, 78(4): 274–278.

[15] Sun L, et al. Improving microdialysis extraction efficiency of lipophilic eicosanoids[J]. J Pharmaceut Biomed Anal, 2003, 33(5): 1059–1071.

[16] Groth L, et al. Cutaneous microdialysis in man: effects of needle insertion trauma and anaesthesia on skin perfusion, erythema and skin thickness[J]. Acta Derm Venereol, 1998, 78(1): 5–9.

[17] Tettey–Amlalo RN, et al. Application of dermal microdialysis for the evaluation of

bioequivalence of a ketoprofen topical gel［J］. Eur J Pharm Sci, 2009, 36（2-3）: 219-225.

［18］Anderson C, et al. Changes in skin circulation after insertion of a microdialysis probe visualized by laser Doppler perfusion imaging［J］. J Invest Dermatol, 1994, 102（5）: 807-811.

［19］Petersen LJ. Measurement of histamine release in intact human skin by microdialysis technique. Clinical and experimental findings［J］. Dan Med Bull, 1998, 45（4）: 383-401.

［20］Petersen L J, et al. Histamine release in immediate-type hypersensitivity reactions in intact human skin measured by microdialysis. A preliminary study［J］. Allergy, 1992, 47（6）: 635-637.

［21］Ault J M, et al. Dermal microdialysis sampling in vivo［J］. Pharm Res, 1994, 11（11）: 1631-1639.

［22］Ault JM, et al. Microdialysis sampling for the investigation of dermal drug transport［J］. Pharm Res, 1992, 9（10）: 1256-1261.

［23］Holmgaard R, et al. Microdialysis sampling for investigations of bioavailability and bioequivalence of topically administered drugs: current state and future perspectives［J］. Skin Pharmacol Physiol, 2010. 23（5）: 225-243.

［24］Shinkai N, et al. Intra-articular penetration of ketoprofen and analgesic effects after topical patch application in rats［J］. J Control Release, 2008, 131（2）: 107-112.

［25］Shinkai N, et al. Percutaneous penetration of felbinac after application of transdermal patches: relationship with pharmacological effects in rats［J］. J Pharm Pharmacol, 2008, 60（1）: 71.76.

［26］Brunner M, et al. Favourable dermal penetration of diclofenac after administration to the skin using a novel spray gel formulation［J］. Br J Clin Pharmacol, 2005, 60（5）: 573-577.

［27］Dancik Y, et al. Convective transport of highly plasma protein bound drugs facilitates direct penetration into deep tissues after topical application［J］. Br J Clin Pharmacol, 73（4）: 564-578.

［28］Sandberg C, et al. Bioavailability of aminolaevulinic acid and methylaminolaevulinate in hasal cell carcinomas: a perfusion study using microdialysis in vivo［J］. Br J Dermatol, 2008, 159（5）: 1170-1176.

［29］Stagni G, et al. Pharmacokinetics of acyclovir in rabbit skin after IV-bolus, ointment, and iontophoretic administrations［J］. Int J Pharm, 2004, 274（1-2）: 201-211.

［30］Mathy F X. et al. Study of the percutaneous penetration of flurbiprofen by cutaneous and subcutaneous microdialysis after iontophoretic delivery in rat［J］. J Pharm Sci, 2005, 94

（1）：144-152.

［31］Patel S, et al. Pharmacokinetics of amitriptyline in rabbit skin and plasma following iontophoretic administrations［J］. Drug Dev Ind Pharm, 2010, 36（4）：379-384.

［32］Herkenne C, et al. In Vivo Methods for the assessment of topical drug bioavailability［J］. Pharm Res, 2008, 25（1）：87-103.

［33］Gattu S, et al. Modest but Increased Penetration through Damaged Skin：An Overview of the in vivo Human Model［J］. Skin Pharmaeol Physiol, 2011, 24（1）：2-9.

［34］Benfeldt E, et al. Effect of barrier perturbation on cutaneous salicylic acid penetration in human skin：in vivo pharmacokinetics using microdialysis and non.Invasive quantification of barrier function［J］. Br J Dermatol, 1999, 140（4）：739-748.

［35］Klimowicz A, et al. Evaluation of skin penetration of topically applied drugs in humans by cutaneous microdialysis：acyclovir vs salicylic acid［J］. J Clin Pharm Ther, 2007, 32（2）：143-148.

［36］Garcia Ortiz P, et al. Impact of adult atopic dermatitis on topical drug penetration：assessment by cutaneous microdialysis and tape stripping［J］. Acta Derm Venereol, 2009. 89（1）：33-38.

［37］Boutsiouki P, et al. Effects of local blood flow on the percutaneous absorption of the organophosphorus compound malathion：a microdialysis study in man［J］. Arch Toxicol, 2001, 75（6）：321-328.

［38］Patel M, et al. Quantification of dermal and transdermal delivery of meloxicam gels in rabbits［J］. Drug Dev Ind Pharm, 2011, 37（5）：613-617.

［39］Brunner M, et al. A new topical formulation enhances relative diclofenac bioavailability in healthy male subjects［J］. Br J Clin Pharmaeol, 2011, 71（6）：852-859.

［40］Fried I, et al. Increased dopamine release in the human amygdala during performance of cognitive tasks［J］. Nat Neurosci, 2001, 4：201-206.

［41］Food U, Administration D. Guidance for Industry. Bioavailability and Bioequivalence Studies for Orally Administered Drug Products – General Considerations［Z］. 2003.

［42］Kreilgaard M, et al. Influence of a microemulsion vehicle on cutaneous bioequivalence of a lipophilic model drug assessed by microdialysis and pharmacodynamics［J］. Pharm Res, 2001, 18（5）：593-599.

［43］McCleverty D, et al. Mierodialysis sampling and the clinical determination of topical dermal bioequivalence［J］. Int J Pharm, 2006, 308（1-2）：1-7.

［44］Benfeldt E, et al. Bioequivalence of topical formulations in humans：evaluation by dermal microdialysis sampling and the dermatopharmaco kinetic method［J］. J Invest Dermatol, 2007, 127（1）：170-178.

［45］Benfeldt E, et al. Bioequivalence of topical formulations in humans：evaluation by dermal microdialysis sampling and the dermatophar-macokinetic method[J]. J Invest Dermatol, 2007, 127（1）：170-178.

［46］Tettey-Amlalo R N, et al. Application of dermal microdialysis for the evaluation of bioequivalence of a ketoprofen topical gel[J]. Eur J Pharm Sci, 2009, 36（2-3）：219-225.

［47］Garcfa Ortiz P, et al. Are marketed topical metronidazole creams bioequivalent?Evaluation by in vivo microdialysis sampling and tape stripping methodology[J]. Skin Pharmaeol Physiol, 2011, 24（1）：44-53.

［48］Wennberg A M, et al. Delta-aminolevulinic acid in superficial basal cell carcinomas and normal skin-a microdialysis and perfusion study[J]. Clin Exp Dermatol, 2000, 25（4）：317-322.

［49］Sandberg C, et al. Bioavailability of aminolae vulinic acid and methylaminolaevulinate in basal cell carcinomas：a perfusion study using microdialysis in vivo[J]. Br J Dermatol, 2002, 159（5）：1170-1176.

第七节　微透析技术在血胰屏障研究中的应用

一、血胰屏障及胰腺微透析技术简介

1.血胰屏障

胰腺组织与血液之间存在的屏障结构即为血胰屏障，它类似于血脑屏障，对不同结构和不用分子量的药物具有选择性的通透和滤过作用，从而影响药物在胰腺组织中的药代动力学和药理作用的发挥（见第六章）。血胰屏障由腺泡周围毛细血管内皮细胞层、基底膜层、腺泡周围间隙、腺泡细胞层、泡心细胞层及闰管等结构组成[1]。

2.胰腺微透析技术

（1）探针植入步骤　首先将实验动物（下文以大鼠为例）麻醉。将麻醉成功的动物固定，剔除腹部和腹股沟处的毛发，用碘伏对手术区域消毒，于上腹部的中线位置切口进腹。于肝脏下找到胃，分离肝胃韧带后将胃轻提至体外，胰腺附着于肠系膜及网膜上，呈片状分布于胃体、十二指肠和空肠间。分离部分肠系膜，游离胃体近脾门处的胰腺，在距脾门约1cm处，避开脾静脉，通过血管间隙将微透析探针植入胰腺。将植入成功的探针固定于胰腺中，探针的剩余管路从腹部切口上端引出，并固定于腹壁，最后逐层缝合腹部切口[2]。

（2）探针植入的准确性　探针植入的准确性主要依靠实验员的经验与病理切片的验证。实验完成后，对实验动物进行剖腹，观察胰腺是否有出血或液体积聚等异常现象。将探针留置于胰腺内，通过病理切片观察探针植入部位是否为胰腺实质。

二、胰腺微透析技术的特点及局限性

1.胰腺微透析技术的特点

胰腺相关研究的主要方法包括组织匀浆法、核磁共振技术、正电子断层显像技术、胰瘘管和内镜导管法。胰腺组织匀浆法应用最广泛，但只能对单个时间点进行采样，若想获得多个时间点的组织匀浆需要处死大量实验动物。此外，组织匀浆法无法区分细胞内液和细胞外液的药物浓度，无法获得真实的游离药物浓度，使实验数据的参考价值受到影响。非侵袭性手段，如核磁共振技术和正电子断层显像技术也可应用于胰腺研究。但是仍然无法分辨细胞内与组织间液游离药物的浓度，且研究成本较高。胰瘘管和内镜导管法也存在一定的不足。胰瘘管往往于胰腺手术过程中放置，会破坏胰腺的正常生理结构。而内镜导管法采集的胰液多为胆汁和其他浆液的混合液。

和其他方法相比，胰腺微透析技术具有以下显著特点：①实时取样、组织损伤小，能反映药物在胰腺组织中的浓度变化。②实验数据准确度较高，取样无需匀浆，能代表取样位点目标化合物的真实浓度。③微透析样本中不含蛋白质、酶等大分子物质，可直接进样分析。④可长时间连续取样，有效减少实验动物的数量。⑤胰腺微透析技术的取样量小，对生物体内的平衡干扰小，能够避免由于体液减少而引起的药物药理作用的改变。

2.胰腺微透析技术的局限性

胰腺微透析技术在实际应用中面临一定的局限性，主要表现在以下方面：①伦理和安全问题导致胰腺微透析技术很难在健康志愿者中进行。②探针的植入会造成局部胰腺的损伤，产生炎症，甚至引起细菌感染，在一定程度上影响实验结果，对探针的无菌处理要求也非常严格。③由于微透析取样时体系处于非平衡状态，透析液浓度与探针周围浓度不等，因此每次取样时均需测定探针的回收率。测定探针回收率的标准不统一，影响了实际浓度的计算（见第二节）。④由于透析膜体积小，灌流液的流速低，很难以秒为单位进行动态观察，因此半衰期极短的药物（如生化药物等）不宜应用微透析采样。⑤分子量越大的物质穿过透析膜的效率越低，因此分子量大的药物、蛋白结合率高的药物均不宜应用微透析采样（见第一节）。

三、文献中微透析技术与胰腺功能的研究

虽然胰腺微透析技术的相关报道较少，且主要局限于动物实验，但研究内容广泛，具有广阔的应用前景。一项新的研究表明，医生可以利用快速取样微透析系统实时监测离体的人和猪胰腺的乳酸/葡萄糖比率，进而判断胰腺的健康状况，为胰腺的移植提供参考。微透析实验前，离体的胰腺被保存在冰上。首先将胰腺连接到灌注机上，并用21G穿刺针在胰腺上刺孔。把穿刺针作为微透析探针的引导管，将

探针向穿刺的反方向插入，植入探针后取出穿刺针。如图 9-9 所示，快速取样微透析系统可以同时监测胰腺透析液中的葡萄糖和乳酸水平。将微透析探针的出口与六通阀的样品环相连，用高效液相色谱泵将含有二茂铁的流动相泵入 T 形连接器，通过 T 形连接器将流动相等分到两个分析回路。每隔 30 秒将透析液样品交替注入葡萄糖或乳酸回路。通过酶反应器将透析液加速运载到下游电极，并检测还原电流，进而检测葡萄糖和乳酸的水平[3]。

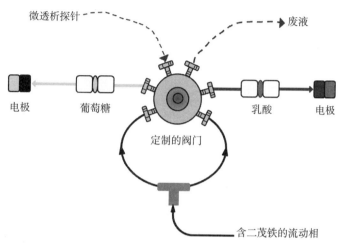

图 9-9 离体胰腺的快速取样微透析系统

研究者利用胰腺微透析技术联合反相高效液相色谱法，观察不同给药方式下盐酸左氧氟沙星在大鼠胰腺内的药代动力学变化特点。结果表明，静脉注射和口服给药时盐酸左氧氟沙星均有较高的胰腺组织穿透力，且体内的吸收分量相似。胰腺微透析技术所获数据为个体游离态药物的动态变化过程，相比于静态药动学参数的可靠性更高，这进一步提示胰腺微透析技术可用于药物跨血胰屏障的研究[2]。

在一项关于 5-氟尿嘧啶的药代动力学研究中，研究者在超声内镜的引导下利用 19G 穿刺针对比格犬进行胰腺穿刺，将特制的微透析探针植入胰腺组织中，利用气相色谱—质谱分析法测定透析液中 5-氟尿嘧啶的浓度。研究结果表明该方法可用于监测胰腺中 5-氟尿嘧啶的浓度，但探针植入胰腺软组织时容易断裂，导致局部出血或积液，因此体内应用前应慎重选择微透析探针[4]。

九十年代初期，研究者在猪胰腺中利用微透析技术进行新药研发。研究者将两个微透析探针分别植入胰腺中和腹膜下的胰腺表面，将重组胰蛋白酶抑制剂注入猪胰管中，发现其半衰期约 45 分钟，而且胰腺中的外分泌胰蛋白酶原比腹膜下胰腺表面的含量高[5]。

同一研究组将牛磺胆酸盐注入猪胰管中，建立猪胰腺炎动物模型。将重组胰蛋白酶抑制剂通过 3 种不同的给药途径注入患胰腺炎猪中。给药途径包括直接注入胰管、注入胰腺的相邻腹腔和静脉注射。利用胰腺微透析技术和酶联免疫吸附法测定胰腺内胰蛋白酶抑制剂的浓度，结果表明直接注入胰管时，胰腺内胰蛋白酶抑制剂的浓度最高，而腹腔注射和静脉注射的胰蛋白酶抑制剂浓度较低。此外，研究者还发现胰管内给药后，患胰腺炎猪的胰腺中胰蛋白酶抑制剂的半衰期比健康猪胰腺中长 3~6 倍，表明急性胰腺炎治疗中管内抗蛋白酶疗法更有优势。患胰腺炎猪的病理生理学较健康猪变化较大，提示我们应该着重研究患病机体而不是健康对象[6]。

研究者还利用胰腺微透析技术结合其他方法比较仔猪水肿性和坏死性胰腺炎的病情进展。将仔猪随机分成两组，注射牛磺胆酸诱导坏死性胰腺炎，注射生理盐水诱导水肿性胰腺炎。研究结果表明，水肿性胰腺炎的特征为诱导细胞凋亡，而坏死性胰腺炎的特征为坏死。在坏死性胰腺炎的炎症反应早期阶段，血管对白蛋白和蛋白质的通透性增加，而水肿性胰腺炎则没有出现这一现象[7]。

此外，微透析技术还用于研究猪模型中胰腺缺血的早期病理生理变化。结果表明，胰腺微透析数据与胰腺组织的氧分压变化一致，说明微透析技术可以在线监测胰腺缺血性损伤的早期病理生理变化，且此变化发生于缺血或全身性指标如炎症因子等升高之前[8]。

研究者还利用微透析技术对胰腺内分泌功能、胰岛素和生长抑素通路进行了研究[9, 10]。研究者将微透析探针植入非糖尿病大鼠和糖尿病大鼠肾包膜下方的胰岛移植物中，评估胰岛移植物的内部环境。静脉注射葡萄糖后，血清和非糖尿病大鼠胰岛移植物中胰岛素的浓度平行增加，表明胰岛移植物形成了功能完善的血管。与非糖尿病大鼠相比，糖尿病大鼠的血清和胰岛移植物中的胰岛素浓度较低。乳酸与丙酮酸的比值较高，表明胰岛移植物中葡萄糖的厌氧代谢增加[11]。此外，利用微透析技术连续监测葡萄糖可使糖尿病的治疗更安全。相比于直接输注胰岛素，微透析实时监测血糖联合半闭环控制法自动计算胰岛素剂量使受试者的血糖达标率更高，低血糖的次数更少[12]。

四、小结与展望

胰腺微透析技术具有组织损伤小、实时取样、连续取样、可直接进样分析等特点。胰腺微透析技术为胰腺内外分泌功能的研究、糖尿病、慢性胰腺炎等患者代谢异常的问题提供了一种稳定可靠的研究方法[13]。虽然胰腺微透析技术的相关报道较少，但研究内容广泛，文献报道涉及离体的人和猪胰腺的乳酸/葡萄糖比率监测、药物跨血胰屏障的药动学研究、胰腺炎的病理生理变化和胰腺内外分泌功能的研究等。然而，胰腺微透析技术的伦理和安全问题导致其很难在健康志愿者中进行，对于胰腺微透析技术的临床应用价值还需进一步的探讨。相信随着关键技术的不断完善，胰腺微透析技术将在疾病的诊断、监测、治疗等方面表现出广阔的应用前景。

参考文献

[1] 王刚, 孙备, 姜洪池. 血胰屏障及其临床意义 [J]. 中国实用外科杂志, 2008, 5:

389-391.

［2］ Liu D, Xu S, Xiao H, et al. Quantitative determination of unbound levofloxacin by simultaneous microdialysis in rat pancreas after intravenous and oral doses［J］. J Pharm Pharmacol, 2014, 66（9）: 1215-1221.

［3］ Gowers S A N, Hamaoui K, Vallant N, et al. An improved rapid sampling microdialysis system for human and porcine organ monitoring in a hospital setting［J］. Anal. Methods, 2018, 10: 5273-5281.

［4］ Kitano M, Sakamoto H, Das K, et al. EUS-guided in vivo microdialysis of the pancreas: a novel technique with potential diagnostic and therapeutic application［J］. Gastrointest Endosc, 2010, 71（1）: 176-179.

［5］ Jonsson P, Borgstrom A, Ohlsson K. Measurements of exocrine proteins in the pig pancreas using microdialysis［J］. Gastroenterol Jpn, 1992, 27（4）: 529-535.

［6］ Jonsson P, Ohlsson K. Intrapancreatic turnover of recombinant human pancreatic secretory trypsin inhibitor in experimental porcine pancreatitis［J］. Scand J Clin Lab Invest, 1995, 55（3）: 223-227.

［7］ Merilainen S, Makela J, Anttila V, et al. Acute edematous and necrotic pancreatitis in a porcine model［J］. Scand J Gastroenterol, 2008, 43（10）: 1259-1268.

［8］ Blind P J, Kral J, Wang W, et al. Microdialysis in early detection of temporary pancreatic ischemia in a porcine model［J］. Eur Surg Res, 2012, 49（3-4）: 113-120.

［9］ Stock S, Fastbom J, Bjorkstrand E, et al. Effects of oxytocin on in vivo release of insulin and glucagon studied by microdialysis in the rat pancreas and autoradiographic evidence for ［3H］ oxytocin binding sites within the islets of Langerhans［J］. Regul Pept, 1990, 30（1）: 1-13.

［10］ Nakagawa A, Samols E, Stagner J I. Exocrine interstitial insulin and somatostatin in the perfused dog pancreas［J］. Am J Physiol, 1993, 264（4 Pt 1）: G728-G734.

［11］ Carlsson P O, Kiuru A, Nordin A, et al. Microdialysis measurements demonstrate a shift to nonoxidative glucose metabolism in rat pancreatic islets transplanted beneath the renal capsule［J］. Surgery, 2002, 132（3）: 487-494.

［12］ Freckmann G, Jendrike N, Pleus S, et al. Use of microdialysis-based continuous glucose monitoring to drive real-time semi-closed-loop insulin infusion［J］. J Diabetes Sci Technol, 2014, 8（6）: 1074-1080.

［13］ 王丹, 刘春生, 周丁华, 等. 微透析技术应用于胰腺研究的现状与展望［J］. 中国普通外科杂志, 2015, 24（3）: 413-417.

第八节　微透析技术在肿瘤中的应用

随着肿瘤发病率逐年增高，肿瘤的诊断和治疗越来越成为具有重要研究价值的科学领域。常规的肿瘤实验室检测为检测血浆中抗肿瘤药物及其代谢产物的浓度与药效和毒性之间的关系。然而由于各种屏障的存在，化疗药物无法直接进入病灶，肿瘤中靶组织中药物浓度可能会减少，使得血浆药物浓度并不适合预测肿瘤学结果。微透析（microdialysis，MD）技术可对肿瘤细胞外液中代谢产物、生长因子、治疗药物的浓度进行动态监测，并通过 MD 探针实现局部给药，因此该技术可用于肿瘤早期预防和评估预后、肿瘤局部的药代动力学（pharmacokinetics，PK）、优化治疗方法、研究肿瘤发病机制、开发肿瘤药物新型制剂。

一、基于微透析技术的肿瘤预防和预后

癌细胞与宿主的微环境相互作用对癌症的发展至关重要。在微环境中，代谢产物、生物标志物的变化影响肿瘤的生物学效应。对肿瘤的发生及恶化产生影响。因此研究细胞外液生长因子、生物标志物的变化对于我们理解肿瘤生物学效应，有效进行肿瘤早期诊断和预后起到至关重要的作用。

立体定向 MD 方法在常规放疗治疗的五天前和治疗期间从胶质母细胞瘤患者颅内和腹部皮下细胞外液取样，检测代谢产物。瘤内和肿瘤周围区域的颅内采集样本之间存在明显的代谢差异，颅内和皮下采集的样品之间也存在显著差异。瘤内乳酸、谷氨酸和甘油的浓度高于肿瘤周围区域，而肿瘤组织中葡萄糖和丙酮酸水平较低、乳酸盐/丙酮酸比值较高。从而证明了代谢产物、谷氨酸、甘油作为代谢标志物监测肿瘤转归。

乳腺肿瘤间质液中的蛋白质，是肿瘤微环境的主要成分。乳腺成纤维细胞可以分泌骨桥蛋白，其在进展乳腺肿瘤微环境中过表达。体内 MD 结合蛋白质组学的组合是以高通量方式鉴定乳腺肿瘤微环境中的蛋白质的有效方法。运用该技术对乳腺肿瘤微环境中骨桥蛋白进行监测，增加我们对乳腺肿瘤微环境的知识及其在肿瘤进展中潜在作用的认识。

肿瘤切除后或严重创伤情况下常进行游离皮瓣组织转移术，但手术中皮瓣蒂中形成的血栓，导致组织缺血、皮瓣失效。由于进入皮瓣组织受限，传统的临床评估特别困难。运用快速取样微透析（rapid sampling microdialysis，rsMD）法，每 30 秒检测一次葡萄糖和乳酸水平，乳酸/葡萄糖比率提供了明确的缺血发作和随后恢复的预测因子。直肠、乙状结肠癌低位前切除术后的患者腹膜 MD 监测表明，在吻合口漏临床症状发展前几天就可观察到乳酸和乳酸/丙酮酸比率显著增加。腹膜 MD 可用于吻合口漏早期诊断和预防。

二、基于微透析技术的肿瘤治疗

1. 药代动力学评价

抗肿瘤药的疗效与肿瘤组织中的药物浓度关系密切。随着 MD 技术的发展，它可以实现在肿瘤组织中连续取样，研究药物在肿瘤间质中的释放过程，有利于抗肿瘤药的靶组织浓度研究，为确定临床给药剂量、给药途径和给药时间提供重要依据。MD 结合 PK 模型研究有助于设计最佳个体化治疗方案。近年来，一系列采用 MD 技术进行的肿瘤组织局部的药物 PK 研究，为肿瘤药物临床疗效预测提供依据。

对于脑部肿瘤，由于血脑屏障（blood brain barrier，BBB）和血肿瘤屏障（blood tumor barrier，BTB）同时存在，且 BTB 在不同类型的脑肿瘤存在相当大的异质性。因此对于不同的脑肿瘤治疗药物，需要进行 PK 评估。

在对雌性大鼠中来曲唑的脑药代动力学研究中，随着剂量增加脑细胞外液 C_{max} 和 AUC 0~8 小时呈线性增加，但在来曲唑剂量达到 12mg/kg 时，药代动力学是非线性的，并且来曲唑的肿瘤摄取相对于无肿瘤区域高 1.5 至 2 倍[1]。这证明了小分子量亲脂性药物来曲唑容易穿过血脑屏障，来曲唑在脑部转运过程中为被动扩散而非主动转运。

为验证不限制患者的活动能力，长时间 MD 的可行性，对进行多日卡铂化疗的 8 名皮肤肿瘤患者在给药后 47 小时收集肿瘤和脂肪正常组织的血浆和 MD 液样品[2]。发现肿瘤和脂肪组织的细胞外液中未结合的铂的药代动力学特征与血浆未结合的铂的药动学特征相同。卡铂很好地分布到肿瘤和脂肪组织，并证明了活动患者长时间 MD 是可行的。而在另一组连续 5 天 5- 氟尿嘧啶输注的皮肤肿瘤患者的试验中，随着时间的推移，5- 氟尿嘧啶的血浆和肿瘤组织中药代动力学随着肿瘤中 5- 氟尿嘧啶浓度的增加而显著不同，而这可能是由 5- 氟尿嘧啶本身降低了细胞间质液压力有关，由于肿瘤细胞外液中的 5- 氟尿嘧啶浓度在夜间高于白天，因此也证实了肿瘤组织中 5- 氟尿嘧啶药代动力学存在昼夜节律性[3]。

运用 MD 技术进行肿瘤靶组织的药动学评价更准确，有利于促进个体化给药，促进药物的合理使用。

2. 肿瘤局部治疗

抗肿瘤药物的全身毒性限制了药物的疗效和适应性。肿瘤组织局部给药可以增加肿瘤组织中药物的浓度，减少全身药物暴露和毒性。将 MD 技术作为一种新型局部给药方法，将微透析探针植入肿瘤靶组织进行定向给药，从而获得更高的靶组织浓度和更少的不良反应，针对性地杀死肿瘤细胞，保护正常组织。目前已经建立了相关的数学模型，运用三维图模拟研究化疗药物的灌注参数与肿瘤内化疗药物浓度的相关性，指导优化局部治疗方案。局部给药在存在诸多优势同时，也应注意到其对于淋巴结微转移或远处转移，达不到有效的治疗浓度。对于播散性肿瘤、预防肿瘤转移、维持治疗药物浓度时，MD 技术低剂量局部给药的应用有限。

另外，利用 MD 的渗透梯度，在对流增强递送的基础上开发了逆流增强递送

（retro-convectionenhanceddelivery，R-CED）方法，用于改善静脉注射治疗实体脑肿瘤的疗效。该方法通过植入的 MD 导管提取脑肿瘤组织间质液，直接控制从大脑中排出液体的速率和总量，降低组织内的渗透压力，从而促进血管内肿瘤药物的外渗。R-CED 方法能使肿瘤内 70nm 荧光脂质体的外渗增加 5 倍，促进作用持续时间超过 6 小时，而且未显示对神经元组织的损害，从而确立了 R-CED 方法在增加正常组织 - 肿瘤边缘及肿瘤组织内部药物浓度的可行性。但因为 MD 流速和透析量的限制，它仍然不适用于药物的大量输送和常规肿瘤化疗。

3. 联合用药

肿瘤的药物治疗多为联合化疗，包括化疗药物与靶向药物、免疫抑制药物、肿瘤辅助用药等的联合。这些肿瘤药物之间、肿瘤药物与非肿瘤药物之间的相互作用，能改变药物的药动学过程，临床上采用联合用药优化靶组织抗肿瘤药物的药效学参数，影响药物治疗效果以及毒性反应的发生，进而提高药物的抗肿瘤作用。

近年来，对于替莫唑胺联合用药的 MD 方法研究中，运用脑部核磁共振联合 MD 取样技术，研究血管内皮生长因子受体酪氨酸激酶抑制剂西地尼布对颅内 U87 胶质瘤异种移植模型无胸腺大鼠的脑内替莫唑胺（TMZ）浓度的影响，结果表明在西地尼布给药一天后，胶质瘤细胞外液中 TMZ 浓度略有增加，但无统计学差异[4]。在另一组研究中，贝伐单抗静脉给药前或 36 小时后再给予 TMZ，后者的 PK 无显著性差异[5]。

MD 技术对拓扑替康的研究发现，通过联合应用泮托拉唑，拓扑替康内酯化物对患有视网膜母细胞瘤的家兔玻璃体、小鼠玻璃体的渗透性均有显著提高。吉非替尼也能提高拓扑替康在脑胶质瘤内的渗透性，原因可能为吉非替尼抑制了两种拓扑替康转运蛋白（乳腺癌耐药蛋白和 P- 糖蛋白）的活性，从而减少拓扑替康的外排作用[6]。

对 MTX 的研究中发现，药物转运蛋白抑制剂环孢素能显著提高肿瘤内 MTX 浓度，而丙磺舒则能延长肿瘤内 MTX 的消除半衰期，且 MTX 的 PK 参数在小鼠血浆、皮下、肿瘤组织周围和组织内存在显著差异，提示药物联合应用时应测定肿瘤组织局部药物浓度以优化给药剂量和频次[7]。

化疗药物与中药联合应用的 MD 研究较少，一项对 SD 大鼠的动物实验表明，相对于单独使用 5- 氟尿嘧啶，联合应用加味逍遥散 2400mg/（kg·d），连续使用 5 天时，大鼠脑内 5- 氟尿嘧啶消除半衰期显著延长，血液中 5- 氟尿嘧啶的分布容积亦增加。而当加味逍遥散的剂量减少至 600mg/（kg·d）或 1200mg/（kg·d）时，则与单独用药的差异并不明显。该研究结果为临床应用加味逍遥散提供了实用的剂量信息，证明其与 5- 氟尿嘧啶联合应用的安全性[8]。

三、基于微透析技术的肿瘤药物作用机制研究

MD 技术在肿瘤药物作用机制的研究，目前主要集中在乳腺癌的研究中，其他肿瘤发病机制报道较少。

在激素受体阳性的乳腺癌患者中，体内雌性激素水平与乳腺癌的发生及预后密切相关。基于多项 MD 研究表明，乳腺癌肿瘤组织释放促炎细胞因子 IL-1 促进肿瘤血管生成，乳腺癌是典型的血管依赖性病变，血管形成不仅促进原发肿瘤的生长，也与乳腺癌的侵袭和转移密切相关。IL-1 的作用可被内源性抑制剂 IL-Ra 抵消。他莫昔芬治疗能显著提高 IL-1 内源性抑制剂 IL-Ra 的水平，抵消 IL-1 的促肿瘤血管生成作用。他莫昔芬、亚麻籽饮食、哺乳动物木脂素肠内酯等能显著提高 IL-Ra 的水平[9]。还能对抗雌二醇对 IL-8 的诱导作用，降低乳腺癌中血管内皮生长因子和血管生成素的含量。提示抗肿瘤血管生成可能是此类物质抗乳腺癌机制之一。

近期一项基于 MD 的研究首次证明通过改变肿瘤微环境可能会抑制有高复发风险的乳腺癌的进展。原理可能为口服四硫钼酸盐维持肿瘤微环境铜依赖成分血浆铜蓝蛋白的水平，进而抑制内皮祖细胞增殖，降低赖氨酰氧化酶活性。支持该理论的是一项高复发风险乳腺癌 II 期临床试验，75 例入组患者均口服四硫钼酸盐 2 年，其中 51 位患者安全性和耐受性良好，并获得良好的疾病转归[10]。这也为肿瘤药物的临床 MD 研究提供了很好的示范。

运用 MD 技术，我们不仅能够对体内的细胞因子进行取样，而且还能从肿瘤微环境的哪个细胞因子中分辨出分泌的细胞因子的来源。长期以来基质金属酶-9（MMP-9）在内的 MMP 具有潜在的抗肿瘤活性，但其机制未能明确。乳腺癌裸鼠模型的肿瘤内注射携带人 MMP-9 抑制剂（TIMP-1）或 MMP-9 基因（AdMMP-9）的腺病毒进行治疗，对人癌细胞衍生蛋白和裸鼠基质衍生蛋白进行 MD 取样，结果显示 AdMMP-9 治疗后肿瘤生长受到抑制，且呈现剂量依赖性。证明了 AdMMP-9 通过增加内皮抑制素和诱导大量中性粒细胞浸润促进抗肿瘤免疫应答。故 MMP 为有效治疗靶点，可进一步深入研究分子靶向疗法治疗癌症的可行性。

四、基于微透析技术的新型制剂研究

近期报道的一种新型的微透析/溶解/渗透（microdialysis-dissolution/permeation，MD-D/P）系统，用于口服药物制剂的生物评估。这个系统由一个并排扩散室、一个固定在溶解室内进行连续取样的 MD 单元和一个作为肠道屏障的仿生 Permeapad 组成。在体外模拟生理条件下胃肠道内药物的溶解和渗透过程，相对于传统的直接采样方法，其具有较好的时间分辨率，对渗透测量产生的干扰小，并对药物的溶解状态进行区分。MD-D/P 系统使研究人员能够深入理解溶解和渗透的相互作用，从而有助于更好的筛选口服制剂，进行剂量评估。

评价肿瘤化疗药物的作用包括其抗肿瘤活性和毒性两个主要方面，MD 技术已经在肿瘤新型制剂的两个方面的的研究中发挥作用。

通过光学显微镜和扫描电子显微镜的形态学分析，描述了新型多柔比星（doxorubicin，DOX）-负载的玉米醇溶蛋白（Zein）原位凝胶间质化疗药物输送系统中药物释放的可能机制[11]。通过体外和体内抗肿瘤活性研究显示其优于 DOX 溶液。采用共焦激光扫描显微镜结合微透析技术，对肿瘤组织局部 DOX 负载 Zein 原位凝胶输送系统进行药动学定量分析，并建立药动学模型。

神经毒性是抗肿瘤药物柔红霉素（daunorubicin，DNR）的主要不良反应之一。利用体内 MD 技术探讨 DNR 和油酸封顶 Fe_3O_4 纳米颗粒对大鼠大脑的神经毒性[12]。与单独 DNR 相比，侧神经毒性的时间明显缩短，在体外和体内的相关癌症治疗中具有较好的生物相容性和生物安全性。为 DNR 与油酸封顶 Fe_3O_4 纳米颗粒结合进行靶向治疗提供新的方向。

五、微透析技术在肿瘤中应用的局限性

MD 技术应用于临床前和临床研究已经超过二十年，与其他应用一样，MD 在肿瘤中的应用也存在缺点，研究较多的是 MD 管的吸附作用。有研究表明 MD 导管对多西他赛非特异性结合，常导致药物相对回收率偏低。正在临床开发的用于 HER2 过表达转移性乳腺癌口服药物 TAK-285，在微透析实验中，口服 50mg/kg 后，在大鼠脑透析液样品中未检测到 TAK-285[13]。而进行传统的药动学研究时即使是最后一次 MD 实验的终点大脑取样仍能检测到 TAK-285。大脑 MD 液中 TAK-285 浓度低的原因可能为 MD 探针回收率低和（或）化合物吸附在微透析探针的流出管上。在体外实验中在灌注液中加入牛血清白蛋白（4%，W/V）并降低灌注流速（从 $1.0\mu l/min$ 至 $0.5\mu l/min$）显著提高了透析液样品中 TAK-285 的可检测性。

在根据实验目的选择不同的 MD 探针膜和导管材质基础上，灌流液中血清白蛋白的添加和流速的降低，为解决肿瘤药物吸附问题提供了新的思路。

六、展望

目前以肿瘤药物在动物体内的药动学研究多见，如甲氨蝶呤、SN-38、培美曲塞、丝裂霉素、来曲唑等。但随着 MD 技术的发展，在肿瘤中的应用已经从单纯的取样用推广至监测和治疗以及新药研发领域，研究对象也从体外转换至动物体内，直至临床患者，在脑胶质瘤和乳腺癌方面的研究较为成熟。

在抗肿瘤药物的临床研究领域，运用 MD 技术在体连续动态取样的优势，以及 MD 对肿瘤微环境内药物浓度、标志蛋白、细胞因子和代谢产物等生化物质的分析和监测，有助于充分认识肿瘤疾病发生发展的病理生理机制，评价不同治疗手段的疗效，也为抗肿瘤新药研发提供支持。尽管 MD 在临床研究操作中仍然存在诸如探针置入造成局部创伤、部分组织定位困难、采样体积少和回收率低等不足，但不同器官组织多位点 MD 联合取样技术、对比增强 MRI 和正电子发射断层扫描（PET）等成像定位技术以及新的分析测定技术联合运用，结合 MD 在肿瘤局部给药治疗方面的研究和应用进展，MD 技术未来将在临床抗肿瘤药物的取样、监测和治疗研究中扮演更加重要的角色。

MD 作为未来常规局部给药工具，取决于是否能成功证明 MD 的临床优势，尤

其在肿瘤学领域，利用 MD 进行局部给药，细胞抑制药可潜在避免全身细胞毒反应。总之，器官和肿瘤的临床 MD 仍将是一个令人兴奋和充满活力的领域，用于提高新药研发的创新领域。

参考文献

［1］Dave N, Gudelsky GA, Desai PB. The pharmacokinetics of letrozole in brain and brain tumor in rats with orthotopically implanted C6 glioma, assessed using intracerebral microdialysis［J］. Cancer Chemotherapy and Pharmacology, 2013, 72（2）: 349-357.

［2］Konings I R H M, Engels F K, Sleijfer S, et al. Application of prolonged microdialysis sampling in carboplatin-treated cancer patients［J］. Cancer Chemotherapy and Pharmacology, 2009, 64（3）: 509-516.

［3］Konings I R H M, Sleijfer S, Mathijssen R H J, et al. Increasing tumoral 5-fluorouracil concentrations during a 5-day continuous infusion: a microdialysis study. Cancer Chemotherapy and Pharmacology, 2011, 67（5）: 1055-1062.

［4］Grossman R, Tyler B, Rudek M A, et al. Microdialysis measurement of intratumoral temozolomide concentration after cediranib, a pan-VEGF receptor tyrosine kinase inhibitor, in a U87 glioma model［J］. Cancer Chemotherapy and Pharmacology, 2013, 72（1）: 93-100.

［5］Grossman R, Rudek M A, Brastianos H, et al. The impact of bevacizumab on temozolomide concentrations in intracranial U87 gliomas［J］. Cancer Chemotherapy and Pharmacology, 2012, 70（1）: 129-139.

［6］Carcaboso A M, Elmeliegy M A, Shen J, et al. Tyrosine Kinase Inhibitor Gefitinib Enhances Topotecan Penetration of Gliomas［J］. Cancer Research, 2010, 70（11）: 4499-4508.

［7］Sani S N, Henry K, Bohlke M, et al. The effects of drug transporter inhibitors on the pharmacokinetics and tissue distribution of methotrexate in normal and tumor-bearing mice: a microdialysis study［J］. Cancer Chemother Pharmacol, 2010, 66（1）: 159-169.

［8］Chiang M H, Chang L W, Wang J W, et al. Herb-drug pharmacokinetic interaction of a traditional chinese medicine jia-wei-xiao-yao-san with 5-Fluorouracil in the blood and brain of rat using microdialysis［J］. Evid Based Complement Alternat Med, 2015, 2015: 729679.

［9］Lindahl G, Saarinen N, Abrahamsson A, et al. Tamoxifen, Flaxseed, and the Lignan Enterolactone Increase Stroma- and Cancer Cell-Derived IL-1Ra and Decrease Tumor Angiogenesis in Estrogen-Dependent Breast Cancer［J］. Cancer Research, 2011, 71（1）: 51-60.

［10］Chan N, Willis A, Kornhauser N, et al. Influencing the Tumor Microenvironment: A Phase II Study of Copper Depletion Using Tetrathiomolybdate in Patients with Breast Cancer at

High Risk for Recurrence and in Preclinical Models of Lung Metastases [J]. Clinical Cancer Research, 2017, 23（3）: 666–676.

[11] Cao X, Geng J, Su S, et al. Doxorubicin–Loaded Zein in Situ Gel for Interstitial Chemotherapy [J]. Chemical & Pharmaceutical Bulletin, 2012, 60（10）: 1227–1233.

[12] Xu P, Li J, Chen B, et al. The Real–Time Neurotoxicity Analysis of Fe3O4 Nanoparticles Combined with Daunorubicin for Rat Brain In Vivo [J]. Journal of Biomedical Nanotechnology, 2012, 8（3）: 417–423.

[13] Erdo F, Gordon J, Wu J T, et al. Verification of brain penetration of the unbound fraction of a novel HER2/EGFR dual kinase inhibitor（TAK–285）by microdialysis in rats [J]. Brain Res Bull, 2012, 87（4–5）: 413–419.

第九节　微透析技术在其他屏障中的应用

一、微透析技术在血睾丸屏障研究中的应用

微透析技术较少用于血睾丸屏障的研究。目前仅有关于成年雄性大鼠睾丸缺血与代谢研究的文献[1]。研究者将两侧睾丸与阴囊分离并植入探针，记录同侧和对侧睾丸缺血和再灌注之前、期间和之后的葡萄糖和相关代谢物（乳酸、丙酮酸）的动态变化。该文献主要研究能量相关代谢产物与睾丸缺血的关系，关于血睾丸屏障的内容涉及较少。

二、微透析技术在血肝胆屏障研究中的应用

微透析技术较少用于血肝胆屏障的研究，肝中的微透析研究主要用于肝移植术后早期并发症的监测（如胆管炎、急性期排斥反应或肝脏局部缺血等）、肝脏移植的器官保存等。

利用微透析技术可以监测肝内葡萄糖、甘油（反映脂肪组织通过脂解作用降解和非脂肪组织因严重缺血而引起的细胞膜破坏）、乳酸和丙酮酸（反映碳水化合物的代谢）的水平变化，而且微透析能在临床症状和血中生化指标变化之前监测移植肝的代谢情况，及时发现肝细胞的代谢异常或受损[2, 3]。

据文献报道，利用微透析技术检测移植肝的代谢指标，约 5/7 的肝移植患者出现甘油升高，其中约 4/5 的肝移植患者在术后 1 个月出现了排斥反应、胆管炎和胆道梗阻等并发症，甘油水平正常的肝移植患者则并发症出现较少。此外，有病例显示微透析监测的甘油水平在术后 10 小时升高了 2 倍，但当时临床和生化指标均显示正常，未发现缺血和其他异常情况。1 周后患者出现排斥反应和胆管炎，且经肝活检得到了证实。也就是说，相比于临床诊断和常规检测手段，移植肝微透析可以

提前1周诊断，及早发现肝功能的异常变化，预示并发症的发生，提示临床医生及时给予外科或内科的干预，最终改善肝移植患者的预后。此外，有研究显示微透析还可以监测移植肝的炎症反应指标。当肝移植患者出现白细胞介素 IL-8 和补体 C5a 水平的明显升高时，可能会出现排斥反应[4]。

三、总结与展望

微透析较少用于血睾丸屏障和血肝胆屏障的研究，这可能是因为植入探针会损伤组织，甚至引起巨噬细胞渗透、微出血、伤口感染等并发症。未来，随着微透析技术的发展，它将在血睾丸屏障和血肝胆屏障的研究中发挥更大的潜力。

参考文献

[1] Cheng C L, Yang C R, Yang D Y, et al. Simultaneous monitoring of extracellular glucose, pyruvate, and lactate in rat testies during ischemia: a microdialysis study [J]. Urol Res, 2001, 29(4): 272-277.

[2] Hillered L, Valtysson J, Enblad P, et al. Interstitial glycerol as a marker for membrane phospholipid degradation in the acutely injured human brain [J]. J Neurol Neurosurg Psychiatry, 1998, 64(4): 486-491.

[3] Marklund N, Salci K, Lewen A, et al. Glycerol as a marker for post-traumatic membrane phospholipid degradation in rat brain [J]. Neuroreport, 1997, 8(6): 1457-1461.

[4] Waelgaard L, Thorgersen E B, Line P D, et al. Microdialysis monitoring of liver grafts by metabolic parameters, cytokine production, and complement activation [J]. Transplantation, 2008, 86(8): 1096-1103.